“十四五”时期国家重点出版物出版专项规划项目

唇腭裂与正畸治疗

主　　编　李巍然

副 主 编　贾绮林　朱洪平

编　　者　（按姓名汉语拼音排序）

郭润智　北京大学口腔医学院

黄一平　北京大学口腔医学院

贾绮林　北京大学口腔医学院

李巍然　北京大学口腔医学院

李晓蓓　北京大学口腔医学院

林倚帆　香港大学菲拉牙科学院

张杰铌　北京大学口腔医学院

张云帆　北京大学口腔医学院

朱洪平　北京大学口腔医学院

编写助理　黄一平

北京大学医学出版社

CHUN'ELIE YU ZHENGJI ZHILIAO

图书在版编目（CIP）数据

唇腭裂与正畸治疗 / 李巍然主编 .—北京：北京大学医学出版社，2021.6

ISBN 978-7-5659-2394-4

Ⅰ. ①唇… Ⅱ. ①李… Ⅲ. ①唇裂 – 修复术 ②裂腭 – 修复术 Ⅳ. ① R782.2

中国版本图书馆 CIP 数据核字（2021）第 059600 号

唇腭裂与正畸治疗

主　　编： 李巍然

出版发行： 北京大学医学出版社

地　　址：（100191）北京市海淀区学院路 38 号　北京大学医学部院内

电　　话： 发行部 010-82802230；图书邮购 010-82802495

网　　址： http://www.pumpress.com.cn

E-mail： booksale@bjmu.edu.cn

印　　刷： 北京信彩瑞禾印刷厂

经　　销： 新华书店

责任编辑： 董采萱　**责任校对：** 靳新强　**责任印制：** 李　啸

开　　本： 889 mm × 1194 mm　1/16　**印张：** 20.5　**字数：** 534 千字

版　　次： 2021 年 6 月第 1 版　2021 年 6 月第 1 次印刷

书　　号： ISBN 978-7-5659-2394-4

定　　价： 198.00 元

序　一

唇腭裂是口腔颌面部高发的先天畸形，多种先天及后天因素常使患者出现严重的颌面畸形，影响患者正常的发育、口腔健康、口腔功能、颜面美观及心理健康，也给唇腭裂患者的家庭带来极大的负担。随着唇腭裂序列治疗的开展，唇腭裂治疗水平不断提高，正畸治疗在其中起到了重要的作用。对于唇腭裂的治疗，国内外从外科医生的角度编写的专著较多，缺乏正畸医生视角的唇腭裂治疗专著。而对于伴有唇腭裂的错𬌗畸形，正畸治疗有其独特性，治疗难度大。在唇腭裂患者生长发育的过程中，在序列治疗的框架下，正畸治疗适时介入可有效提高唇腭裂的整体治疗水平。

由于唇腭裂畸形造成的危害显著，唇腭裂已被国家列为20种重大疾病之一，得到广泛的关注。对于唇腭裂手术治疗，已有多个慈善基金为患者提供帮助，但是尚未有为患者提供免费正畸治疗的组织或基金。正畸治疗的缺乏或不到位，会使患者在手术修复后仍然存在诸如𬌗颌面发育及口颌系统功能障碍等问题，影响患者的生活质量。

李巍然教授是国内最早从事唇腭裂序列治疗的学者之一，自20世纪90年代初，长期坚持从事这方面的临床实践及研究工作，发表了五十余篇唇腭裂相关研究的文章，治疗了大量唇腭裂错𬌗畸形的患者，是一名致力于改善唇腭裂治疗的有情怀的医生。这部唇腭裂的正畸专著将是国内出版的为数不多涉及唇腭裂序列治疗中正畸治疗的高水平专著，目前国外也鲜有此类书籍。本书从唇腭裂序列治疗的全局出发，以正畸治疗为着眼点，既包括了全面的正畸理论，又展示了大量各类唇腭裂牙颌畸形治疗的精彩病例，予人以耳目一新的感觉，将对正畸临床实践产生积极的指导作用，相信读者一定会受益匪浅。我相信这本专著会成为广大正畸研究生和正畸医生必不可少的参考书。

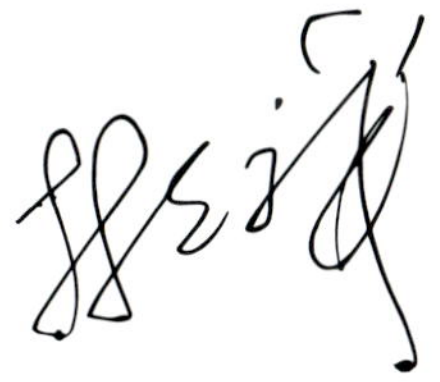

林久祥

2021年4月

序　二

唇腭裂是发生在口腔颌面部的常见先天畸形，常伴发殆颌面畸形，给患者带来严重的生理和心理影响。唇腭裂患者的序列治疗是一个系统工程，正畸治疗是唇腭裂序列治疗的重要组成部分，是保证唇腭裂患者获得良好手术治疗效果的基础，也是患者术后形态和功能恢复的重要保障。唇腭裂正畸治疗与单纯牙列畸形矫正有较大的区别，其特点是诊断和治疗更为复杂和困难，需贯穿患者序列治疗的全过程，更需要多学科协作。因此，只有经过专门的培训，才能根据患者的个体情况制订最合适的治疗方案，选择正确的矫治方法。

我院（北京大学口腔医院）从 20 世纪 80 年代开始开展唇腭裂序列治疗。王光和教授于 1989 年在口腔颌面外科会议上最早对唇腭裂综合治疗进行报告，1994 年出版了《唇腭裂的序列治疗》一书。此后，国内多个唇腭裂中心也陆续有几部序列治疗的书籍出版。这些专业书籍的出版发行对规范我国唇腭裂的序列治疗起到了重要作用。随着医学科学技术的不断进步，新知识、新技术、新思想的不断涌现，治疗经验的不断丰富，有必要进行总结、凝练、提升、传播，以促进学科的发展，造福患者。

《唇腭裂与正畸治疗》一书就是在这种长期积累、发展的基础上编著的。该书共九章，内容涉及唇腭裂的病因、流行病学和分类，唇腭裂患者的殆颌面发育，正畸与现代唇腭裂治疗，唇腭裂修复术前的矫形治疗，乳牙期及替牙期错殆畸形的矫治，牙槽突裂植骨及正畸治疗，恒牙期错殆畸形的治疗，唇腭裂患者正畸 - 正颌联合治疗，以及正畸治疗的稳定性及保持。全书重点在于介绍唇腭裂相关畸形的正畸治疗，对唇腭裂病因及发育相关的内容也进行了必要的论述。这种编排有利于正畸医生更好地了解唇腭裂，了解唇腭裂的错殆畸形，为患者提供更好的治疗和必要的指导。

该书的主编李巍然教授是我院培养的口腔正畸学专家，长期活跃在医、教、研一线，有深厚的理论知识和临床经验，是我院正畸专业的重要学术骨干和学科带头人之一。其他编者大多是我院常年工作在正畸和唇腭裂诊疗一线的中青年业务骨干。他们年轻有为，锐意进取，既有良好的研究背景，又有扎实的临床功底，在唇腭裂正畸治疗领域做出了卓有成效的工作。该书是主编和编者们长期实践的结晶，理论与实践并重，相信读者们能从中获益，提高唇腭裂正畸治疗的水平。

郭传瑸

2021 年 4 月

前　言

唇腭裂是颌面部最常见的先天发育畸形，在我国的患病率约为 0.18%，每年有数以万计的唇腭裂新生儿出生。序列治疗是现代唇腭裂治疗的主要方式，患者在生长发育的不同时期接受系统治疗中的某项或某几项治疗，治疗的目的、针对性、时效性、顺序、效率都应纳入考虑，使患者得到最有效果和最有效率的治疗。唇腭裂的序列治疗自 20 世纪 30 年代提出后不断得到改进和完善，序列治疗的概念被广大从事唇腭裂治疗的医生接受。但是，规范的唇腭裂序列治疗在我国仍有很长的路要走。临床中，还是不断看到青春期后的唇腭裂患者虽经历过多次唇腭裂修复，但仍未进行牙槽嵴裂的植骨而错过了植骨的最佳时期，令人遗憾。关于唇腭裂序列治疗的专著，自王光和老师 1994 年出版了《唇腭裂的序列治疗》一书后，国内多个唇腭裂中心也有几部序列治疗的书籍出版，对规范我国唇腭裂的治疗起到重要作用。

唇腭裂患者在先天发育异常、手术创伤、瘢痕挛缩等多个因素的影响下，错牙合畸形的发生率极高。多数研究报道错牙合畸形的发生率在 90% 以上，而且较为严重，对唇腭裂患者的颜面美观、语音发育、牙牙合健康与功能以及心理均造成严重影响。正畸治疗作为唇腭裂序列治疗中重要的组成部分，对唇腭裂序列治疗的其他多个治疗起到辅佐、提升的作用，在唇腭裂的序列治疗中不可或缺。最初提出唇腭裂序列治疗概念的 Cooper 医生就是正畸医生，从一个侧面反映了正畸医生对唇腭裂畸形治疗的复杂性和对多学科合作及治疗效率等问题的深入思考和努力探索。

唇腭裂患者的错牙合畸形常伴随颌骨及颌间关系异常、牙列拥挤、缺失牙、畸形牙、不对称以及一些软组织异常，尤其是牙槽嵴裂隙的存在，更是为唇腭裂治疗增加了难度。唇腭裂患者的正畸治疗常较非裂者难度大、疗程长，治疗设计需要考虑较多的因素，治疗过程需要较多的思考与控制。这也令许多正畸医生产生畏难情绪，不敢或不愿进行唇腭裂患者的正畸治疗。在我的正畸诊疗临床工作中，有相当比例（近 70%）的唇腭裂正畸患者来自其他省市，甚至是几千里外的城市。在长期的正畸治疗中，患者需要数十次复诊，给他们带来很多不便，增加了患者家庭的负担。如果各地的正畸医生或相当一部分正畸医生能够接受系统的唇腭裂治疗培训，就可以为唇腭裂患者提供良好的治疗并减少与治疗相关的费用。

《唇腭裂与正畸治疗》一书就是在这种情况下应运而生的。本书重点在于唇腭裂相关畸形的正畸治疗，对唇腭裂病因及发育相关的内容也进行了介绍，有利于正畸医生更好地了解唇腭裂，了解唇腭裂的错𬌗畸形，这对于为患者提供更好的治疗和必要的指导十分重要。

本人从事唇腭裂的相关研究及唇腭裂治疗已有三十余年，见证了我国唇腭裂中心的成立与唇腭裂序列治疗的发展，在临床工作中时时应对挑战，也收获欣喜。对于唇腭裂的正畸治疗，我们虽然努力工作也不辍思考，但仍有很多不足与遗憾。唇腭裂治疗还有许多亟待解决的问题需要我们孜孜以求。

在本书完稿之际，我要特别感谢我的导师林久祥教授带我走入唇腭裂正畸治疗的大门。感谢王光和教授的宽容与帮助，让我在研究生学习阶段即参加了唇腭裂中心的相关研究及工作。感谢北京大学口腔医院唇腭裂中心马莲、孙永刚、罗奕、朱洪平、周治波各位教授在工作中的帮助与支持。感谢我的学生李晓蓓及杨乔林博士对病例X线头影测量及CT资料的收集。感谢黄一平医生对全书资料整理付出的努力。

本书从正畸医生视角考虑唇腭裂患者的治疗，希望能对更多的正畸医生诊治唇腭裂患者有所帮助。对于书中可能存在的不足之处，恳请各位同道批评指正。

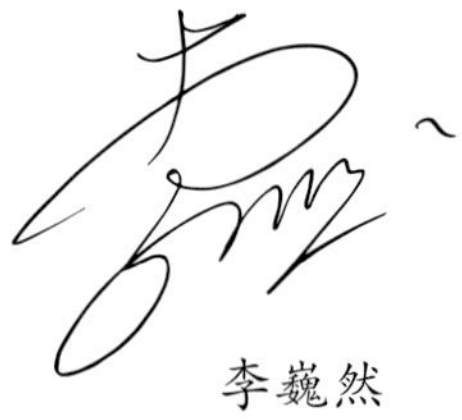

李巍然

2021 年 3 月

目　录

第一章

唇腭裂的病因、流行病学与分类

第一节　唇腭裂的病因和流行病学

一、唇腭裂的病因概述

唇腭裂作为一种常见的先天性出生缺陷，在中国古代被称为“兔唇”或“狼咽”，是由于在胚胎发育过程中颌突融合的关键时期出现障碍所致，主要表现为唇部和（或）腭部组织的裂隙（Merritt, 2005）。唇腭裂是人类最常见的先天性发育畸形之一，同时也是口腔颅颌面部最常见的先天性发育畸形（Mossey et al. , 2009）。

唇腭裂危害广泛，严重的先天性唇腭裂可导致胎儿和新生儿死亡，即使患儿存活下来，大部分唇腭裂畸形也会显著影响患者的外貌，且对患儿出生后的吞咽、语音、听力、心理、行为等多个方面产生不良影响（Dixon et al., 2011）。而且，唇腭裂患儿自出生后就需要接受唇腭裂修补术、语音训练、正畸矫治、二次整复、耳鼻喉治疗、心理治疗及成年后的正畸 - 正颌联合治疗等一系列复杂和漫长的序列治疗，因此该疾病给患者家庭甚至整个社会都带来沉重的经济和心理负担（Worley et al.，2018）。其中，唇腭裂往往会造成严重的牙𬌗畸形，是口腔正畸临床工作中极其疑难的病例。唇腭裂是我国颅颌面最常见且危害较大的先天性出生缺陷，对其开展病因学研究可以为我国出生缺陷的防治提供科学依据。

1942 年，Fogh-Andersen 通过人群调查研究证实唇腭裂与遗传相关（Fogh-Andersen , 1942），近年来大量的流行病学调查发现唇腭裂与许多环境因素也有一定关系（图 1-1）。这些发现对于正确认识唇腭裂的病因具有重要的意义。

（一）遗传因素

经过长期的研究，学者们发现唇腭裂作为一类常见的先天发育畸形，可单独发生，也可伴发于 250 多种已知畸形综合征。根据是否存在其他先天畸形以及发病机制的差异，唇腭裂通常可以分为伴有其他系统器官畸形的综合征型唇腭裂（约占全部唇腭裂的 30%）和不伴发其他系统器官畸形、仅表现为口腔唇腭部裂隙的非综合征型唇腭裂（约占全部唇腭裂的 70%）（Dixon et al., 2011）。综合征型唇腭裂往往是孟德尔遗传模式的单基因病，病因较为明确；而非综合征型唇腭裂为多因素疾病，其发生往往涉及遗传因素、环境因素及遗传 - 环境因素的相互作用，致病因素较为复杂。

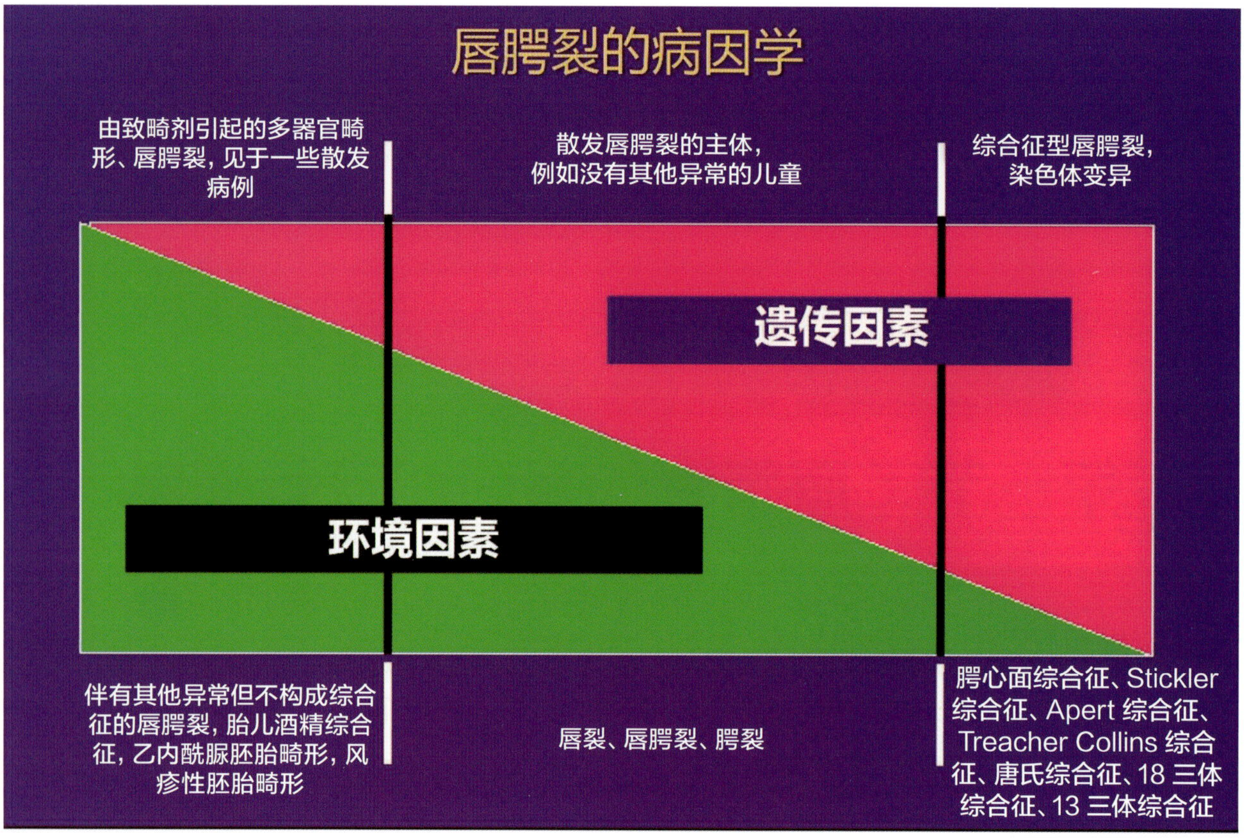

图 1-1 唇腭裂的病因学

（引自唇腭裂预防国际基金会，http://www.cleftprevention.org/research/cause-of-clefts/）

1. 综合征型唇腭裂

综合征型唇腭裂往往都是孟德尔遗传模式的单基因病，病因较为明确。

（1）染色体异常 (chromosome disorder)：染色体异常，也称染色体发育不全，是指染色体数目、结构排列异常，故而导致基因表达异常，机体发育异常。染色体畸变的发病机制不明，可能由体内外物理、化学、生物等因素诱导发生。细胞分裂后期染色体发生不分离，或染色体在体内外各种因素影响下发生断裂和重新连接。染色体异常会涉及多个基因的改变。目前，至少已经证实有多种染色体异常与综合征型唇腭裂有关（Gillham et al., 2009）。

（2）单基因突变 (monogenic disorder)：单基因突变主要指一对等位基因突变，从而引发疾病；分为显性基因突变和隐性基因突变。所谓显性基因是指等位基因（一对同源染色体同一位置上控制性状的基因）中只要其中之一发生了突变即可导致疾病的基因，隐性基因是指只有当一对等位基因同时发生了突变才可导致疾病的基因。人类大约有 3 万个基因，它们不仅在个体的形态发育、代谢过程和免疫状态中起着决定性作用，同时在疾病的发生和发展中也起着重要的作用。有学者曾于2004年报道已知功能的人类基因有8500余个，单基因决定的性状有6457种，已知有1300余种遗传相关的基因存在一个或数个异常位点（中国优生科学学术交流大会）。单基因突变的类型可以是点突变、移码突变、终止密码突变、抑制基因突变、染色体错配突变和不等交换引起的突变。它们按简单的孟德尔方式遗传。依据致病基因所在的染色体和显性、隐性关系，可有4种遗传方式：常染色体显性遗传、常染色体隐性遗传、X连锁显性遗传和X连锁隐性遗传。

由单基因突变所引起的综合征型唇腭裂同样符合上述规律。1954年由Van der Woude首次报道的范德伍德（Van der Woude）综合征即属常染色体显性遗传病，它的突变基因位于1号染色体q32-q4带上，发病率为1/34 000，约占全部唇腭裂病例的2%，是最常见的综合征型唇腭裂（Van der Woude, 1954）。

2. 非综合征型唇腭裂

1986年，Little和Bryan发现同卵双生的双胞胎表现出唇腭裂的一致率为40%~60%，而异卵双生的双胞胎表现出唇腭裂的一致率仅有3%~5%（Little et al.，1986）。Sivertsen等开展的一项队列研究报道，唇腭裂患者一级亲属的唇腭裂再发率是健康人群的32倍（Sivertsen et al.，2008）。在临床工作中经常能够看到唇腭裂呈家族性出现。这些研究都提示，遗传因素在非综合征型唇腭裂的发生中具有很强的作用。

非综合征型唇腭裂易感基因按其作用不同可主要分成4类。第一类：与叶酸代谢有关的基因，如MTHFR（亚甲基四氢叶酸还原酶）、MTR（5-甲基四氢叶酸-高半胱氨酸甲基转移酶）、MTHFD1（亚甲基四氢叶酸脱氢酶1）等（Mills et al., 2008）。第二类：与细胞代谢调控及信号转导有关的基因，如IRF6（干扰调节因子）、BCL3（B细胞淋巴因子）等。第三类：生长因子和甾类/视黄酸超家族的调控基因，如TGF-α（转化生长因子）、RARA（维A酸受体α）等（Chenevix-Trench et al.，1992）。第四类：综合征型唇腭裂的致病基因（Stanier et al.，2004）。此外，近年来全基因组关联研究发现了一些与唇腭裂相关的新基因位点，如FOXE1、MSX1、FGFR1、FGF8以及BMP4等基因，为唇腭裂的机制研究及其预防和治疗提供了新思路；但由于遗传因素较明显，研究进展主要集中在综合征型唇腭裂。另一方面，国内外学者在不同的人群中进行了大量报道，但至今未得到一致结论，可能与以上潜在的致病基因存在种族、地域分布差异有关。

目前遗传学研究的主要方法包括连锁分析（linkage analysis）、关联研究、高通量测序等方法（详见第二节）。随着近年来基因芯片及高通量测序等技术的巨大进步，非综合征型唇腭裂的遗传病因学研究有了较多的突破。例如不少学者利用全基因组关联分析（genome wide association study, GWAS）方法对唇腭裂相关致病因素进行了报道。国内王林教授课题组于2015年在*Nature Communication*杂志发布了中国非综合征型唇腭裂的最新遗传学研究结果，利用全基因组关联分析，经多中心、大样本验证后发现位于染色体1q32.2上rs2235371相关的单体型单核苷酸多样性位点（SNP）与中国非综合征型唇腭裂的关系比以往发现的散发位点更重要（Sun et al.，2015）。此外，武汉大学边专教授及安徽医科大学孙良丹教授所率领的团队于2017年进行了迄今为止全世界规模最大的唇腭裂GWAS研究，研究总共纳入了7000余例散发患者及16 000例健康对照，发现了26个基因座的41个位点，其中14个风险位点是以前研究未报道过的，解释了中国人群非综合征型唇腭裂10.94%的遗传贡献度（Yu et al.，2017）。除了GWAS相关研究，国内外的学者利用全外显子组测序技术对一系列复杂疾病的致病基因进行了鉴定，并通过后续的实验对疾病发生的机制进行了阐释。例如Chai课题组在2017年利用全外显子组测序技术针对一个唇腭裂家系鉴定了位于IFT88基因的一个错义突变，在 Wnt1-Cre;Ift88fl/fl 条件性敲除小鼠模型中验证了表型，同时发现 Ift88 基因的缺失会导致神经嵴细胞在腭部发育早期过程中增殖能力降低（Tian et al.，2017）。

但是对于非综合征型唇腭裂这类复杂疾病，究竟是由常见变异（common variants，在正常无疾病表型人群中等位基因频率大于或等于 5%）所致，还是罕见变异（rare variants，在正常无疾病表型人群中等位基因频率小于 5%）所致，或者是二者共同发挥作用，现今尚无法得出一个确切的结论。此外，是否采用恰当的分析方法也是影响遗传率的重要原因。

总而言之，尽管每种技术和研究手段都有一定的局限性，但是随着科技的进步和多学科的交叉，对非综合征型唇腭裂的遗传病因学研究正在变得越来越深入：从小样本、少量位点的关联分析到大样本、全基因组的关联分析，从预先假定候选基因的检测到无偏倚的全外显子组测序，从位点 - 表型的关联分析到变异 - 表型的因果论证，从编码区突变的功能研究到非编码区调控机制研究。

（二）环境因素

关于可能导致唇腭裂发生的环境因素自古即有记载，公元前 2 世纪，我国西汉刘安所撰的《淮南子》中即有“孕妇见兔而子缺唇”之说。西晋张华的《博物志》中记载“妊娠者不可啖兔肉，又不可见兔，令儿缺唇”。隋朝巢元方所著《诸病源候论》同样也有“人有生而唇缺，似兔唇，故谓之兔缺，世云由妇人妊娠时见兔及食兔肉使然”的记载。这些记载与古代欧洲对唇腭裂病因的解释颇有类似之处。他们认为孕妇在怀孕时如果见到一只野兔，则野兔的形象会印照在胚胎上，导致胎儿出生时出现唇裂。这种充满了唯心主义色彩的学说尽管缺乏科学依据，但是从另外一方面反映了唇腭裂的发生与母亲在孕期内受到惊吓、恐惧等外界刺激因素有关。

随着医学科学的进步及相关研究的深入，Selye 在 1936 年提出应激学说以解释唇腭裂产生原因。他认为孕妇在怀孕早期若处于应激状态，结果虽然不会直接作用于胚胎，但可以通过影响孕妇的身体，改变其血液生化指标，间接地使胎儿的身体发生变化，严重者会导致包括唇腭裂在内的各种先天畸形。

针对环境因素的研究需要大样本的队列研究，这样得到的研究结果才有说服力。尽管现如今有一些队列研究的样本（如丹麦、挪威、美国的国家出生缺陷预防性研究等），然而这些研究仍主要处在分析阶段。

导致唇腭裂发生的环境因素，其实主要是针对胚胎生长发育的环境而言，而母体的整个生理状态构成了胚胎生长发育的环境条件。由于人类胚胎的唇腭部发育主要在胚胎第 3 ~ 8 周完成，所以环境因素通过母体作用于胚胎产生唇腭裂的关键时期就在胚胎第 3 ~ 8 周。以下分别探讨环境因素对唇腭裂的影响。

1. 营养因素

多项研究报道了营养摄入对胎儿是否罹患唇腭裂具有重要的影响。随着我国经济水平的提高，越来越多的孕妇在妊娠期补充各种额外营养素，以期通过环境干预手段减少包括唇腭裂在内的先天畸形的发生可能。然而关于营养素是否为唇腭裂的保护或风险因素，研究者的意见并没有达成一致（Millacura et al.，2017; Rothman et al.，1995）。

近年来流行病学研究及动物实验证实，母体孕期所摄食物中若缺乏维生素 A、维生素 B、维生素 E、叶酸等成分，其子代患唇腭裂的风险就会增加；而且适量、适时使用维生素 B 和叶酸，还能够预防胎儿发生先天性唇腭裂。提到营养元素，其中的 A 族维生素是保证胚胎正常发育不可或缺的营养元素（Blaner，2019）。维生素 A 是维持个体正常生长发育、免疫、上皮稳态、生殖和视力等所必需的因子。维生素 A 无法被机体合成，只能从食物中摄取，其主要活性代谢产物是视黄酸，后者通过与核激素受体或核外胞质的受体或结合蛋白相结合，调控一系列信号通路，从而调控靶基因的表达，保证胚胎的正常生长发育（Pein et al., 2017）。研究显示，维生素 A 缺乏或过量均可增加唇腭裂发生的风险（Ackermans et al.，2011）。关于维生素 A 摄入过量的流行病学研究较少。波士顿大学于 1995 年在《新英格兰医学杂志》发表报道，以 22 748 名孕妇为研究对象，发现对过量摄入维生素 A 的孕妇而言，其新生儿神经源性先天畸形（含唇腭裂）的发病率是对照组的 3.5 倍（Rothman et al.，1995）。动物实验研究主要集中于发现过量视黄酸会通过影响腭部发育过程中的细胞增殖、分化或凋亡等过程导致腭裂的发生（Mark et al.，2009）。

另一方面，人群中常存在维生素 A 摄入不足，维生素 A 缺乏是世界上第三大最常见的营养缺乏，维生素 A 缺乏症（vitamin A deficiency，VAD）长期以来一直是全球性的公共卫生问题，影响着数百万儿童和孕妇（Chen et al.，2016）。流行病学研究指出，围产期的母亲若维生素 A 摄入不足，会增加孩子患唇腭裂的风险（Johansen et al.，2008；Boyles et al.，2009）。北京大学口腔医院林久祥、陈峰课题组曾报道非综合征型唇腭裂儿童血清的维生素 A 及其结合蛋白均低于对照（Zhang et al.，2014）。此外，动物研究报道了视黄酸相关的受体或与视黄酸合成、降解相关的酶敲除小鼠会出现包括唇腭裂在内的一系列颅颌面发育异常（Mark et al.，2009）。目前较为肯定的观点是，适时、适量地补充维生素 A 可以预防和降低唇腭裂的发生率。

2. 感染和损伤

1941 年，Gregg 最早发现在妊娠前 3 个月内患有风疹的妇女，其子女大多患有眼部和其他面部的先天畸形，其中也包括唇腭裂。他首次证实人类的先天畸形可以因为母体遭受感染而发生。随后更加深入的研究证实，除风疹病毒以外，其他一些病毒、细菌和原生动物均可感染母体，经胎盘影响胚胎，导致唇腭裂。疱疹病毒和巨细胞病毒目前也被证实与部分人类唇腭裂畸形有关。此外，也有报道认为某些特殊类型的流感病毒亦有可能导致包括唇腭裂在内的先天性面部畸形发生。其他感染，如弓形虫感染，导致唇腭裂畸形也偶有发生。

3. 内分泌因素

在应激情况下母体会出现内分泌异常，产生较高水平的肾上腺皮质激素，并增加后代患唇腭裂的风险。在动物实验中，给予孕鼠或孕兔特定浓度的肾上腺皮质激素也会诱发出实验动物模型子代的腭裂。亦有研究表明，妊娠期明显的精神创伤会促进体内肾上腺皮质激素的分泌，从而增加唇腭裂的患病风险（Greene et al.，1975）。此外，糖代谢紊乱及甲状腺功能紊乱也被相关研究证实可能与唇腭裂的发生有关。

4. 药物化学因素

多数药物进入母体后都能通过胎盘进入胚胎，有些药物可能影响胚胎的发育而造成畸形。最典型的例子是 20 世纪 60 年代初的沙利度胺事件。沙利度胺是一种镇静剂，1954 年由德国人合成，20 世纪 60 年代初被广泛用于孕妇抗妊娠反应。1962—1963 年美国纽约市的孕妇由于服用沙利度胺，致使畸胎儿的发病率大增，其中包括唇腭裂的发生。此外，孕妇在妊娠早期因感冒而服用四环素、水杨酸类解热镇痛药者，生产唇腭裂畸形患儿的比例较高。甲氨蝶呤和叶酸拮抗剂对人和动物的胚胎亦有明显的致畸作用；抗惊厥药物（如苯妥英钠）对人类亦有致畸作用而导致唇腭裂。孕妇服用抗细胞有丝分裂的药物，如长春新碱、抗麻风病类药物、安眠药物以及沙利度胺等，其子女也易发生唇腭裂。目前已证实可能导致唇腭裂畸形的药物有抗恶性肿瘤药物（如环磷酰胺、6-巯嘌呤等）、抗过敏药（如美克洛嗪、布克力嗪、氯苯那敏、苯海拉明）等。此外，长期接触农药或其他有毒化学药品的孕期妇女，其子女也易发生唇腭裂畸形（Candotto et al., 2019）。

5. 物理损伤

相关动物实验证实，X 线是诱发实验动物生产唇腭裂子代的有效手段之一。一些盆腔经过放射治疗，以致卵巢和卵细胞发生放射损伤的妇女所生的胎儿时常具有先天畸形。不过，关于放射损伤导致先天畸形的作用机制，学者们的意见尚无定论。有些研究认为胎儿先天畸形的发生是由于放射因素直接损伤了正处于生长发育敏感阶段的胚胎，有些学者则认为是电离辐射作用使生殖细胞发生了基因突变。对于妊娠期妇女受 X 线照射后，是否会较正常妊娠期妇女有更高的生产唇腭裂患儿概率，目前尚缺乏大样本资料的研究证实。

6. 吸烟与饮酒

流行病学调查支持母亲孕期吸烟或周围环境过量的二手烟都增加胎儿发生唇腭裂的风险。2004 年 Little 等对 24 个病例对照研究和队列研究进行的 meta 分析结果显示，母亲吸烟使子女唇腭裂的发生率提高到不吸烟人群的 1.25 ~ 1.44 倍（Little et al.，2004）。尽管对于孕期饮酒是否与非综合征型唇腭裂的发病有关尚存争议，但是过量饮酒仍然被报道会增加胎儿罹患唇腭裂的概率（Munger et al.，1996; Candotto et al.，2019）。

7. 免疫反应

目前已有初步证据发现人类胚胎唇腭裂的发生过程中也存在免疫反应，具体机制有待深入研究。

（三）遗传 – 环境因素的相互作用

对于多因素疾病中的非综合征型唇腭裂，其发病往往涉及遗传与环境的相互作用。在一项大样本的病例对照研究中，学者发现每天吸烟超过 20 支的母亲会使孩子患唇腭裂的风险增加 2 倍左右，而如果母亲吸烟合并新生儿携带 TGFα 风险等位基因，发生唇腭裂的风险会变得更大（3 ~ 11 倍）（Shaw et al.，1996）。另外，最近的一些研究业已证实，与营养素代谢相关的变异位点可能会增加非综合征型唇腭裂的发生概率（Zhang et al.，2018；Haaland et al.，2018）。这些研究都提示遗传与环境的相互作用对唇腭裂的发生产生重要影响。

二、唇腭裂的流行病学

唇腭裂是人类口腔颌面部最为常见的先天性发育畸形。全世界范围内，唇腭裂的发病率达到 1.4‰（Mossey et al.，2009）。在不同的国家和地区，唇腭裂的发病率差异较大，其中包括中国在内的东亚人群有着全世界最高的发病率。流行病学调查显示，目前唇腭裂是我国第二位高发的出生缺陷，发病率约为 1.66‰，远高于其他种族以及发达国家，且近年来其发病率在我国有上升的趋势（Dai et al.，2010; Kling et al.，2014）。我国 2012 年发布的《中国出生缺陷防治报告》中显示，1996—2011 年，唇腭裂在围产期出生缺陷发生率顺位中始终高居前三位（http://www.gov.cn/gzdt）。

大量流行病学研究显示，先天性唇腭裂的发生是遗传和环境因素相互作用的结果。除了可能的干扰因素之外，大量的流行病学调查结果也证实民族和种族不同、所处环境不同、地区不同和报道年代不同等，均会导致发病率出现差异。

（一）种族差异

唇腭裂的发病率在不同国家有较大的差异。

其中包括中国在内的东亚人群有着全世界最高的发病率，达到 1.46‰ ~ 2‰（Lowry et al.，1977）；高加索人种的发病率居中；非洲人种的发病率最低。唇腭裂在不同人种之间存在差异的原因，可能与不同种族的遗传特征有关。

（二）性别差异

相关流行病学统计结果显示，唇腭裂的男性患者多于女性。我国出生缺陷监测中心 1988—1992 年的统计显示，男性发病率为 1.49‰，女性发病率为 1.17‰，男女之比为 1.3:1。我国学者根据微笑列车项目 2000—2002 年唇腭裂患者的样本统计得出，总体男女比为 2.01:1（Zhou et al.，2006）。Fogh-Andersen 报道 1000 例唇腭裂患者中，男女比接近 1.5:1（Fogh-Andersen，1942）。具体数据的差异可能与样本纳入标准不同有关。

（三）地域因素

国内外的相关研究均认为城镇地区的唇腭裂发病率要低于农村和一些偏远地区，并且农村和一些偏远地区的唇腭裂发病大多有家族倾向。分析原因可能包括：①农村人群孕期营养及保健知识一般较城镇居民缺乏，可能不重视孕期保健，常出现营养素摄入不足或妊娠早期滥用药物；②农村卫生条件差，孕妇易出现致畸微生物感染的情况；③农村家庭成员多长期栖居一地，受同一环境因素的长期影响；④农村近亲通婚率较高。

（四）季节差异

唇腭裂的发生是否存在季节性差异一直存在争论，世界各地报道结果不尽相同。有国外研究曾报道夏天出生的儿童唇腭裂发病率较冬天出生者高，而英国及芬兰的流行病学调查则发现寒冷季节出生婴儿唇腭裂发病率较高。我国多个地区的统计资料也显示结论并不一致。分析其原因可能包括：①各地区在不同季节的病毒、支原体等病原微生物流行情况不同；②各地区人群具有与季节相关的不同生活方式，其中食物或环境中的有害物质可能影响胎儿发育而形成唇腭裂；③人体的内环境具有季节性；④食物品种供应具有季节性特点，特别是新鲜水果及蔬菜供应，使人体对各种营养素的摄入量存在季节性变化特点。

（五）家族性

很多唇腭裂病例具有明显的家族史。Sivertsen 等开展的一项队列研究报道，唇腭裂患者一级亲属的唇腭裂再发率是健康人群的 32 倍。唇腭裂病例同胞的再发病风险与性别无关，但与缺陷的严重程度有关（Sivertsen et al.，2008）。

（六）类型构成

在临床上，唇腭裂分类方法的描述有多种，以致唇腭裂类型构成的流行病学分析结果之间缺乏可比性。我国学者对 8000 例中国微笑列车项目治疗的唇腭裂患者进行统计分析，结果显示唇腭裂的类型分布分别为单纯腭裂 17.04%、单纯唇裂 23.39% 和唇腭裂 59.58%。单侧裂隙比双侧裂隙更常见，唇裂的单侧 / 双侧比为 10.4:1，唇腭裂的单侧 / 双侧比为 3.42:1。对于左右侧分布来说，左侧缺陷比右侧缺陷更常见，唇裂的左右侧比值为 1.90:1，唇腭裂的左右侧比值为 1.96:1（Zhou et al.，2006）。此外，北京协和医院的相关统计报道左侧唇裂多于右侧，左右侧比约为 2.3:1。国外也有报道指出单侧的唇腭裂比双侧要多见，左侧裂隙比右侧裂隙更常见（Begum et al.，2019）。

（七）父母因素

唇腭裂的发病率与患者父母的生育年龄具有一定的相关性。文献报道，生育年龄在 35 岁以上的高龄孕妇与 29 岁以下孕妇相比，生产唇腭裂婴儿的概率高 20%；40 岁及以上的孕妇生育唇腭裂孩子的风险是 20 ~ 29 岁孕妇的 1.56 倍（Herkrath et al.，2012）。父母的经济条件也可能与唇腭裂的发病率有关，特别是女性在青春期及孕早期的经济条件尤为重要。这种经济条件的差异可能影响父母受教育水平和孕妇的营养水平，从而导致唇腭裂的发病率出现差异。

（八）流产

自然流产常与胎儿的生长发育存在异常有关。相关研究报道，流产儿唇腭裂的发病率远远高于正常出生婴儿，且流产儿并发其他畸形的概率也很高。流产的时间越早，提示畸形的发病率可能也越高。这可能也是母体识别胎儿异常的一种自我保护机制。唇腭裂的发病率也与母亲的流产史有关。国外一项研究报道，唇腭裂患儿的母亲有流产史者达 41%，单纯性腭裂患者的母亲中 48% 有流产史。

综上，上述唇腭裂的流行病学研究结果有助于揭示唇腭裂发生的病因和发病机制，可以为拟定有效的预防策略和治疗方案奠定坚实的基础。然而，目前虽然有大量的唇腭裂流行病学研究成果，但大部分的研究采用单因素分析，因而无法控制混杂因素的影响，常常会得出相互矛盾的结论，无法对临床预防产生直接有效的指导作用。由于唇腭裂的发生是多因素共同作用的结果，因此对其病因的研究应采用多因素的统计分析，同时要对这些研究结果进行综合评价。

（张杰铌　李巍然）

第二节　唇腭裂的遗传学

唇腭裂的发生机制复杂，大部分病因尚不明确。相关研究表明，遗传因素在唇腭裂的发生中扮演着重要角色。流行病学数据显示，唇腭裂的发生具有种族和地区差异性。唇腭裂在全球总体新生儿中发病率约为 1/700。亚洲及印第安人发病率较高，可达 1/500。在欧洲及非洲裔人种中发病率较低，为 1/2500 ~ 1/1000 (Mossey et al.，2009; Dixon et al.，2011)。在我国，西南地区口面裂的发病率较其他地区偏高 (Wang et al.，2017)。同时，唇腭裂患者的直系或旁系亲属再次发生唇腭裂的风险是人群发病率基线的数倍，且亲缘关系越近发病风险越高，而家族中相似的环境因素并不能完全解释发病风险的提升 (Grosen et al.，2010)。关于双生子先天畸形的统计分析指出，遗传背景高度相似的同卵双胞胎发生唇腭裂的一致性显著高于异卵双胞胎。

唇腭裂是新生儿最常见的口颌面部先天畸形，需要漫长的多学科协同治疗，给患者及家庭带来生理、心理、经济等方面巨大的负担。明确唇腭裂发生的原因及相关机制可为遗传咨询、早期筛查、产前诊断等提供更多可能，从而帮助降低唇腭裂的发病风险。早在 18 世纪，学者就开始对唇腭裂的遗传学展开研究。随着基础医学及生物信息学检测和分析的手段不断丰富，唇腭裂的遗传及分子生物学病因正吸引着越来越多的研究人员探索。

一、唇腭裂的分类及遗传特点

我们可以根据是否伴有其他畸形或先天异常，将唇腭裂分为综合征型唇腭裂 (syndromic cleft lip and/or palate, SCL/P) 与非综合征型唇腭裂 (non-syndromic cleft lip and/or palate, NSCL/P)。其中 SCL/P 约占唇腭裂总病例数的 30%，现已发现数百种相关综合征，如 Van der Woude 综合征、DiGeorge 综合征、Stickler 综合征等。SCL/P 常常由单基因突变或染色体异常导致，一般符合孟德尔遗传模型，遗传学病因较为明确。而在唇腭裂中更为常见的 NSCL/P 被认为是一种多基因遗传病，与传统孟德尔遗传模型不符，目前最恰当的多因素阈值遗传模型较被认可。但其遗传异质性较大，存在复杂的基因 - 基因、基因 - 环境相互作用，研究难度较大，价值较高。

根据临床表型不同，唇腭裂又可分为唇裂合并或不合并腭裂 (cleft lip with or without palate, CL/P) 和单纯腭裂 (cleft palate only, CPO)。学界普遍认为，CL/P 与 CPO 解剖学缺陷不同的背后涉及不同的胚胎结构发育异常（详见第二章），且 CL/P 与 CPO 两种表型在同一唇腭裂家系中极少发生性状分离，故认为二者有着迥异的遗传学病因。约 70% 的 CL/P 和 50% 的 CPO 不伴有综合征表现。男性罹患 CL/P 的风险约为女性的 2 倍，而女性较男性更容易发生 CPO。在单侧 CL/P 中，裂隙发生在左侧者更为多见。虽然单纯唇裂 (cleft lip only, CLO) 与唇腭裂 (cleft lip and palate, CLP) 常常被合并为 CL/P 而统一研究，但部分证据显示，导致 CLO 与 CLP 的遗传因素也不尽相同。

二、唇腭裂病因学研究方法

唇腭裂遗传病因学研究的核心是致病基因或易感位点的定位及验证。常规的遗传学分析方法，如连锁分析 (linkage analysis)、关联分析 (association analysis) 在唇腭裂遗传学病因的早期探索中发挥了重要作用。而近年来高通量测序技术取得了长足的进步，唇腭裂家系的全外显子组测序 (whole exome sequencing, WES) 乃至全基因组测序 (whole genome sequencing, WGS) 不断揭示唇腭裂新的候选基因及致病风险位点。在本部分，我们将简要介绍唇腭裂致病变异的筛选及确认方法。

（一）连锁分析

当两个基因座位于同一条染色体上，且相距距离较短时，这两个位点上的等位基因往往作为一个单位进入配子，导致亲本型的配子多于 50% 而重组型的配子少于 50%，与孟德尔的基因自由组合定律不相符，这种现象称为连锁。减数分裂时姊妹染色单体存在交叉互换的可能，基因座相距越远，发生交叉互换产生重组型配子的机会越大，连锁程度随之减小。通过已知的遗传标记与连锁的强度可实现致病基因在染色体上的大致定位。应用连锁分析定位致病基因时，须获得完整患病家系的表型、基因型数据。家系数量越多，家系内减数分裂代数越多，致病位点的定位越准确。

连锁分析的精度约为 100 万碱基，无法实现致病基因在染色体上的精确定位，常用于已知遗传方式的单基因遗传病致病基因研究。多基因遗传病如 NSCL/P 由于遗传模式不明确、致病基因庞杂、外显率低、存在基因 - 环境因素相互作用等，连锁分析参数设置对结果影响较大，故其仅能为遗传学病因的确定提供部分参考。

（二）关联分析

关联分析的原理与连锁分析基本相同，二者均以遗传标记与致病位点共分离为基础。关联分析研究主要包括两种设计。其一是基于患者及父母的核心家庭 (trio) 研究，比较父母杂合遗传标记等位基因传递到子代的频率差异。其二是基于无血缘关系散发病例与健康样本的病例对照研究，病例与对照组等位基因频率具有统计学显著差异的遗传标记位点，可认为与疾病的发生相关联。

全基因组关联研究 (genome-wide association study, GWAS) 往往采用大样本病例对照设计。由于高通量基因检测技术的普及和基因芯片成本降低，GWAS 在复杂遗传疾病如 NSCL/P 等遗传学病因的研究中发挥了重要的作用。国内外大量 GWAS 研究揭示了与 NSCL/P 发病相关的 1q32、8q24、10q25、17q22 等染色体区域。2015 年南京医科大学王林团队对我国 6 个独立队列样本进行了 GWAS 研究，发现了位于 CREBBP 和 ADCY9 间新的单核苷酸多态性 (single nucleotide polymorphism, SNP) rs8049367 与中国 NSCL/P 的发生显著相关 (Sun et al.，2015)。2017 年武汉大学边专团队进行了迄今我国最大规模多民族 NSCL/P 的 GWAS 研究，发现了未曾报道的 14 个与 NSCL/P 发病相关的全新基因座 (Yu et al.，2017)，为唇腭裂致病功能基因的确定做出了潜在贡献。

由于关联分析的基础是人群的历史重组，重组发生机会显著高于连锁分析的家系，故致病基因的连锁区域极小。关联分析的微效基因检出能力强，适合多基因遗传疾病致病基因的定位。但在收集人群样本时，应注意病例组与对照组其他因素的匹配，以减小不同人群中的单倍型频率差异。

（三）高通量测序

在 GWAS 研究中，核心假设是“常见变异导致常见疾病”，研究中与疾病直接相关的常见 SNP 往往对表型的贡献较小，次等位基因频率 (minor allele frequency, MAF) 小且有害性高的新生突变及罕见突变与疾病之间的关系难以被揭示，即产生遗传度丢失。同时，一些统计得出的具有显著性差异的位点导致疾病表型的机制难以直接阐明。基于“罕见变异导致常见疾病”的思想，WES 较 GWAS 更擅长应用于遗传学病因相对单一、高外显率、较符合孟德尔遗传模式的遗传疾病致病突变及相关分子机制的研究。

WES 的测序范围可覆盖基因组全部外显子区域、剪接位点及部分内含子区域。虽然外显子组仅占据全基因组长度的 1%，但包含着约 85% 的致病变异。故应用 WES 寻找可能的遗传学病因简便且高效。WES 研究常规针对遗传家系，过程包括收集患病家系的 WES 数据、代入与家系相符的遗传模型、突变有害性分析及功能实验验证等步骤。近年来，WES 已成为探究 NSCL/P 遗传危险因素的主要手段之一。通过 WES，研究人员发现了 NSCL/P 不同的位于 IRF6、PTCH1、ARHGAP29、CDH1、VAX1、FOXE1 等基因的致病突变。然而既往 GWAS 研究显示，检测到的唇腭裂风险位点中 80% 位于蛋白质编码区以外，但 WES 几乎无法检测到这些与疾病发生相关的变异。随着唇腭裂候选基因及蛋白质编码区突变的机制逐渐明确，采用 WGS 对唇腭裂非蛋白质编码区进行的致病变异研究或成为新的热点。

正如“世间没有两片相同的树叶”，由于基因重编程、表观遗传学修饰、细胞增殖和分化过程中 DNA 复制出现错误等原因，发源于同一受精卵的体细胞也有着不同的基因组、转录组及表观遗传学特点。所以，在单细胞水平研究胚胎发育过程及先天疾病如唇腭裂的遗传学病因是十分必要的。随着单细胞分离技术和微量全基因组扩增技术逐步成熟，单细胞测序技术近年来获得了广泛的关注。北京大学汤富酬及北京大学第三医院乔杰课题组发表多篇早期胚胎发育信号通路和调控机制的单细胞测序文章，为器官形成和发育的核心生物事件研究奠定了基础（Li R et al., 2019; Zhong et al., 2019）。Li 等采用单细胞测序的方法研究了小鼠颌面发育突的关键组织细胞——周皮、上皮基底及相邻间充质细胞的 RNA 表达谱，为既往哺乳动物唇腭部发育研究进行了重要补充（Li H et al.，2019）。

三、唇腭裂可能的遗传学分子机制

在人胚胎唇腭部发育过程中，多种细胞的增殖、迁移、分化、凋亡等行为被发育相关信号通路的时空精确表达而调控。当这些信号转导通路中的关键基因发生突变而表达功能异常的蛋白质，或基因调控序列变异引发了蛋白质表达量的时空改变时，均可能导致在颌面部发育的关键时期细胞行为异常，发育突不能顺利融合而产生唇腭裂的表型。

周皮 (periderm) 是在外胚层发育过程中出现的结构，被覆于未成熟的上皮表面，防止发育突在错误的时间发生粘连，且在正确的时间重建并迁移，使发育突内部的细胞互相接触而融合，在胚胎发育中起到了重要的“不粘锅涂层”的作用。周皮功能异常与唇腭裂发生常有密不可分的关系。Kondo 等发现了 IRF6 基因是 Van der Woude 综合征主要的致病基因，可解释 70% 病例的病因。大量研究也证实了 IRF6 编码区和调控区变异在 NSCL/P 发病中起到的重要作用 (Kondo et al.，2002)。2008 年，Murray 课题组发现与 NSCL/P 显著相关的 SNP rs642961 可通过干扰转录因子 AP-2α 与 IRF6 上游增强子的结合，降低 IRF6 表达水平，从而导致了唇腭裂表型的产生 (Rahimov et al.，2008)。小鼠模型显示，IRF6 基因突变导致小鼠发育突上皮过度增生、无法分化，阻塞口腔而产生腭裂。其他研究也表明 IRF6 是周皮形成过程中的关键基因。除 IRF6 外，IKKα、GRHL3、SFN、RIPK4、JAG2 等基因也在周皮的形成中发挥重要作用，但周皮相关基因调控通路及其与唇腭裂发生的关系仍需大量研究详析。

与唇腭部发育相关的信号通路如 TGF-β、WNT、SHH 等通路中的关键基因常作为热门候选基因而在测序中被重点关注。这些信号通路存在大量的信息交互 (crosstalk)，一个信号通路中的关键蛋白质结构、功能和表达水平异常往往也会导致其他通路信号转导受到影响。相关研究以基因编辑小鼠模型为多。下面，我们将简要介绍与唇腭裂发生密切相关的几条信号通路及相关致病机制。

（一）TGF-β 信号通路

TGF-β 超家族成员参与调控了腭部发育中细胞增殖、迁移、凋亡、上皮 - 间充质转化，以及细胞外基质的合成与分泌等生物过程，是目前被研究得最透彻的颅面发育相关生长因子之一。TGF-β3 介导腭部内侧缘上皮细胞的黏附和嵌入，在唇腭部融合中至关重要，而 TGF-β1/2 及 BMP 主要参与间充质细胞增殖调控过程。TGF-β3 敲除的小鼠腭部裂开，通过加入外源性 TGF-β3 即可完全挽救腭裂表型。而敲除 TGF-β1/2，小鼠腭部裂开发生率仅为 0 和 22%，添加外源性 TGF-β1/2 不能完全挽救因敲除 TGF-β3 而产生的腭裂 (Taya et al., 1999)。柴洋课题组发现 TGF-β 还可通过 Fas/FasL 级联介导细胞凋亡，从而使腭部内侧缘上皮细胞在正确的时间点消失，为腭部的正确融合创造条件 (Huang et al., 2011)。

TGF-β 可通过经典途径即激活 SMAD 来调控细胞核内基因表达，也可通过非经典途径激活 MAPK 通路起到调控作用。研究发现，小鼠条件性敲除 TGF-β 非经典途径中的 TAK1 蛋白会导致小鼠舌发育异常、小下颌畸形、腭部上抬障碍，而这与 Pierre Robin 序列征表现高度相似。后续功能实验显示，TAK1 敲除而导致的表型可能是通过 FGF8 过量表达而产生的 (Song et al., 2013)。

（二）WNT 信号通路

WNT 家族包含 19 种蛋白质，通过自分泌及旁分泌的方式激活 WNT 反应细胞，在胚胎发育中参与调控体轴形成以及细胞增殖、迁移、分化等细胞行为。WNT 信号通路也包括经典途径与非经典途径。在 WNT 经典调控途径中，WNT 蛋白与细胞膜上的受体结合，与共受体共同作用激活细胞内信号级联，抑制 β 连环蛋白降解，从而结合 TCF/LEF1 转录因子进入细胞核内调控基因表达。WNT3 与 WNT9b 均通过经典途径参与胚胎颅面部发育。研究显示，WNT3 敲除小鼠在胚胎 10.5 天前死亡，且颅面形态与野生型小鼠完全不同。而 WNT9b 敲除小鼠在围产期死亡，表现出不完全外显的唇腭裂表型。这说明 WNT3 与 WNT9b 虽均通过经典 WNT 途径调控面部发育和唇腭部融合，但它们发挥的具体作用不尽相同。

WNT 非经典通路即 WNT 通过结合 ROR 或 RYK，进而激活下游 GTP 酶，改变细胞形态、极性及迁移能力。在腭板的发育过程中，WNT5a 通过与 ROR2 结合，激活下游 KIF26b，促进间充质细胞迁移。在小鼠中将 WNT 非经典途径受体 ROR2 与 RYK 敲除后，小鼠则出现唇腭裂表型，提示 WNT 非经典途径在唇腭部发育及唇腭裂发病中也起到了一定作用。

（三）SHH 信号通路

SHH 基因最初发现于果蝇，该基因的跨物种保守性较高，参与调控了几乎全部胚胎发育过程。SHH 通过结合细胞膜上的 PTCH 受体，激活下游 G 蛋白偶联受体 SMO，进而将转录因子 GLI 激活，使其进入细胞核内调控基因表达。SHH 信号通路对神经嵴细胞存活、增殖、迁移具有重要意义。在胚胎颌部发育突发生前，源于神经管的 SHH 开始表达，间充质细胞上的 PTCH1 受体接收信号后激活信号通路下游基因表达，在各个发育突的发生和发育中起到关键性的作用。SHH 通路相关基因变异常会引起前脑无裂畸形、唇腭裂等严重的颅面先天畸形。北京大学口腔医院林久祥、陈峰课题组收集了大量国内多民族的 NSCL/P 遗传家系，通过 WES 发现了位于 PTCH1 和 GLI2 基因上的罕见突变，通过氨基酸序列保守性分析和蛋白质结构模拟，证明了这些罕见突变可能是导致对应遗传家系发生唇腭裂的原因 (Zhao et al., 2018; Meng et al., 2019)。在体外功能实验中，该课题组发现位于 PTCH1 的截断突变 R945X 使蛋白质稳定性下降，从而可能导致了此遗传家系的发病 (Zhong et al., 2019)。

四、唇腭裂遗传因素研究中的挑战

唇腭裂的遗传学病因研究中包含诸多机遇，但同时也伴随着大量挑战。首先是对患者表型的准确诊断。在临床检查中，其他系统的异常、不明显的唇腭部表型或一些亚临床表型，如唇部或腭部肌肉不连续，但没有明显裂开（即唇隐裂或腭隐裂）的患者可能会被检查者忽略而漏诊。这将或多或少影响样本中不同类型唇腭裂致病位点判断的准确性。其次，高通量测序的数据分析及筛选也是现阶段唇腭裂研究的一大难点。WES结果包含数以万计的变异信息，而WGS的数据量是WES的数百倍。从海量的数据中层层筛选，每个步骤都可能会遗漏真正具有功能的变异。因此，准确且全面地找出导致发病的变异难度很大。同时，由于人类对基因组非蛋白质编码区功能的认识仍十分有限，既往GWAS研究发现的大量非蛋白质编码功能的变异往往难以解释。在NSCL/P患者，尤其是散发患者中，环境因素对表型的产生也起到了很大作用。如何评价环境因素与遗传因素在唇腭裂发病中的主导地位，也需更多相关研究明确。

（张云帆　李巍然）

第三节　唇腭裂的分类

唇腭裂的分类除了有助于将这一复杂的疾病按照不同特征进行细分，其更大的意义在于可以为专科医师提供一种客观和科学的统一诊断标准，有利于不同临床学科的专科医师之间对治疗方法进行统一评估，更好地进行序列治疗的沟通和交流，也有助于对患者进行术前和术后的客观评价等。因此，唇腭裂的临床分类方法在原则上应该具备以下几个要点：特征鲜明、方便记忆、简单实用、利于推广。然而需要注意的一点是，唇腭裂的发生部位、畸形程度以及临床特征等非常复杂，即便是同一种唇隐裂，它的临床表现也可能各有不同。因此，用单一分类方法去描述和分类，或通过近似精准的方法进行统一的唇腭裂分类，目前仍有一定的困难，也是不客观和不科学的。

一、唇腭裂的临床表现

（一）临床表型

不管是综合征型唇腭裂还是非综合征型唇腭裂，该疾病的临床表型不仅是唇、腭部的畸形表现，还影响着鼻部甚至颅面部的结构和形态。除此之外，先天的结构和形态异常会进一步造成患者多方面的生理功能异常，而功能异常既可能是先天性的，也可能是后天随着生长发育出现或改变的。因此，唇腭裂的治疗往往是多学科的序列治疗，涉及不同学科在不同生长发育阶段的协同治疗。

1. 唇部畸形

唇部畸形根据裂隙的部位或严重程度不同其临床特征有所差异，总的来说一般表现为：正常唇形态破坏，唇部有组织缺损和移位，唇峰消失，唇红、唇珠、人中解剖结构异常或消失，唇高异常，口轮匝肌不连续等。

2. 腭部畸形

同样，腭裂导致的腭部分离、口鼻腔相通根据裂隙的部位或严重程度不同其临床特征也有所差异，主要临床表现包括：软腭和悬雍垂正中裂隙，硬腭发育不足，硬腭裂开或游离等。

3. 牙槽突裂

完全性唇裂、完全性腭裂常伴发牙槽突的裂隙，主要表现为牙槽突裂隙或黏膜下裂，牙槽突骨断裂等。

4. 鼻部畸形

唇裂伴随的鼻部形态异常主要表现为鼻翼不对称，患侧鼻翼扁平或塌陷，患侧鼻孔形态异常（塌陷、过大或不连续），鼻中隔向健侧弯曲，鼻小柱过短，鼻尖位置异常等。

5. 吞咽异常、喂养困难

腭裂使口腔与鼻腔相通，患儿出生后易出现呛奶、吞咽异常以及吮吸功能障碍等导致的喂养困难，可引起患儿生长发育迟缓、营养不良等。

6. 颌骨生长发育不调及错殆畸形

唇腭裂患者常表现为上颌骨发育不足，这种骨性不调既可以是先天发育不足，也可以继发于唇腭裂术后的瘢痕。除了颌骨发育障碍，患者常伴有各种牙列的错殆畸形，如牙齿的先天缺失、牙齿结构发育异常等。

7. 语音障碍

由腭裂导致的口腔与鼻腔相通，导致发音共振障碍，如元音的高鼻音、辅音的鼻漏气以及代偿性异常发音等。

8. 咽鼓管及中耳功能障碍

腭裂导致软腭肌肉附着异常，无法正常行使咽鼓管开闭功能而产生鼻咽腔异常，进而影响中耳与外界压力的正常调节，引发中耳功能障碍。

9. 心理障碍

唇腭裂的结构形态畸形以及生理功能异常，可导致患者自出生起任何时期出现精神心理健康，包括自信心、自尊心、社会交往等各方面；同时，还给患者整个家庭带来心理负担。

综上，唇腭裂可以导致患者自身、患者家庭乃至整个社会的各种负面影响，全社会应关注、关爱唇腭裂患者群体，并共同努力以减少该疾病所带来的不良效应。

（二）唇腭裂的遗传学评价

唇腭裂患者初诊时，应对他们进行详细的问诊、临床检查以及系统的遗传学评价。检查及评价内容应包括详细准确的妊娠史、妊娠期间致畸因素接触史、家族史（包括直系及旁系三代以内亲属中是否有唇腭裂、唇凹、腭隐裂或者与唇腭裂可能同时出现的其他缺陷，如骨发育畸形、肢体畸形、眼部畸形、智力障碍及先天性内脏畸形等）。对唇腭裂患者进行临床检查时应尽可能详尽，应特别注意是否有相关的颅颌面畸形，以及是否有多指（趾）或并指（趾）畸形，是否有侏儒症相关体征等。

如果通过临床检查后确认唇腭裂患者伴有其他重要器官异常或发育不良，应考虑进行染色体分析和实验室检查。染色体 13、18 及 4 的三倍体是较常见的染色体异常情况，且其唇腭裂的发生率很高。

经全面检查和评估后，如果确定患者属于综合征病例，则应向患者及家属交代其有关病因学、再发危险性及远期预后等情况。由于许多伴发唇腭裂的综合征其唇腭部的畸形可能存在不同的外显率，临床表现可能有很大差异。应使患儿父母了解，即使患儿畸形很重，并不意味着以后后代所生的子女也会发生同样严重的畸形；相反，即使患儿畸形很轻，也并不意味着以后的子女中不会发生严重的畸形。

二、唇腭裂的遗传学分类

根据唇腭裂的不同遗传学特征，可将其分为4类：①非综合征型唇裂或唇腭裂；②非综合征型腭裂；③综合征型唇裂或唇腭裂；④综合征型腭裂。若患者没有单基因引起唇腭裂的家族史，没有相关致畸因素接触史，不伴发其他系统器官畸形，则可认为是非综合征型病例。相反，若患者有明显的家族史或致畸因素接触史，伴发其他系统器官畸形或发育异常，应认为是综合征型病例。

（一）非综合征型唇裂或唇腭裂

非综合征型唇裂或唇腭裂的病因很复杂，其遗传模式尚不十分清楚。一般认为其遗传特征符合多因素模式，即遗传因素、环境因素以及遗传-环境因素交互作用均为致病因素。

（二）非综合征型腭裂

非综合征型腭裂的遗传也符合多因素遗传模式。与非综合征型唇裂或唇腭裂相比，其发病率相对较低且再发风险不同。

（三）综合征型唇裂或唇腭裂

临床报道过的可能与唇腭裂伴发的其他系统器官畸形多达300种。其病因学因素可分为以下4种：①符合孟德尔遗传定律的单基因常染色体隐性、常染色体显性及性连锁遗传；②染色体异常，表现为染色体结构或数目异常；③环境因素诱发的综合征，与物理、化学、药物及病毒等致畸因子有关；④原因不明的综合征，包括病因不明的散发病例。与唇腭裂伴发的综合征种类很多，多数较少见。在此仅对其中较为常见的几种进行简单介绍。

1. 范德伍德综合征（Van der Woude syndrome）

该综合征亦称唇凹综合征，表现为常染色体显性遗传。特征为唇腭裂伴下唇唇红中线两侧的唇凹（Van der Woude, 1954）。这种畸形的临床表现特征及程度有个体差异。患儿的父亲或母亲可能只表现有唇凹而不伴有颌面部裂隙。临床上应注意检查患儿父母并提供适当的遗传咨询。

2. 少汗性外胚层发育不全综合征（Rapp-Hodgkin syndrome）

该综合征多为X染色体连锁隐性遗传，虽然也存在常染色体显性或隐性遗传，但较为罕见。其特征为少汗性外胚层发育不全伴发唇腭裂。患者皮肤干燥、皱纹多，头发干枯稀少，眉毛、睫毛稀疏，指（趾）甲发育不良（钙化不良、不完整或缺失），掌跖过度角化。可表现先天性缺失牙或过小牙（Karthikeyani et al.，2016）。

3. Patau综合征

该综合征即13三体综合征(trisomy 13 syndrome)。75%的病例是由于染色体物质未能正常分离而形成3个染色体13所致，20%是由染色体易位所致，另5%与染色体的镶嵌性（单一合子内不同基因型所组成的两个或两个以上细胞群同时存在的状态）有关。患者特征明显，包括小头畸形、坡状前额、顶部及枕部溃疡、眼过小或虹膜缺损、多指畸形并伴唇腭裂等（Garcia et al.，1975）。该综合征的预后很差，约50%的病例在出生后1个月内死亡，75%在出生后半年内死亡，只有不到5%的病例可存活3年。这些资料提示应避免不必要的手术治疗。

4. 胎儿酒精综合征（fetal alcohol syndrome）

胎儿酒精综合征是由母亲在妊娠期摄入过量

酒精所引起的胎儿永久性的出生缺陷。患者表现为小头畸形，睑裂短小，面中部发育不全，人中平坦，上唇变薄，唇腭裂并伴智力障碍等。患儿可表现有明显的生长发育不足。

（四）综合征型腭裂

单纯腭裂中约有 50% 的病例为伴发其他系统器官畸形的综合征患者。其致病原因也可分为符合孟德尔遗传定律的单基因遗传病、染色体异常、环境因素等。已报道过的伴发腭裂的综合征已多达 70 余种，其中较为著名的有以下几种：

1. 口面指综合征Ⅰ型（orofaciodigital syndrome type Ⅰ）

口面指综合征Ⅰ型为性连锁显性遗传，特点为男性致死，即患病母亲的女儿中有 50% 发病，而不会出现生存的男性患者。患者主要表现为有多个增生的颊系带，不对称性腭裂，分叉或分叶舌，眼间距增宽，鼻翼发育不全，上唇隐裂，不同程度的毛发稀疏，短指（趾）畸形，多囊肾及不同程度的智力障碍等 (Faily et al.，2020)。这些体征的外显率有很大差异，有的患病女性可只表现多发颊系带和悬雍垂裂，故临床上应注意认真鉴别。

2. 尖头并指（趾）综合征（Apert syndrome）

尖头并指（趾）综合征为常染色体显性遗传。患者主要表现为颅缝早闭引起的尖头（短头高额）畸形，不同程度的并指（趾）畸形和软腭裂，面中部发育不足，下颌前突及突眼畸形等；还可表现硬腭缩窄、腭穹隆高拱及Ⅲ类错殆畸形等（Rodríguez et al.，2017）。

3. 斯蒂克勒综合征（Stickler syndorme）

该综合征为常染色体显性遗传。患者主要表现为罗班序列征 (Robin sequence)，包含下颌发育不足、舌下垂、腭裂、眼畸形及关节病等。若患有先天性罗班序列征的患儿在 10 岁以内发生渐进性近视，则应注意严密随访，患儿可逐渐发生视网膜剥离，继发青光眼并最终导致失明。这些患儿还可出现关节骨结构的改变（常见于膝和踝关节），并表现关节疼痛；还可发生脊柱后凸和侧凸等（Boothe et al.，2020）。

4. 下颌颜面发育不全综合征（Treacher-Collins syndrome）

该综合征为常染色体显性遗传。患者主要表现为斜向下的眼睑裂沟、下睑外 1/3 缺损、腭裂、耳畸形、听力下降及错殆等，严重时可发生后鼻孔闭锁、颧骨发育不全等。X 线检查可见下颌角变钝，下颌升支及髁突、喙突发育不全等（Aljerian et al.，2019）。

三、唇腭裂的临床分类

唇腭裂分类的主要目的是为临床医师提供一种方便的方法记录对畸形的确切诊断，以便于详细比较不同患者间的形态差异，并方便与其他临床医师交流。回顾国内外有关唇腭裂分类方法的文献，有的分类用个人名字命名，有的按所在大学或学会命名，还有的用字母进行临床分类等。纵观各种分类，虽然方法复杂且种类繁多，但最终主要依照局部形态和解剖结构畸形来进行唇腭裂分类。目前，国内外对唇腭裂患者的治疗原则是综合序列治疗，其中主要的治疗内容由外科医师和正畸科医师承担。因此，现有的唇腭裂临床分类方法主要是围绕着形态和畸形的程度进行分类。

（一）国内常用的唇腭裂分类方法

1. 唇裂按裂隙的程度分类

（1）单侧唇裂

1）Ⅰ度唇裂：裂隙仅局限在唇红部分（可包括唇隐裂，图 1-1）。

2）Ⅱ度唇裂：裂隙至上唇部分组织，但鼻底未裂开，鼻底部分皮肤完整（图 1-2）。

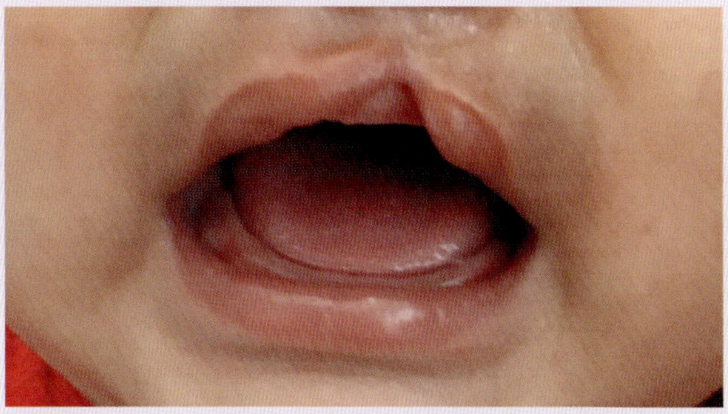

图 1-1　左侧Ⅰ度唇裂

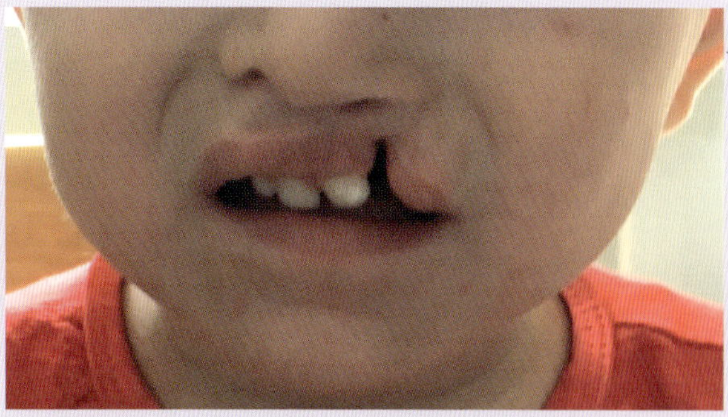

图 1-2　左侧Ⅱ度唇裂

3）Ⅲ度唇裂：一侧上唇直至鼻底的皮肤、肌肉完全裂开（图 1-3）。

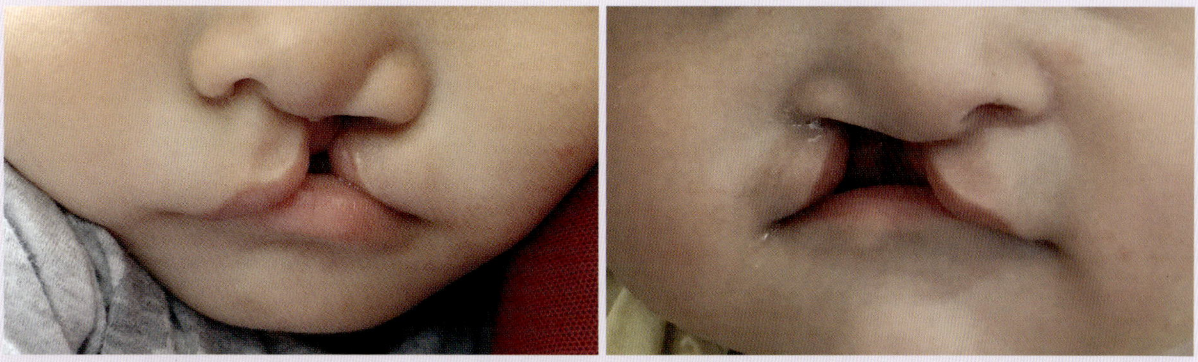

图 1-3　单侧Ⅲ度唇裂

（2）双侧唇裂：用单侧唇裂分类法对双侧唇裂分别进行分类，例如双侧Ⅲ度唇裂、双侧Ⅱ度唇裂、右侧Ⅲ度左侧Ⅱ度混合性唇裂、双侧Ⅰ度唇裂等（图 1-4）。

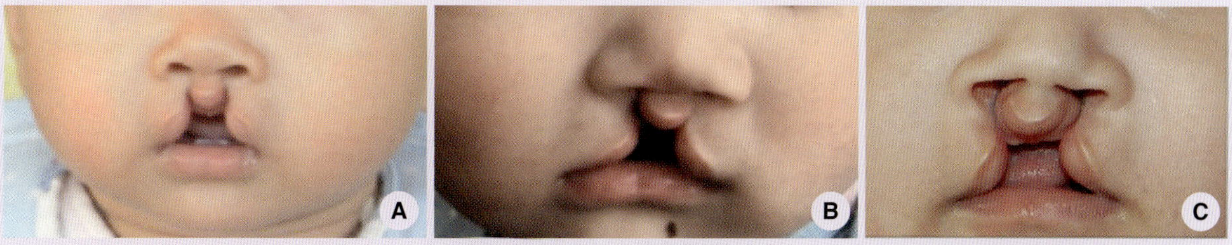

图 1-4　双侧唇裂

A. 双侧Ⅱ度唇裂；B. 右侧Ⅲ度左侧Ⅱ度混合性唇裂；C. 双侧Ⅲ度唇裂。

2. 唇裂按裂隙的部位分类

（1）单侧唇裂：单侧不完全性唇裂、单侧完全性唇裂。

（2）双侧唇裂：双侧不完全性唇裂、双侧完全性唇裂、双侧混合性唇裂。

针对腭裂，目前学者主要根据硬腭和软腭的骨质、黏膜、肌层裂开的程度和部位，多采用下列临床分类方法。

3. 腭裂按裂隙的部位分类

（1）软腭裂：仅软腭裂开，不分左右（图 1-5）。临床以女性多见，有的患者软腭肌层发育不良，有的患者伴有小下颌，临床上应特别注意相关综合征。

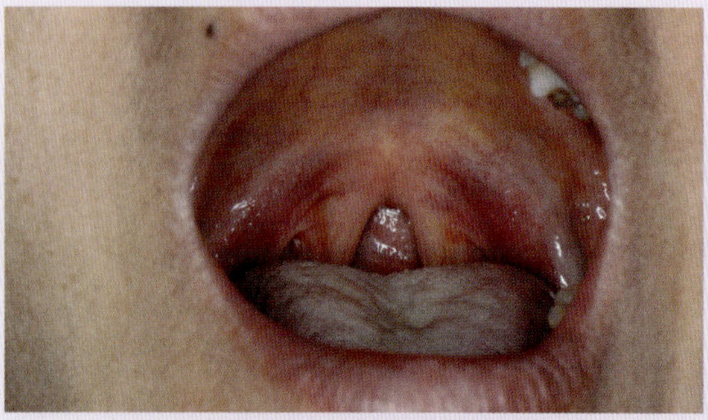

图 1-5 软腭裂

（2）不完全性腭裂：亦称部分腭裂，软腭完全裂开或部分硬腭裂开（图 1-6）。这类患者的临床表现一般比较复杂，部分患者伴其他综合征。

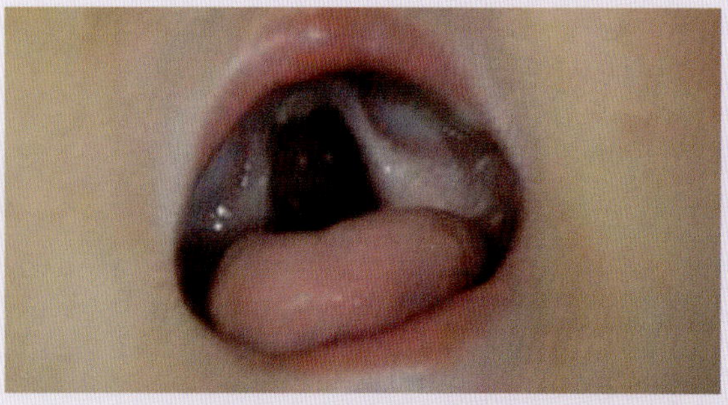

图 1-6 不完全性腭裂

（3）单侧完全性腭裂：裂隙至切牙孔，一侧牙槽突裂开。牙槽突裂的裂隙表现不一，有时裂隙很大，有时仅为一非常细的裂缝，常伴同侧唇裂（图 1-7）。

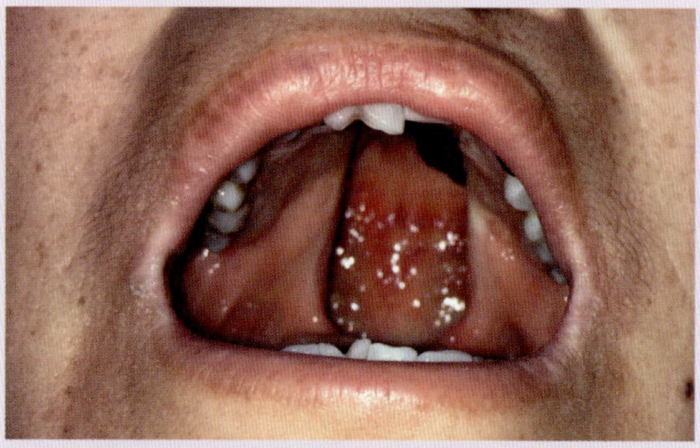

图 1-7 单侧完全性腭裂

（4）双侧完全性腭裂：裂隙在前颌骨部分，各向两侧斜裂，直达牙槽突、鼻中隔、前颌突，前唇部分孤立于中央。临床上常伴双侧唇裂（图 1-8）。

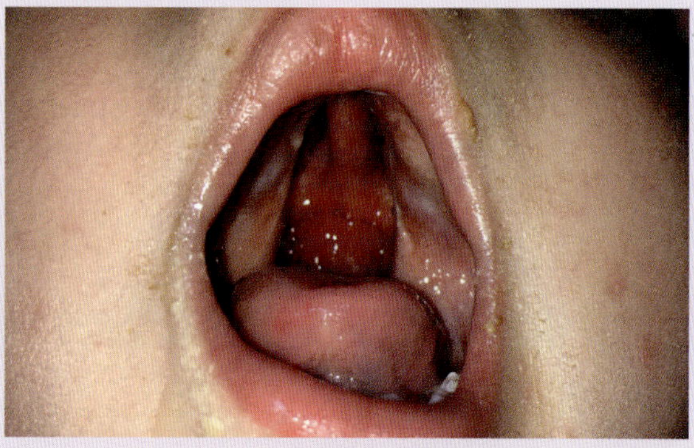

图 1-8 双侧完全性腭裂

4. 腭裂按裂隙的程度分类

（1）Ⅰ度：裂隙仅在软腭或腭垂。

（2）Ⅱ度：部分腭裂，临床上常与综合征伴发。

（3）Ⅲ度：腭部完全裂开，包括牙槽突裂，常与唇裂伴发。

以上分别阐述了唇裂和腭裂的分类方法，

而临床上唇、腭裂可单独发生，程度严重时常同时发生（图 1-9 和图 1-10）。

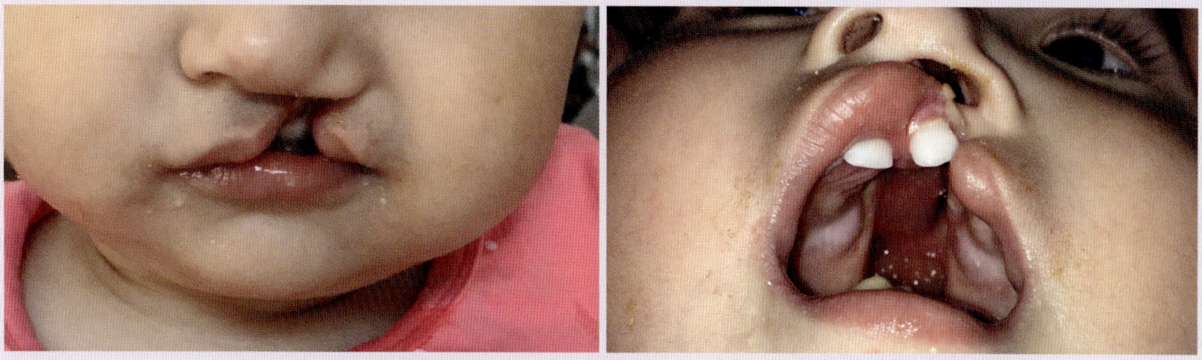

图 1-9 唇腭裂

左侧Ⅲ度唇裂、完全性腭裂，伴牙槽突裂。

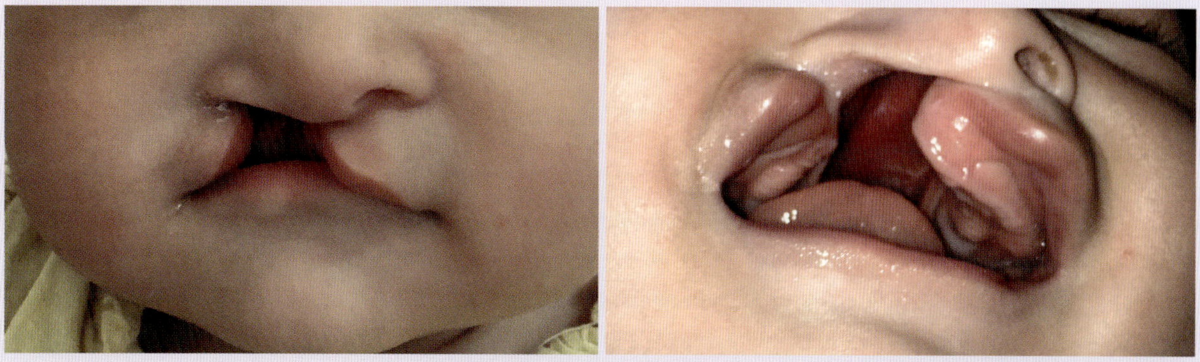

图 1-10 唇腭裂

右侧Ⅲ度唇裂、完全性腭裂，伴牙槽突裂。

（二）国外目前常用的分类方法

1. 根据形态学的分类方法

- 1 组 (group 1)：唇裂（不涉及牙槽裂）。
- 2 组 (group 2)：唇和部分腭裂（不包括隐裂）。
- 3 组 (group 3)：唇、腭完全裂开（单侧或双侧）。

该方法早在 1922 年由 Davis 报道以来，至今仍在沿用。但该方法存在着不少缺陷，如唇、腭隐裂在该分类方法中难以客观体现出来，因此，20 世纪 30 年代 Later 和 Veau 根据自己的临床经验为完善其分类方法做了以下修订：

- Ⅰ型 (type Ⅰ)：软腭裂。
- Ⅱ型 (type Ⅱ)：软、硬腭裂。
- Ⅲ型 (type Ⅲ)：单侧完全性唇、腭裂。
- Ⅳ型 (type Ⅳ)：双侧完全性唇、腭裂。

需要注意的是，这些分类方法虽然能说明部分唇腭裂畸形，但仍不全面。

2. 根据病因学的临床分类方法

西方有些学者试图根据病因或胚胎形成学说和理论来进行唇腭裂的临床分类，最常见的分为以下几种：

- 1 组 (group 1)：原发性唇裂。
- 2 组 (group 2)：原发和继发性腭裂。

• 3 组 (group 3)：继发性腭裂。

该方法虽然充分反映了唇腭裂畸形的胚胎起源，但其对累及或不累及牙槽突的唇裂未加分别，对不同程度的软腭和硬腭裂也未详细区分。因此，这种方法仍被认为不够全面，未能充分反映唇腭裂的各种形态特征。

由于唇腭裂发生的部位和范围可有很大的变异，且其形态差异与胚胎发育之间的关系较为复杂，从而使对该畸形进行准确全面的分类变得比较困难。尽管一些分类方法目前在临床上被广泛应用，但仍然存在着一些不足之处，例如：临床上同样都诊断为腭裂的患者，其裂隙畸形程度、软腭肌肉的发育和缺损以及下颌骨的生长发育程度等都很难一致。

总的说来，唇腭裂的临床分类似乎并不困难，但也并非简单。一个理想的分类方法应一方面能全面反映畸形的形态学特征和胚胎发育背景，另一方面还应尽可能简明扼要，便于临床运用和交流。至今，还没有一种被国内外专业人士广为接受的统一的唇腭裂分类方法。由此可见，事实上要真正制订一种国际统一的唇腭裂分类方法，尚需各国同行共同商讨，加强合作，以探索出既符合各国习惯并便于临床应用，又有可能与国际同行进行交流的分类方法。

（张杰铌　李巍然）

参考文献及推荐阅读

Ackermans MM, et al., 2011. Vitamin A and clefting: putative biological mechanisms. Nutr Rev, 69(10):613-624.

Aljerian A, et al., 2019. Treacher Collins syndrome. Clin Plast Surg, 46(2): 197-205.

Angulo-Castro E, et al., 2017. Maternal risk factors associated with the development of cleft lip and cleft palate in mexico: a case-control study. Iran J Otorhinolaryngol, 29(93):189-195.

Begum F, et al., 2019. Frequencies of different types of cleft lip, cleft lip with palate and cleft palate in Bangladeshi children. Mymensingh Med J, 28(4):833-838.

Blaner WS, 2019. Vitamin A signaling and homeostasis in obesity, diabetes, and metabolic disorders. Pharmacol Ther, 197:153-178.

Boothe M, et al., 2020. Stickler Syndrome: a review of clinical manifestations and the genetics evaluation. J Pers Med, 10(3): 105.

Boyles AL, et al., 2009. Oral facial clefts and gene polymorphisms in metabolism of folate/one-carbon and vitamin A: a pathway-wide association study. Genet Epidemiol, 33(3):247-255.

Candotto V, et al., 2019. Current concepts on cleft lip and palate etiology. J Biol Regul Homeost Agents, 33(3 Suppl. 1):145-151.

Chen Y, et al., 2016. Structure of the STRA6 receptor for retinol uptake. Science, 353(6302):aad 8266.

Chenevix-Trench G, et al., 1992. Cleft lip with or without cleft palate: associations with transforming growth factor alpha and retinoic acid receptor loci. American J Hum Genet, 51(6): 1377-1385.

Dai L, et al., 2010. Time trends in oral clefts in Chinese newborns: data from the Chinese National Birth Defects Monitoring Network. Birth Defects Res A Clin Mol Teratol, 88(1):41-47.

Dien VHA, et al., 2018. Maternal exposures and risk of oral clefts in South Vietnam. Birth Defects Res, 110(6):527-537.

Dixon MJ, et al., 2011. Cleft lip and palate: understanding genetic and environmental influences. Nat Rev Genet, 12(3): 167-178.

Faily S, et al. 2020. Oral-facial-digital syndrome type Ⅰ: further clinical and molecular delineation in 2 new families. Cleft Palate Craniofac J, 57(5): 606-615.

Fogh-Andersen P, 1942. Inheritance of harelip and cleft palate. [S.L.]: Opera Ex Domo Biologiae Hereditariae Universities Hafniensis: 4.

Garcia FP, et al., 1975. Trisomy 13 and Rubinstein-Taybi syndrome. J Med Genet, 12(1):104-105.

Gildestad T, et al., 2015. Folic acid supplements and risk for oral clefts in the newborn: a population-based study. Br J Nutr, 114(9):1456-1463.

Gillham JC, et al., 2009. Antenatal detection of cleft lip with or without cleft palate: incidence of associated chromosomal and structural anomalies. Ultrasound Obstet Gynecol, 34(4):410-415.

Greene RM, et al., 1975. Some aspects of corticosteroid-induced cleft palate: a review. Teratology, 11(1):47-55.

Grosen D, et al., 2010. A cohort study of recurrence patterns among more than 54 000 relatives of oral cleft cases in Denmark: support for the multifactorial threshold model of inheritance. J Med Genet, 47(3): 162-168.

Haaland OA, et al., 2018. A genome-wide search for gene-environment effects in isolated cleft lip with or without cleft palate triads points to an interaction between maternal periconceptional vitamin use and variants in ESRRG. Front Genet, 9: 60.

Hammond NL, et al., 2019. Periderm: life-cycle and function during orofacial and epidermal development. Semin Cell Dev Biol, 91:75-83.

Herkrath AP, et al., 2012. Parental age as a risk factor for non - syndromic oral clefts, a meta - analysis. J Dent, 40: 3e14.

Huang P, et al., 2014. Retinoic acid actions through mammalian nuclear receptors. Chem Rev, 114(1):233-254.

Huang X, et al., 2011. Tgf-beta-mediated FasL-Fas-Caspase pathway is crucial during palatogenesis. J Dent Res, 90(8): 981-987.

Johansen AM, et al., 2008. Maternal dietary intake of vitamin A and risk of orofacial clefts: a population-based case-control study in Norway. Am J Epidemiol, 167(10):1164-1170.

Karthikeyani S, et al., 2016. Dental management of Rapp-Hodgkin syndrome associated with oral cleft and hypodontia. J Indian Soc Pedod Prev Dent, 34(2):192-195.

Kling R, et al., 2014. Oral clefting in China over the last decade: 205 679 patients. Plastic and Reconstructive Surgery Global Open, 2(10): e236.

Kondo S, et al., 2002. Mutations in IRF6 cause Van der Woude and popliteal pterygium syndromes. Nat Genet, 32(2): 285-289.

Leslie EJ, et al., 2013. Genetics of cleft lip and cleft palate. Am J Med Genet C Semin Med Genet, 163C(4): 246-258.

Li H, et al., 2019. The molecular anatomy of mammalian upper lip and primary palate fusion at single cell resolution. Development, 146(12): dev174888.

Li L, et al., 2018. Single-cell multi-omics: sequencing of human early embryos. Nat Cell Biol, 20: 847-858.

Li R, et al., 2019. The function and regulatory network of Pax9 gene in palate development. J Dent Res, 98(3):277-287.

Little J, et al., 1986. Congenital anomalies in twins. Semin Perinatol, 10(1): 50-64.

Little J, et al., 2004. Tobacco smoking and oral clefts: a meta-analysis. Bull World Health Organ, 82(3): 213-218.

Lowry RB, et al., 1977. Incidence rates for cleft lip and palate in British Columbia 1952-71 for North American Indian, Japanese, Chinese and total populations: secular trends over twenty years. Teratology, 16(3): 277-283.

Marazita ML, 2012. The evolution of human genetic studies of cleft lip and cleft palate. Annu Rev Genomics Hum Genet, 13: 263-283.

Mark M, et al., 2009. Function of retinoic acid receptors during embryonic development. Nucl Recept Signal, 7:e002.

Meng P, et al., 2019. Three GLI2 mutations combined potentially underlie non-syndromic cleft lip with or without cleft palate in a Chinese pedigree. Mol Genet Genomic Med, 7(9): e714.

Merritt L, 2005. Understanding the embryology and genetics of cleft lip and palate. Adv Neonatal Care, 5(2): 64-71.

Millacura N, et al., 2017. Effects of folic acid fortification on orofacial clefts prevalence: a meta-analysis. Public Health Nutr, 20(12):2260-2268.

Mills JL, et al., 2008. Folate-related gene polymorphisms as risk factors for cleft lip and cleft palate. Birth Defects Res

A Clin Mol Teratol, 82(9): 636-643.
Mossey PA, et al., 2009. Cleft lip and palate. Lancet, 374(9703): 1773–1785.
Munger RG, et al., 1996. Maternal alcohol use and risk of orofacial cleft birth defects. Teratology, 54(1):27-33.
Pein H, et al., 2017. Vitamin A regulates Akt signaling through the phospholipid fatty acid composition. FASEB J, 31(10):4566-4577.
Rahimov F, et al., 2008. Disruption of an AP-2alpha binding site in an IRF6 enhancer is associated with cleft lip. Nat Genet, 40(11): 1341-1347.
Rodríguez S et al., 2017. Dental approach for Apert syndrome in children: a systematic review. Med Oral Patol Oral Cir Bucal, 22(6): e660-e668.
Rothman KJ, et al., 1995. Teratogenicity of high vitamin A intake. N Engl J Med, 333(21):1369-1373.
Shaw GM, et al., 1996. Orofacial clefts, parental cigarette smoking, and transforming growth factor-alpha gene variants. Am J Hum Genet, 58(3):551-561.
Sivertsen A, et al., 2008. Familial risk of oral clefts by morphological type and severity: population based cohort study of first degree relatives. BMJ, 336(7641): 432-434.
Stanier P, et al., 2004. Genetics of cleft lip and palate: syndromic genes contribute to the incidence of non-syndromic clefts. Human Molecular Genetics, 13 (1): R73-81.
Song Z, et al., 2013. Mice with Tak1 deficiency in neural crest lineage exhibit cleft palate associated with abnormal tongue development. J Biol Chem, 288(15): 10440-10450.
Sun Y, et al., 2015. Genome-wide association study identifies a new susceptibility locus for cleft lip with or without a cleft palate. Nat Commun, 6: 6414.
Taya Y, et al.,1999. Pathogenesis of cleft palate in TGF-beta3 knockout mice. Development, 126(17): 3869-3879.
Tian H, et al., 2017. Intraflagellar transport 88 (IFT88) is crucial for craniofacial development in mice and is a candidate gene for human cleft lip and palate. Hum Mol Genet, 26(5): 860-872.
Van der Woude A, 1954. Fistula lab Ⅱ inferioris congenita and its association with cleft lip and palate. Am J Hum Genet, 6(2):244-256.
Wang M, et al., 2017. Prevalence of orofacial clefts among live births in China: a systematic review and meta-analysis. Birth Defects Res, 109(13): 1011-1019.
Worley ML, et al., 2018. Cleft lip and palate. Clin Perinatol, 45(4):661-678.
Yu Y, et al., 2017. Genome-wide analyses of non-syndromic cleft lip with palate identify 14 novel loci and genetic heterogeneity. Nat Commun, 8: 14364.
Zhang J, et al., 2014. Proteomic analysis of RBP4/vitamin A in children with cleft lip and/or palate. J Dent Res, 93(6): 547-552.
Zhang SJ, et al., 2018. Machine learning models for genetic risk assessment of infants with non-syndromic orofacial cleft. Genomics Proteomics Bioinformatics, 16(5): 354-364.
Zhang Y, et al., 2017. Involvement of Notch2 in alltrans retinoic acid induced inhibition of mouse embryonic palate mesenchymal cell proliferation. Mol Med Rep, 16(3):2538-2546.
Zhao H, et al., 2018. A novel PTCH1 mutation underlies nonsyndromic cleft lip and/or palate in a Han Chinese family. Oral Dis, 24(7): 1318-1325.
Zhong S, et al., 2018. A single-cell RNA-seq survey of the developmental landscape of the human prefrontal contex. Nature, 555: 524-528.
Zhong W, et al., 2019. Identification of rare PTCH1 nonsense variant causing orofacial cleft in a Chinese family and an up-to-date genotype-phenotype analysis. Genes Dis. https://doi.org//10.1016/j.gendis.2019.12.010.
Zhou QJ, et al., 2006. Survey of the patients with cleft lip and palate in China who were funded for surgery by the Smile Train Program from 2000 to 2002. Chin Med J (Engl),119(20):1695-1700.

第二章

唇腭裂患者的殆颌面发育

第一节　颅颌面的发育

唇腭裂患者在生长发育过程中，由于先天性、医源性及功能性等因素的影响，常出现颅颌面发育受限。但有关唇腭裂患者颅颌面发育的研究相对缺乏，研究结果不一致，特别是针对上颌骨的发育，存在一定的争议。随着放射影像学的发展，一些研究采用头颅侧位片，比较外科修复手术后与未经外科修复手术的唇腭裂患者的颅颌面结构，发现唇腭裂患者颅颌面的发育主要受到唇腭裂畸形本身、外科手术干预，以及颌面骨骼异常性和代偿性生长的影响，然而这些因素对唇腭裂患者颅颌面生长发育的相对重要性目前尚不清楚。但无论是否经过外科手术修复，唇腭裂患者的面型均与正常人群存在一定差异。了解唇腭裂患者的颅颌面发育对于唇腭裂患者治疗方案的制定至关重要。本节主要讨论唇腭裂患者在出生后至生长发育完成时颅颌面结构的生长发育情况，并探讨外科修复手术对颅颌面发育的影响。

一、未经唇腭裂修复患者的颅颌面发育

胎儿在发育过程中，当额鼻突与单侧或双侧侧颌突融合障碍时，会产生不同程度或类型的唇腭裂表现。对于唇腭裂患者这种自身内在的组织发育障碍是否会影响上颌骨的发育，一直存在争议。未经过手术干预的生长发育纵向研究可以排除手术的影响，更有利于阐明在不受外界影响时，唇腭裂患者的颅颌面生长发育特点。

（一）婴幼儿的颅颌面发育

唇腭裂患儿在出生后表现出的上唇、牙槽及腭部融合异常等颅颌面畸形会随着生长发育逐渐

加重。目前，大部分学者主张在婴儿早期进行手术修复。但手术对唇腭裂患儿婴儿期颌骨发育的影响程度，目前报道不一。为了更好地了解手术对唇腭裂患儿颌骨生长发育的影响情况，首先要明确患儿是否存在颌骨自身内在生长发育因素的异常。20 世纪，国外的一些研究推迟唇腭裂患儿手术修复的时间去观察患儿的颅颌面发育情况，排除了手术干预的影响，为了解唇腭裂患者婴儿期的颅颌面发育提供了宝贵的经验（Hermann et al.，2002）。这些研究发现唇腭裂患儿由于畸形自身内在的影响，其颌骨的生长发育有别于非裂患儿。本部分将未经手术修复的各类型唇腭裂患儿婴儿期的颅颌面特征总结如下。

1. 单纯唇裂

无论是否经过唇裂修复，单侧完全性唇裂患儿的颅颌面发育均与正常婴儿相似。因此在很多研究中，单纯唇裂患者常被选为对照组。但未经过唇裂修复手术的患儿，前颌骨可能表现为相对前突。

2. 单纯腭裂

单纯腭裂患儿的上颌骨长度和后部高度均较小，上颌骨后缩，上颌骨和鼻腔宽度增加；下颌骨长度减小，下颌骨位置后缩。因此，单纯腭裂的患儿常表现为双颌后缩，但上下颌骨矢状方向关系协调。由于双颌后缩，腭裂患儿气道通常较窄。

3. 罗班序列征（Robin sequence，RS）

RS 患儿常表现为单纯腭裂、下颌后缩和舌后坠。RS 可独立存在，也可作为多种综合征如 Treacher-Collins 综合征的部分表现，但本节主要讨论不伴有其他综合征的 RS，RS 可以作为单纯腭裂的一个亚组。RS 患儿的主要特征是：上颌骨长度及后部高度小，上颌骨后缩，上颌骨和鼻腔宽度增加；下颌骨长度更小，下颌骨位置更后缩。上下颌骨矢状方向的关系也表现为双颌后缩，但下颌位置更为后缩，上气道更窄。

4. 完全性唇腭裂

单侧完全性唇腭裂患儿：前颌骨较前突，偏向非裂侧；上颌骨长度和后部高度较小，上颌骨基底部位置靠后，上颌骨和鼻腔宽度增加；下颌骨长度减小，下颌骨位置后缩。因此，单侧完全性唇腭裂表现为双颌后缩，但上颌骨相对下颌骨更为前突，气道通常较窄。

双侧完全性唇腭裂患儿：前颌骨非常前突，上颌骨基部的长度和后部高度减小，上颌骨基底部位置靠后，上颌骨和鼻腔宽度明显增加；下颌骨长度减小，下颌骨位置后缩。因此，双侧完全性唇腭裂表现为双颌后缩，上颌前颌骨真正前突。

总的来说，伴有腭裂的患儿普遍存在上颌位置后缩，下颌后缩且短小。这些患儿通常伴有一定的气道狭窄，面部发育更趋向于垂直生长型。其中，从下颌后缩和对气道的影响程度来看，从高到低依次为 RS、单纯腭裂、双侧完全性唇腭裂、单侧完全性唇腭裂（表 2-1）。丹麦的一项前瞻性大样本研究对 0 ～ 2 岁未进行外科修复手术的各型唇腭裂患儿颅颌面生长发育情况进行探究，发现唇腭裂患儿由于前颌骨缺乏唇部肌肉的束缚，常表现为前颌骨相对（单侧完全性唇腭裂）或绝对（双侧完全性唇腭裂）前突，这在一定程度上掩饰了上颌后缩。此外，完全性唇腭裂患儿的上颌骨和鼻腔宽度增加明显，其中双侧完全性唇腭裂患儿宽度增加更加明显。

表 2-1 未行外科修复的各种类型唇腭裂患儿婴儿期的颅颌面特征

	特征	单侧腭裂	单侧完全性唇腭裂	双侧完全性唇腭裂	罗班序列征
上颌骨	上颌前部长度减小	较明显	不明显	不明显	较明显
	上颌后部长度减小	较明显	不明显	不明显	较明显
	上颌位置后缩（前颌骨位置）	较明显	较明显	较明显	较明显
	上颌位置后缩（上颌基骨位置）	较明显	较明显	较明显	较明显
	上颌后部高度降低	较明显	较明显	较明显	较明显
	上颌宽度增加	较明显	明显	明显	较明显
鼻腔	宽度增加	较明显	明显	明显	较明显
下颌骨	长度减小	明显	较明显	明显	十分明显
	位置后缩	明显	较明显	明显	十分明显
咽气道	体积减小	明显	较明显	较明显	十分明显

（二）青少年及成人患者的颅颌面发育

由于唇裂及腭裂手术修复均在婴儿期进行，在发达国家，大部分唇腭裂患者在生长发育的早期都经过了手术干预，很难观察到较大年龄未经过唇腭裂修复的患者。目前探究唇腭裂患者未经手术干预的生长发育研究主要集中在一些发展中国家，如墨西哥、斯里兰卡、巴西、印度等。这些研究多采用头颅侧位片和模型测量分析，虽然具有一定的局限性（样本量较小、年龄跨度大、唇腭裂的分型不一致和缺乏对照组等），但仍具有十分重要的意义。这些宝贵的临床资料为唇腭裂患者的生长发育情况以及手术治疗对颅颌面的影响提供了重要的证据。

20 世纪 80 年代，由于斯里兰卡医疗水平有限，很多唇腭裂患者得不到及时医疗，英国唇腭裂正畸医师 Mars 领衔的团队在斯里兰卡开展了国际唇腭裂慈善修复项目，同时收集资料，对较大年龄未经手术修复的患者的颅颌面生长发育特点进行了系统研究（Mars et al., 1990）。该项研究对 55 例未进行手术修复的单侧完全性唇腭裂患者、23 例未进行手术修复的双侧完全性唇腭裂患者和 41 例未进行手术修复的单纯腭裂患者进行颅颌面形态研究，并选择 119 例健康非裂患者作为对照，所有患者均大于 13 岁。该研究发现：

- 单侧完全性唇腭裂：单侧完全性唇腭裂患者的主要特征是上颌唇部前段突出，通常伴有深覆盖，上切牙唇倾，上颌非裂侧骨段翻转，裂侧骨段在前牙区塌陷，后牙反𬌗较少见。由于没有唇部肌肉的阻挡，上颌前部牙弓不受限制，患者常表现为正常的面型。头影测量分析显示，前颅底位置正常，上下颌相对位置关系正常，没有病例表现为上颌后缩。

唇腭裂内在生长发育缺陷主要表现为下颌升支短小，上颌前部及后部高度不足。

- 双侧完全性唇腭裂：双侧完全性唇腭裂患者主要表现为前颌骨过度前突和上前牙明显唇倾。此外，前颅底长度明显较短，上颌前部及后部高度明显不足。鼻翼基部宽大，偏向前颌骨段，鼻小柱短。
- 单纯腭裂：未经手术修复的单纯腭裂患者常表现为相对正常的外貌，上下颌骨矢状方向位置关系协调，但双颌骨后缩，上颌骨长度短，下颌骨较短小，上颌骨前部及后部高度不足。

针对以上研究结果，Mars 等学者认为，影响颌骨发育的唇腭裂自身内在因素主要表现在上颌骨的垂直向上，前后向的影响相对较小。无论唇腭裂手术干预与否，上颌骨后部高度发育不足都会出现，因此上颌骨后部高度发育不足主要受唇腭裂内在因素的影响；而上颌骨前部高度发育不足主要是继发的功能性改变。唇腭裂患者鼻中隔弯曲，前鼻棘相对靠外、靠上，这样会造成唇颊肌肌力异常。此外，唇腭裂患者也常有异常吐舌习惯，舌体常位于裂隙区，影响上颌骨前部高度的发育。经过唇腭裂手术修复后，上颌骨前部高度不足会有所改善。

对于未经手术修复的上颌骨矢状方向的发育，目前存在一定的争议。特别是未经手术修复的单侧完全性唇腭裂患者，部分学者认为其上颌骨发育基本正常，甚至较为前突（Lambrecht et al., 2000; Shetye et al., 2004）；而部分学者则发现唇腭裂患者上颌骨的发育较非裂患者明显受限。各研究结果不一致的主要原因可能是唇腭裂患者种族间、个体间生长发育存在一定的差异以及缺乏针对唇腭裂患者上颌位置的评价方法。不同地区未经手术修复的唇腭裂患者由于种族不同，其生长发育也存在一定差异。印度唇腭裂患者的上颌骨较为前突，上下齿槽座角（ANB 角）更大，面型也更为前突；非洲唇腭裂患者上颌骨位置则相对后缩，ANB 角较小，常常出现骨性Ⅲ类的面型；而南美洲几乎很少出现骨性Ⅲ类错殆畸形的唇腭裂患者。二维头影测量中，各研究主要集中在测量上颌骨相对于颅底的位置及上颌骨的长度，其中上齿槽座角（SNA 角）是最常用的指标。目前大部分研究认为，未经过手术干预的唇腭裂成年患者 SNA 角是正常的，甚至较大。但上齿槽座点（A 点）的确定对于唇腭裂患者有一定的困难。A 点位于相对前突的前颌骨上，A 点是否能够代表唇腭裂患者上颌的位置，还需要进一步探究。此外，与非裂患者相比，唇腭裂患者的颅底位置相对靠后，正常人群的 SNA 值并不适用于唇腭裂患者。

面对二维研究的不足，锥形束 CT（CBCT）三维研究能够更好地反映唇腭裂患者颅颌面发育在三维方向的特征。一项 CBCT 研究发现，未经手术修复的单侧完全性唇腭裂患者面型突度正常，前牙覆盖较大，非裂侧前颌骨较前突，裂侧前颌骨较后缩。前颌骨较前突是由于颌骨前部内外肌动力不平衡，外侧缺乏唇部口周肌肉的束缚，内侧舌肌不断向前推前牙和前颌骨。除了矢状方向肌动力不平衡，裂侧骨段受到肌肉向上的牵拉，还可以表现为前颌骨垂直向发育不足，前牙段开殆。另一面，未经过手术干预的唇腭裂患者没有手术瘢痕的影响，特别是腭裂手术会显著影响上颌骨的发育，腭中缝处的手术瘢痕会影响上颌骨向下、向前发育，同时也会造成上颌骨宽度的发育不足。因此，未经过手术干预的唇腭裂患者上颌骨相对正常或前突仅限于非裂侧的骨段，裂侧骨段其实是后缩的。

二、唇腭裂术后患者的颅颌面发育

唇腭裂患者颅颌面的畸形与以下因素有关：①唇、牙槽骨及腭部组织缺损；②唇肌、颊肌与舌肌肌肉力量不平衡；③颅面生长型等遗传因素；④外科手术干预等。唇腭裂患者出生后至手术修复前的颅颌面发育主要与唇腭裂畸形本身相关，而唇、腭裂等手术修复后患者的颅颌面发育更多地表现出手术创伤及修复瘢痕的影响。

（一）上颌骨的生长发育

唇腭裂修复手术对患者最直接的影响是限制上颌骨的生长发育，手术的影响在术后很短时间内即可表现出来。经过唇裂修复的唇腭裂患儿在2岁时就表现出上颌骨长度减小，上颌骨前部宽度减小、后部宽度增加，上颌骨后部高度减小，上下颌骨整体关系表现为双颌后缩。唇裂修复手术及硬腭前部手术对婴儿期上颌复合体的发育虽然具有一定的抑制作用，但可以使前颌骨不再前突，更加对称。

唇腭裂患者手术后随着生长发育，颅颌面部的畸形逐渐加重，12岁唇腭裂患者中70%存在面中部凹陷。国内外学者普遍认为经过手术修复的唇腭裂患者上颌发育不足，具体表现为上颌骨矢状方向长度不足，上颌位置靠后，腭平面顺时针旋转，前部牙槽骨发育不足，后部牙槽骨代偿性轻度增加（Liao et al.，2005）。此外，唇腭裂患者在生长发育期间，上颌骨的长度和宽度增长并不明显。贾海潮等学者的回顾性纵向研究发现，单侧完全性唇腭裂患儿在生长发育高峰期前两年内上颌骨无明显发育（贾海潮 等，2004）。

唇腭裂患者成年后出现的上颌发育不足、面中部凹陷是否与早期实施外科手术相关一直存在争议，大部分学者认为早期有创性外科手术会干扰患者颅颌面的发育，其中唇腭裂手术后形成的瘢痕及手术时的创伤是上颌骨发育不足的主要原因。另一部分学者认为唇腭裂畸形自身的内在影响也是造成上颌骨发育不足的重要原因，他们发现即使未进行手术修复，唇腭裂患者成年后也表现出不同程度的上颌发育不足。

1. 唇裂手术对上颌骨生长发育的影响

唇裂修复后，唇腭裂患者会逐渐表现出上颌发育受限。一般认为唇裂手术会限制上颌骨前后向的发育，会使上颌骨长度减少，上颌骨位置靠后，而对上颌骨高度及宽度影响较小。Bardach认为唇裂手术修复后，唇部瘢痕挛缩导致压力过大，从而限制上颌骨向前发育，出现“弓形效应”，上颌骨的高度和宽度代偿性增大（Bardach et al.，1984）。但也有一些国内外研究认为唇裂手术对上颌骨发育的影响较小，是否接受唇裂手术并不影响上颌骨的生长发育，影响上颌骨生长发育的主要是腭裂手术。

目前唇裂修复手术常用的术式有Millard法、Tennison法等。石冰等通过建立动物模型发现，Millard法和Tennison法均会造成上颌骨长度缩小、位置后缩，上颌骨高度及后部宽度增加（石冰 等，1999）。黄洪章的研究认为，唇裂修复手术中的上颌软组织广泛性潜行分离会影响上颌骨的发育（黄洪章 等，2000）。针对唇裂手术时机，Latham发现唇裂手术进行得越早，唇腭裂患者上颌骨发育越受影响，上颌骨长度越小，位置越后缩（Latham et al.，2007）。但是，唇裂修复的同时恢复了唇肌的连续性，使患者易于在颌骨及牙弓内外建立一个新的肌肉平衡，其对颌骨及牙弓发育的影响不仅仅是限制发育的负性作用。随着外科手术技术及护理水平的提高，目前国内唇裂修复手术常规在患儿3～6月龄时进行。

2. 腭裂手术对上颌骨生长发育的影响

一般情况下，腭裂手术会显著影响上颌骨的

发育，而且腭裂手术对上颌骨的影响程度要大于唇裂手术。除了在矢状方向抑制上颌骨向前发育，腭裂手术对上颌骨宽度和高度发育的影响也较明显，会造成尖牙区和前磨牙区牙弓宽度不足，上颌骨前部和后部高度发育不足。腭裂手术对上颌骨三维方向生长发育的影响，一是来自手术的瘢痕，腭裂修复后瘢痕组织张力通常很大，会对腭骨的黏骨膜产生较大的影响；此外，腭裂手术会损伤翼突钩或分离周围组织，手术产生的瘢痕会妨碍上颌骨、蝶骨翼板、腭骨等骨块的分离，形成上颌粘连。二是由于腭裂手术会翻开腭部黏骨膜，暴露骨面，影响腭骨的血供，影响上颌骨的正常发育。也有研究认为单纯性腭裂本身就会影响上颌骨的发育，未进行过腭裂修复的单纯性腭裂患者同样存在上颌骨发育不足的情况，上颌骨长度短，上颌位置后缩，并伴随年龄增加，上颌骨后缩逐渐加重。

针对腭裂手术修复的时机，目前存在一定的争议。一部分学者主张推迟腭裂手术时间，使上颌骨得到充分的生长发育；但另一部分学者认为，早期手术有利于患儿获得良好的语音功能，太晚进行腭裂修复手术会影响患儿的语音功能。因此，有学者提出分期手术，早期修复软腭裂以恢复语音功能，减少对上颌骨发育的影响，待上颌骨基本发育完成时再进行硬腭裂修复，关闭硬腭裂间隙。维也纳的一项研究发现，在唇腭裂患儿出生后 10 天左右进行唇裂修复，6 ~ 12 月龄进行软腭裂手术，6 岁左右进行硬腭裂手术，这种序列手术治疗方法对唇腭裂患者上颌骨的发育影响较小（Sinko et al.，2008）。但也有研究发现，推迟腭裂修复手术并不能使上颌骨发育得到改善（Salgado et al.，2019）。Ross 对比了两组不同腭裂手术时间的唇腭裂患者，一组平均 10.2 月龄进行腭裂修复，另一组平均 48.6 月龄进行腭裂修复。他们发现，两组患者上颌骨的发育直至成人阶段均无统计学差异，但晚期腭裂手术组语音功能障碍更明显（Ross，1987）。关于腭裂修复时间，通常需要兼顾对患者语音发育及颌骨发育的影响，目前国内腭裂修复手术多在患儿 8 ~ 18 月龄进行。

关于腭裂术式对上颌骨的影响，有研究报道两瓣后推法相比于兰氏手术对上颌骨的影响更大（Iwasaki et al., 2012）。改良腭裂修复手术，提高手术医师的操作技能，减少对腭部黏骨膜的创伤及手术创口瘢痕的张力，对于唇腭裂患者上颌骨的发育至关重要。

3. 牙槽突裂植骨

牙槽突裂植骨是唇腭裂序列治疗中非常重要的治疗，它将断裂的牙槽骨连成整体，为尖牙的萌出、鼻底的支撑创造条件，使唇腭裂患者可以像非裂患者一样拥有完整、连续的牙弓和整齐的牙列。根据植骨的时机，牙槽突裂植骨分为一期植骨（2 岁以前）及二期植骨（替牙期）。20 世纪 50 年代末至 70 年代初的唇腭裂治疗中，患儿唇裂修复手术常同期进行牙槽突一期植骨，旨在防止上颌骨的横向塌陷，稳定上颌骨。但随后的生长发育研究发现，由于牙槽突裂植骨需要在牙弓前部的裂隙区进行黏骨膜的剥离，手术会严重影响上颌骨矢状方向及垂直向的发育，特别是会影响前颌骨的垂直向发育，目前一期植骨已基本不再应用在唇腭裂序列治疗中。二期植骨通常在牙槽突裂患者 9 ~ 11 岁进行，此时前颌骨发育基本完成，植骨并不会妨碍上颌骨的发育，并有助于裂隙区尖牙的萌出。有研究表明，二期植骨的唇腭裂患者同未植骨的唇腭裂患者对比，上颌骨在矢状方向和垂直向的发育均无明显差异。

现阶段大部分研究认为没有进行手术修复的唇腭裂患者，上颌骨的发育是正常的，甚至是略前突的。手术修复会造成上颌骨的发育受限，上颌呈现后缩状态（图 2-1）。但 Mars 等学者认为这些研究主要测量的是 A 点或前鼻棘点（ANS 点），这些点都位于相对前突的前颌骨上，经过外科手术修复后，前颌骨后移，A 点和 ANS 点后移，会误认为是手术影响上颌骨的发育（Mars et al.，1987）。但上颌骨的后缩不单单因为手术的影响，唇腭裂自身的内在影响也是上颌后缩的一个重要因素。例如未进行过腭裂修复的单纯性腭裂患者同样存在上颌骨发育不足。因此，Mars认为未经手术修复的唇腭裂患儿或成年人，上颌骨的后缩被前突的前颌骨掩饰了。经过唇腭裂修复手术后，前颌骨恢复至正常位置，上颌骨继续表现为原有的后缩位置。而双侧完全性唇腭裂的患者，由于前颌骨位置较突，两个侧段的上颌骨塌陷导致前颌骨不能在腭裂修复手术后后移回位，很多患者的上颌骨发育不足同样被前颌骨的前移所掩盖，患者侧貌突度减小不明显（图 2-2）。

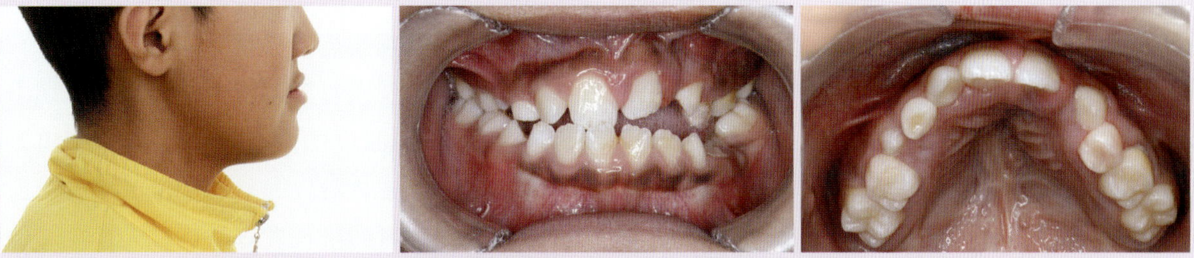

图 2-1　单侧完全性唇腭裂患者上颌发育不足，前牙及患侧后牙反殆

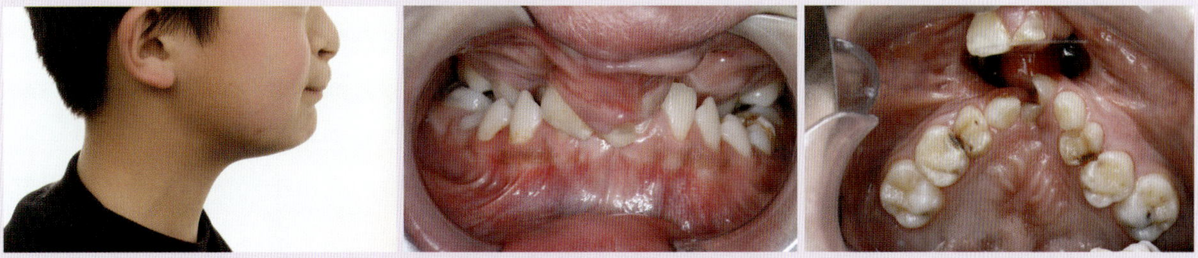

图 2-2　双侧完全性唇腭裂患者前颌骨前突、下垂，侧颌段凹陷

（二）下颌骨的生长发育

相比于上颌骨的生长发育明显受到影响，唇腭裂患者下颌骨的发育相对正常，但仍有别于非裂患者。关于唇腭裂患者下颌骨发育的研究中，较公认的观点是，无论是否经过外科手术修复，唇腭裂患者下颌骨的位置相对靠后，下颌平面角较陡。但目前关于唇腭裂患者下颌骨长度的变化还存在一定争议，一部分学者认为单侧完全性唇腭裂患者术后的下颌发育中，下颌骨长度减小，特别是下颌升支高度发育不足，下颌骨出现了顺时针旋转（于泉 等，2010）。然而，另一部分研究认为唇腭裂患者的下颌骨长度与正常人群并没有差异，只是由于颞下颌关节位置相对靠后，导致下颌的位置相对靠后。作者在 20 世纪 90 年代的研究发现，唇腭裂患者下颌骨长度基本正常，髁突相对后位在一定程度上减小了下颌骨的有效长度，对上颌发育不足起到了一定的补偿作用。国外学者 Bishara 开展的研究同样发现单纯腭裂患者下颌骨的位置相比于前颅底相对靠后（Bishara et al.，2002）。

与非裂患者相比，唇腭裂患者的下齿槽座角（SNB 角）通常较小，但下颌升支长度（Ar-Go）和下颌骨长度（Ar-Gn）却没有明显减小。轻度的下颌后缩主要是因为下颌位置靠后，下颌平面角（SN-MP）和下颌角（Ar-Go-Gn）较大，下颌骨出现后下旋转，呈现垂直生长型。下颌骨后下旋转除了代偿异常的上颌骨位置外，还可能继发于异常的舌位置（唇腭裂患者的舌体位置通常较低）。由于鼻咽部存在阻力，唇腭裂患者常具有口呼吸的习惯，下颌骨的后下旋转也可能与口呼吸相关。下颌骨后下旋转在一定程度上掩饰了唇腭裂患者的骨性Ⅲ类错聆畸形面型，使上下颌骨的位置相对协调。此外，唇腭裂患者多数存在前后牙反聆，咬合功能不足，这也可能与下颌骨形态异常有一定的关系。因此，目前认为下颌骨形态的变化与唇腭裂内在因素无关，可能是对上颌骨发育不足的代偿性反应。

（三）颅底结构的发育

颅底与颌面的发育具有一定的相关性，唇腭裂患者颌骨发育畸形的同时常常伴有颅底结构异常。唇腭裂患者颅底结构的改变主要表现为颅底长度减小。有研究报道，未经手术治疗的单侧完全性唇腭裂患者和双侧完全性唇腭裂患者颅底角基本正常，但前颅底、后颅底及全颅底的长度均减小。但也有研究报道，未行手术的单侧完全性唇腭裂患者颅底角偏大，前颅底较短，但后颅底和全颅底正常（Shetye，2006）。此外，有国外学者发现与不完全唇裂新生儿（生长发育与正常人群相似，作为对照）相比，完全性唇腭裂患儿颅底宽度、两侧颞骨岩部间夹角及蝶骨大翼间夹角均更大（Mølsted et al.，1995）。经过唇腭裂修复的患者与未经过唇腭裂修复的患者相比，颅底结构无明显差异，因此颅底结构并未因手术而发生改变。

除了颅颌面的发育受限外，唇腭裂患者整体的体格生长发育也较正常人群滞后。Wyszynski 等开展的研究发现，唇腭裂患儿出生时体重相比于正常新生儿较轻，而且胎龄较小（Wyszynski et al.，2003）。在随后的生长发育中，国内孙玲等学者通过观察头颅侧位片中颈椎骨龄的分期，对比分析唇腭裂患者与非裂患者的骨龄〔cervical vertebral maturation stage, C（VM）S〕发育情况，发现男性非裂患者在 11 ~ 14 岁颈椎骨龄大致位于 CS3 和 CS4 期，在 15 ~ 16 岁颈椎骨龄大致位于 CS5 和 CS6 期，而只有一半的男性唇腭裂患者在 11 ~ 14 岁颈椎骨龄位于 CS3 和 CS4 期，大部分男性唇腭裂患者在 15 ~ 16 岁颈椎骨龄还位于 CS5 期之前。大部分女性非裂患者在 11 ~ 12 岁颈椎骨龄位于 CS3 和 CS4，而女性唇腭裂患者在此阶段还没到达生长发育高峰期（Sun et al.，2012； Sun et al.，2013）。因此，无论是男性唇腭裂患者还是女性唇腭裂患者，均较非裂患者生长发育延迟，生长发育高峰期出现较晚。国外 Pisek 等开展的研究也同样指出，唇腭裂患者的颈椎骨龄较同龄的正常人滞后。这均提示唇腭裂患者的生长发育与正常人存在一定的差异（Pisek et al.，2013）。此外，成年唇腭裂患者的身体质量指数（BMI）较非裂患者低。

唇腭裂患儿的体格生长主要受到营养、唇腭裂本身及手术的影响。一方面，由于唇腭裂患儿在胚胎期及婴儿期可能存在营养不良，影响后期的生长发育，特别是胚胎期以及 1 ~ 2 岁时营养不良。发展中国家由于经济条件、卫生保健等因素的限制，孕妇在孕期营养不良以及患儿在婴儿期营养不良均会影响唇腭裂患者的体格生长。另一方面是由于裂隙的存在，唇腭裂患儿无法进行吮吸，早期喂养困难，而大部分唇腭裂患儿的家长又缺乏正确的喂养指导，患儿容易恶心、呛咳，感染呼吸道疾患，影响体格生长发育。此外，频繁的外科全麻手术也会严重影响患儿的体格生长，导致唇腭裂患儿生长发育滞后。

关于唇腭裂患者颅颌面的生长发育，现阶段临床研究存在一定的局限性。一是各研究的样本量相对较小，特别是缺乏未行外科手术干预的长期纵向研究。随着唇腭裂序列治疗理念的普及，大部分唇腭裂患儿会在出生后几个月进行唇裂修复手术，半年后进行腭裂修复手术。因此，想要排除外科手术，了解唇腭裂畸形自身的内在因素对颅颌面畸形发育的影响较为困难。二是研究方法存在一定局限性。目前大部分研究仍采用二维头颅侧位片观察分析唇腭裂患者上下颌的骨性标志点，但常规头影测量方法并不完全适用于唇腭裂患者，唇腭裂患者头影测量的准确性及可重复性较差，特别是单侧完全性唇腭裂患者，双侧结构不对称，存在重叠影像的干扰。目前，缺乏针对唇腭裂患者进行头影测量分析的方法。此外，二维测量很难完全反映唇腭裂患者颅颌面三维发育的不足。随着 CBCT 的普及，三维头影测量逐渐被应用于唇腭裂患者颅颌面生长发育的研究中。相比于二维头影测量，三维头影测量具有定点准确、测量精确、可增加宽度测量指标等优势。但目前针对唇腭裂患者，尚无公认的三维分析方法，且存在定点测量烦琐费时、辐射剂量大等问题。三是各研究间的临床异质性较大，不同研究间外科手术修复的方式、时机及外科医生的能力和经验很难完全一致。外科手术对唇腭裂患者颅颌面生长发育的影响较大，术者的手术经验、能力和手术技巧至关重要。减少术中创伤和术后瘢痕的产生，有利于减少手术对颅颌面生长发育的影响。

目前关于唇腭裂患者的颅颌面生长发育还有较多争议，对于外科手术有无影响以及影响程度如何，仍需要采用精确的测量方法，开展大样本量、长期纵向的前瞻性研究来揭示。

第二节　牙齿发育

唇腭裂患者除了颌骨发育异常之外，还会出现乳恒牙的发育异常。唇腭裂患者相较于非裂患者有更多的牙齿发育异常，特别是裂隙附近的牙齿。有研究报道，患者牙齿发育异常的程度与唇腭裂的严重程度成正相关。唇腭裂患者的牙齿发育异常主要表现为牙齿数目异常、牙齿萌出异常、牙齿形态异常和牙釉质发育异常。

一、牙齿数目异常

1. 牙齿先天缺失

正常人群中最常见的牙齿缺失为第三磨牙缺失，其次是上颌侧切牙及下颌第二前磨牙缺失。唇腭裂患者由于牙板断裂及组织缺损等，裂隙附近牙齿缺失的发生率较高，其中最常见的牙齿缺失是裂隙附近的上颌侧切牙缺失（图 2-3）。周恒等对在北京大学口腔医院就诊的 39 例单侧完全性唇腭裂患者进行研究发现，71.8% 的患者裂隙侧的上颌侧切牙先天缺失（周恒 等，1997）。Lourenço Ribeiro 等调查了 203 例非综合征型唇腭裂患者发现，裂隙侧的上颌侧切牙缺失率为 49.8%，非裂侧的上颌侧切牙缺失率为 10.9%（Lourenço Ribeiro et al.，2003）。唇腭裂患者相比于非裂患者更容易出现侧切牙的缺失，主要是由于裂隙侧牙槽骨的缺损会影响牙胚形成，从而造成裂隙附近牙齿缺失。此外，裂隙区域血供不足及手术创伤也可能是其中的原因。除了裂隙附近的侧切牙外，唇腭裂患者裂隙侧的第二前磨牙缺失率也高于正常人。Shapira 等开展的研究发现，278 例唇腭裂患儿中，裂隙侧第二前磨牙的缺失率为 18%，高于非裂患者（Shapira et al., 1999）。有研究认为裂隙侧第二前磨牙缺失与唇腭裂患者间叶细胞缺乏有关（Aizenbud et al., 2005）。

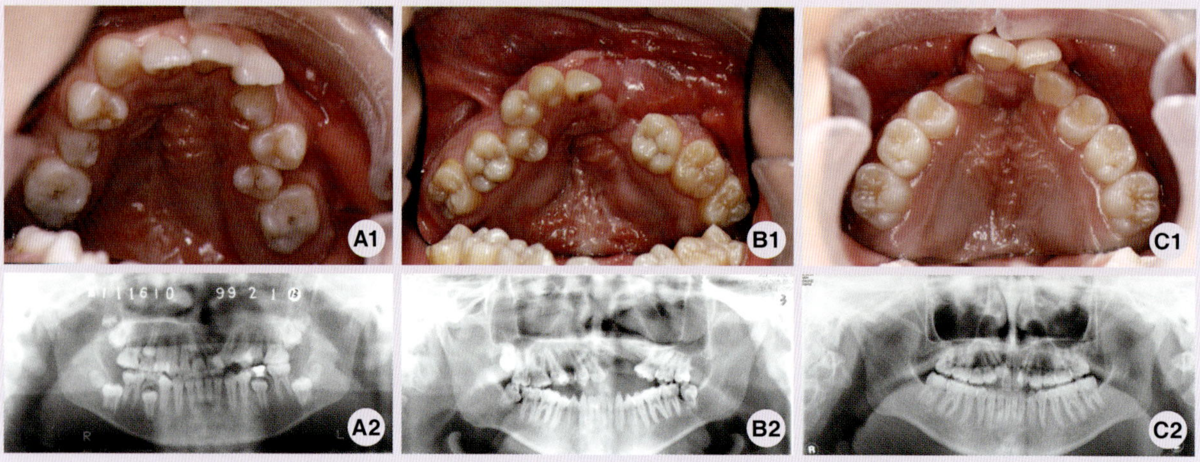

图 2-3 牙齿先天缺失

A1 和 A2. 左上侧切牙先天缺失；B1 和 B2. 左侧前磨牙及前牙多颗牙缺失；C1 和 C2. 双侧上颌侧切牙及第二前磨牙缺失。

2. 多生牙

正常人群中多生牙最常见于上颌两个中切牙之间，还可见多生的上颌第四磨牙，以及下颌侧切牙、前磨牙区的多生牙。相比于非裂患者，唇腭裂患者多生牙的发生率较高，最常见于裂隙侧上颌侧切牙附近。Tortora 等开展的研究发现，单侧完全性唇腭裂患者裂隙侧多生牙的发生率为 7.3%，双侧完全性唇腭裂患者多生牙的发生率为 5%（Tortora et al., 2008）。AlJamal 等开展的研究报道，唇腭裂患者的多生牙发生率为 16.7%（AlJamal et al., 2010）。唇腭裂患者多生牙的发生有可能与发育缺陷和遗传基因有关，发育期间形成过多的牙蕾，或是牙胚分裂形成。

二、牙齿萌出异常

最近二十多年的研究发现，唇腭裂患儿牙齿发育与非裂儿童相比会延迟 0.4 ~ 1.1 年。单侧完全性唇腭裂患者牙弓两侧牙齿发育不对称，裂隙侧的上颌侧切牙和尖牙延迟发育较常见。裂隙附近的牙齿常常无法正常萌出，出现斜轴或部分萌出。牙槽嵴裂患者如未能在尖牙萌出前完成植骨则更易出现尖牙的萌出不全（图 2-4）。但延迟萌出的牙齿并不局限于裂隙附近的牙齿，有研究发现上颌第一、第二前磨牙及上颌第二磨牙也会受到明显的影响，萌出迟缓。牙齿发育迟缓可能与唇腭裂对胚胎发育的影响及手术影响有关。除萌出延迟外，牙齿萌出的位置也会受裂隙的影响，中切牙最常发生扭转，其次是侧切牙，裂隙侧尖牙常腭侧异位萌出。

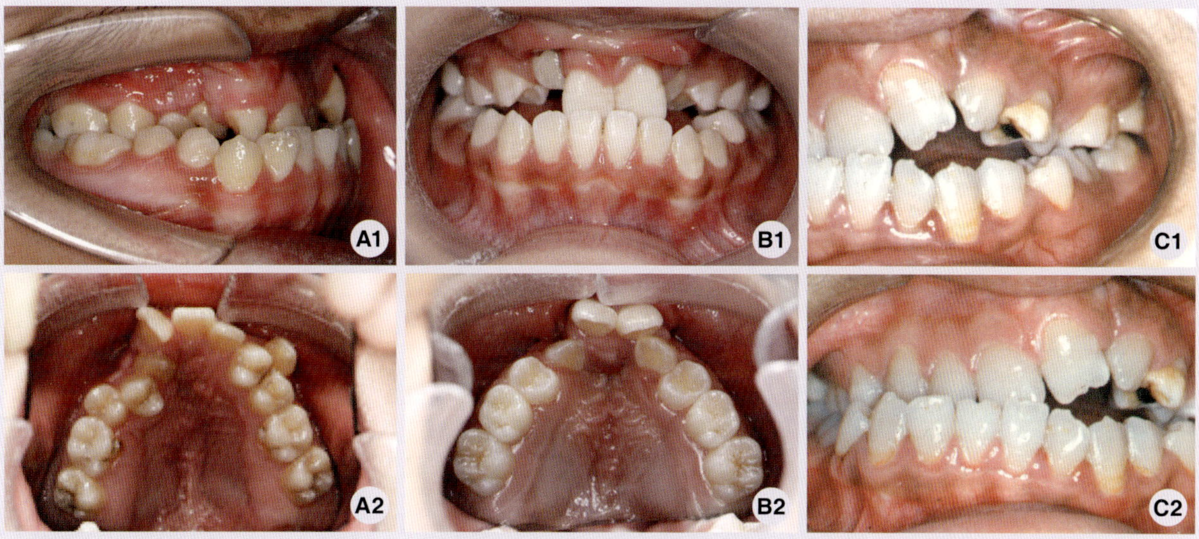

图 2-4 牙齿萌出异常

A1 和 A2. 患侧尖牙萌出不足，扭转；B1 和 B2. 双侧尖牙萌出不足，斜轴；C1 和 C2. 患侧尖牙斜轴，萌出不全。

三、牙齿形态异常

唇腭裂患者牙齿大小和形态异常最常见于裂隙附近，可见锥形或柱状的侧切牙（图 2-5）。Tortora 等开展的研究发现，单侧完全性唇腭裂患者中裂隙侧锥形侧切牙的发生率为 31.7%，非裂侧锥形侧切牙的发生率为 4.9%；双侧完全性唇腭裂患者中锥形侧切牙的发生率为 60.0%。该研究认为，双侧完全性唇腭裂患者锥形侧切牙的发生率明显高于单侧完全性唇腭裂患者（Tortora et al., 2008）。除锥形侧切牙外，AlJamal 等开展的研究也发现，唇腭裂患者中 37% 有过小牙，70.5% 有过大牙，19.2% 有弯曲牙，30.8% 有牙齿发育不良，各类牙齿发育不良的患病率均高于非裂患者（AlJamal et al., 2010）。周伟华等利用 CBCT 检测了 158 例牙槽嵴裂患者中切牙的形态，研究发现牙槽嵴裂患者裂隙侧中切牙的长度较非裂侧及正常患者短（周伟华 等，2009）。此外，唇腭裂患者的中切牙通常近远中径较小，颊舌径较大，牙根弯曲较常见。

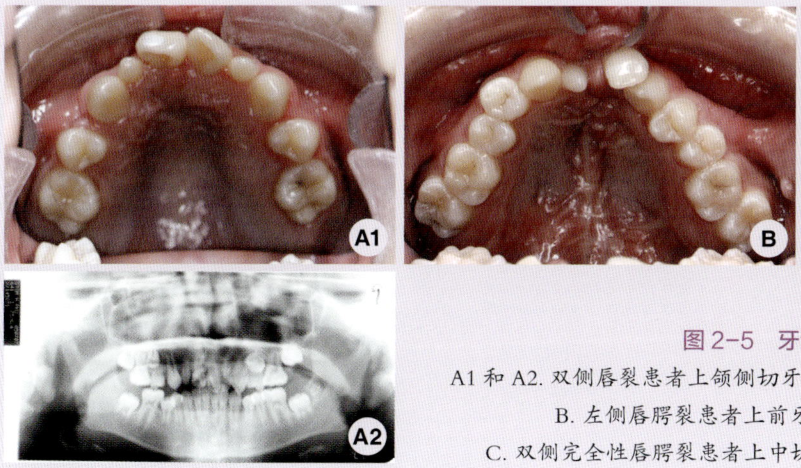

图 2-5 牙齿形态异常

A1 和 A2. 双侧唇裂患者上颌侧切牙小牙畸形，左上中切牙冠根成角；
B. 左侧唇腭裂患者上前牙先天缺失及小牙畸形；
C. 双侧完全性唇腭裂患者上中切牙形态异常，釉质发育不良。

四、牙釉质发育不良

牙釉质发育不良是由于牙釉质发育、矿化障碍而出现的一种牙釉质结构异常，最常见于上颌中切牙和第一磨牙。沈家安等对在北京大学口腔医院就诊的239例完全性单侧或双侧非综合征型唇腭裂个体进行牙体检查（Shen et al., 2019），发现单侧或双侧唇腭裂人群牙釉质发育不良的发生率高于非裂人群，在唇腭裂人群中裂隙侧牙釉质发育不良的发生率高于非裂隙侧（图2-6）。Ruiz等利用改良的釉质发育缺陷（development defect of enamel, DDE）指数检测唇腭裂患者牙釉质发育不良的发生率，发现80名唇腭裂患者中有74人至少1颗牙齿出现牙釉质发育不良，325颗牙齿中有165颗牙齿（50.8%）出现了牙釉质发育不良，其中发育不全最常见（50.7%），其次是弥散性钙化不全（23.1%）和局限性钙化不全（18.4%）（Ruiz et al., 2013）。在唇腭裂患者中，恒牙釉质发育不良的发生率要高于乳牙，其中最易累及的患牙是裂隙侧的中切牙，常表现为中切牙的切1/3处釉质混浊，呈黄色不透明样变。除了中切牙外，Carpentier等开展的一项病例对照研究发现腭裂修复手术会导致前磨牙釉质发育不良，前磨牙的钙化时间是1岁半左右开始，而腭裂修复手术多在这一时期进行（Carpentier et al., 2014）。

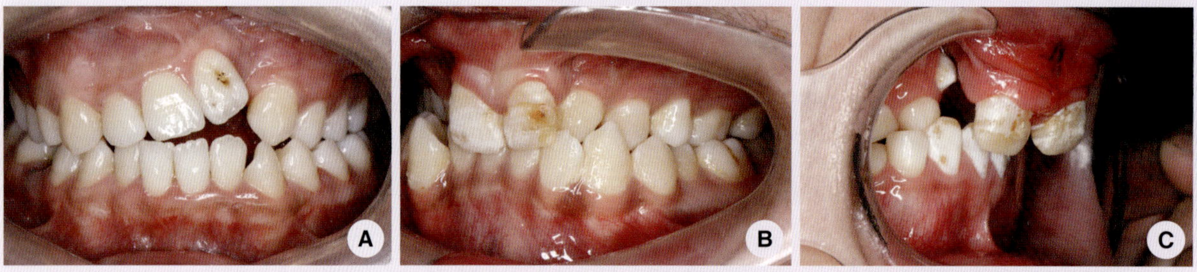

图2-6 唇腭裂患者牙釉质发育不良

A至C. 唇腭裂患者上颌裂隙附近牙齿的钙化异常，釉质发育不良。

目前唇腭裂患者牙齿发育异常的病因尚不完全清楚，一般认为是遗传和环境因素共同作用的结果。遗传学研究显示，参与唇腭裂发生的某些基因也同样参与牙齿的发育。唇腭裂患者牙齿发育异常会造成上下牙量不协调，影响唇腭裂患者的咬合关系。牙齿先天缺失、多生牙、锥形侧切牙等会造成中线偏斜，咬合关系不对称，影响美观和咀嚼功能。此外，异常的牙齿发育还会影响唇腭裂患者的牙体和牙周健康。唇腭裂患者牙釉质发育不良，加上口腔卫生维护不佳，其牙体、牙周疾患的发生率明显高于非裂患者。

第三节 牙列的发育

由于颌骨、牙齿发育异常和口腔功能异常，唇腭裂患者常常也存在牙列的发育异常，咬合关系欠佳，表现为上颌牙弓三维方向的发育不足。异常的颌骨发育破坏了上下牙弓的协调性，异常的牙齿发育则影响了牙列的完整性及对称性，这种异常的牙弓形态是对颌骨关系和牙齿发育异常的代偿性表现。

一、牙弓宽度发育不足

唇腭裂患者上颌牙弓通常较窄，特别是上颌牙弓前段的宽度发育不足，磨牙区牙弓缩窄不明显，上颌结节及第二磨牙区牙弓宽度甚至宽于正常牙弓。上颌牙弓呈现为前部狭窄、后部宽大的V字形（图2-7）。李巍然等学者对23例双侧完全性唇腭裂患者牙弓形态进行探究，发现13.2%的唇腭裂患者上颌牙弓在双尖牙区及前牙区出现狭窄，上颌第一磨牙远中尖及第二磨牙区牙弓宽度与正常人群相比无明显差异（李巍然 等，1994）。汪涌等学者的研究也同样发现腭裂患者上颌牙弓尖牙区狭窄最明显，后部牙弓宽度与正常人无显著差异；下颌牙弓宽度基本正常，与正常人群无差异（汪涌 等，2000）。

上颌牙弓前部狭窄首先与腭部手术瘢痕的挛缩有关，上颌腭部的瘢痕组织会严重限制上颌宽度的正常发育，并且使牙齿腭向萌出或舌倾。其次，上颌牙弓前部狭窄与唇腭裂自身内在因素也存在一定的关系。Sinko等学者发现，即使完全性唇腭裂患者未进行手术修复，上颌牙弓也呈现V字形（Sinko et al.，2008）。唇腭裂患者裂隙处骨量缺失，牙槽骨连续性中断，颌骨内外肌肉力量不对称，裂隙附近侧切牙先天缺失、尖牙斜轴或异位萌出，这些因素均会造成上颌牙弓前段宽度发育不足。上颌牙弓后部宽度影响较小可能由于上颌后部与颅底结构相连，相对固定。此外，裂隙使上颌结节处的腭帆张肌功能丧失，翼内肌对上颌结节向外的牵拉作用使后部牙弓宽度增加。

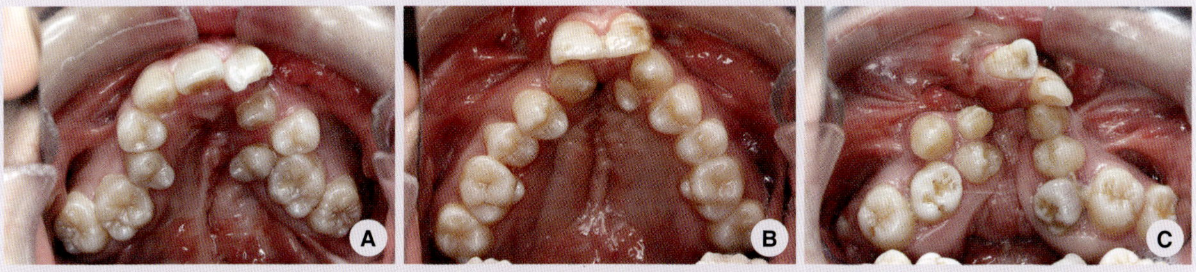

图2-7 唇腭裂患者上颌牙弓宽度发育不足

A. 单侧唇腭裂患者上颌牙弓狭窄；B. 双侧唇腭裂患者上颌牙弓狭窄；C. 范德伍德综合征患者上颌牙弓狭窄。

二、牙弓长度发育不足

唇腭裂患者上颌牙弓位置后缩，上颌牙弓长度短，裂侧牙弓周长明显小于非裂侧(图2-8)。随着生长发育，唇腭裂患者上颌牙弓长度的减少在牙弓前部和后部均较明显。李巍然等学者对28例单侧完全性唇腭裂患者的牙弓长度进行三维测量，发现唇腭裂患者牙弓长度减小，尤其是牙弓前段长度显著减小。牙弓长度的变化主要受唇裂手术的影响。唇裂手术修复后，唇部瘢痕组织张力较大，上颌牙弓前部内外力量失衡，导致上颌牙弓前后向缩窄（李巍然 等，1996）。此外，上颌侧切牙和第二前磨牙缺失、尖牙异位萌出、口腔卫生差致龋坏牙较多以及缺乏功能刺激，这些因素均可导致后牙前移，加重了上颌牙弓矢状方向发育不足。由于牙弓长度不足，唇腭裂患者可表现为前牙反殆、磨牙远中关系。

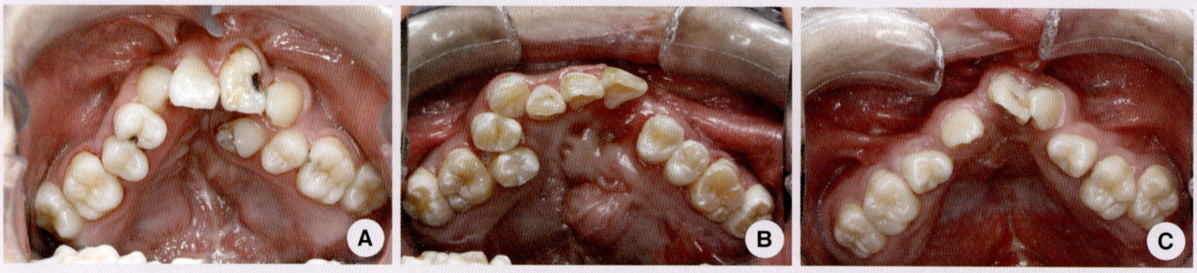

图2-8　唇腭裂患者上颌牙弓长度发育不足（A至C）

三、牙弓高度发育不足

由于裂隙附近牙槽骨缺如，牙齿垂直向发育不足，单侧完全性唇腭裂患者常表现为以裂隙为中心的三角形局部开殆，部分唇腭裂患者也可出现前牙区的多数牙开殆（图2-9）。前牙开殆常伴有吐舌习惯，吐舌习惯会加重患者前牙区牙槽骨垂直向发育不足。唇腭裂患者裂隙附近常常先天缺牙，牙量的缺失也是前牙区牙槽骨量不足的一个重要因素。唇腭裂患者正常情况下下唇是封闭的，患者的下前牙通常较直立，甚至代偿性舌倾。由于缺乏与上切牙的咬合，下切牙常呈过度萌出。未经过手术修复的唇腭裂患者，后牙区咬合通常较好。

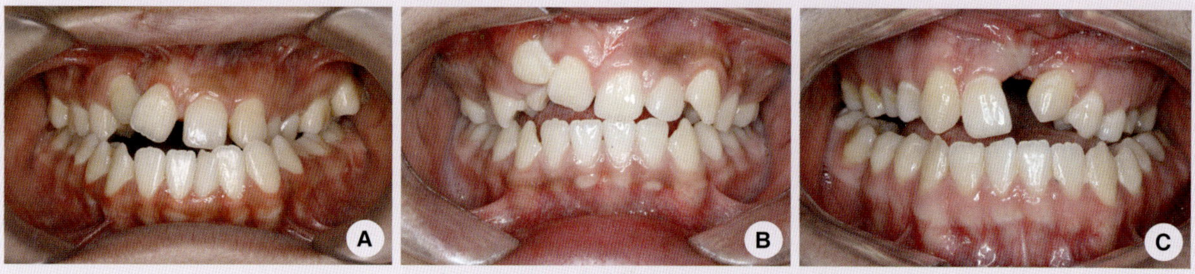

图2-9　唇腭裂患者牙弓高度发育不足

A和B. 单侧唇腭裂患者以裂隙为中心的三角形局部开殆；C. 唇腭裂患者前牙广泛开殆。

四、牙弓形态不对称

由于裂隙附近正常解剖结构丧失，裂隙侧上颌牙弓塌陷，唇腭裂患者上颌牙弓在前、中段明显不对称，而且上颌牙弓形态不对称会随着生长发育逐渐加重，恒牙期单侧完全性唇腭裂患者牙弓的非对称率要高于替牙期的患者。随着牙齿替换，上颌牙弓前中段拥挤逐渐加重，上颌牙弓不对称性也逐渐加重。有研究报道，单侧完全性唇腭裂患者中线不一致率为92.1%，上颌牙中线偏向裂隙侧。除了来自颌骨形态不对称的影响，双侧肌肉力量的不平衡也会影响上颌牙弓形态。上颌骨组织在裂隙侧缺损，双侧肌肉附着位置不对称，裂隙侧唇肌力量小于非裂侧。单侧完全性唇腭裂患者下颌牙弓也存在轻微的不对称，特别是下颌牙弓前、中段。大部分唇腭裂患者使用非裂侧偏侧咀嚼，导致下颌进行性偏斜，加重了上下颌牙弓中线的不一致。

五、上下颌牙弓协调性欠佳

目前国际上常用的评价唇腭裂患者上下颌牙弓间关系的方法为Mars在1987年发表的Goslon (Great Ormond Street, London and Oslo) Yardstick评价系统（Mars et al.，1987）。该评价系统是由经验丰富的评价者对唇腭裂患者的牙殆模型进行矢状方向、横向和垂直向的三维评价（图2-10），分为以下5级。

1级：前牙正常覆盖，上前牙牙轴正常或较舌倾，前牙无反殆或开殆。长期追踪效果：非常好。

2级：前牙正常覆盖，上前牙牙轴正常或较前突，裂隙侧反殆或出现反殆倾向，但无开殆倾向。长期追踪效果：好。

3级：前牙对刃，上前牙牙轴正常或较前突，或前牙反殆，但上前牙较舌倾，裂隙侧反殆伴有或不伴有开殆。长期追踪效果：尚可。

4级：前牙反覆盖，上前牙牙轴正常或较前突，裂隙侧反殆，非裂隙侧也可表现为反殆，可伴有或不伴有前牙开殆。长期追踪效果：差。

5级：前牙反覆盖，上前牙前突，双侧前牙反殆，上颌牙弓及腭部形态较差。长期追踪效果：非常差。

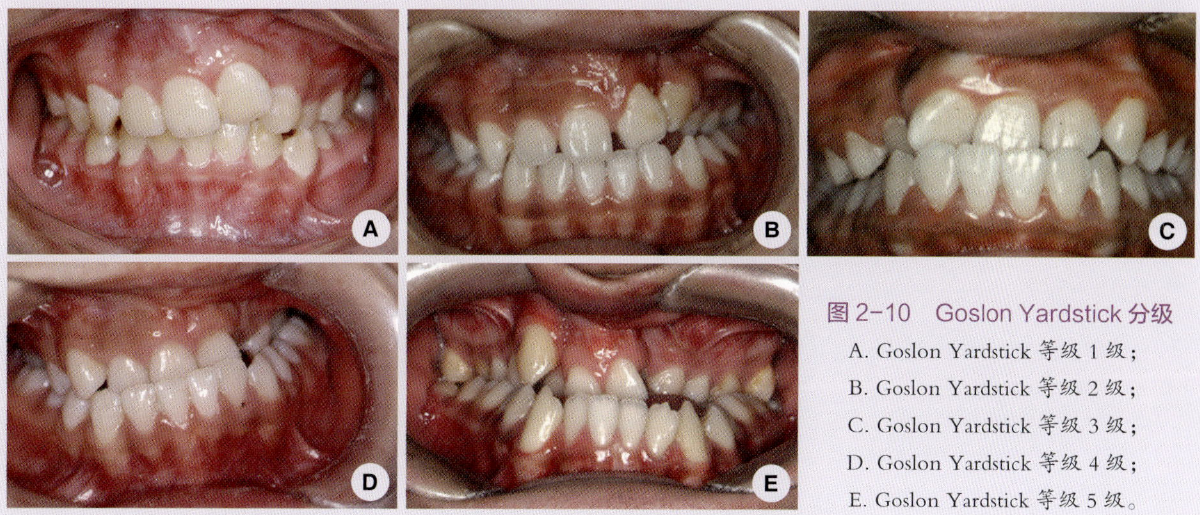

图2-10 Goslon Yardstick 分级
A. Goslon Yardstick 等级1级；
B. Goslon Yardstick 等级2级；
C. Goslon Yardstick 等级3级；
D. Goslon Yardstick 等级4级；
E. Goslon Yardstick 等级5级。

Goslon Yardstick 评价系统可以对唇腭裂患者上下颌牙弓关系进行客观、直接的评价，并进行临床指导，在国外已经广泛应用。1 级和 2 级唇腭裂患者只需要接受较简单的正畸治疗或甚至不需要进行任何治疗，就可以获得良好的上下颌牙弓关系。3 级唇腭裂患者通过复杂的正畸治疗可以获得良好的上下颌牙弓关系。4 级唇腭裂患者依靠单纯正畸治疗较难获得良好的上下颌牙弓关系；若面型差，需要接受正颌手术。5 级唇腭裂患者只有通过正颌手术纠正，才可获得良好的上下颌牙弓关系。巴西学者 Lacerda 等开展的一项研究发现，单侧完全性唇腭裂患者的 Goslon Yardstick 等级平均为 2.75，75% 的患者可以通过正畸治疗改善上下颌牙弓关系，25% 的患者需要正畸 - 正颌联合治疗（Lacerda et al.，2014）。相比于国外的研究，国内研究报道的唇腭裂患者 Goslon Yardstick 等级普遍较高，畸形程度较严重。国内学者姚品伊等利用 Goslon Yardstick 评价系统对单侧完全性唇腭裂患者进行上下颌牙弓间关系的评价。研究发现，唇腭裂患者上下颌牙弓在矢状方向上协调性较差，呈现骨性Ⅲ类错骀畸形，其中 Goslon Yardstick 等级为 4 级和 3 级的患者分别占 37% 和 35%（姚品伊 等，2018）。目前，该评价系统可用于唇腭裂患者牙弓及颌骨发育的长期纵向研究。阿依古丽·吐尔地等学者发现，唇腭裂患者在替牙期 Goslon Yardstick 等级多为 2 级和 3 级，在恒牙期 Goslon Yardstick 等级多为 3 级和 4 级。因此，唇腭裂患者随着生长发育的进行，上下颌牙弓间协调性逐渐变差（阿依古丽·吐尔地 等，2011）。

Goslon Yardstick 等级也被作为外科手术治疗结果的重要评价指标。目前，国际上采用多中心联合研究的方式评价外科手术对唇腭裂患者牙骀和颅面发育的影响，进而评价唇腭裂中心序列治疗的疗效。2002 年，Mølsted 等在欧洲进行了一项多中心研究，长期纵向观察 5 个中心的唇腭裂患者的 Goslon Yardstick 等级情况。该研究通过多中心对比，发现推迟腭裂修复时间并不会获得较好的治疗效果，而且一期植骨会严重影响颅颌面的发育（Mølsted et al.，2005）。Fudalej 等在 2019 年发表的一项关于波兰、捷克和斯洛伐克多中心的回顾性研究发现，波兰唇腭裂中心的患者采用一期修复（9 月龄进行唇腭裂同期修复），Goslon Yardstick 等级较低（平均 2.58），上下颌牙弓关系更协调；而捷克和斯洛伐克中心的唇腭裂患者采用双期修复（4~7 月龄进行唇裂修复，11~36 月龄进行腭裂修复），Goslon Yardstick 等级较高（平均 3.21 和 3.07），上下颌牙弓协调性较差（Fudalej et al.，2019）。以上研究提示，不同唇腭裂中心的患者 Goslon Yardstick 等级差异较大，这与每个唇腭裂中心选择的手术方式及手术时机有关。目前，还需要更多的多中心大样本研究去确定一种更有利于唇腭裂患者颅颌面发育的外科修复方式，从而最大限度减少医源性继发畸形。

第四节　唇腭裂患者的殆颌面特征

一、颌骨特征

（一）经过手术修复的唇腭裂患者颌骨特征

唇腭裂患者固有的颌骨畸形及外科手术医源性的影响共同造成了上下颌骨间关系的异常，这种异常的颌骨关系表现在三维方向上。

1. 上下颌骨间矢状方向关系

经过手术修复的唇腭裂患者上下颌骨的位置相比于前颅底均靠后，表现为双颌后缩。由于唇腭裂畸形的严重程度及手术干预的程度不同，不同唇腭裂患者上颌骨发育的抑制程度也不尽相同。根据上颌骨的发育情况，唇腭裂患者可以表现为骨性Ⅰ类、骨性Ⅱ类和骨性Ⅲ类错殆畸形的矢状方向关系（图 2-11）。

唇腭裂患者在生长发育早期由于上颌位置较前突，下颌位置较靠后，可以表现为骨性Ⅱ类关系，但上颌的位置会随着年龄增大逐渐后退且发育受限，下颌则继续发育。因此，生长发育高峰期之后，上下颌的位置逐渐趋向于骨性Ⅰ类关系，甚至骨性Ⅲ类关系，并呈现垂直生长型。Lisson 和 Weryrich 对 40 例接受正畸治疗的唇腭裂患者进行长期纵向观察，发现从替牙期至生长发育基本完成，上颌骨后缩逐渐加重，SNA 角不断减小（Lisson et al., 2014）。但也有研究报道，替牙期之后上颌骨的发育基本停滞，下颌继续发育，唇腭裂患者矢状方向关系逐渐呈现骨性Ⅲ类关系。此外，由于唇腭裂患者上颌骨垂直向发育不足，在牙尖交错位时，下颌会过度闭合，导致 B 点和 Pog 点前移，加重矢状方向关系的不协调，面型看起来比实际更凹。

唇腭裂术后反殆患者与非裂的骨性Ⅲ类反殆患者虽然都存在矢状方向关系不调，但两者发生的机制不尽相同。唇腭裂患者的上颌骨不仅长度减小且位置靠后，下颌骨长度变化不大，主要是下颌的位置相对靠后且向后下旋转。骨性Ⅲ类反殆患者则主要是上颌骨长度发育不足和（或）下颌骨长度发育过度。

2. 上下颌骨间横向关系

由于裂隙的存在，唇腭裂患儿在出生时上颌牙弓较宽大。经过唇腭裂修复手术后，随着上颌骨骨段向近中旋转及瘢痕组织的限制，上颌骨宽度会逐渐缩小，然而下颌骨仍按照正常

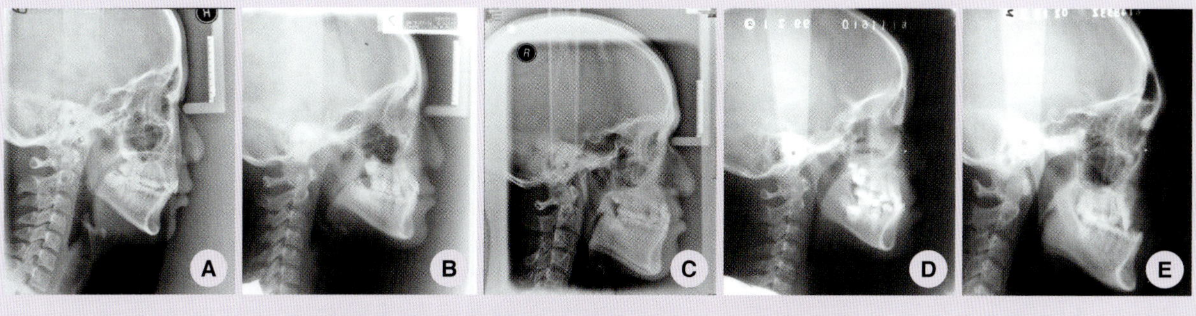

图 2-11　唇腭裂患者手术后颌骨的发育及颌间关系

A. 上颌骨发育未受到影响；B. 上颌骨发育略差；C. 上颌骨发育轻度不足；D. 上颌骨发育较差；E. 上颌骨发育严重不足，颌间关系差。

的生长发育逐渐变宽，因此上下颌骨的宽度不调随着生长发育会逐渐加重。所以，即使在乳牙期对上颌骨宽度进行了矫治，替牙期也常常需要再次治疗。

需要注意的是，对于唇腭裂患者上颌骨宽度不足，要注意区分是牙性还是骨性。单纯腭裂患者的上颌骨宽度基本正常，但后牙由于手术影响，常腭向萌出或舌倾，也可以表现为牙性后牙反殆。单、双侧完全性唇腭裂患者，由于上颌骨宽度明显不足，上颌后牙常代偿性颊向萌出，表现为牙性及骨性后牙反殆。

3. 上下颌骨间垂直向关系

唇腭裂患者垂直向关系不调是较晚出现的。在出生最初几年，上颌骨垂直向发育是过度的，在乳牙列时期逐渐接近正常，在替牙期才逐渐表现出上颌骨垂直向发育不足。单、双侧完全性唇腭裂患者的前颌骨向后下旋转，上颌骨后部发育不足，腭平面向前下倾斜，下颌骨向后下旋转，下颌角及下颌平面角较大，呈现垂直生长型。虽然唇腭裂患者上颌骨垂直向发育不足，但其全面高却正常或较大，这主要与下颌骨向后下旋转及下颌的姿势有关，在一定程度上掩饰了唇腭裂患者矢状方向关系不调。

（二）未经手术修复的唇腭裂患者颌骨特征

未经过手术修复的唇腭裂患者的侧貌较好，ANB 角较大，甚至大于非裂患者，这主要是由于相对前突的前颌骨和相对后缩的下颌骨所致。相对前突的前颌骨主要是非裂侧，裂隙侧上颌骨其实相对后缩。未经手术修复的唇腭裂患者下颌骨的特征与经手术修复的唇腭裂患者无明显差异，均表现为下颌骨的位置相对靠后，下颌平面角较陡。由于裂隙及不平衡的肌力，上颌骨前部发育不足，前牙开殆。上下颌骨后部宽度较匹配，后牙反殆较少见。

二、牙列特征

随着唇腭裂患者的生长发育，外科修复手术对上颌骨造成的创伤、腭部瘢痕挛缩等不良影响逐渐在牙列中表现出来。唇裂修复手术会影响前牙的位置，经过唇裂修复的患者，上前牙通常较直立，甚至出现严重旋转和舌向倾斜，牙弓中段拥挤较常见。未经过唇裂修复的唇腭裂患者，由于缺乏唇部肌肉的束缚，上前牙通常较正常或前倾，前牙深覆盖，牙弓通常不拥挤，常有间隙。腭裂手术则会影响后牙的位置，经过腭裂修复的患者，后牙通常较直立或舌倾，加重了后牙的反殆程度。目前认为，唇腭裂患者牙弓长度的变化主要受唇腭裂手术的影响，上颌牙弓宽度和高度的变化主要受腭裂修复手术的影响。

（一）经过手术修复的唇腭裂患者牙列特征

1. 乳牙期（图 2-12）

- 牙列拥挤较少见，牙弓不对称。
- 前牙反殆，终末平面以近中型和垂直型为主。单侧完全性唇腭裂患者上颌牙弓长度小于正常乳牙殆；双侧完全性唇腭裂患者由于前颌骨前突，上颌牙弓长度大于正常乳牙殆。
- 后牙反殆，裂隙侧反殆程度大于非裂隙侧。上颌牙弓宽度小于正常乳牙殆，牙弓从后段到前段有进一步缩窄的趋势；下颌牙弓宽度大于正常乳牙殆。

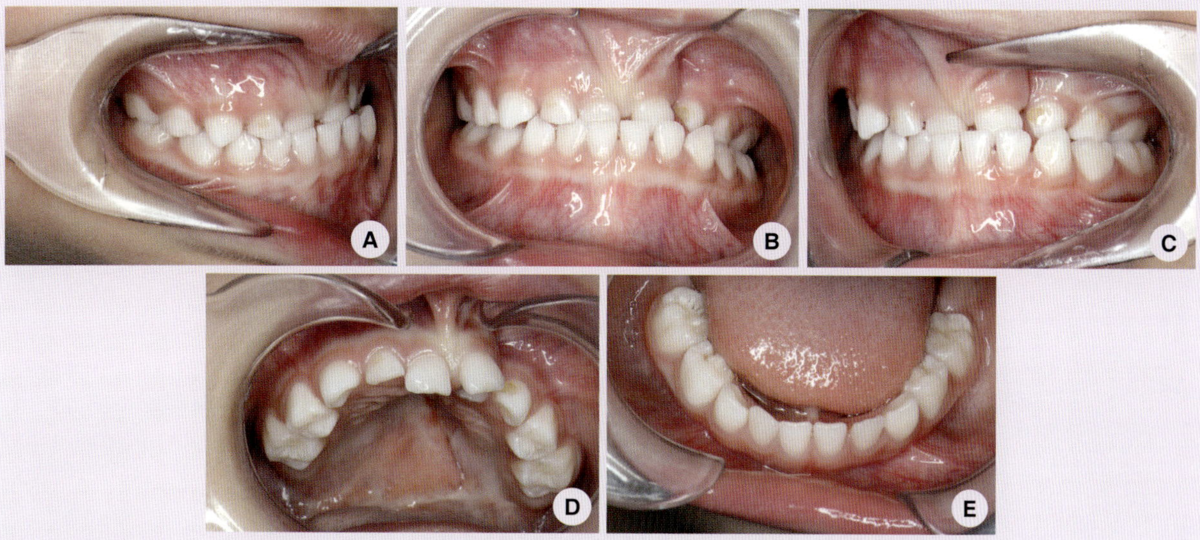

图 2-12 唇腭裂患者乳牙期的牙列特征

A. 右侧殆相；B. 正面殆相；C. 左侧殆相；D. 上颌殆相；E. 下颌殆相。

2. 替牙期（图 2-13）

- 牙列拥挤，牙弓不对称，前牙扭转斜轴，有多生牙或畸形牙。
- 前牙反殆，特别是裂隙侧反覆盖较大，上颌前牙较直立，下颌前牙较舌倾。
- 磨牙关系多为远中关系，特别是裂隙侧。磨牙远中关系与裂隙侧第一磨牙扭转、侧切牙缺失、乳磨牙早失等有关。
- 后牙反殆，乳尖牙和第一乳磨牙处牙弓狭窄最明显，第一恒磨牙牙弓宽度正常。

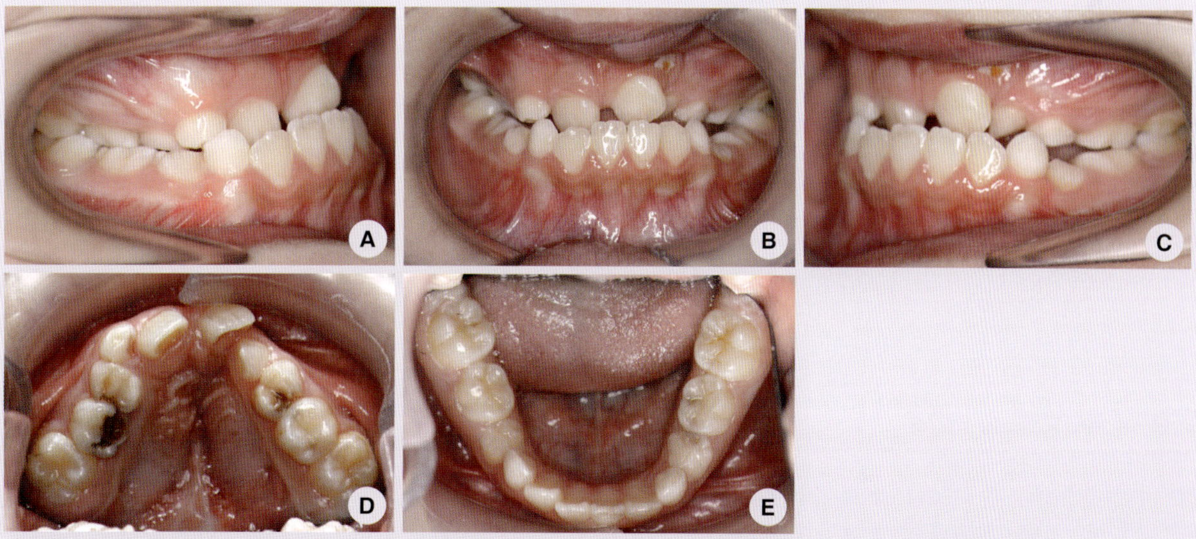

图 2-13 唇腭裂患者替牙期的牙列特征

A. 右侧殆相；B. 正面殆相；C. 左侧殆相；D. 上颌殆相；E. 下颌殆相。

3. 恒牙期（图 2-14）

- 牙列拥挤，牙列不对称，多生牙、缺失牙及畸形牙存在。
- 后牙反𬌗，上颌牙弓形态多为前部狭窄、后部宽大的 V 字形。牙弓狭窄主要集中于牙弓前段和中段，特别是尖牙及第一前磨牙区，第二磨牙区牙弓宽度甚至大于正常𬌗。
- 前牙反𬌗，上颌前牙较直立，下颌前牙较舌倾，磨牙多为近中关系。由于牙齿先天缺失及替牙障碍，磨牙关系也可出现中性关系及远中关系。上颌牙弓前段和后段长度较小，下颌牙弓长度和宽度无明显改变。

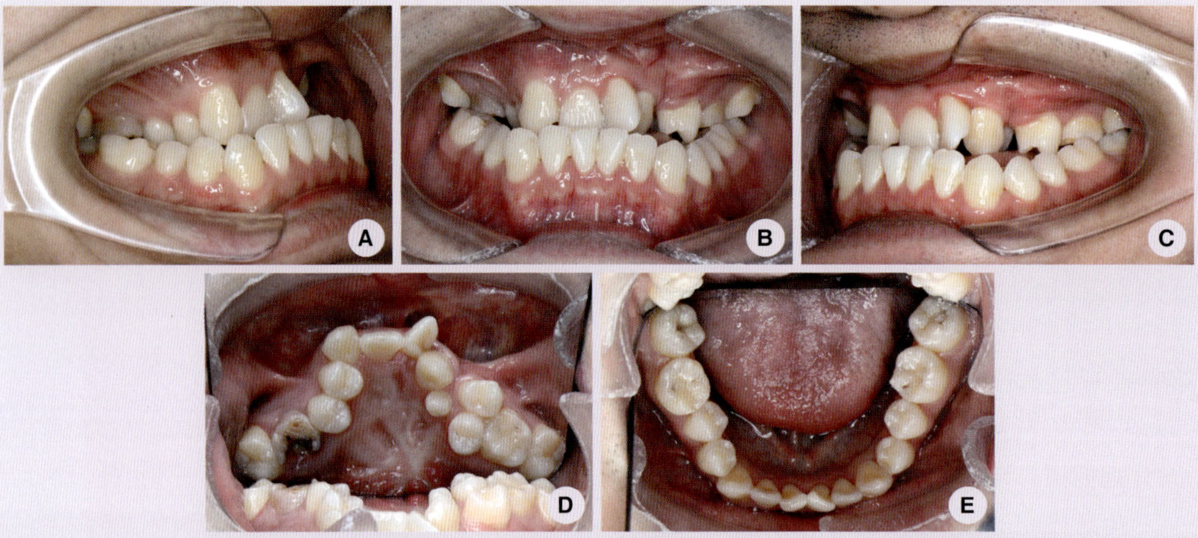

图 2-14　唇腭裂患者恒牙期的牙列特征
A. 右侧𬌗相；B. 正面𬌗相；C. 左侧𬌗相；D. 上颌𬌗相；E. 下颌𬌗相。

（二）未经手术修复的唇腭裂患者牙列特征

- 深覆盖，上切牙唇倾，下切牙较直立。
- 前牙开𬌗，上颌前牙垂直向萌出不足，尤其是裂隙侧，异常的吐舌习惯加重了前牙开𬌗。由于前牙深覆盖，下颌前牙垂直向萌出过度。
- 后牙咬合较好，后牙反𬌗较少见。

（郭润智　李巍然）

参考文献及推荐阅读

阿依古丽·吐尔地，等，2011. 单侧完全性唇腭裂患者上下颌牙弓关系的评价 . 临床口腔医学杂志，27(1):36-39.
黄洪章，等，2000. 唇裂修复术中上颌软组织潜行分离对上颌骨发育影响的实验研究 . 口腔颌面外科杂志，10(3): 234-238.
贾海潮，等，2004. 单侧完全性唇腭裂术后反𬌗患者替牙期颅面生长发育的分析研究 . 口腔正畸学，11(4):174-176.
李巍然，等，1994. 唇腭裂术后反𬌗患者与普通反𬌗畸形的牙𬌗、面形态结构比较研究 . 口腔正畸学杂志 ,1（1）:13-16.

李巍然，等，1996. 单侧完全性唇腭裂术后反𬌗患者的牙𬌗特征研究 . 口腔正畸学 , 3（2）:51-53.
石冰，等，1999. Millard 法修复唇裂对上颌骨生长发育影响的动物实验研究 . 华西口腔医学杂志 , 17(2):102-107.
汪涌，等，2000. 大年龄未手术腭裂患者上颌牙弓形态发育的研究 . 华西口腔医学杂志，18(15):320-322.
姚品伊 , 等，2018. 单侧完全性唇腭裂上下牙弓关系评价研究 . 中国实用口腔科杂志 , 11(05):295-298.
于泉，等，2010. 恒牙列早期唇腭裂修复术后患者下颌骨位置与形态的测量研究 . 中国口腔颌面外科杂志，8(6):499-503.
周恒，等，1997. 唇腭裂术后对裂侧上颌恒侧切牙发育的影响 . 现代口腔医学杂志，11(3):223-224.
周伟华，等，2009. 牙槽嵴裂患者上中切牙长度的锥形束 CT 测量 . 中华口腔正畸学杂志 , 16 (01):50-53.
Aizenbud D，et al.，2005. Congenitally missing teeth in the Israeli cleft population. Cleft Palate Craniofac J，42(3)：314-317.
AlJamal GA, et al.，2010. Prevalence of dental anomalies in a population of cleft lip and palate patients. Cleft Palate Craniofac J, 47(4):413–420.
Bardach, et al.，1984. Lip pressure changes following lip repair in infants with unilateral clefts of the lip and palate. Plast Reconstr Surg, 74(4):476-481.
Bishara SE, 2002. Facial and dental relationships in individuals with cleft lip and/or palate. Oral Maxillofac Surg Clin North Am, 14(4):411-424.
Carpentier S, et al.，2014. Enamel defects on the maxillary premolars in patients with cleft lip and/or palate: a retrospective case-control study. Eur Arch Paediatr Dent, 15(3):159-165.
Fudalej PS, et al.，2019. The Slavcleft: a three-center study of the outcome of treatment of cleft lip and palate. Part 2: dental arch relationships. J Craniomaxillofac Surg, 47(7):1092-1095.
Hermann NV, et al.，2002. Early craniofacial morphology and growth in children with unoperated isolated cleft palate. Cleft Palate Craniofac J, 39(6):604-622.
Iwasaki H，et al.，2012. Influences of palatoplasty by the push-back procedure on craniofacial morphology and growth. J Craniomaxillofac Surg, 40(8):638- 646.
Lacerda RH, et al.，2014. Facial growth evaluation of complete unilateral cleft lip and palate operated patients: a cleft reference center in Paraíba, Brazil, using the “GOSLON” yardstick. Oral Maxillofac Surg, 18(4):403-407.
Lambrecht JT, et al., 2000. Position, shape, and dimension of the maxilla in unoperated cleft lip and palate patients: review of the literature. Clin Anat, 13(2):121-133.
Latham RA, 2007. Bilateral cleft lip and palate: improved maxillary and dental development. Plast Reconstr Surg, 119(1):287-297.
Liao YF, et al.，2005. Long-term effects of clefts on craniofacial morphology in patients with unilateral cleft lip and palate. Cleft Palate Craniofac J, 42(6):601-609.
Lisson JA, et al.，2014. Extent of maxillary deficiency in patients with complete UCLP and BCLP. Head Face Med, 10:26.
Lourenço Ribeiro L, et al., 2003. Dental anomalies of the permanent lateral incisors and prevalence of hypodontia outside the cleft area in complete unilateral cleft lip and palate. Cleft Palate Craniofac J, 40(2):172-175.
Mars M, et al.，1987. The Goslon Yardstick: a new system of assessing dental arch relationships in children with unilateral clefts of the lip and palate. Cleft Palate J, 24(4):314-322.
Mars M, et al.，1990. The Sri Lankan Cleft Lip and Palate Project: the unoperated cleft lip and palate. Cleft Palate J, 27(1):3-6.
Mølsted K, et al.，1995. Cranial base in newborns with complete cleft lip and palate: radiographic study. Cleft Palate Craniofac J,32(3): 199-205.
Mølsted K, et al.，2005. The Eurocleft Study: intercenter study of treatment outcome in patients with complete cleft lip and palate. Part 3: dental arch relationships. Cleft Palate Craniofac J, 42(1):78-82.
Pisek P, et al.，2013. A comparison of cervical vertebral maturation assessment of skeletal growth stages with

chronological age in Thai between cleft lip and palate and non-cleft patients. J Med Assoc Thai, 96 (Suppl 4):S9-18.

Ross RB, 1987. Treatment variables affecting growth in unilateral cleft lip and palate. Part 5: timing of palate repair. Cleft Palate J, 24(1):54-63.

Ruiz LA, et al., 2013. Prevalence of enamel defects in permanent teeth of patients with complete cleft lip and palate. Cleft Palate Craniofac J, 50(4):394-399.

Salgado KR, et al., 2019. Early or delayed palatoplasty in complete unilateral cleft lip and palate patients? A systematic review of the effects on maxillary growth. J Craniomaxillofac Surg, 47(11):1690-1698.

Shapira Y, et al., 1999. Congenitally missing second premolars in cleft lip and cleft palate children. Am J Orthod Dentofacial Orthop, 115(4):396-400.

Shen CA, et al.，2019. Enamel defects in permanent teeth of patients with cleft lip and palate: a cross-sectional study. J Int Med Res, 47(5):2084-2096.

Shetye PR, 2004. Facial growth of adults with unoperated clefts. Clinics in Plastic Surgery, 31(2):361-371.

Shetye PR, 2006. Midfacial morphology in adult unoperated complete unilateral cleft lip and palate patients. Angle Orthod, 76(5):810-816.

Sinko K, et al.，2008. The GOSLON yardstick in patients with unilateral cleft lip and palate: review of a Vienna sample. Cleft Palate Craniofac J, 45(1):87-92.

Sun L, et al.，2012. Cervical vertebral maturation of children with orofacial clefts. Cleft Palate Craniofac J, 49(6):683-688.

Sun L, et al.，2013. Cervical vertebral maturation of female children with orofacial clefts. Cleft Palate Craniofac J, 50(5):535-541.

Tortora C, et al.，2008. Prevalence of abnormalities in dental structure, position, and eruption pattern in a population of unilateral and bilateral cleft lip and palate patients. Cleft Palate Craniofac J, 45(2):154-162.

Wyszynski DF, et al.，2003. Birth weight and gestational age of newborns with cleft lip with or without cleft palate and with isolated cleft palate. J Clin Pediatr Dent, 27(2):185-190.

第三章

正畸与现代唇腭裂治疗

第一节　唇腭裂治疗的历史与发展

目前国际公认的最早有文字记载的唇裂修复来源于1700多年前我国的西晋时期。在《晋书·列传五十五·魏询之传》中记录有个叫魏询之的，是先天唇裂，经治疗后，克服种种困难，后来成为六省巡抚，说明治疗效果还不错，因为在中国古代对士大夫的外貌是有较高要求的 (Boo-Chai,1966; 傅豫川, 2017)。宋朝计有功编撰的《唐诗纪事》记载，有一名叫方干的医生，曾经为10余例患者成功地进行了唇裂手术，人们称之为“补唇医生”，这是世界上第一位有姓名记载的进行唇裂手术的医师。遗憾的是，在相当长的时间内，中国的唇腭裂治疗一直处于简单的“割而补之”水平，没有太大进展（张涤生，2002）。现代唇腭裂治疗的发展主要起源于西方医学的发展。有关唇腭裂治疗简史，美国费城儿童医院整形医师Peter Randall在Losee和Kirschner共同主编的《唇腭裂综合治疗学》一书中做了详尽介绍（Losee et al.，2011）。

一、西方唇腭裂治疗的历史与发展

16世纪前，西欧受宗教思想的束缚，十分排斥手术治疗，对唇裂多采用烧灼术处理，常用棉花填塞腭部裂隙试图改善发音。直到文艺复兴之后，随着现代医学的发展，唇腭裂修复才开始有所发展。

（一）唇裂修复历史与发展

1556年，Piere Franco用简单的切割与缝合修复唇裂，被认为是最早实施唇裂修复术的西方人。在此过程中，他意识到游离唇颊部软组织的重要性，这至今仍是唇裂修复中的一个重要原则。但其缺点也较为明显：仅在裂隙边缘简单切割后，以缝针穿过伤口，用粗线绕针固定，而不做现代分层对位的缝合，结果瘢痕粗大，裂隙下端常有凹陷，外形与功能极不满意。

18 世纪后期，Nelaton（1776 年）对不完全唇裂采用裂隙上端横切口并做直线缝合，这一方法使红唇（唇红）下降到正常的位置，但瘢痕收缩会造成明显的“口哨畸形”。1843 年，Malgaingne 最早用局部组织瓣修复唇裂。1844 年，Mirault 推进患侧上唇组织来修补健侧上唇组织的不足，为后来各种单侧唇裂术式奠定了基础。

19 世纪初，Von Graeft 将切口做成弧形，改善了修复效果。1891 年，Rose 在 Von Graeft 的基础上，继承和发扬了曲线切口在唇裂修复中的应用。Rose 之后，手术切口演变成了各种各样的曲线切口，并相应地形成各种各样的组织瓣，直至进入 20 世纪，新的唇裂修复手术方法不断涌现。1912 年，Thompson 在 Rose 的基础上将圆规应用于唇裂手术，使术者在术前可有一定的预判，提高了手术的精确度，这种手术方法现在被称为 Rose-Thompson 直线法，至今仍作为经典修复方法的一个类型被广泛使用。

1884 年，德国的 Werner Hagedorn 将几何学引入唇裂手术当中，对重要的解剖位置予以定点画线，这项在唇裂修复史上具有里程碑意义的创新，引导出单侧唇裂修复第二大类方法，即几何法。最具代表性的是 1949 年 LeMesurier 提出的一度盛行的矩形瓣法、Skoog 提出的双三角瓣法，以及 1952 年 Tennison 提出的著名的下三角瓣法。后者使术前设计定点标准化和规范化，至今仍是医生入门和临床上的常用术式。

但以上这些方法的共同缺点是牺牲了较多的正常组织，且因为患侧人中的下半部分有嵌入的组织瓣（矩形瓣或三角瓣），正常人中嵴结构形态也遭到了破坏。Millard 于 1958 年创造性地提出了“旋转 - 推进法”，即旋转健侧组织使唇峰下降到正常位置，用患侧组织瓣向健侧推进以填补上唇上份所遗留的三角形缺损，健侧人中、唇珠及患侧上唇均不受损害。该术式一经推出，就得到了广泛认同，很快成为经典的第三类方法，成为接受度最高的方法（Millard，1976）。在此基础上，又演变出了很多改良的旋转 - 推进法，包括 Millard 本人也于 1968 年和 1977 年对该法进行了改良，分别称为“Millard Ⅱ式”和“Millard Ⅲ式”。Millard Ⅱ式中，在鼻小柱下方增加了反转切口，使得唇峰下降更为彻底，还将患侧鼻底的水平切口环绕鼻翼向外上方弧线延伸，大大提高了设计轨迹的灵活度和可调性。Millard Ⅲ式在术式上与 Millard Ⅱ式相近，只是综合了多种治疗理念，包括唇裂修复前治疗——术前正畸、牙龈黏骨膜瓣成形术和唇粘连术，强调口轮匝肌重建，通过鼻部切口行初期的鼻畸形修复。在众多改良的旋转 - 推进法中，值得一提的是 Mohler 于 1987 年提出的方法。他根据对人中形态的观察研究，将 C 瓣回切延长至鼻小柱，充分降低患侧唇峰，同时 C 瓣用来延长患侧鼻小柱，这样上唇的瘢痕可与健侧人中嵴平行，具有更好的对称性。但 Mohler 法仍然保留鼻底水平切口。美国纽约大学的 Cutting 对此做了改进，取消了鼻底水平切口，并称之为改良 Mohler 法 (Mohler, 1987; Cutting, 2003; Stal et al.，2009)。

在相当长时间里，对唇裂修复方法的改进着重在于手术切口的设计。人们注意到，一般在唇裂术后往往会存在两个问题。在患者静止时修复效果可能十分理想，但在饮食、说话、做表情等功能活动时，患侧则显示出与健侧不同，即“动态畸形”。另外，术后即刻唇形对称的患者，随着生长发育，也会出现患侧变长或缩短、某些部位凸起和结构移位等“发育畸形”。为此，Randall 提出了三角肌瓣术，开创了唇裂的功能性修复。这一技术是在采用 Tennison 或 Millard 式手术的过程中，在裂隙两侧先用剪刀将口轮匝肌游离出来，并在鼻翼的基底部和鼻小柱的根部分别将游离出来的两个口轮匝肌瓣的附着点剪断，使之成为两个三角形的肌肉瓣，然后将肌瓣交叉固定缝合在裂隙两侧的唇红缘上。此法由于把患侧唇部口轮匝肌转到了下部，以致上唇"虚弱"平坦，因此效果并不十分理想。1983 年，Nilcolau 和 Kernahan 等先后正式提出了功能性唇裂修复术，在裂隙外侧形成一个宽大的外侧肌瓣，而人中侧近皮肤的浅层肌纤维少分离，近黏膜的深层肌纤维彻底分离；在鼻前棘、唇珠各做一个盲袋，供患侧肌瓣缝入。此法术后上唇平整，自然运动状态下不会出现手术区凹陷。但该术创伤大，尤其是锐性剥离后改变了皮肤与肌肉、口腔黏膜与肌肉之间的弹力纤维连接状态，愈合后转变成瘢痕组织或纤维相连，这样是否有碍面部表情还有待研究，因此部分学者对此仍持保守态度。

另外值得一提的是还有许多创新的技术，比如 1982 年 Onizuka 提出的白唇嵴（white roll）三角瓣法，起初用于进一步下降唇峰，却同时有更好地恢复唇白线连续性的效果。Tajima 于 1978 年提出了患侧鼻翼新月形切口，可以很好地矫正唇裂鼻畸形，现在也被广泛应用于鼻畸形一期整复。Noordhoff 等于 1984 年提出了红唇三角瓣法，能更好地恢复红唇丰满度与形态（Noordhoff et al.，1995；朱洪平等，2016）。

与单侧唇裂相比，双侧唇裂具有更好的对称性，因此相对容易修复。当然双侧唇裂也存在其固有的复杂特点，如前突的前颌骨、短小的前唇、过短的鼻小柱等问题给修复增添了困难。双侧唇裂修复方法大多是从单侧唇裂手术方法演变而来的。早先修复方法主要有两类：一类是 Barsky 于 1938 年提出的前唇加长法，以前唇底部为中心，以白唇修复；另一类是 Glover 于 1961 年提出的前唇原长法，以前唇唇缘为中心，以红唇修复。但两者术后都存在外观明显的缺陷。目前流行的方法是不保留前唇红唇黏膜，以侧唇唇白线重建唇峰的原长法，同期进行鼻小柱延长和鼻尖形态重建 (Morovic et al.，2005)。

（二）腭裂修复历史和发展

相对于唇裂修复而言，腭裂修复起步要晚得多，说明世人对外貌的关注更甚于对语音功能缺陷的关注，另外也说明腭裂手术外科操作要求更高。腭裂修复技术的发展主要体现在 3 个阶段：一是腭裂间隙的关闭，二是注重软腭长度的延长，三是强调软腭肌肉重建。

1764 年，法国牙医 LeMonnier 通过外科手术将腭部裂隙缝合，再用烙器将缝合处黏膜灼伤以利伤口愈合，首次成功地对软腭裂进行了修复，但这并未引起人们的重视。直到 19 世纪初，Von Graefe、Roux 和 Warren 等再度修复成功，腭裂修复手术才真正开始。但这些手术均以类似初期唇裂整复的方法关闭软腭裂隙，以切开黏膜后拉拢缝合为主。当裂隙较宽时组织张力大，愈合较差甚至难以完全拉拢。

1826 年，柏林外科医师 Dieffenbach 在完成一例腭裂手术后，发现整个软腭高度紧绷，部分缝线即将拉豁，便突发奇想，在上颌结节后方斜行切开了口腔黏膜和腭咽肌，软腭张力立即消失。从此，产生了松弛切口的概念，将腭裂术式设计带入了全新的发展阶段。1843 年，英国医生 Warren 在 Dieffenbach 的基础上，结合松弛切口和切断硬腭后缘区域黏骨膜的处理，成功消除最为紧绷的硬软腭交界处张力，得以关闭更为宽大的软腭裂隙。1863 年，德国医生 Von Longenbeck 将软腭松弛切口沿牙槽突内侧进一步向硬腭前份延伸，在保留腭大神经血管束的同时充分剥离硬腭黏骨膜，成功在一次手术中同时关闭全部硬软腭裂隙，被称为兰氏法。鉴于三人的突出贡献，该术式被命名为 Dieffenbach-Warren-Longenbeck 法，即大家熟知、至今仍广泛使用的两瓣法，成为腭裂手术的经典术式（宋儒耀 等，2003）。在此之前，腭裂手术都是采用骨黏膜瓣或腭黏膜瓣进行修复，创伤大，腭黏膜瓣因血供问题常常坏死。兰氏腭裂修复术的发明大大提高了腭裂手术的成功率，也成为日后诸多关闭腭部裂隙的术式的基础。在一个多世纪的应用过程中，兰氏手术逐步得到了改良，包括裂隙鼻腔面的关闭、翼突钩的折断、松弛切口的走行设计、软腭肌肉解剖的重建等，并成为现在广泛应用的改良兰氏腭裂修复术。

在两瓣法发展时期，保证腭部无张力愈合是各学者主要考量的因素。在裂隙封闭不再成为障碍后，提高术后语音效果就成为腭裂手术设计的新重点。兰氏手术虽然很好地解决了关闭裂隙的问题，但从理论上来说，并没有将软腭在解剖形态上加以延长。为了纠正术后软腭再度缩短的问题，各国学者提出了很多延长软腭的术式。1920年，柏林医生 Ganzer 指出两瓣法术后软腭过于短小而不利于腭咽闭合，并相应设计出 V-Y 延长术式：在硬腭前份做 V 形切口连接两侧松弛切口，离断腭大神经血管束，同时切开软腭在硬腭后缘的附着，使硬腭黏骨膜及软腭整体后退，获得了 1 cm 的延长效果。1937 年，Wardill 提出在 V-Y 延长术中应常规施行咽成形，以保证腭咽闭合效果。同年，Kilner 提出单纯通过软组织松解即可获得足够的腭大神经血管束动度，有效后退软腭。因此，经典的 V-Y 延长术式也被称为 Veau-Wardill-Kilner 法，其成功实施将腭咽闭合率提高到了近 80% 的水平，广泛应用至今。其他延长软腭的方法还包括：Dorrance（1925 年）的单瓣后推法，Wardill（1933 年）的四瓣法及其衍生出的两大瓣法、二瓣后推法（Wardill-Veau 法）、三瓣法，Millard 的岛状瓣法，Furlow（1978 年会议中提出，1986 年文章详述）的软腭反向双 Z 法等。但是不当使用二瓣后推术导致很多患者出现了巨大且难以修复的前部腭瘘，该术式因此遭到诟病（宋儒耀 等，2003）。

随着腭裂手术技术的逐渐完善，学者们关注的焦点已由单纯的关闭裂隙转移到了手术对语音发育和颅骨发育的影响上来。目前已普遍接受的观点是，早期腭裂手术利于语音的发育，但抑制颅骨发育的影响较严重；反之，较晚行腭裂手术可以减少对颅骨发育的影响，但不利于语音的发育，也容易产生听力问题。为了解决这一矛盾，德国学者 Schweckendiek 和美国学者 Slanghter（1954 年）先后提出了腭裂修复两期手术，即早期行软腭成形术，语音发育后择期行硬腭修复。但在具体实施过程中发现仅行软腭整复的语音恢复效果并非如想象的那样理想，且宽大的硬腭裂隙难以仅通过软腭和上唇肌肉运动有效缩窄。因此，两阶段法目前仅在欧洲部分唇腭裂中心应用。

在腭裂修复发展过程中，对软腭肌肉解剖和功能的认知是一个渐进过程。在腭裂修复早期，人们甚至认为软腭肌肉是牵拉妨碍软腭向近中移动的障碍。因此，自 Dieffenbach 起，大部分医师都提倡在远中切断肌肉纤维以增加软腭动度。但依然有很多有识之士重视对软腭肌肉的处理。1927 年，Veau 首先发现了软腭肌肉的异常走行，并称之为“腭裂肌肉”。在关闭软腭时，他以金属丝将两侧软腭肌肉牢牢固定，以此恢复腭咽肌环并减少黏膜缝合张力。1964 年，Braithwaite 在深入研究软腭肌肉生理解剖结构后，提出软腭的上抬由肌肉吊环结构调控的观点，并相应提出将软腭肌肉自鼻腔黏膜松解后随口腔黏膜后退的肌肉重建的术式。1967 年，Kriens 通过对引产的腭裂胎儿进行解剖，指出 Veau 提出的“裂隙区肌肉”为异位附着的腭帆提肌和腭咽肌，且明确了恢复软腭肌肉吊环结构对咽鼓管功能的影响。1975 年，Randal 在腭裂肌肉重建中使用类似唇裂整复中的交叉重叠缝合方法，进一步缩紧软腭肌肉吊环。1978 年，Furlow 创造性地设计出反向双 Z 法，将两侧软腭肌肉分别留在蒂在后的口腔或鼻腔黏膜三角瓣上，在延长软腭的同时将肌肉后推至水平位置。直到 2003 年，英国 Sommerlad 通过磁共振影像学检查并结合解剖研究，进一步明确了腭帆提肌的形态、位置以及解剖重建方法。他在显微镜辅助下，将软腭肌肉作为整束自口腔及鼻腔黏膜彻底解剖游离，后推至正常水平位置重建。近年来的多项随机对照研究证实了精细重建软腭肌肉对进一步提高术后腭咽闭合水平的有效作用（朱洪平 等，2019）。

腭裂修复的目的是重建腭咽闭合功能，恢复患者的正常语音功能和语言能力。腭裂治疗效果受多种因素影响。尽管腭裂修复技术有了重大发展，但 5% ~ 30% 的患者仍然术后出现腭咽闭合不全。因此，学者们又提出很多缩小鼻咽腔的术式，如 Rosenthal（1924 年）提出的咽后壁瓣成形术，Hynes（1950 年）提出的咽后嵴成形术，Orticochea（1968 年）提出的口咽括约肌成形术（即腭咽肌瓣成形术）。1972 年，Hogan 提出咽腔侧方孔控制的概念和方法，应用咽后壁瓣治疗腭咽闭合不全，成为经典、有效的方法（王光和，1995；Losee et al.，2011）。

（三）唇腭裂序列治疗模式的兴起与发展

唇腭裂的治疗是一个长期的过程，十分复杂，涉及外观整复、生理功能恢复、心理健康辅导等诸多方面。完善的治疗离不开多学科专家的参与，唇腭裂序列治疗是最佳治疗模式早已成为国际共识。从 20 世纪 20 年代起至今，唇腭裂序列治疗发展已经历了近百年历史。

早在 1844 年，被誉为美国口腔颌面外科学之父的 Hullihen 医生出版了专著《唇裂及其治疗》，最早提出了唇腭裂治疗需要多学科共同参与的综合治疗概念。但真正创立现代唇腭裂序列治疗理念并加以实施和推广的，是美国正畸医生 Herbert K. Cooper 和口腔颌面外科医生 Robert Ivy，二人居功至伟。这也是美国腭 - 颅面裂协会（American Cleft Palate-Craniofacial Association，ACPA）植根于口腔医学并且始终与口腔医学密切相关的主要原因（Losee et al.，2011）。

1921 年 Herbert K. Cooper 医生在宾夕法尼亚大学牙科学校完成正畸专业训练后，回到他的家乡利蒂茨小镇，开设了自己的私人正畸诊所，同时受雇于附近的伊丽莎白残疾儿童医院，担任牙科顾问，参与医院牙科治疗会诊工作。促使 Cooper 医生建立唇腭裂团队治疗模式有两个外部因素。一是医院中伤残儿童义肢修复是复杂的系统工程，已经实行多学科专家讨论制订治疗计划，这为 Cooper 医生提供了直接的借鉴经验。二是那个时期美国的腭裂治疗可谓经历着黑暗时期，腭裂修复时盛行利用翻转瓣、骨间劈开术来缩小间隙，关闭腭裂。这些过度操作导致骨面裸露过大，容易导致巨大腭瘘发生，严重干扰上颌骨发育。特别是时任美国整形医师协会主席的 Brophy 医生，自创设计以口内钢丝拉拢上颌骨段消除裂隙的方法，并借助其美国整形医师协会主席的地位大力推广，无视该法对生长发育的严重负面影响，打压一切反对意见。直到 1930 年 Brophy 去世，该方法才被美国医师彻底放弃。由于当时宾夕法尼亚州中部的正畸专科医师甚少，大量的唇腭裂患者被推荐到诊所。和非唇腭裂儿童相比，唇腭裂患者的正畸治疗面临的困难要大得多。Cooper 医生意识到唇腭裂患者存在的复杂问题非单一学科可以解决，于是联合口腔颌面外科、同时又具备整形医师资质的 Robert Ivy 医生，以及语音治疗师一起，于 1935 年创建了第一个唇腭裂多学科治疗团队。经过几年探索，又吸收了耳鼻喉科医师、心理咨询师等专职人员，在兰卡斯特 Rotary 俱乐部的资助下，于 1938 年成立了世界上第一个唇腭裂治疗中心——兰卡斯特唇腭裂诊所（Lancaster Cleft Palate Clinic）（Long，2009）。

兰卡斯特唇腭裂诊所坚持每周团队会诊制度，共同检查、讨论每个不同年龄的患者，制订治疗计划。该治疗模式受到了患者的热烈欢迎，全美甚至世界各地的唇腭裂患者纷纷慕名前来就诊，很快 Cooper 医生就在美国正畸与口腔外科杂志上介绍了他们的治疗模式，并总结了多学科专家会诊制度的好处。兰卡斯特唇腭裂诊所提出的核心理念有两点：一是唇腭裂的治疗需要不同学科的专家参与，二是每个患者治疗计划的制订需要团队共同商量。这一理念到如今仍是唇腭裂序列治疗的基本要素。

至 20 世纪中期，在北美地区和欧洲国家，唇腭裂团队治疗模式已被广泛接受，唇腭裂中心纷纷成立。其发展速度之快，与几个因素有关。首先，Cooper 医生的团队在积极开展临床工作的同时，十分注重项目推广，1948 年设立唇腭裂专科住院医师培训项目，并每年举办为期 1 周的学习班，一直持续了 25 年。直到如今，兰卡斯特唇腭裂诊所仍每年接待大量来自世界各地的访问学者参观学习。其次，团队中 Robert Ivy 外科医生为唇腭裂序列治疗的发展和推广做出了巨大贡献。Ivy 医生不仅有高超的专业技术，而且有丰富的社会活动经验和领导能力。他在宾夕法尼亚大学医院实习时就对唇腭裂手术产生了浓厚的兴趣，毕业后在费城、匹兹堡、兰卡斯特等多地开展唇腭裂手术，参加第一次世界大战的经历又增添了其颌面创伤治疗的相关经验。他十分认同 Cooper 医生提出的团队治疗模式，并且认为唇腭裂治疗应该是国家健康问题，说服宾夕法尼亚州议员提出议案，在妇女儿童保健局下设立唇腭裂治疗救助机构，并亲自担任主席一职。他不仅曾是美国颌面外科协会组织的创建者之一，而且积极响应 Orvin Reidel 医生的倡议：为更好地推广和规范唇腭裂治疗，应建立一个由从事唇腭裂治疗的不同专业人员参与的全国性学术机构，以便加强从业人员的交流和沟通，制定规则，指导临床研究。他于 1943 年推动成立了美国唇腭裂协会（American Cleft Palate Association），现在改称为美国腭 - 颅面裂协会（American Cleft Palate-Craniofacial Association，ACPA）。ACPA 每年举办一次内容丰富的唇腭裂专业年会，并于 1963 年创建了唇腭裂专业的双月刊 *Journal of Cleft Palate*，为学术交流做出了巨大贡献。1993 年出台了美国唇腭裂治疗指南，成为美国乃至世界唇腭裂治疗的纲领性文件。为表彰 Ivy 和 Cooper 医生对唇腭裂治疗专业做出的突出贡献，美国唇腭裂协会首次于 1963 年和 1965 年分别为他们颁发了最高荣誉奖。Ivy 医生还为中国培养了两位整形大师，即分别于 1945 年和 1948 年到美国学习的宋儒耀教授和张涤生院士（宋儒耀 等，2003；张涤生，2002）。

近半个世纪以来，唇腭裂序列治疗进入快速发展期，总体治疗水平有了长足的进步。一方面，随着医学的进步，医疗技术不断创新，治疗内容愈加丰富。从产前诊断、新生儿喂养护理、术前正畸治疗，到唇腭裂修复以及鼻畸形整复等新技术的不断出现，20 世纪 70 年代开始的牙槽突裂植骨修复、正颌外科手术，90 年代出现的骨牵引成骨技术，以及近年来数字外科技术的出现，为完善唇腭裂序列治疗、复杂颅颌面畸形的矫治提供了手段和保障。另一方面，介入唇腭裂治疗的学科越来越多，唇腭裂治疗队伍日益完善。目前参与唇腭裂治疗的学科除了传统的整形外科、颌面外科、正畸科、语音语言学科外，还包括口腔修复科、儿童牙科、耳鼻喉科、护理、心理学、儿科、麻醉科、听力学、医学诊断影像科、神经科学、神经外科、眼科、生理解剖学、精神科、遗传学、社工科等。

迄今为止，最早开展唇腭裂序列治疗的欧美国家中，在北美地区共有 250 多家唇腭裂治疗中心 / 颅面 - 腭裂中心，欧洲 30 多个国家共有近 500 家唇腭裂中心。虽然各中心都采用序列治疗模式，有各自认可的治疗方法和时间表，但治疗方法和治疗结果有很大的差异性。近 20 年来，欧美国家开始探讨制定唇腭裂以及其他颅面畸形的治疗规则，以提高患者治疗满意度和改善患者的生活质量为目标，将唇腭裂序列治疗带入规范化时期。

1986 年，来自欧洲 6 个知名唇腭裂中心（英国曼彻斯特大学、伦敦儿童医院、挪威奥斯陆大学、瑞典卡罗林斯卡大学、荷兰阿姆斯特丹自由大学、丹麦哥本哈根大学）的正畸医师发起了第一个跨国多中心合作研究，就 9 岁单侧唇腭裂儿童的鼻唇形态、上下颌牙弓关系以及治疗过程等进行比较，发现各中心的治疗方法、治疗成本、治疗结果有巨大的差异。从颌骨发育的角度，预测将来需要接受正颌外科手术的比例为 7%~48%，正畸治疗时间为 3~8.5 年不等；就诊和随访次数高达 49~94 次；患者对鼻唇满意度与专业评分存在巨大差异，治疗结果专业评分最好的中心，患者不满意率却最高（高达 64%）。研究分析得出结论，治疗结果与治疗花费时间无相关性，患者满意程度与治疗结果无相关性。这项研究引起了欧盟的充分重视，并提供专门经费支持，于 1996 年组织成立了 Eurocleft，着手制定基本治疗原则和指南，统一临床治疗记录方法和标准，进一步规范唇腭裂治疗。1998 年，Eurocleft 首先进行了欧洲唇腭裂中心的大范围普查工作，结果发现各中心的实际运作存在巨大差异。201 个唇腭裂中心有 194 种治疗模式，唇裂修复时间从出生到 12 月龄不等，腭裂修复时间从出生到 13 岁不等，唇裂修复方法有 12 种之多，腭裂修复方法有 20 种之多。这一调查结果充分说明了治疗结果差异性的缘由和进一步规范唇腭裂治疗的必要性，坚定了 Eurocleft 开展多中心治疗结果比较研究的决心。很快 Eurocleft 于 2000 年制定了《Eurocleft 唇腭裂及颅面畸形的治疗指南》和《Eurocleft 临床记录方法和时间准则》，对唇腭裂治疗团队设置、工作提出具体要求，同时还就唇腭裂治疗内容，政府应当支付费用的项目，临床资料的采集项目、方法和时间做了明确规定（Shaw et al., 2001; Mølsted et al., 2005; Semb et al., 2005; Semb, 2014）。

Eurocleft 的出色工作引起了世界卫生组织的高度重视，分别于 2002 年和 2004 年就颅面畸形的医疗服务全球发展战略专门发文，倡导积极开展多中心合作研究，加强医疗过程评估认证，改善治疗结果，减轻医疗负担，提高患者及其家庭的满意度和生活质量。受其影响，美国腭 - 颅面裂协会于 2008 年成立了 Americleft，分别就唇腭裂患者的颅面生长发育、唇腭裂手术、腭裂语音治疗结果、唇腭裂患者心理状况等课题开展多中心的合作研究 (Long et al., 2011; Russell et al., 2011)。随后日本成立了 Japancleft，印度成立了 Indocleft，非洲国家成立了 Africleft。在长庚医院颅颜中心的倡议和中华口腔医学会王兴会长的大力关注和推动下，中国于 2014 年 4 月成立了中国唇腭裂诊治联盟（Sinocleft），成员单位由 78 家唇腭裂中心组成。通过积极开展多中心合作研究、国际合作研究，不断完善唇腭裂序列治疗是我国当前唇腭裂治疗临床研究的重要内容。中国唇腭裂诊治联盟于 2018 年改名为中华口腔医学会唇腭裂专业委员会。

二、中国唇腭裂治疗历史和现状

虽然从文字记载来看，中国唇裂治疗有着悠久的历史，但遗憾的是，在历史的长河中，中国唇腭裂治疗一直处于简单的“割而补之”的水平，没有多大进展。目前见到有病历记载的最早几个病例是由美国整形医师 Jerome Pierce Webster 于 1921 年到 1925 年在北京协和医院工作期间所完成的治疗。最早开展现代唇腭裂治疗的中国医师可能是曾任上海第二医学院副院长的倪葆春教授。倪葆春教授于 1921 年赴美留学，1925 年从约翰·霍普金斯医学院毕业，在美国接受整形外科培训 1 年后回到上海，于 1927 年在上海圣约翰大学医院开设整形外科门诊。1928 年，他发表了论文《局部麻醉下唇裂修复术》，由此推测他有过唇裂修复治疗经历。

真正推动中国现代唇腭裂治疗发展的是宋儒耀教授和张涤生院士两位整形大师。二人先后赴美访问，师从美国整形医师 Robert Ivy。20 世纪 50 年代，他们从美国学成归来，带着唇腭裂治疗的全新理念和方法，分别于 1957 年和 1960 年相继出版了各自的唇裂与腭裂整复专著，开创了我国现代唇腭裂治疗的新纪元，为我国唇腭裂治疗的发展和推广做出了重要贡献。

严格意义来讲，我国现代唇腭裂治疗从 20 世纪 60 年代起才刚刚起步，最初主要是外科手术为主的单学科治疗。随着我国口腔医学的不断发展，特别是口腔正畸学、口腔修复学、病理语音学等相关学科的发展，以及国际交流的增多，于20世纪80年代后期才逐渐出现了唇腭裂团队治疗模式。早在1986年，王光和教授根据临床和患者需要，开创性地组建了国内第一个病理语音实验室，率先开展了腭裂语音评估和训练研究，建立了腭裂语音的主观评价、客观检查的方法和体系。与此同时，王光和教授积极联合正畸、矫形、正颌外科等学科，开展了多学科参与的唇腭裂治疗与研究，在国内率先探索了唇腭裂序列治疗的实践。1990年，王光和教授在第三届全国口腔颌面外科会议上首次做了题为“唇腭裂综合序列治疗”的报告，首次系统介绍了北京大学口腔医院唇腭裂外科整复、正畸治疗、腭裂语音评估和治疗、牙槽突裂植骨修复、正颌外科治疗、口腔矫形修复等工作的开展情况(王光和，1995)。

1993年8月，全国口腔颌面外科学组在大连组织召开了以唇腭裂序列治疗为中心议题的专题研讨会，与会专家就唇腭裂序列治疗的概念、发展概况、组织形式、治疗原则、实施内容等问题进行了广泛讨论。最后与会专家达成共识，认为唇腭裂的治疗应有多学科专家协同合作，根据患者各发育阶段的需要，按一定程序进行治疗，即开展“序列治疗”。为了更好地推进中国唇腭裂序列治疗工作，会议期间成立了全国唇腭裂协作组，袁文化教授担任首任组长，王光和教授担任顾问。在此期间，北京大学口腔医院、上海交通大学第九人民医院、四川大学华西口腔医院、武汉大学口腔医院等相继组建了唇腭裂中心。中国唇腭裂治疗正式步入序列治疗新阶段。1997年在上海召开第二次全国唇腭裂学术会议，全国唇腭裂协作组改名中华口腔医学会口腔颌面外科专业委员会唇腭裂学组，为推动我国唇腭裂序列治疗的开展和学科发展起到了很好的促进作用。随着唇腭裂治疗内容的不断拓展，介入治疗的相关学科不断增多，原来单一由口腔颌面外科专业构成的学术组织已经难以满足唇腭裂治疗专业的发展需要。因而，我国于2014年成立了中华口腔医学会唇腭裂诊治联盟，英文名称为Sinocleft。联盟整合了国内包括口腔颌面外科、整形外科、正畸、语音、心理等多学科在内的从事唇腭裂治疗的主要医疗资源，依托在全国范围内达到一定规模和水准的唇腭裂中心，形成了唇腭裂诊疗及研究协作体，基本涵盖了国内顶级唇腭裂治疗单位。唇腭裂诊治联盟成立的目的在于有效规范我国的唇腭裂治疗，提高诊治水平，加强与国际间的交流与合作；促进国内形成高水准的唇腭裂专业治疗网络，辅助我国唇腭裂治疗政策的制定，引领中国整体唇腭裂治疗逐步达到国际一流水平。为统一规范二级学术组织名称，联盟于2018年改称为中华口腔医学会唇腭裂专业委员会。

近30年来，随着改革开放，国内外学术交流日益加强，我国唇腭裂序列治疗进入快速发展期，总体治疗水平有了长足的进步。石冰教授于2016年在中华口腔医学会口腔颌面外科专业委员会成立30周年之际，系统总结了我国在唇腭裂诊疗各领域所做的工作和成绩（石冰，2016）。

在此期间，我国的唇腭裂治疗内容愈加丰富，技术水平不断提高。正如前文提到的，从唇腭裂产前诊断、新生儿喂养护理、术前正畸治疗，到唇腭裂修复、咽成形手术、牙槽突裂植骨修复、鼻畸形整复、正颌外科以及骨牵引成骨技术，以及近年来出现的数字外科技术，都为我国不断完善唇腭裂序列治疗、复杂颅颌面畸形的矫治提供了手段和保障。此外，介入唇腭裂治疗的学科越来越多，我国的唇腭裂治疗队伍日益完善。

与此同时，我国的唇腭裂基础研究也取得重大进展。唇腭裂的发病因素有多种，已公认它是遗传因素和环境因素相互作用的结果。因此，环境致畸物质对腭裂发病的致畸机制研究和唇腭裂的遗传学研究一直是该领域的重要基础研究内容。自20世纪90年代开始，我国先后有多位学者开展了唇腭裂发育机制的研究，成功诱导建立腭裂动物模型，通过体内和体外模型，深入揭示了环境中可广泛接触的糖皮质激素、维A酸与二噁英、尼古丁等致畸物质对腭裂形成的致病机制，并探讨了维生素 B_{12}、维生素 B_6、叶酸等物质对腭裂形成的拮抗保护作用。从2002年起，我国有越来越多的院校、学术团队陆续开展了唇腭裂遗传学研究，逐渐与国际接轨并在唇腭裂遗传学研究方面取得了卓越的成绩。国内学者通过在不同人群中进行关联研究，不仅验证了多个国外学者报道的基因位点与中国人群唇腭裂发病相关，而且发现了新的基因位点，有多篇论文在国际一流学术期刊上得以发表。这些研究发现为了解人体胚胎唇腭裂发育机制，探索中国人群先天性唇腭裂的遗传基础、遗传因素和环境因素的相互作用，揭示唇腭裂的发病机制提供了有力证据，从而对唇腭裂的积极预防产生深远影响（石冰，2016）。

虽然近年来经各方努力，我国的唇腭裂治疗已经取得了长足的进步，但依然存在诸多不足，许多患者还得不到应有的充分治疗，很多甚至接受了不必要、不合时机或错误的治疗。因此，仍需要各方面继续努力，不断持续改进。首先，需要政府更加关注唇腭裂患者这一特殊人群，加大医疗投入。我国自2012年起，已将唇腭裂治疗纳入国家基本医保，目前在大部分地区已经启动。尽管目前仅限于唇腭裂一期手术部分费用的支付，但应该说，这已是一大进步。然而，与唇腭裂完整治疗所需要的费用相比，还远远不够，需要建立更加有效的医疗保险、保障体系，以进一步减轻唇腭裂患者家庭的经济压力。同时，进一步构建好唇腭裂治疗的顶层设计，制定更加完善的唇腭裂医疗政策，加强医疗团队的培训和考核，在全国范围内形成有效的治疗网络，只有这样，才能为患者及其家庭提供便捷的治疗。其次，我国幅员辽阔，地区间医疗水平差异较大，还没形成有效的治疗网络。目前许多医院开展的唇腭裂治疗主要以外科手术单学科治疗模式为主。由于正畸医师和语音师在我国还十分稀缺，同时开展唇腭裂正畸治疗和语音评估与训练的单位数量有限。这无疑大大限制了唇腭裂序列治疗模式在我国真正意义上的开展。此外，我国唇腭裂心理医师或开展唇腭裂心理治疗的单位还十分罕见，其他学科如耳鼻喉科、遗传咨询、产科、儿科等关联学科参与唇腭裂治疗的积极性有待进一步加强。

第二节 唇腭裂序列治疗模式

一、序列治疗的概念与内涵

唇腭裂序列治疗是指由跨学科的不同专家组成团队共同协作，对唇腭裂患者从出生到长大成人各阶段的状况和存在问题进行评估、诊断，制订治疗计划，进行相应适宜治疗的模式。唇腭裂序列治疗作为一种治疗模式，核心内涵包括两方面：一是强调多学科治疗专家的参与性，二是强调治疗时间的序列性（王光和，1995；Berkowitz，2013）。

唇腭裂畸形不仅包括唇裂、腭裂、牙槽突裂等原发畸形，还包含随着生长发育的进程而不断显现或加重的语音障碍、咬合畸形、颌骨发育畸形、鼻唇畸形、听力损害、心理障碍等继发畸形或功能障碍。更为特殊的是，唇腭裂畸形可伴发有400余种累及颅面、全身各系统的综合征。医源性损伤的负面影响和生长发育变化的双重作用，常常导致唇腭裂畸形的表现十分复杂。

唇腭裂患者所面临的问题不单单是唇鼻以及颌骨、面型等畸形问题，同时还涉及进食、语言、听力等众多功能方面的障碍。患者从出生开始，就离不开儿科医师的喂养指导和全身照护；面部畸形需要口腔外科或整形外科医师利用外科手术进行治疗；牙齿畸形、龋坏、缺失需要牙科医师进行治疗、修复和矫正；由先天性唇腭裂所导致的听力功能障碍需要耳鼻喉科医师实施诊断和治疗；腭裂以及不完善的腭裂修复手术后继发的语音功能障碍需要语音专家配合评估和治疗；由各种主客观因素所导致的焦虑、自闭等精神心理问题应尽早寻求精神科医师的帮助；此外，由于接受唇腭裂手术的患者年龄一般较小，术区在口鼻腔周围，因此专科护理师的加入对于保证手术效果也非常重要。总之，唇腭裂的完善治疗需要多个跨学科专家相互密切配合才能够得以全面实施。

唇腭裂序列治疗的时间序列性包含两方面含义。一方面是指在不同的年龄阶段，在遵守生长发育规律的前提下开展相应的评价治疗。简单来说，唇腭裂孩子从出生开始，就要进行身体检查和喂养指导；对于畸形严重者，出生后1 ~ 2周内要进行术前正畸治疗，为手术做准备。出生后3 ~ 6个月即可进行唇裂修复，恢复外观；出生8 ~ 12个月，进行腭裂修复。患儿4 ~ 6岁，必要时要接受咽成形手术，开展语音训练，确保上学前语音功能正常。在9 ~ 11岁换牙期间，需进行牙槽突裂植骨手术，为正畸矫正牙列不齐创造条件。青春期生长发育完成后，对需要的患者进行正颌外科手术，最后再进行鼻唇畸形整复术。另一方面，对于同时存在多重问题的患者，在某个年龄阶段，需要根据患者的具体情况，制订多学科参与的综合治疗计划，这点对于成年患者而言特别重要。

1991年5月，美国腭-颅面裂协会（American Cleft Palate Craniofacial Association, ACPCA）召集分别来自解剖学、听力学、颅面外科学、遗传学、护理学、口腔颌面外科学、正畸学、耳鼻咽喉外科学、儿童口腔医学、儿科学、整形外科学、口腔修复学、心理学、社工学、语音语言学等学科从事唇腭裂诊断治疗的各行业专家，历经2年时间研讨制定了美国唇腭裂及其他颅面裂畸形治疗指南，后又经2000年、2007年、2009年和2018年4次修订。指南就新生儿护理、唇腭裂治疗、耳鼻喉/听力、正畸治疗、牙科治疗、继发畸形治疗、正颌外科治疗、语音-语言评价、遗传咨询、心理评估和社会支持等方面提出了建议，成为全球唇腭裂治疗的参考性文件。简要总结见表3-1。

表3-1 ACPCA唇腭裂外科治疗相关内容摘要

手术内容	时间	备注
唇裂初期修复术	患儿出生后12个月内	保障患儿安全下尽可能早
		部分患儿可行术前矫形，改善上颌骨段位置
		视鼻畸形程度考虑初期鼻畸形修复
腭裂初期修复术	患儿出生后18个月内	保障患儿安全下可提前
		对腭隐裂患儿进行观察，出现症状时才行手术治疗

（续表）

手术内容	时间	备注
牙槽突裂植骨术	裂隙区上颌恒牙萌出前	就诊过晚的患者也可在恒牙完全萌出后手术
		如果裂隙区需进行牙齿移动，需选择自体骨移植；如果选用可能阻碍牙齿移动的人工材料，则需在稳固咬合关系后才能使用
鼻畸形修复术	鼻发育完成后	若有症状，如通气问题等，可提前手术
		尽量减少鼻外部切口
唇继发畸形修复术	无明确时间要求	—
腭继发畸形修复术	无明确时间要求	对有症状的瘘孔可用手术或修复手段修复
咽成形术	无明确时间要求	术前检查腭咽闭合机制及程度 为保障咽成形术安全性，可同期行扁桃体 / 腺样体切除术
正颌手术	全身发育基本完成	有严重呼吸功能、下颌功能、语音及心理社会适应等方面障碍时可提前手术

目前，我国各大唇腭裂治疗中心所采用的治疗计划时间表虽有所不同，但总体趋势相近，简要总结见表 3-2。

表 3-2　我国唇腭裂序列治疗时间表

时间	治疗内容	备注
1 ~ 2 月龄	术前正畸	有条件者可选择
3 ~ 6 月龄	唇裂修复术	鼻畸形可同期修复，佩戴鼻模
8 ~ 12 月龄	腭裂修复术	中耳功能评价，必要时同期行中耳置管
4 ~ 5 岁	语音、腭咽闭合功能评价	2 岁半进行语音评估
	语音训练或咽成形术	需要时可尽早进行软腭再次成形术
	必要的唇继发畸形修复	
7 ~ 8 岁	生长发育评价	正畸治疗早期干预反𬌗
	植骨前必要的正畸准备	
9 ~ 11 岁	牙槽突裂植骨术	首选髂骨松质骨
	必要的鼻唇继发畸形修复	
12 ~ 14 岁	正畸治疗	
	必要的鼻唇继发畸形修复	
16 ~ 18 岁	正颌治疗	正畸 - 正颌联合治疗
16 岁以上	鼻唇继发畸形修复	对于不需要正颌外科手术者，可适当提前

注：牙科治疗、听力检查、心理辅导适用于各年龄段。

二、序列治疗的专家队伍组成与分工

就包含唇腭裂在内的整个颅面裂畸形治疗可能涉及的学科来看，序列治疗团队成员应包括口腔颌面外科、整形外科、麻醉科、儿科、口腔正畸科、口腔内科、口腔修复科、耳鼻喉科、正颌外科、语言病理学、医学影像学、护理学、人类学、遗传学、心理学、神经科学、神经外科、眼科、生理解剖学、精神科、美容医学以及社会和公共卫生学等众多领域的专家。但就具体的患者而言，所需治疗并非涉及所有上述学科。唇腭裂常规治疗的主要内容包括外科治疗、正畸治疗、牙体牙周疾病的治疗、中耳疾患及听力问题的治疗、语音治疗和心理治疗等。因此，口腔颌面外科医师、口腔正畸科医师、口腔内科医师、儿科医师、耳鼻喉科医师及语音治疗师是组成唇腭裂序列治疗团队的基本成员，其中外科医师、口腔正畸科医师、语音治疗师 3 个专业的医师是核心成员。

1999 年英国国家卫生部门对唇腭裂实行了专项医疗改革后，对全国 11 个核心唇腭裂治疗中心的团队组成进行了明确规定。每个团队有 8~15 名成员，其中包括 2 名外科医师（每名外科医师年手术量应该达到 40~50 例，其中一名医师能够完成植骨手术），正畸医师、语音师、儿科医师各 1~2 名，耳鼻喉 / 听力医师、专业护士和团队协调员各 1 名，另外团队需要有兼职的心理学、遗传学、儿童牙科和口腔修复科医师。这个规定可能是目前对唇腭裂序列治疗团队组成最为明确的要求 (Searle et al., 2015)。2008 年美国腭 - 颅面裂协会成立了团队评审委员会（commission on approval of teams, CAT），制定了团队具体评审标准和方法，要求团队成员必须包括协调员、外科医师、语音师、正畸医师，要有明确可联系参与会诊的心理学、社会学、遗传学专业人员以及儿童牙科、耳鼻喉科、儿科医师。

在治疗团队成员中，需要十分重视临床协调员一职。团队不仅需要各学科的专业人士以及健康咨询方面的专家，更需要协调员来辅助医师之间进行沟通、交流及制订计划，也需要协调医患间沟通、交流，确保治疗计划的完成，协助患者及家属认真履行整个治疗计划，防止治疗中断、随访丢失和资料残缺。从患者出生到接受完整的治疗全过程，临床协调员都扮演着十分重要的角色。

序列治疗团队成员的具体工作内容和分工主要根据专家的专业、在团队中的角色来定。具体按专业来说分工如下。

1. 外科医师

主要实施唇裂手术、腭裂手术、牙槽突裂植骨手术，以及可能需要的腭瘘修补、咽成形手术或正颌外科手术、鼻唇继发畸形手术等外科治疗。既可以是口腔颌面外科医师，也可以是整形外科医师。外科医师在实施手术治疗时要注意与正畸医师、儿童牙科医师、语音治疗师以及耳鼻喉科医师的配合。

2. 正畸医师

参与各个时期的矫形正畸治疗，负责参与讨论，制订治疗计划。唇腭裂相关的正畸治疗与普通的牙科正畸有所区别，因此要求正畸医师也必须经过专业培训并掌握一些特殊技术，例如新生儿的鼻牙槽正畸技术、乳牙列和替牙列的正畸技术、鼻畸形的辅助矫形技术、骨段牵引技术以及正颌手术的辅助正畸治疗等。正畸医师应该注意的是在唇腭裂序列治疗过程中的操作目标：与单纯的牙科正畸不同，唇腭裂相关的正畸治疗并不是单纯通过正畸手段达到最终治疗效果，而是在外科医师的团体协助下得到更好的正畸结果。

3. 语音治疗师

语音治疗师在唇腭裂序列治疗中拥有非常独

特的地位。目前国际上还没有对语音治疗师的教育和培训背景进行统一规定，但语音病理学、语言学、教育学、儿童心理学等方面的专业知识都应该是一名语音治疗师应该掌握的基本内容。语音治疗师不仅要对唇腭裂患儿的语音发育进行准确的阶段性评价、对腭裂手术治疗的效果进行评估、对未来的手术治疗给出建议，同时还应对患者的家庭成员进行训练，以最大程度地帮助此类患者获得最佳的语言成长环境。对语音治疗师的培训和资质认证必将会逐步标准化、统一化。

4. 耳鼻喉科医师

耳鼻喉科医师负责对唇腭裂患者的听力、中耳疾患以及通气功能进行检查、诊断和治疗。耳鼻喉科医师应该早期参与序列治疗程序，告知患者的家庭成员警惕中耳疾患的发生，识别中耳疾患的早期症状，同时对婴幼儿的中耳疾患和听力状态进行专业的主客观评价，并实施治疗。

5. 牙科医师

唇腭裂患者在整个治疗过程中容易出现牙齿的龋坏、扭转和缺失，这时需要牙科医师尤其是儿童牙科医师进行相应治疗。这对于恢复患者的牙𬌗功能及整体的美观效果都有很大帮助。

6. 精神科医师

患者及其家庭成员在唇腭裂序列治疗的各个阶段中都有可能出现不同程度的心理问题，这就需要有专业的心理医生，调整患者家庭成员对待患者的态度，调整患者自身在面临治疗以及以后的求学、择业、婚恋等问题时的心理压力，改善其行为模式，对他们在生活中遇到的各种问题答疑解惑。

7. 儿科医师

在完整的唇腭裂序列治疗程序中，最早接触到患者的可能就是儿科医师。他们应该第一时间做好安慰工作，指导父母对患儿的喂养，增强其对患儿接受治疗的信心，评价患儿的发育情况，及时发现全身伴发的其他先天性疾患并给予治疗建议。同时，他们应该及时与治疗团队的其他成员进行沟通，共同制订完善的治疗计划。

8. 临床协调员

由于在整个唇腭裂序列治疗过程中会涉及多个专业的医疗内容，在不同阶段中不同专业又会多次相互配合，共同完成治疗工作，这就导致了患者及家属在接受这种复杂治疗体系时的困扰；同时，团队内也可能会出现安排和协同的失误，最终导致序列治疗不能达到预期效果。临床协调员可以很好地解决上述问题。他们一方面可以帮助患者及家属清晰了解每一阶段需要接受的治疗内容，同时也可以协调团队中不同医疗人员的诊疗工作，从而大大提升序列治疗的效率，减少程序上的失误，改善整体治疗效果。

9. 遗传学专家

唇腭裂畸形是一种遗传性疾病，研究其致病机制和遗传规律可以有效地控制此类畸形的发生率。因此，遗传学专家参与唇腭裂序列治疗，针对收集到的大数据进行分析研究，有助于预防唇腭裂畸形的发生。另外，遗传咨询也是一项重要的临床工作内容。

10. 社会工作者

社会工作专业已经是高等院校专门设置的一个专业，在唇腭裂序列治疗中需要社会工作者的积极参与，了解患者家庭的经济、文化背景，整合各种政府机构、医疗保险、社会慈善团体的资源，从而为患者家庭提供重要的信息和帮助。

治疗团队的成员组成既取决于患者的类型，又要兼顾各专业是否具备合格人选。必须十分重视治疗团队成员的资质问题，每个成员的专业素养水平都会直接影响到整个团队的治疗结果。美国腭 - 颅面裂协会曾一度对团队中外科医师的每年手术例数设定最低要求，并对中心每年收治患者例数提出具体要求。现在虽然不再做此硬性规定，但依然强调唇腭裂序列治疗的团队成员需要获得资格认证，每个中心应对其从业资格和受教育经历进行评估和审核，团队有责任对其成员进行培训和继续教育以不断提高治疗水平。

三、序列治疗实践原则与方法

在唇腭裂序列治疗概念出现以前，唇腭裂治疗主要是以外科为主的单学科裂隙关闭修复，治疗效果的局限性不言而喻。在学科分工越来越精细化的今天，任何专科医师的医疗行为都存在个人知识背景的局限性，单学科医师制订治疗计划只是根据其个人的临床能力，而不是考量患者的真正需要，以及该专业本身实际具备的医疗水平。需要警惕的是，面对复杂的唇腭裂治疗，任何单学科治疗常会给患者造成不良结果，引发的新问题甚至多于所解决的问题。

唇腭裂序列治疗作为一种治疗模式，其本质特征是跨学科治疗（interdisciplianry treatment）。跨学科治疗模式更强调在多学科之间开展工作，避免多学科治疗各自独立进行。跨学科治疗鼓励不同学科之间的协同合作，其特征是团队成员之间集体讨论诊断、制订治疗计划和治疗方法。集中沟通是克服各专业倾向或短视局限性的最有效手段，唯有彼此进行充分的沟通，相互了解各自专业的能力，才能最大程度利用不同学科的专业知识和技术，才能实行真正意义的全面治疗，获得最佳治疗效果。跨学科治疗模式是唇腭裂序列治疗真正需要的团队工作机制。

唇腭裂序列治疗模式从 1938 年在美国创建以来，历经多年发展，已经积累了丰富的经验。自 1993 年颁布《美国腭颅面裂畸形治疗指南》，提出唇腭裂序列治疗必须遵循的十大基本原则以来，指南版本虽已经多次修改，但原则始终没变，具体如下：①颅面畸形的表现和治疗复杂，涉及多个学科，完善治疗需要多学科专家的团队协作。②只有那些每年能接诊足够数量患者的团队，才能不断累积专业的临床知识和经验，才有可能为颅面畸形患者提供最佳的治疗。③畸形的最佳初始评估时间应是出生后数周内，尽可能在出生后数天内完成。当然，来自专业团队的评估和处置意见同样适用于任何年龄的就诊患者。④团队自首次接触患者及其家庭起，便应努力帮助患者的家庭尽快更好地接受和适应患儿的出生，及时解除随后不断出现的各种困惑和压力。⑤应该详尽告知患儿父母或监护人关于治疗的程序、方法、风险因素、利弊以及大致费用等，以帮助他们代表患儿做出医疗决定并做好准备接受治疗。团队在制订治疗计划时，应该积极动员患者家庭参与进来，以建立良好的合作关系。当患者本人到了可以参与的年龄时，也应当充分听取患者本人的意见。⑥治疗计划的制订和实施应该基于并综合团队的建议。⑦患者的护理工作应在团队指导下进行，尽可能由地方机构来完成，但复杂的诊断和手术治疗应限于在大的医疗中心完成。⑧每个团队有责任清楚了解患者的文化背景、种族特点、语言风格、社会心理、经济状况等因素。这些因素对于维护团队与患者及其家庭的动态关系有重要影响。⑨每个团队有责任搜集患者治疗的近远期效果，建立并保存完善的医疗档案。所有患者至少在青春期之前都应做定期复查。⑩治疗效果的评定必须考虑患者的满意程度和社会心理健康状况，以及对生长发育、功能和外观的影响。

在临床实践中应遵循序列治疗原则，注重规范团队建设，加强团队管理，提升团队领导作用。领导的组织协调能力对于团队工作的开展具有重要作用，妥善解决冲突和意见分歧是十分必要的。团队应该有自己的愿景和发展目标，营建自身的团队文化和共同遵循的哲学理念，增强团队的凝聚力。团队管理松散，则会导致不同学科成员单兵作战，各专业常常在诊断、治疗计划的制订和执行中各自为政，缺乏交流或交流不够充分，容易造成过度医疗。

唇腭裂中心应对每个患者，根据畸形类型、严重程度、发育阶段、治疗效果以及个性化需求等特点形成具体的治疗团队，充分交流，发挥协同作用，集中讨论制订综合治疗计划。建立团队会诊工作制度和可分享的会诊讨论记录，所有的患者诊断、治疗建议和随访计划必须基于团队的讨论结果。团队要能充分重视患者的个体差异，尊重其文化背景。必须知会患者及其家庭会诊意见和治疗方法，鼓励患者本人和家庭积极提供治疗意见，参与治疗决定。

团队工作既强调协作，又要有明确分工。组织全体成员对每例患儿进行集体会诊，全面检查，并结合专科检查，完成详细的病历资料记录，明确诊断所有问题，根据重要程度列出患者的问题清单和解决方法。同时，与患儿家长一起，根据患儿畸形情况、全身健康状况以及患儿家庭的经济条件、文化水平、生活环境、卫生保健条件和患儿家长的具体要求，制订具体的序列治疗内容、程序和时间表；最初接诊的儿科医师和护理专家应对患儿的营养、发育、健康状况等进行全面评估，并给予喂养指导。各团队成员根据每个患者的治疗时间按时完成本专业内容的治疗工作。

各专业学科的评估应按计划一次或多次进行，治疗内容可在整个序列治疗过程中根据具体情况进行调整。对于大年龄患者，应充分听取其个人意见，注意让患者本人积极参与有关治疗的讨论，协助修正治疗方案。每一个唇腭裂患者完善的序列治疗一般都会持续十几年，每一阶段医疗行为的最终效果都需要长期的观察才能够得到准确的判断和评价。同时，每一阶段医疗行为又都会对患者的发育以及后续的治疗内容产生重大影响。因此，在序列治疗原则中应该着重强调追踪随访原则，没有建立完善而严格的追踪随访机制，就不可能获得稳定而可靠的治疗效果。

团队应对患者的全部唇腭裂序列治疗文件，包括病历、治疗计划、照片、模型、医学影像资料、录像带、录音带等进行有效管理。这些资料是开展治疗效果评定和临床研究的重要基础。每个团队应制订治疗效果的评定标准，按时进行各专科评估、专项评估、阶段性评估和最终评估。应周期性地对患者治疗结果进行自评，同时结合患者的评价和满意度调查，以便于临床治疗的不断提升。

只有充分理解唇腭裂序列治疗的理念，遵循其实施原则，掌握并综合运用现有各专科先进治疗技术，才有可能为唇腭裂患者及其家庭提供最佳的治疗，确保所有的患者尽可能获得满意的治疗。

鉴于唇腭裂治疗的复杂性和长期性的特点，为更好地提高治疗质量，保障唇腭裂患者及其家庭的利益，欧洲许多国家制定了唇腭裂治疗的政策和法规，严格实行高度集中治疗模式，同时也有效促进了唇腭裂序列治疗团队的经验和水平。丹麦自 1937 年开始便实行高度集中治疗唇腭裂的模式，全国只有两个唇腭裂中心，东部地区患者分配到哥本哈根大学医院，西部地区患者分配到奥尔胡斯（Aarhus）医院。但所有的唇腭裂一期手术只能在哥本哈根大学医院进行，并且只有 3 名整形医师实施手术。每个唇腭裂中心团队包括专职护士、语音语言师、耳鼻喉科医师、正畸医师、口腔修复医师和心理学专业人员。团队人员每周举行会诊例会，提供治疗意见。挪威自 1948 年起，明确规定唇腭裂的治疗需要由多学科专业人员组成的团队来完成，在奥斯陆大学和伯根大学分别成立了唇腭裂治疗中心，只有这两个中心可以诊治唇腭裂患者。1994 年，挪威对此法律条文进行了修改，其他医疗机构可以接诊唇腭裂患者，但必须提前向法定的两个中心之一申请备案。瑞典的唇腭裂患者早期一直集中在斯德哥尔摩大学或哥德堡大学医院接受治疗，1960年开始将全国划分为7个医疗区域，成立了7个唇腭裂治疗中心进行集中治疗（Shaw et al.，2001）。

英国的医疗体系向来享有很高的声誉，不但有完善的医疗机构，而且国家卫生服务管理部门高效运转。值得一提的是，1999年4月，英国唇腭裂治疗模式实行了从区域分散模式向集中治疗模式的转变。之前，英国共有57个唇腭裂治疗中心，唇腭裂患者实行区域分散治疗模式。1992年首次跨国多中心的研究结果显示，英国的唇腭裂治疗效果明显差于欧洲那些实行集中治疗模式的国家，这一事实引起英国卫生部门的高度重视。经过调查论证后，英国确认过度分散的治疗确实是降低治疗效果的重要原因，后于1999年4月开始实行由卫生服务部主导的唇腭裂治疗专项改革。首先，成立了唇腭裂发展组（Cleft Development Group）和唇腭裂专业治疗委员会（Specialised Commissioning Group）。唇腭裂发展组分别代表唇腭裂患者、临床医师和专业治疗委员会，负责创建CRANE数据库，收集英国所有唇腭裂患者的信息和各医疗机构提供的治疗信息，并指导唇腭裂专业治疗委员会开展工作。唇腭裂专业治疗委员会具体负责落实唇腭裂治疗医疗改革细节。其次，规定唇腭裂治疗集中在11个唇腭裂治疗中心，称为枢纽单位（hub units），其他治疗单位必须分属于某个枢纽单位的监管，经申请批准后才能进行唇腭裂治疗；并且对每个唇腭裂中心的人员组成进行了明确规定(Saman et al., 2012)。

第三节　唇腭裂正畸治疗的特殊性

唇腭裂相关的正畸治疗与普通的牙科正畸有所区别，要求正畸医师经过专业培训并掌握一些特殊技术，例如新生儿的鼻牙槽正畸技术、乳牙列和替牙列的正畸技术、鼻畸形的辅助矫形技术、骨段牵引技术以及正颌手术的辅助正畸治疗等。正畸医师应该注意的是，唇腭裂序列治疗过程中的治疗目标与单纯的牙科正畸不同，并不是单纯通过正畸手段达到最终的治疗效果，更多时候是为了创造条件，配合外科医师的手术治疗。

一、唇腭裂正畸治疗本身的特殊性

和一般的牙颌面畸形正畸治疗相比，唇腭裂正畸治疗具有特殊性和挑战性。唇腭裂正畸治疗的特殊性源于两个方面：一是唇腭裂患者牙颌面畸形本身的复杂性所致的唇腭裂治疗的复杂性，二是唇腭裂治疗的长期性。充分理解唇腭裂正畸治疗的特殊性，对于加强与其他学科的协调合作，制订并完善唇腭裂治疗计划具有重要意义。

从胚胎发育来看，上颌骨和上唇前部共同来源于胚胎正中球状突。唇裂的发生几乎都伴随着牙槽突裂的存在，即使十分轻微的唇隐裂，也或多或少伴有牙槽突骨质缺损。对于完全性唇腭裂，由于唇、牙槽突、硬腭、软腭等软硬组织的中断，鼻唇、上颌骨附着肌肉的力量完全失衡，上颌骨骨段发生明显移位，因此出现典型的软硬组织畸形。几乎所有的唇腭裂患者都会存在不同程度的错殆畸形，需要接受正畸治疗。

唇腭裂患者除了软硬组织畸形外，还常存在多种牙齿发育畸形。单侧完全性腭裂或双侧腭裂患者口腔内发现的诞生牙或新生牙，一般为上颌中切牙。伴有牙槽突裂的患者更易发生先天缺牙，尤其是靠近牙槽突裂隙的乳侧切牙或恒侧切牙。第二前磨牙先天缺失的概率也明显升高。单侧完全性腭裂或双侧腭裂患者多生牙的发生率明显增加。乳牙列中乳侧切牙通常在腭侧，毗邻或于裂隙中异位萌出。而在恒牙列中，完全性牙槽突裂一侧的尖牙可能会从腭侧萌出到裂隙内。单侧完全性腭裂或双侧腭裂患者常见牙形态异常，包括牙釉质发育不全、过小牙或过大牙、融合牙以及牙冠形态异常。无论是恒牙列还是乳牙列，最容易累及的是上颌切牙。牙槽突裂附近萌出的恒牙，其根面通常缺乏牙槽骨的支持。这些牙齿容易过早脱落。当有牙周疾病或接受不恰当的正畸治疗时，牙槽骨支持不足的问题会更加突出。毗邻牙槽裂隙萌出的恒中切牙通常为扭转牙，同时伴有牙根的轴向偏斜。完全性腭裂和牙槽突裂的患者没有连续的上颌牙弓，外力（如咀嚼肌力或者腭裂术后瘢痕组织收缩）作用下牙弓容易发生内侧塌陷，出现单侧或双侧后牙反殆。双侧完全性唇腭裂患者的前颌骨往往前突、松动，上下颌前牙常表现为Ⅲ度深覆殆，导致下颌切牙唇侧附着龈易发生咬合创伤而剥离。有些则出现前牙切对切的创伤殆或前牙反殆。

众所周知，唇腭裂患儿的反殆发生率显著高于正常儿童，这是由于腭裂胚胎畸形存在内在发育缺陷，以及唇腭裂修复术抑制上颌发育等诸多原因所致。多数学者认为，上颌发育不足是由于唇裂修复术后产生的异常唇肌力量以及腭裂修复术后腭部瘢痕组织挛缩等因素的影响所致。由于先天因素以及唇裂修复后出现的异常唇肌力量和腭裂修复时剥离骨膜后产生的瘢痕组织抑制上颌骨垂直向、前后向以及横向发育等因素的影响，患儿出现反殆的概率很高，其中以前牙反殆及全牙弓反殆最为常见。严重者早期就会出现严重的反殆畸形。

上颌骨发育不足可以表现在三维方向上，即上颌前后向后缩，或横向宽度不足，或垂直向不足出现开殆畸形。三维方向发育不足可同时发生。加上唇腭裂患者多存在牙齿缺失，牙槽突裂导致上颌骨连续性变差等，错殆畸形表现更为复杂，制定和实施正畸治疗计划较常规正畸治疗要求更高。

唇腭裂患者上颌骨发育不足也可表现为横向宽度不足。对于此类儿童或青少年患者，使用快速腭部扩张器可以十分有效地进行矫治。但对于成年患者，常规应用扩张器矫治很难有效，会遭遇牙齿颊向倾斜，牙槽骨弯曲，难以打开腭中缝，扩张器压迫黏膜出现溃疡甚至坏死的情况。对于单侧牙弓塌陷者，治疗效果更差，因为作用力是双侧同时作用的。因此，成年患者常需要结合侧方骨段截骨手术，之后再开始正畸治疗。

唇腭裂正畸治疗不仅治疗难度大，而且周期长。受瘢痕牵拉影响，畸形复发倾向更为严重。唇腭裂正畸治疗后保持时间要求更长。

正畸治疗在颅面畸形患者的治疗过程中具有十分重要的作用，从婴儿期到成人各阶段可能都需要进行。既要矫正错殆畸形，恢复咬合功能，又要促进颌骨正常发育，还要创造条件配合外科手术。充分的检查和记录在整个治疗过程中十分重要，对于准确诊断、评估生长发育具有重要意义。需要采集牙片、头颅侧位片、照片以及数字影像等资料，用以评估和控制牙列、面部生长发育情况。对于可能产生错殆畸形的患者，需要定期采集研究性牙列模型作为诊断记录。在乳牙列完成之前，应评估牙量和骨量的关系，预判是否存在错殆畸形发育的可能。

唇腭裂正畸治疗根据患者年龄，通常分为4个阶段：婴儿期、乳牙期、替牙期及恒牙期。根据患者的具体情况进行治疗。有些患者可能多个牙龄期均需要进行正畸治疗，但是每一阶段需要解决的问题和治疗的目标不同，尤其是恒牙期之前的治疗，以解决主要矛盾为主，应避免从替牙列到恒牙列持续进行激进的正畸治疗。每一时期的治疗都需要保持期和定期观察。恒牙列正畸后的保持需要维持到成人期。

第一阶段，又称为初始阶段，从出生后到2岁半。主要应用各种口内或口外被动性矫形装置，目的是改善牙槽突移位情况和鼻翼形态，为外科手术创造更好的条件，提高治疗效果。对于单侧或双侧完全性唇腭裂患儿，应积极开展术前正畸治疗。对于唇隐裂和一些轻度不全唇裂的患儿，其鼻翼塌陷，可以在出生后就开始佩戴鼻模，矫正鼻畸形。鼻模能够给鼻翼塌陷的一边以支撑的作用，坚持佩戴，能够使鼻翼软骨塑形，矫正鼻塌陷。

经产前超声检查已诊断为唇腭裂者，其父母应尽早接受由外科医师和正畸医师共同参与的教育辅导、治疗咨询，有助于父母了解术前医疗干预及术前正畸的概念和治疗过程，以免耽误或错过术前正畸的最佳时期。

第二阶段为乳牙列阶段，2岁半到6岁，又称学龄前期。此阶段要做好患儿乳牙保护，防止龋坏。对于多生牙、畸形牙，可以拔除。对于错𬌗畸形，应尽早解除，以促进上颌骨的生长发育。

第三阶段为混合牙列阶段，6~12岁。此阶段为恒牙萌出阶段，也是公认的植骨最佳时期。正畸治疗主要有两方面内容：①促进上颌发育，恢复口颌系统功能；②为牙槽突裂植骨创造条件。

第四阶段为恒牙列阶段，12~18岁。多数患者都需要常规正畸治疗。为建立良好的咬合关系和牙弓形态，治疗通常会持续2年左右。对于重度错𬌗畸形患者，通常需要进行正畸-正颌联合治疗。需要与正颌外科医师一同讨论制订治疗计划和治疗方案。此期要注意保护患者的牙周健康状态。

二、正畸与其他学科专业协同的要点

正畸在唇腭裂治疗中具有重要地位。正畸医师作为唇腭裂序列治疗团队的一员，参与唇腭裂治疗的各个阶段，需要与其他学科专业密切协同。其他相关专业医师也应主动联系正畸医师，协同商量治疗计划。

首先，与产前诊断医师合作。对于尚在孕期的父母，提前告知孩子出生后颌面畸形大致的发生情况，科普术前矫形治疗知识，告知能够提供的治疗方法和利弊，便于患儿父母早做治疗计划和准备。

唇腭裂患儿出生后，正畸医师应参与患儿的首次会诊，对畸形类型和严重程度进行初次评估并给出治疗意见。对于不完全性唇裂伴有明显鼻畸形的患者，可以直接佩戴鼻模改善鼻外形。对于完全性唇腭裂患者，可以在出生后2周至1个月内取牙模或行口腔数字化3D扫描，获得断裂、移位的上颌牙槽突模型，进行数字化设计，制作腭托板和鼻撑，或使用鼻钩进行术前正畸治疗，尤其是对于前颌骨明显前突的双侧完全性唇腭裂患者，应尽可能进行术前矫形治疗。在术前正畸治疗期间，正畸医师还应与儿科医师和护理人员沟通，就孩子进食情况、营养状况进行讨论，防止矫治器给患儿造成明显不适。如果患儿出现黏膜糜烂、溃疡、继发口内真菌感染等情况，需要加强护理。

健康的牙齿对患者整体康复非常重要，牙列完整性是正畸治疗的基础。对唇腭裂患者而言，牙病预防极其重要。家长可能过多地关注唇腭裂及其他畸形而忽视了牙病的治疗。正畸医师在治疗过程中应重视指导父母和患者学会保持口腔卫生的正确方法，尤其要注意缺损区域附近的清洁。

同时还应与儿童牙科医师保持密切的沟通，确保患者全程治疗的完整性、连续性。对于早期出现反𬌗畸形的患儿，正畸医师可以酌情进行早期活动性矫治纠正前牙反𬌗或扩弓治疗上颌侧方牙弓塌陷，或应用口外牵引方式治疗，此时需要与儿童牙科密切协调，及时治疗龋坏牙齿，采用窝沟封闭预防龋齿发生；对于过早脱落牙齿的患者，及时戴用间隙保持器。也可以和儿童牙科预约同天门诊，方便患者就诊。

正畸医师与外科医师之间沟通最多。唇裂术前应与外科医师沟通牙槽突骨段移位情况，共同判断最佳手术时机。唇裂术后应进行随访，有条件者可以继续佩戴腭托，直至腭裂术前。保持牙槽骨段位置，防止在唇部肌肉力量作用下牙槽突骨段发生明显移位或塌陷，保持上颌牙弓宽度。

对于准备实行牙槽突裂植骨修复的患者，外科医师应与正畸医师一同评估植骨手术时机和植骨床条件。合适的植骨时机和良好的植骨床条件，是提高植骨修复效果的重要保证。通常认为最佳的植骨时机在 9 ~ 11 岁，尖牙萌出前，牙根发育 1/2 ~ 2/3 时。要尽量避免尖牙已经突破骨皮质，牙冠暴露在裂隙内时进行植骨手术。如果裂隙侧侧切牙发育正常，牙冠形态正常，牙根无弯曲，可以保留的话，也可在侧切牙萌出之前进行植骨，年龄可提前至 7 ~ 8 岁。

植骨床条件评估包括评估裂隙大小、邻近牙齿拥挤错位情况等。裂隙侧间隙过小，牙齿紧密靠拢，甚至重叠错位，则不利于牙槽突顶部黏膜瓣关闭。如果牙槽突两端间隙过大，即超过 5mm，也不利于植骨床关闭，容易造成术后伤口裂开或植骨成活困难。如果裂隙邻近牙齿未排列在牙弓应有的弧线上，出现明显的垂直向落差，或内外向错位，也不利于植骨成活，容易造成骨吸收。必要时，应开展植骨术前正畸，改善植骨床条件。

植骨术后，正畸医师应与外科医师共同评价植骨修复效果。评价植骨手术成功与否关键看植骨区的骨量、邻近裂隙处牙骨覆盖量，以及牙齿移动到裂隙处的情况。评估植骨成功率的方法包括 Berglan 等 1986 年提出的应用 X 线平片评价牙槽嵴间隔高度与邻近牙高度关系的传统方法，现在多采用 CBCT 进行精准定量测量。对于植骨效果不能满足正畸治疗需要者，应考虑再次植骨的必要性和手术时机。

对于重度错𬌗畸形，可能需要正畸 - 正颌联合治疗。正畸医师要与正颌医师一起讨论错𬌗畸形类型与程度，以及上下颌骨协调程度。正畸医师还应与正颌医师共同讨论手术设计方案、术前正畸的目标、术前正畸治疗效果，确定手术时间；术后共同复查，确定术后正畸方案、正畸治疗后保持方案和时间等。

对于牙齿缺失的患者，正畸医师应与修复科医师评估修复方法。唇腭裂患者多见牙槽突裂区域的侧切牙缺失，可能是先天缺失，也可能是植骨手术需要外科拔除。该间隙的处理可以进行正畸关闭，也可以采用固定或活动义齿修复，还可以采用骨内种植牙修复。

通过近中向正畸移动尖牙关闭间隙，修改尖牙形态代替缺失侧切牙是常用的方法，但要注意几个问题。上颌发育不足的患者，移动尖牙来关闭间隙会进一步缩小牙弓，加重上颌后缩的程度。如果采用正畸掩饰治疗，最好保留牙齿间隙，后期进行修复治疗。如果计划采用正畸 - 正颌外科治疗，则可移动尖牙关闭间隙。如果裂隙侧后牙尖窝咬合关系稳定良好，则没有必要耗时耗力移动尖牙关闭间隙。保持后牙咬合，保持缺牙间隙，进行后期修复治疗是较好的选择。另外，移动尖牙关闭间隙要充分考虑美学效果、牙冠改形的难易程度，以及龈缘线的高度调整等因素。

正畸治疗涉及唇腭裂治疗的整个过程，除需要注意正畸治疗的诊断、方法和时机选择外，也需要加强与其他学科的沟通协调，同时兼顾正畸治疗对患者生活质量的影响，包括语言语音、精神心理状态、软组织容貌，充分评估治疗负担和治疗收益之间的平衡。在唇腭裂序列治疗过程中，实现患者生理功能和容貌美学双重完美康复是正畸医师和其他专业学科成员的共同责任。

三、正畸治疗在唇腭裂序列治疗中的作用和地位

唇腭裂治疗是一个长期过程，十分复杂，涉及新生儿喂养护理，生长发育评估，唇腭部畸形整复，语音语言发育评估和矫治，中耳听力评估和治疗，错𬌗畸形矫正，继发颌骨发育畸形矫治，患者家庭以及患者本人的心理辅导，患者社会适应和融入支持等多个方面。完善的唇腭裂治疗需要实行多学科参与的序列治疗模式。正畸治疗看似只是众多治疗中的一个分支学科，其实不然，它在唇腭裂序列治疗中具有十分重要的地位和作用。正畸医师同外科医师一样，同是序列治疗团队的核心角色。

首先，从参与治疗的时间角度，每个唇腭裂患者的完整治疗中正畸治疗参与时间最长。从出生后即开始的术前矫形治疗，到乳牙期的早期错𬌗矫治，到混合牙列时期牙槽突裂植骨修复前后正畸治疗，再到恒牙期常规正畸治疗和正畸-正颌联合治疗，正畸治疗贯穿唇腭裂治疗的整个过程。

其次，从各学科在唇腭裂治疗过程中的参与度来看，几乎所有唇腭裂患者和大部分单纯腭裂患者均存在不同程度的错𬌗畸形，需要接受正畸治疗。对于严重唇腭裂患者来说，正畸治疗不可或缺。对于前颌骨重度前突、扭转的双侧完全性唇腭裂患者，如不接受正畸治疗，则无法进行外科治疗。对于牙列拥挤、牙槽突间隙过大、牙齿明显错位的患者，不接受正畸治疗，则牙槽突裂植骨手术的成功率就无从保证。同样，对于严重颌面畸形患者，正畸治疗则是正颌外科手术的基础治疗和术后顺利康复的必要手段。正畸治疗是唇腭裂序列治疗的润滑剂，起到承前启后的作用。外科手术前还需要考虑患者术后的即刻功能恢复情况、美学效果和长期稳定性等因素。

更为重要的是，正畸医师既是唇腭裂序列治疗的参与者，同时也是治疗计划的决策者。正畸医师在唇腭裂的诊断与治疗中起着关键作用，通过收集、记录患者的正畸专业分析数据，为整个序列治疗提供支持。这些专业分析手段包括头颅侧位片和全景片、研究模型及诊断用面𬌗相。通过分析这些数据，正畸医师可以描述和量化面部骨骼及软组织的畸形。利用面部骨骼生长发育的专业知识，正畸专家可以明确病因，并在一定程度上预测患者颅面部骨骼的生长发育情况。许多团队成员正是依靠正畸医师对唇腭裂异常的量化分析来制订他们各自的治疗计划的。

也正因为正畸治疗在唇腭裂序列治疗中具有重要作用，在有关唇腭裂序列治疗起源和发展的里程碑事件中，正畸医师都扮演了重要的角色。目前欧洲唇腭裂诊治联盟 Eurocleft 和美国唇腭裂诊治联盟 Americleft 的负责人分别是 William Shaw 和 Ross Long，二人均是从事唇腭裂正畸治疗的正畸医师。世界卫生组织早在 2004 年就发布了《颅面畸形的医疗服务全球发展战略》一书，提出唇腭裂序列治疗的终极目标应该是保证唇腭裂以及其他颅面畸形的患者能够获得最优化的治疗，彻底改变外貌，恢复正常的生理功能，具备正常的心理、社会交际适应能力，拥有正常人群的生活质量。要实现这一目标，离开正畸治疗则无从谈起。

（朱洪平）

参考文献及推荐阅读

傅豫川，2017. 唇腭裂序列治疗计划 . 北京：人民卫生出版社 .

石冰，等，2016. 中国唇腭裂研究与治疗 30 年回顾 . 中国口腔颌面外科杂志，14（5）:385-396.

宋儒耀，等，2003. 唇裂与腭裂的修复 . 北京 : 人民卫生出版社 .

王光和，1995. 唇腭裂的序列治疗 . 北京：人民卫生出版社 .

张涤生，2002. 张涤生整复外科学 . 上海：上海科学技术出版社 .

朱洪平，等，2016. 改良 Mohler 法修复单侧唇裂的远期临床效果 . 中华医学美学美容杂志，22(6): 325-328.

朱洪平，等，2019. 软腭再成形术矫治腭咽闭合不全临床研究 . 中华医学美学美容杂志，24(1):48-52.

Berkowitzs，2013. Cleft Lip and Palate Diagnosis and Management. 3rd Ed. Berlin: Spring-Verlag Berlin Heidelberg.

Boo-Chai,1966. An ancient Chinese text on a cleft lip. Plastic and reconstructive surgery, 38(2): 89-91.

Brattström V, et al.，2005The Eurocleft Study: intercenter study of treatment outcome in patients with complete cleft lip and palate. Part 2: craniofacial form and nasolabial appearance. Cleft Palate Craniofac J, 42(1):69-77.

Cutting CB, et al.，2003. Lip height and lip width after extended Mohler unilateral cleft lip repair. Plast Reconstr Surg, 111: 17-23.

Daskalogiannakis J, et al.，2011. The Americleft Study: an inter-center study of treatment outcomes for patients with unilateral cleft lip and palate. Part 3: analysis of craniofacial form. Cleft Palate Craniofac J, 48(3):252-258. doi: 10.1597/09-185.1.

Hathaway R, et al.，2011. The Americleft Study: an inter-center study of treatment outcomes for patients with unilateral cleft lip and palate. Part 2: dental arch relationships.Cleft Palate Craniofac J, 48(3):244-251. doi: 10.1597/09-181.1.

Long RE Jr, 2009. Improving Outcomes for the patient with cleft lip and palate: the team concept and 70 years of experience in cleft care. Journal of Lancaster General Hospital, 4:52-56.

Long RE Jr, et al.，2011. The Americleft Study: an inter-center study of treatment outcomes for patients with unilateral cleft lip and palate. Part 1: principles and study design. Cleft Palate Craniofac J, 48(3):239-243. doi: 10.1597/09-180.1.

Losee JE，et al，2011. 唇腭裂综合治疗学 . 石冰，郑谦，译 . 北京：人民卫生出版社 .

Meara JG, et al.，2011. Unilateral cleft lip and nasal repair: techniques and principles. Iranian Journal of Pediatrics, 21(2):129-138.

Mercado A, et al.，2011. The Americleft Study: an inter-center study of treatment outcomes for patients with unilateral cleft lip and palate. Part 4: nasolabial aesthetics. Cleft Palate Craniofac J, 48(3):259-264. doi: 10.1597/09-186.1.

Millard DR, 1976. Cleft Craft. [S.l.]: Little Brown.

Mohler LR, 1987. Unilateral cleft lip repair. Plast Reconstr Surg, 80（3）: 511-517.

Mølsted K, et al.，2005. The Eurocleft Study: intercenter study of treatment outcome in patients with complete cleft lip and palate. Part 3: dental arch relationships. Cleft Palate Craniofac J, 42(1):78-82.

Morovic CG, et al.，2005. Combining the Cutting and Mulliken methods for primary repair of the bilateral cleft lip nose. Plast Reconstr Surg, 116(6):1613-1619.

Noordhoff MS, et al.，1995. The surgical technique for the complete unilateral cleft lip-nasal deformity. Operative Techniques in Plastic and Reconstructive Surgery, 2(3): 167-174.

American Cleft Palate-Craniofacial Association., 2009. Parameters for Evaluation and Treatment of Patents with Cleft lip/Palate or other Craniofacial Anomalies.

Russell K, et al.，2011. The Americleft Study: an inter-center study of treatment outcomes for patients with unilateral cleft lip and palate. Part 5: general discussion and conclusions. Cleft Palate Craniofac J, 48(3):265-70. doi: 10.1597/09-187.1.

Saman M, et al.，2012. Cleft lip and palate in the arts: a critical reflection. Cleft Palate Craniofac J, 49(2): 129-136.

Searle A, et al.，2015. Clinical directors' views of centralisation and commissioning of cleft services in the U.K. BMC

Oral Health, 15:12.

Semb G, 2014. International confederation for cleft lip and palate and related craniofacial anomalies task force report: beyond Eurocleft. Cleft Palate Craniofac J, 51(6):e146-55. doi: 10.1597/14-120.

Semb G, et al., 2005. The Eurocleft Study: intercenter study of treatment outcome in patients with complete cleft lip and palate. Part 1: introduction and treatment experience. Cleft Palate Craniofac J, 42(1):64-68.

Semb G, et al., 2005. The Eurocleft Study: intercenter study of treatment outcome in patients with complete cleft lip and palate. Part 4: relationship among treatment outcome, patient/parent satisfaction, and the burden of care. Cleft Palate Craniofac J, 42(1):83-92.

Shaw WC, et al., 2001. The Eurocleft Project 1996—2000:overview. J of Cranio-Maxillofacial Surgery,29:131-140.

Shaw WC, et al., 2005. The Eurocleft Study: intercenter study of treatment outcome in patients with complete cleft lip and palate. Part 5: discussion and conclusions. Cleft Palate Craniofac J, 42(1):93-98.

Stal S, et al., 2009. Fifty years of the Millard rotation-advancement: looking back and moving forward. Plast Reconstr Surg, 123(4):1364-1377.

Vrebos J, 1992. Harelip surgery in ancient China: further investigations. Plast Reconstr Surg, 89(1): 147-150.

第四章
唇腭裂修复术前的矫形治疗

第一节 婴儿期术前矫形治疗的历史演变

一、唇腭裂新生儿的颌骨移位及鼻唇畸形

唇腭裂患者因牙槽突及腭部裂开、上颌骨连续性中断，患儿吮吸时需将舌体置于腭部裂隙处封闭口腔，从而完成吮吸和吞咽，此异常的舌体活动及唇部肌肉连续性丧失，致使面部多处软硬组织移位，包括腭部的裂隙逐渐增大，腭部加深、高拱，口鼻相通，改变了口腔正常的环境和结构。单侧唇腭裂者两侧上颌骨段错位生长、扭曲变形，牙弓形态不完整，犁骨偏向患侧，健侧骨段受颊部肌肉收缩等因素牵拉，前段前突并向前外旋转，患侧骨段向内后移位塌陷（图 4-1）。双侧完全性唇腭裂者，上颌前颌部与两侧的上颌骨段断裂，前唇及前颌骨游离，缺乏唇肌的压力作用，前颌骨仅受到舌肌作用，易出现前唇及前颌骨的前突，两侧上颌骨侧段受颊肌压力影响而塌陷并向中线处旋转（图 4-2）。

另外，唇腭裂患者因上颌软硬组织连续性中断，口轮匝肌以及鼻翼周围肌肉附着异常，除唇腭部的宽大裂隙外，鼻部常伴发畸形。单侧唇腭裂患者鼻小柱向健侧偏斜且短小，鼻中隔弯曲，患侧鼻孔宽大扁平，鼻面沟消失（图 4-1）。双侧唇腭裂鼻畸形较单侧唇腭裂鼻畸形更为严重，因上颌前颌突前突游离，前唇短而上翘，鼻小柱短缩甚至消失，双侧鼻翼塌陷，鼻尖低平甚至和前唇相连（图 4-2）。

毫无疑问，裂隙过于宽大增加了外科修复的难度，而且影响手术效果。双侧唇腭裂如果出现严重的前颌骨扭转或两侧牙槽骨段内陷，可能导致无法顺利进行外科修复。因此，为缩小裂隙，纠正异常位置的颌骨骨段，为手术创造条件，降低手术难度，很早就有学者在唇腭裂手术前进行矫形治疗。

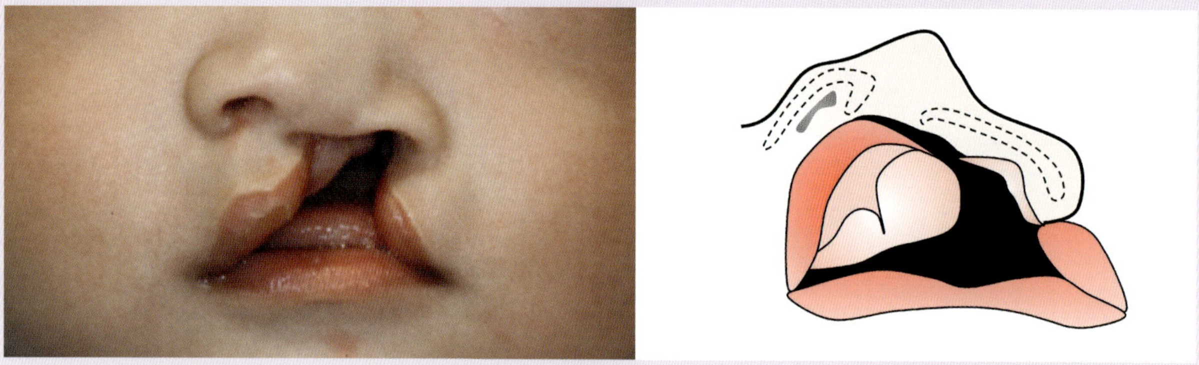

图 4-1 单侧唇腭裂鼻唇畸形

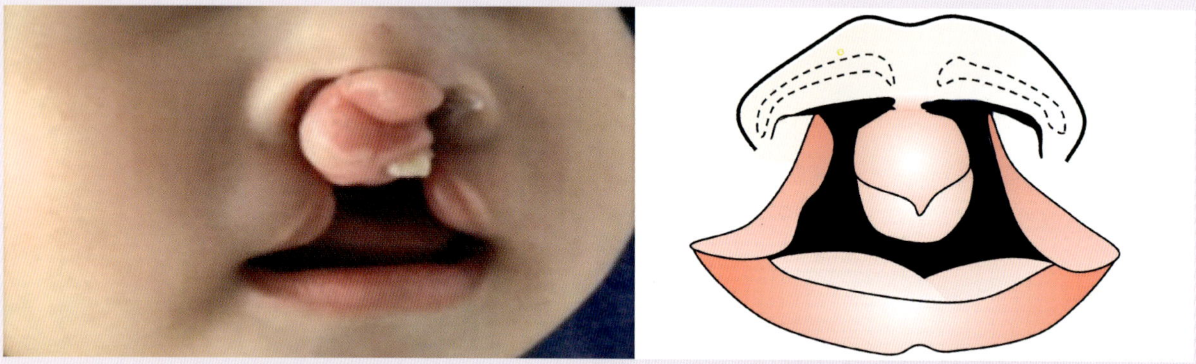

图 4-2 双侧唇腭裂鼻唇畸形

二、婴儿期术前矫形治疗概念的提出与演变

婴儿期矫形治疗概念的提出最早可以追溯到 16 世纪。早在 1561 年，Franco 提出使用头帽作为支抗牵引前颌骨后退。1689 年，Hoffman 提出使用面部捆绑的技术来缩小裂隙宽度。早期的婴儿期矫形治疗主要集中在压迫后退前突的前颌骨，能起到一定效果，其技术至今仍在使用，但矫形力量难以精准控制。

现代唇腭裂婴儿期术前矫形治疗(presurgical orthopedics) 的概念由 McNeil 在 1948 年首先提出，其使用的正畸装置包括整块腭护板和分块腭护板两种形式，既有利于前颌骨向中央靠拢减小裂隙，又可让双侧骨段维持相对正常位置。McNeil 主张在唇腭裂术前保持上颌骨段的位置，最大程度减少上颌后缩问题。后经 Burston 进一步改进而得以推广。其中最有代表性的是 1987 年 Hotz 等提出应用矫治腭板重排牙槽突骨段并缩小牙槽突裂隙。Hotz 矫治器可有效缩小牙槽突裂隙并阻碍牙槽突的塌陷，同时矫治腭板可有效阻止舌体异常活动，让患儿获得正常的哺乳、吮吸、呼吸、吞咽及发音功能，但未包括矫正鼻软骨畸形。这类矫治器不提供矫治力，而是作为一个支撑，由唇部闭合产生的力重塑牙槽突骨段至预设位置，因此称为被动矫治器。

1975 年，Georgiade 等首先使用带固位钉的矫治装置，主动施力内收前突的前颌骨并调整后段牙槽突形态。1980 年，Latham 设计了植入栓钉式的矫治器，应用骨内针植入固定于犁骨，以上颌骨双侧腭突为支抗，通过螺旋加力使前颌骨受到向后的压力，逐渐缩小裂隙。此类矫治器矫形力较大，主动施力，故称为主动矫治器，能有效后退前突的前颌骨，收拢两侧外展的牙槽骨段，缩小间隙，但主动后退前颌突对颌骨的发育存在不利影响，目前主动矫治器在临床已很少使用。

1984 年，Matsuo 等受新生儿耳廓（即耳部）形态异常早期矫治经验的启发，提出唇腭裂患者术前鼻软骨塑形的概念。他在唇腭裂患者患侧鼻孔内放置硅胶管以使鼻腔形态重塑，该治疗取得了一定的效果，但其只能用于鼻底完整的唇腭裂患者，而且放置的硅胶管不能控制方向，治疗也没有涉及唇腭部组织。1991 年，Dogliotti 等使用带有树脂鼻撑的矫治腭板对唇腭裂患者进行矫治，利用吞咽、吮吸等活动的矫治力同时完成对牙槽突及鼻畸形的治疗，取得了良好的效果，但该矫治器固位较差。1993 年，Grayson 等在 Matsuo 及 Hotz 等的基础上，在 Hotz 矫治器的前端加入树脂鼻撑，延伸入鼻穹隆部以辅助鼻部的塑形，同时重塑鼻翼软骨形态及重排牙槽突骨段，缩小牙槽突裂隙。由于口内矫治腭板提供了稳定的支抗，鼻撑可以对塌陷移位的鼻翼软骨施加精确的矫治力，通过不断调改鼻撑的方向和高度，重塑塌陷的鼻翼软骨，降低鼻畸形手术的难度。基于此提出了鼻-牙槽矫形治疗（preoperative nasal-alveolar molding，PNAM），再次完善了婴儿期矫形治疗的概念。其后，又有众多学者对鼻-牙槽突矫治器进行改进，均获得比较满意的结果。鼻-牙槽术前矫形治疗对唇腭裂患者鼻、唇、牙槽突及腭部等软硬组织畸形具有矫形作用，可有效缩小牙槽突裂隙，降低局部组织的张力，降低唇裂手术的难度，同时将鼻翼软骨的塑形纳入矫正，增加鼻的对称性，降低鼻畸形手术的难度。但随着患者的生长，治疗后存在一定程度的复发可能，对鼻部对称性的改善、牙弓形态及颌骨发育的远期效果尚存在争议。

第二节　婴儿期术前矫形治疗

一、婴儿期术前矫形治疗的方法

（一）唇粘连术

唇粘连术在 1960 年首次提出，通过外科手术关闭唇部裂隙，部分恢复上唇组织的连续性，以此抵抗前颌骨的移位。该手术将完全性唇裂转变为不完全性唇裂，有效增加软组织量，使唇部标志点更清楚，收缩唇部裂隙距离，减小张力，为后期的唇裂修复术提供基础。此外，唇粘连术还可以抵抗上唇方肌的牵引力，起到控制鼻翼畸形生长的作用。虽然通过唇粘连术可以限制前颌骨的前突畸形，但其复位效果并不确切。因两侧上颌骨段向中线旋转和塌陷，阻碍了前颌骨的后退复位，上颌牙弓一般很难完全排成正常形状，且腭前部遗留的穿孔及牙槽突裂也难以修复。而且，唇粘连术增加了患儿入院手术次数并加重患儿家庭负担，目前临床上已很少使用。

（二）Hotz 矫治器

Hotz 认为唇腭裂患者具有正常的上颌骨生长潜力。Hotz 矫治器是以弹性材料制作的上颌矫治腭板，患儿出生后即开始佩戴，直至腭裂术后。该矫治器借助上颌骨自身的发育，引导上颌骨段生长，有效缩小牙槽突裂隙并阻碍牙槽突的塌陷，最大程度减轻上颌骨的生长抑制。同时，矫治腭板可有效阻止舌体异常活动及其对上颌骨生长发育的不利影响，让患儿获得正常的哺乳、吮吸、呼吸、吞咽及发音功能。

Hotz 矫治器可以分为两种。一种是不含扩弓装置的矫治器（图 4-3），覆盖全部腭部及牙槽突，后端至软硬腭交界处，其边界范围与全口义齿基托边缘相似，但延伸至前庭沟部分的边缘稍短一些。矫治器由软硬树脂制作而成，在牙槽突和裂隙边缘的部分用软性树脂制作，中间部分用硬性树脂制作。矫治器通过吸附力及舌肌力量固位，也可在前端伸出固位柱，用胶布黏附辅助固位。配合弹力带及口内矫治腭板对上颌骨进行矫形，减小颌骨塌陷及前唇和前颌骨的突度。

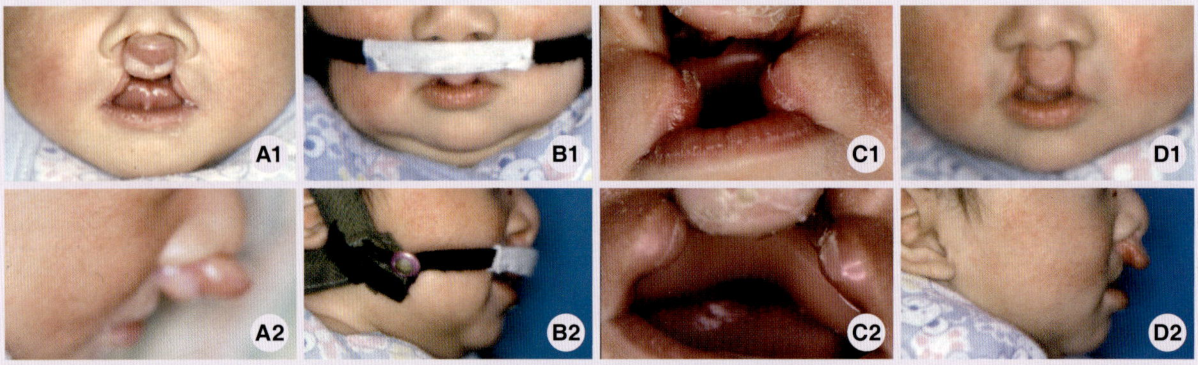

图 4-3　Hotz 矫治腭板治疗前、中、后面殆相

A1 和 A2. 治疗前前唇和前颌骨前突；B1 和 B2. 唇部弹力带通过头帽固定；C1 和 C2. 腭托戴入口内；D1 和 D2. 整形治疗后前颌骨突度下降。

另一种是含扩弓装置的矫治器（图 4-4），常用于双侧唇腭裂，两侧腭段塌陷明显，上颌牙弓狭窄，牙弓呈三角形时，由扩弓器、腭护板及翼板等构成。加入的扩弓器增强了对矫治力的可控性，各骨块的移动可通过不断调改矫治器的组织面来调整，以促使双侧颌骨段往前方发育；扩弓可增加牙弓前部的宽度，使前突移位的前颌骨复位，缩小裂隙，形成良好的腭弓外形。另外需

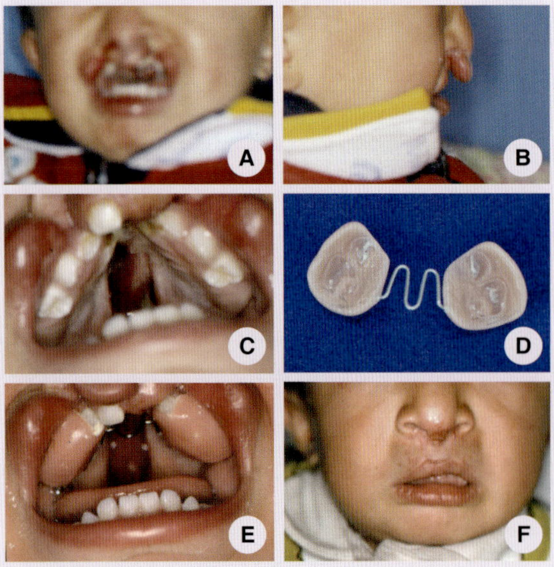

图 4-4　扩弓腭板治疗前、中、后面殆相

A 和 B. 治疗前正侧位面相；C. 上颌牙弓塌陷；D. 上颌扩弓矫治器；E. 上颌扩弓矫治中殆相；F. 唇裂修复术后。

要指出的是，术前矫形治疗一般在出生后即开始，于乳牙萌出后结束治疗，进行唇裂修复。若患者初次就诊时已错过最佳治疗时间，乳牙已萌出，则腭托固位不佳，患者戴用困难。需要将牙齿部位的基托磨除，矫治腭板无法仅通过吸附力及舌肌的力量获得固位，通常需要辅助牙齿固位，而乳牙刚萌出时高度不足，建议采用粘着式扩弓矫治器以增加固位。

（三）Latham 矫治器

Latham 矫治器是一种骨内针固定的颌骨矫治器。Latham 认为上颌骨的生长来源于骨膜，上颌骨向前生长的力量来自上颌骨后面及骨缝连接处。该矫治器的原理是以上颌骨双侧腭突为支抗，在其上覆盖夹板并向后压迫前颌突，同时利用扩弓器向外扩展两侧腭弓。在力的作用下，上颌前部后退，缩小牙槽突裂隙，软组织张力减小，为后续的修复术奠定基础。制作矫治器时首先在上颌骨裂开的部分安放矫治螺丝钉，用树脂制作腭护板，与硬腭和牙槽突相匹配，利用骨内针将腭护板固定在裂隙两侧的硬腭上。通过螺旋加力使前颌骨受到向后的压力，由此产生的反作用力推动上颌骨向前生长，逐渐缩小裂隙。Latham 矫治器可以有效缩小裂隙宽度，但在封闭患者口鼻腔、改善患者口鼻腔功能方面不够理想。此外，戴入夹板时需要插入骨内针，存在轻微的损伤，并且骨内针掉落会导致矫治失败且有误吞的风险。同时，主动后退前颌突对颌骨的发育可能存在不利影响。

（四）鼻-牙槽突矫治器

鼻 - 牙槽突矫治器由 Grayson 提出，在 Hotz 矫治器基础上发展而来。它在腭板前端增加了延伸入患侧塌陷鼻孔内的鼻撑，通过不断调改鼻撑的方向和高度，重塑塌陷的鼻翼软骨，直到双侧鼻部形态基本一致。由于口内矫治腭板提供了稳定的支抗，鼻撑可以对塌陷移位的鼻翼软骨施加精确的矫治力，在矫治腭部裂隙、调整腭弓形态的同时矫治鼻畸形，减小鼻小柱的偏斜度，延长鼻小柱的长度，上抬塌陷的鼻翼，增加鼻的对称性，降低鼻畸形手术的难度，减小手术对鼻软骨的解剖操作，最大程度避免手术瘢痕和鼻畸形的复发。同时，通过应用唇部胶带，实现非手术性唇粘连。

二、婴儿期术前矫形治疗程序

唇腭裂患儿的婴儿期矫形治疗经历了从广泛应用到受到质疑而逐渐减少应用的变化，自 Grayson 等首次阐述鼻 - 牙槽塑形矫治技术以来，此技术逐渐成为婴儿期矫形治疗的主要方法。目前临床研究和应用最多的即为此类型矫治器。针对完全性唇腭裂患者鼻小柱及鼻翼软骨的畸形，利用新生儿软骨具有高度可塑性这一生理特点，在婴儿期进行鼻 - 唇 - 牙槽突畸形矫治为后续的修复术提供了良好的结构基础。

（一）矫治时机

早在 20 世纪 70 年代，研究者就相继发现新生儿的软骨极其柔软，具有良好的可塑性，可确保胎儿顺利通过产道，这与新生儿体内高浓度的透明质酸有关。透明质酸是一种存在于细胞间质中的蛋白多糖，可抑制软骨细胞间质间的连接，放松组织间的紧密连接，从而使新生儿的软骨极具可塑性。研究表明，新生儿体内透明质酸的浓度与高浓度的雌激素呈正相关，然而雌激素水平在婴儿出生6周后迅速降低，因此患者软骨的可塑性在刚出生时最高，随着年龄增长将逐渐下降。临床研究结果表明，鼻小柱及鼻翼软骨在6周内具有良好的可塑性，12周后塑形效果明显变差。因此，婴幼儿的矫形治疗应在患者出生后尽快开始，最好能在6周内进行，12周后塑形效果渐差。

（二）矫治器组成

临床上使用的PNAM矫治系统包括矫治腭板、鼻撑、弹性装置等部分（图4-5和图4-6）。用于单侧及双侧唇腭裂的矫治器略有不同，以下分别简述。

1. 矫治腭板

矫治腭板覆盖整个牙槽嵴和硬腭，类似于全口义齿的基托。根据上颌骨生长情况，在两侧牙槽突的内外侧对应的矫治器组织面进行调改，引导牙槽突重新排列为正常牙弓形态。另外，可在矫治腭板前端对应裂隙处向前下延伸出树脂小圆柱，即固位柱，通过固位柱辅助矫治腭板固定并向后上施力。

2. 鼻撑

自矫治腭板前端裂隙处延伸出鼻撑，与矫治腭板相连。单侧唇腭裂者为一个鼻撑，双侧唇腭裂者为两个鼻撑。鼻撑常呈S形，包括支抗部、基部、上部及功能部。支抗部包埋入矫治腭板，基部和上部为延伸部分，功能部为伸入鼻穹隆的树脂球。

3. 弹力装置

应用外部弹力带或胶带等压迫前突的前颌骨并一直持续到治疗结束，促进前颌骨正常复位，缩小唇部软组织裂隙并延长前唇长度和鼻小柱，可以起到非手术性唇粘连的效果。

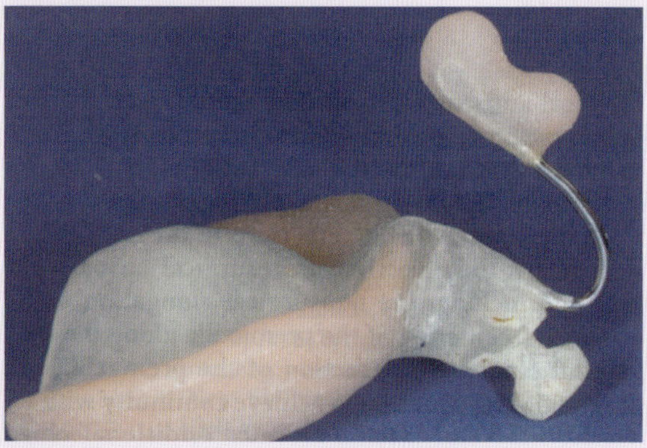

图4-5 用于单侧唇腭裂的PNAM矫治器

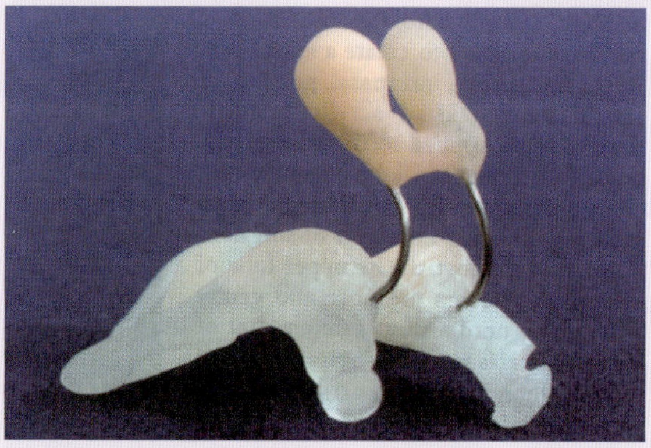

图4-6 用于双侧唇腭裂的PNAM矫治器

（三）临床应用

1. 印模制取

婴幼儿由于呼吸系统尚未发育成熟，取印模前应关注患儿上呼吸道是否通畅，并在取模过程中密切观察呼吸情况，及时处理呼吸道梗阻问题。同时应在治疗前充分评估患儿各器官、系统的功能状态，并排除各类系统器质性病变。取模前2小时内禁食、禁水，取模应在患儿清醒状况下进行，婴儿啼哭时能保持呼吸道通畅，更易于印模的制取。对于患儿体位，可采用头前倾的“俯卧位”，即婴儿紧靠家长胸前，家长辅助固定婴儿头颈部及婴儿双手。若印模材料不慎呛入气道，可及时将婴儿头前倾，以头低脚高位拍背促使异物排出；也可采用“仰卧位”，该体位便于医生观察患儿口内及呼吸道情况，但头部不宜过度后仰，以免印模材料流入咽部导致误吸。

印模制取时选择合适的托盘非常重要，托盘应完全覆盖上颌腭弓又大小适宜，可对成品托盘进行适当的调改，或制备个别托盘。取模时，医师位于婴儿右后方，将硅橡胶或其他印模材料调拌后装入托盘中，印模材料调制时应把握其流动性，适当偏稠，不宜过稀，量也不宜过多。将托盘旋转放入患儿口内，就位后轻轻施压，取得的印模应包含全部硬腭、前庭沟以及患侧鼻前庭区域。印模材料凝固后取出托盘，仔细去除口内残留的印模材料。使用模型材料灌制患儿上颌模型。

2. 矫治器制作

制作矫治腭板前首先需要对模型倒凹、唇颊系带及腭部裂隙进行缓冲。使用牙科蜡片填平腭部裂隙，重建牙槽突使牙槽突裂两端平整过渡，形成连续腭弓。矫治腭板由树脂制成，覆盖整个牙槽嵴和硬腭，两侧基托边缘伸展颊黏膜移行部，后侧边缘延伸至上颌结节与软硬腭交界处，但不宜过度向后引起患儿恶心。制作固位柱时，在矫治腭板前端对应于鼻小柱居中后唇部裂隙处向前下延伸出树脂小圆柱。固位柱方向与咬合面约成45°，长度约1cm，直径约0.3cm，在固位柱前端可制备凹槽沟便于正畸弹性装置附着。

鼻撑用0.7~1mm的不锈钢丝弯制，也可由树脂制成，形态呈S形。鼻撑与矫治腭板相连，分为支抗部、基部、上部及功能部。支抗部与矫治腭板相连，包埋于其中，为鼻撑提供稳定的支持力，在矫治腭板前端对应裂隙侧鼻腔近中1/2处水平伸出形成鼻撑的基部。基部距离上唇3~4mm且不应干扰进食及影响唇部裂隙两侧靠拢。基部随后向上折于唇部皮肤表面，并延伸至鼻腔内构成鼻撑的上部。上部继续延伸入鼻穹隆3~4mm，末端反折添加树脂形成球形或肾形、施力于鼻穹隆的功能部。功能部应轻轻施力于鼻穹隆，上抬塌陷的鼻翼，直到局部组织变白。

3. 矫治器佩戴

（1）矫治腭板的佩戴： Grayson矫治器一般需要让患儿先戴用腭板，患儿适应后再加上鼻撑。需要戴用矫治腭板的患儿应尽早戴用，越早患儿越容易适应。戴入矫治腭板时首先应该观察口内黏膜的压迫情况，尤其是前部游离牙槽突部分及前庭部分，观察有无受压发白的情况。若存在黏膜受压情况，应及时调磨压迫部分。使用弹性胶带时，对于单侧唇腭裂患儿，先将防水胶带或弹力带粘贴于健侧颊部皮肤，然后将健侧组织牵引向患侧，使人中与鼻小柱居中后再粘贴于患侧颊部皮肤；对于双侧唇腭裂患儿，将防水胶带粘贴于一侧颊部皮肤，再牵引向另一侧颊部皮肤。弹力带粘贴位置应位于鼻底部而不能太靠近唇红部位，以免造成唇部水平方向的延长。由于患儿皮肤稚嫩，弹力带的力量应极轻，唇部的弹力带区不能过于压迫组织，戴用后局部皮肤不应变色。使用固位柱时，将正畸橡皮圈的一端固定于固位柱的凹槽沟内，另一端稍向后上施力后用防水胶布固定于患儿双颊皮肤表面。正畸橡皮圈力量要适中，施力后的长度为静止时的两倍即可，另外还需取决于黏膜受压的情况（图4-7）。

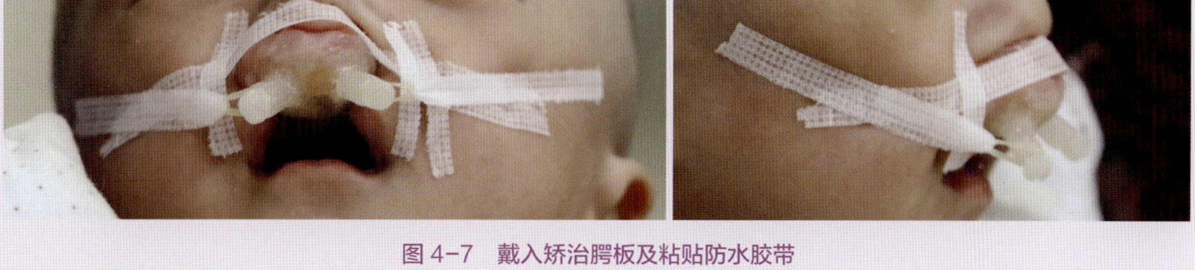

图4-7 戴入矫治腭板及粘贴防水胶带

（西安交通大学口腔医院正畸科吉玲玲医生提供）

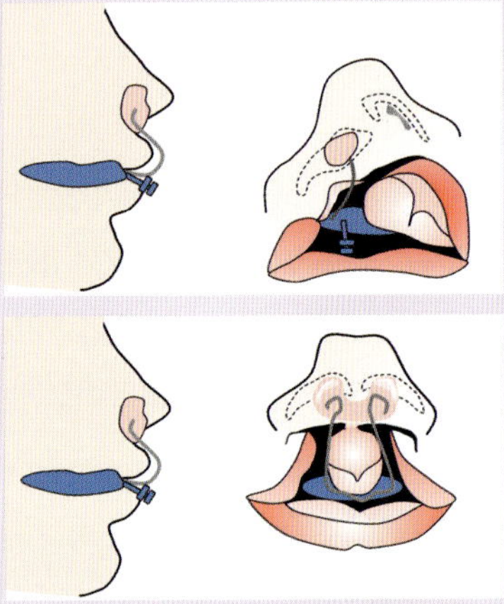

图 4-8　单侧唇腭裂（上）和双侧唇腭裂（下）鼻撑的使用

（2）鼻撑的佩戴：使用鼻撑对鼻软骨进行塑形（图 4-8）。调整鼻撑末端，使其贴近患侧鼻穹隆顶部。对于单侧唇腭裂患儿，应上抬塌陷的鼻翼并向对侧推移偏斜的鼻尖（图 4-9）；对于双侧唇腭裂患儿，使用双侧鼻撑上抬塌陷的鼻翼。施力方向应向前，施力大小适中至局部组织受压变白即可，力量切不可过大，以免引起局部组织的损伤。对于何时开始佩戴鼻撑，各临床中心存在不同观点。有的临床中心在患儿戴入矫治腭板的同时即添加鼻撑，将后退前颌突、缩小牙槽突裂隙与鼻软骨塑形同期进行；有的在患儿戴用矫治腭板 1 周左右，适应至正常吮吸和吞咽后

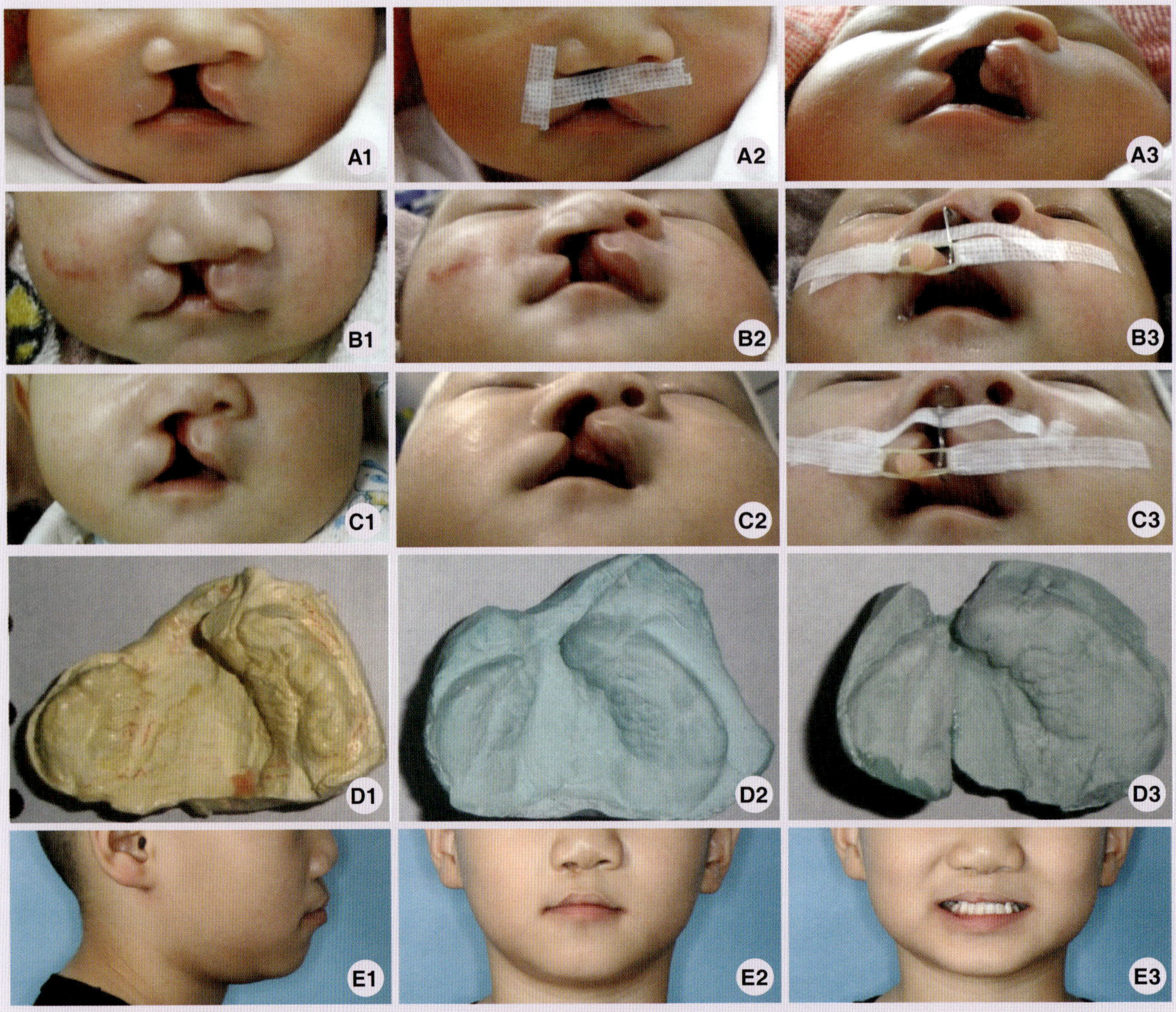

图 4-9　使用鼻撑塑形治疗前、中、后面殆相

（西安交通大学口腔医院正畸科侯玉霞教授提供）

A1 至 A3. 治疗前面相（出生后 3 天）；B1 至 B3. 治疗中面相（出生后 27 天）；戴入矫治腭板及鼻撑；C1 至 C3. 唇裂修复术前面相（出生后 70 天）；D1 至 D3. 治疗前、中、后上颌模型示上颌骨段的变化；E1 至 E3. 随访 8 年面相。

再添加鼻撑；也有的在使用矫治腭板 1 个月至鼻底变窄后，再在矫治腭板上添加鼻撑，以防止鼻腔过大；还有的待牙槽突裂隙缩小到 5～6mm 或牙槽骨段靠拢后，再开始鼻部塑形。从理论上来说，鼻翼软骨的矫治应越早越好，在鼻翼软骨处于尚未成熟且富于弹性的阶段开始矫治能取得良好的矫治效果，避免鼻软骨成熟、弹性降低带来的塑形困难等。

4. 矫治器的调改

复诊时，应检查患者的牙槽、腭部及前庭沟部位是否存在压迫，及时缓冲调整基托。为引导牙槽突生长、缩小裂隙及重塑鼻软骨，还需定期对矫治腭板及鼻撑的相应部位进行重衬及调改。患儿每 1～2 周复诊一次，观察牙槽突畸形的矫治情况，对矫治腭板进行调改。一般情况下，戴用时间在 3 个月左右。对于单侧唇腭裂，适当磨除矫治腭板健侧牙槽突的腭侧面及患侧牙槽突的唇颊侧面及裂隙两侧的内侧，同时在健侧牙槽突唇颊侧及患侧牙槽突的腭侧面增加树脂材料，促使健侧牙槽突骨段内旋后退、患侧牙槽突骨段向前外侧移动，从而缩小牙槽突裂隙宽度，使腭弓恢复为正常外形。对于双侧唇腭裂，适当磨除矫治腭板两侧牙槽突的颊侧面、前颌突腭侧面及裂隙两侧的内侧，在两侧牙槽突的腭侧面及前颌突的唇侧添加树脂，促进两侧牙槽突扩展，前颌突后退，缩小裂隙宽度。需要注意的是前唇和前颌骨的后移应适度，避免过度内收（图 4-10）。复诊时还需观察鼻小柱偏斜与鼻翼塌陷的矫治情况，在鼻撑的施力功能部添加适量的树脂，加大鼻撑与鼻翼的接触面积，调整鼻撑的施力方向，提高鼻撑使鼻翼组织微微发白，促使鼻翼整体抬高。

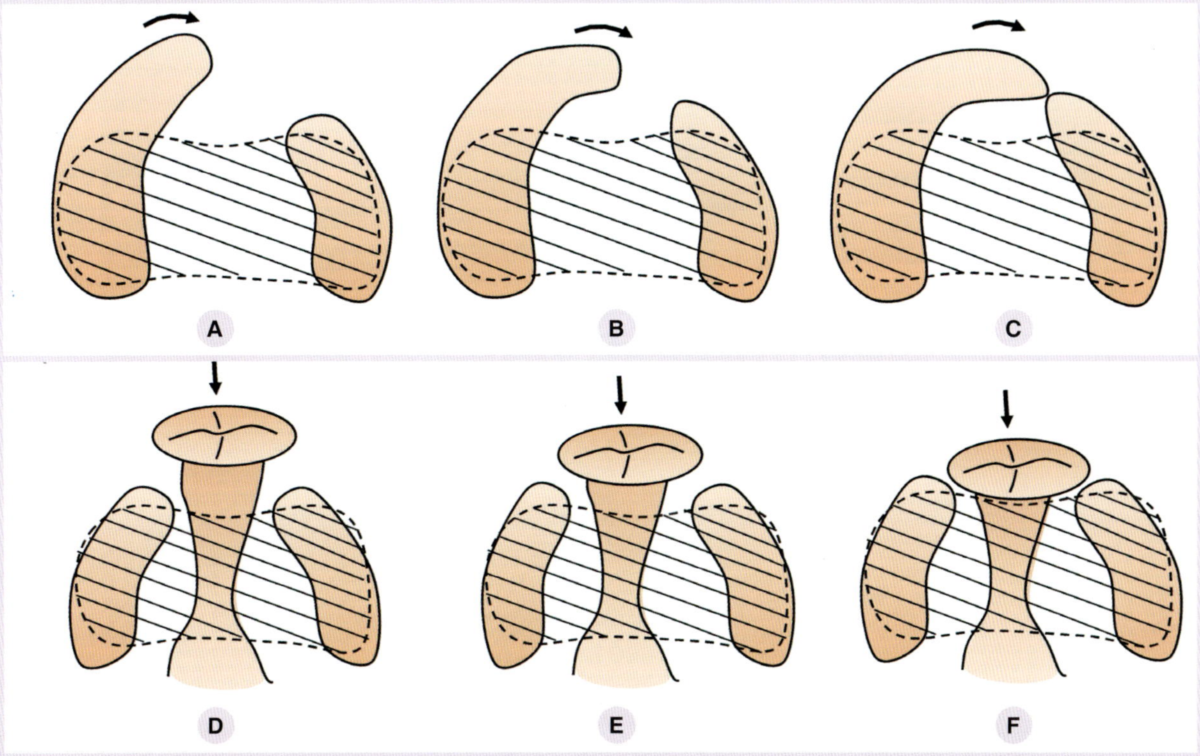

图 4-10　单侧唇腭裂（A 至 C）及双侧唇腭裂（D 至 F）矫形治疗中颌骨的变化

婴儿期术前矫形治疗需要患儿频繁复诊，临床医生操作时间较长。近年来，计算机辅助技术及 3D 打印技术在口腔医学领域的应用如火如荼，可应用数字化扫描技术获得唇腭裂患儿的相关三维模型数据，再利用逆向工程软件计算并处理原始资料，然后采用计算机辅助设计并 3D 打印制作术前矫治腭板（图 4-11），同时配合鼻钩的使用对鼻软骨塑形。该方法可以在取模后即刻通过扫描、分析、设计、制作矫治器，以实现对患儿牙槽突组织的精确调控，并且缩短矫治器的制作周期，具有一定的应用前景。

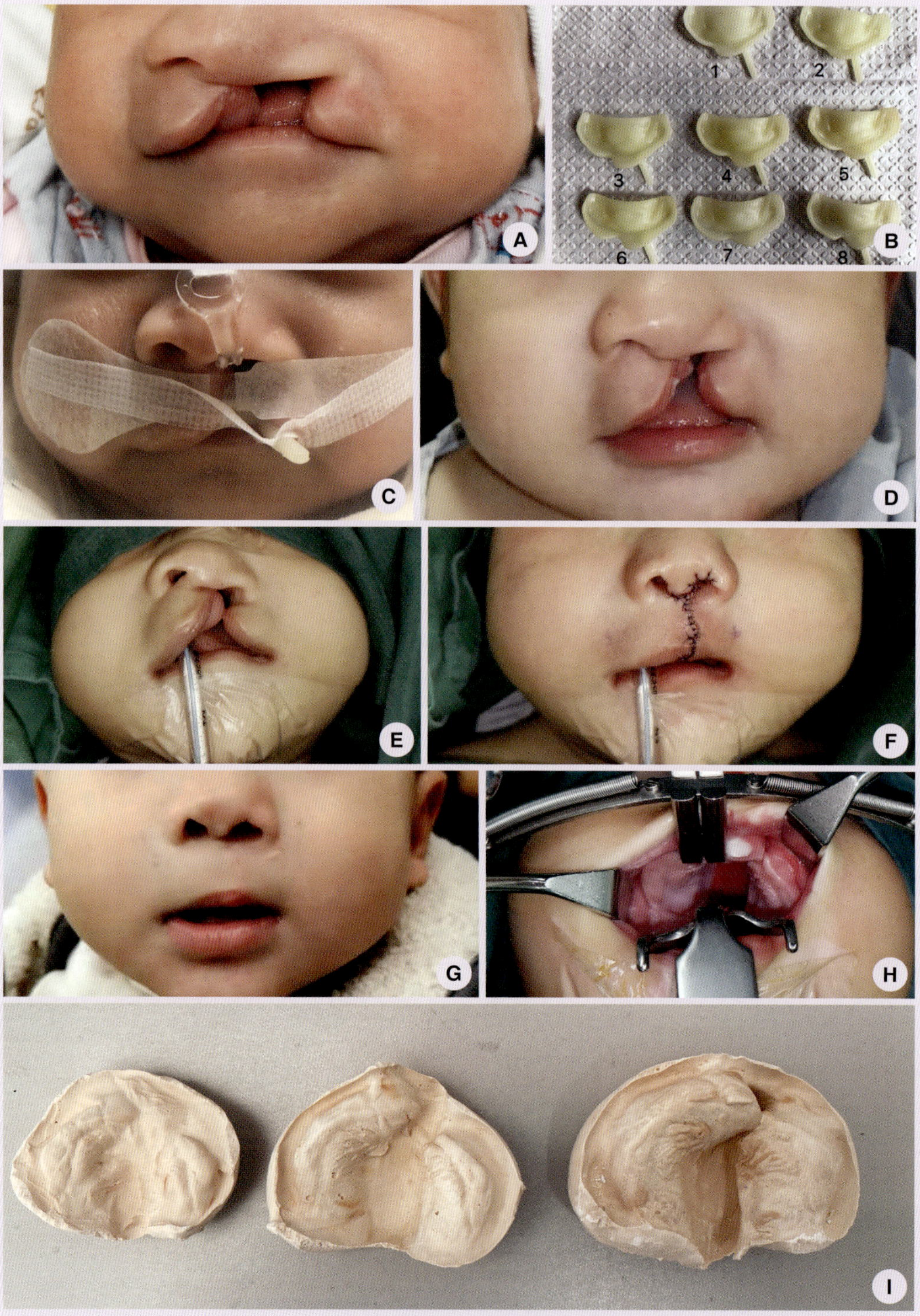

图 4-11 计算机辅助制作的序列矫治腭板及鼻钩塑形治疗前、中、后面相和𬌗相

A. 治疗前面相；B. 3D 打印序列矫治腭板（1—8 号）；C. 戴入矫治腭板及鼻钩；D. PNAM 矫治后面相；E. 唇裂修复术前面相；F. 唇裂修复术后即刻面相；G. 腭裂修复术前面相；H. 腭裂修复术前口内相；I. 治疗前、唇裂修复术前、腭裂修复术前模型。

（四）护理

患儿佩戴矫治器后，需教会家长正确使用矫治器及鼻撑，确保其施力正常，发挥矫治功能；正确使用并定期更换防水胶带，正确掌握固位橡皮圈的佩戴及施力方向与大小。患儿适应后可24小时佩戴，每次进食后需清洗矫治器后再佩戴。矫治过程中，应教会家长在鼻撑表面涂布凡士林润滑黏膜，防止鼻黏膜压迫溃疡；同时，也需防止施力过大导致的组织损害。

（五）并发症

佩戴矫治器后主要的并发症包括黏膜溃疡、真菌感染、组织损伤、皮肤应激反应及不对称腭弓等。

1. 黏膜溃疡

主要由于矫治腭板边缘延伸过长、模型出现误差、倒凹或系带等处缓冲不当等，导致局部组织受压而出现溃疡，常出现于唇颊系带及前颌突唇侧面等。因此，制作矫治器时须确保矫治腭板边缘光滑且延伸适当，同时对可能压迫的区域进行充分的缓冲。试戴矫治器时，需对黏膜组织的压迫情况进行观察，对压迫区域进行调磨和缓冲。如果出现溃疡，应暂停佩戴矫治器并及时复诊调改。

2. 真菌感染

长期佩戴PNAM矫治器时口腔微生物环境的改变，加上患儿口腔卫生不良、矫治器清洁不佳等因素，增加了真菌感染的可能性。因此，应教会家长正确佩戴矫治器并及时清洗矫治器。当出现真菌感染时，应先暂停佩戴矫治器，使用抗真菌药物涂擦口腔黏膜，并清洗浸泡矫治器，待真菌感染控制后再进行治疗。

3. 组织损伤

主要发生在鼻唇结合部，多由于不光滑的鼻撑或局部矫治力过大所致。因此，矫治过程中应施力大小适宜，局部组织微微发白即可，避免局部组织压力过大。同时，在鼻撑表面涂布凡士林防止局部组织干燥、损伤。如已出现组织损伤，则需暂停矫治，待组织愈合后再进行治疗。

4. 皮肤应激反应

主要发生在粘贴防水胶带的双侧颊部皮肤表面。以接触性皮炎为主要表现，局部皮肤出现红斑、皮疹、溃疡及疱样损害等。反复更换防水胶带是造成局部应激反应的潜在因素。为了减少对局部皮肤的刺激，固定及去除胶带时需要小心，缓慢地进行，在去除胶带时用适当温水可以起到很好的效果。建议家长使用反应较小的弹性透气胶带，减少胶带粘贴的面积，且每次更换粘贴部位；或建议家长先使用刺激性小的人工皮粘贴于患儿皮肤，再在人工皮上粘贴防水胶带。

5. 不对称腭弓

不对称腭弓即形成T形腭弓，主要由于矫治过程中健侧骨段向患侧骨段过度旋转靠拢所致。因此，复诊时应仔细检查牙槽突骨段的移动效果，并正确调磨矫治腭板。如已出现T形腭弓，则须扩张牙槽突骨段后再次重新引导牙槽突生长来恢复腭弓外形。如果T形腭弓在此期未予以解决，则需在二期植骨时再进行治疗。

三、婴儿期术前矫形治疗的作用和意义

婴儿期术前矫形治疗可以对牙槽骨及鼻唇软硬组织进行塑形治疗。随着手术技术的进步以及

长期随访研究的进展，人们开始对是否进行术前矫形治疗出现争议，尤其是术前矫形治疗对鼻部对称性、牙弓形态及颌骨发育的远期效果存在不确定性。以下分别阐述其对鼻部软硬组织、上颌牙弓、颌骨发育、语音等各方面的作用。

（一）对鼻部软硬组织的影响

单侧唇腭裂患者患侧鼻翼软骨向后、下、外侧移位，双侧鼻底不对称，患侧鼻穹隆塌陷，鼻小柱短小且偏向健侧，鼻中隔移位扭曲。双侧唇腭裂鼻畸形因上颌前颌突前突游离，鼻小柱短缩甚至消失，双侧鼻翼塌陷，鼻尖低平甚至和前唇相连。多项研究（Grayson et al.，1999）证实，Grayson 提出的 PNAM 矫治系统能重塑鼻翼软骨及鼻部组织的位置，直立、延长鼻小柱，复位塌陷的鼻翼软骨，提高鼻穹窿，缩小患侧鼻底宽度，恢复鼻尖突度与鼻翼软骨的对称性，提高两侧鼻部组织的对称性和外观，降低鼻畸形的严重程度和修复手术难度，减少术后瘢痕。一项研究（Liou et al.，2004）显示，单侧完全性唇腭裂患者在唇裂修复术前行矫形治疗，鼻腔对称性得到显著改善，并在唇裂修复术后进一步改善鼻部对称性。患侧鼻翼宽度缩小约 3.4 mm，鼻翼上抬约 2.7 mm。另一研究（Ezzat et al.，2007）也同样发现，经过 PNAM 治疗的单侧唇腭裂患者鼻小柱偏斜减少，鼻小柱宽度增加，患侧鼻孔高度增加，鼻梁两侧宽度得以保持，并且鼻孔高度和宽度的对称性改善。患侧鼻腔宽度平均缩小 1.7 mm。鼻撑的矫治作用使移位的鼻翼软骨复位，上抬了扁平的鼻尖，拉伸了鼻小柱患侧皮肤，最大限度地减少了唇、鼻手术的范围和瘢痕组织的形成，术后效果更稳定（Kecik et al.，2009）。然而另一方面，随着手术技术的发展和提高，外科医生仅通过手术治疗也可达到良好的鼻部对称性（图 4-12 和图 4-13）。

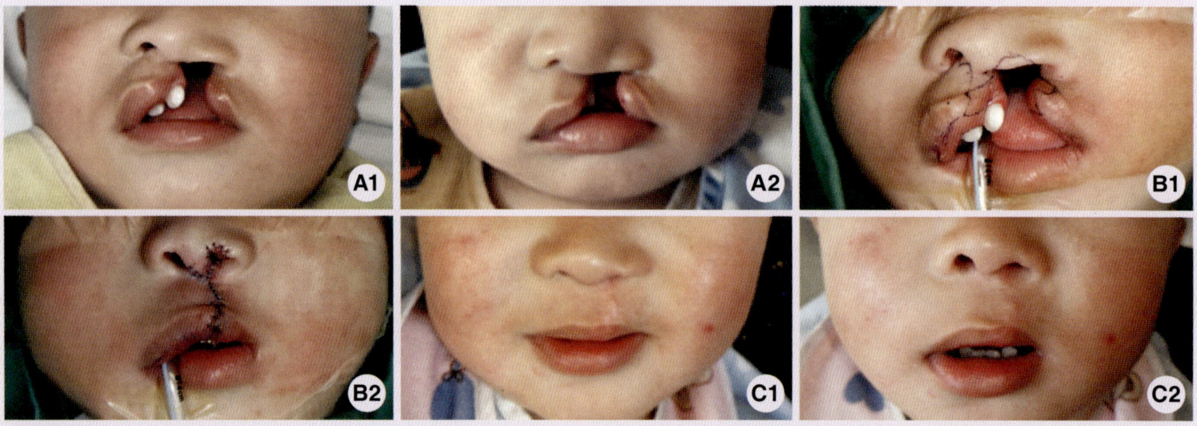

图 4-12　单侧唇腭裂修复术前、中、后面相（朱洪平教授提供）

A1 和 A2. 唇裂修复术前面相；B1 和 B2. 唇裂修复术中面相及唇裂修复术后即刻面相；C1 和 C2. 唇裂修复术后面相。

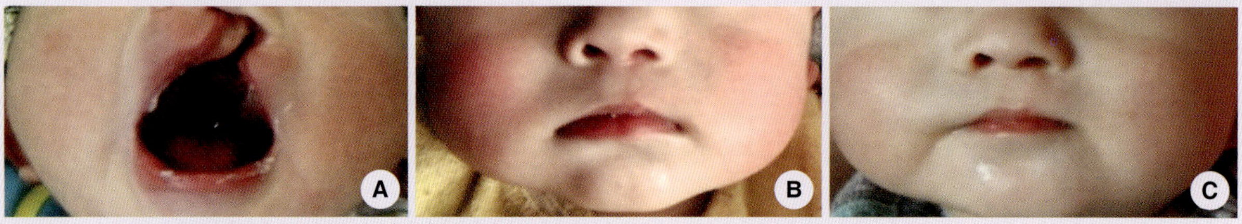

图 4-13　单侧唇腭裂修复术前和术后面相（朱洪平教授提供）

A. 术前面相；B. 术后 1 个月面相；C. 术后 3 个月面相。

对于PNAM在鼻部的短期疗效，大部分研究均获得满意的结果，但有关鼻部矫治的长期疗效缺乏统一的认识。部分研究（Maull et al.，1999）认为PNAM治疗增加的鼻部对称性可长期维持到幼儿期（5～6岁）。在婴儿期行PNAM矫治的患者，鼻小柱明显延长，在长达6年的随访中使用鼻模可预防鼻畸形加重，保持较好的鼻孔对称性，未出现鼻翼软骨扭曲（Bennun et al.，1999）。然而另一研究（Liou et al.，2004）对单侧完全性唇腭裂患者随访3年发现，鼻部不对称在唇裂修复术后第一年明显复发，而术后第二、三年鼻部形态保持稳定的状态，复发不再继续，推测复发由裂隙侧与非裂隙侧生长差异所致。与非PNAM矫治患者比较，PNAM矫治患者主要表现为鼻部垂直方向上的改变。为了减少复发和补偿生长差异，建议行PNAM治疗时尽可能缩小牙槽突裂隙，手术需矫正鼻部垂直向尺寸，并使用鼻模维持手术结果。另一研究（Pai et al.， 2005）也有类似发现。该研究对新生儿行PNAM治疗，并在第一次就诊（T1）、唇裂修复术前（T2）、唇裂修复术后1个月（T3）和1岁（T4）时测量患侧和健侧鼻孔宽度、高度及鼻小柱-鼻底角等。结果显示，T1至T4的患侧与健侧鼻孔宽度比分别为1.7、1.2、1.0和1.2，T1至T4的患侧与健侧鼻孔高度比分别为0.5、0.8、1.0和0.9，T1至T4鼻小柱-鼻底角分别为53.3°、69.9°、91.2°和86.9°。该结果表明，PNAM矫治及唇裂修复术后婴儿的鼻部宽度、鼻部高度和鼻小柱的对称性得到改善，但1岁时鼻孔宽度（10%）、高度（20%）和鼻小柱-鼻底角（4.7%）均显示存在复发。尽管PNAM矫治可提高患者鼻部的对称性，但维持的时间不长，通常会在术后1年内出现10%～20%的复发，可能与局部瘢痕、鼻翼软骨的弹性、患侧和健侧生长方式不同等有关。

（二）对上颌牙弓的影响

一般情况下，完全性唇腭裂患者出生后会存在较明显的颌骨骨段移位。单侧完全性唇腭裂患者表现出患侧骨段向内、向后移位，健侧骨段前突并向外旋转。双侧完全性唇腭裂患者表现出前颌骨前突上翘，与两侧的上颌骨侧段分离，双侧上颌骨段向中线处旋转并塌陷。前唇及前颌骨的前突增加了唇裂修复手术的难度及手术区的张力，易出现瘢痕及复裂风险。唇裂修复术前适当后移前唇及前颌骨有利于唇裂修复后的效果。婴儿期术前矫形治疗能使患者前突旋转的前颌骨后退并居中，牙槽突与腭部裂隙缩小，牙槽突骨段排齐，裂隙两侧牙槽突的生长方向发生改变。对单侧唇腭裂患者术前矫形治疗效果和生长进行三维评估和定量分析显示（Baek et al.，2006），术前矫形治疗过程中，牙槽骨的塑形作用主要发生在前部牙槽骨段，健侧骨段向内旋转而患侧骨段保持相对稳定。多项研究（Grayson et al.，1999； Ezzat et al.，2007； Aminpour et al.，2008； Kecik et al.，2009）证实，单侧完全性唇腭裂患者经术前矫形治疗后牙槽突裂隙明显缩小，重塑裂隙两侧牙槽骨段位置，复位上颌牙槽突及周围软组织。前突、外旋的健侧骨段向内、向后移动，对应的患侧骨段则向前、向外移动，同时允许上颌后段牙弓宽度增加，牙弓长度及牙弓周长显著变化。同样，由于手术技术的提高，部分外科医生对未行矫形治疗的唇腭裂患者直接进行手术也可获得满意的修复效果（图4-14），但复杂的、严重的鼻唇畸形经过矫形治疗，甚至只是简单地使用弹力胶带，也能明显降低手术难度（图4-15）。

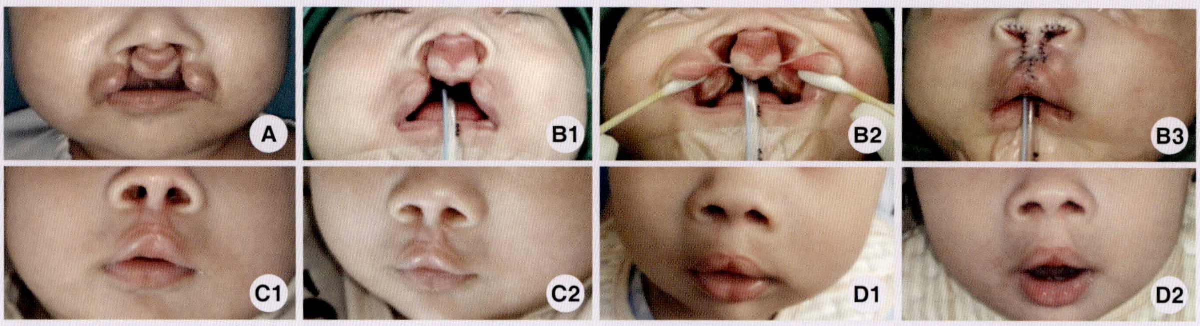

图 4-14 双侧唇腭裂修复术前、术中和术后面相（朱洪平教授提供）

A. 唇裂修复术前面相；B1 至 B3. 唇裂修复术前、术中和术后即刻面相；C1 和 C2. 唇裂修复术后 3 个月面相；D1 和 D2. 唇裂修复术后半年面相。

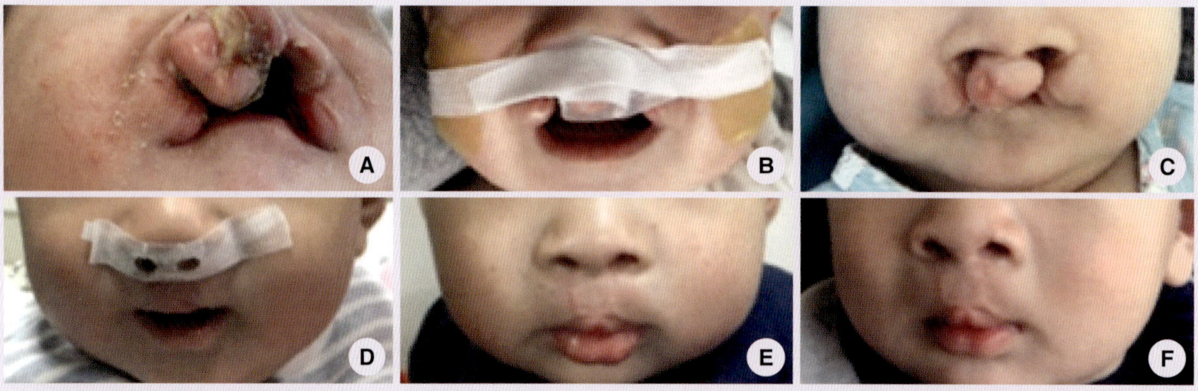

图 4-15 双侧唇腭裂使用胶带矫形治疗前、中、后面相及唇裂修复术后面相（朱洪平教授提供）

A. 治疗前面相；B. 使用胶带矫形前颌骨；C. 使用胶带矫形 1 个月后面相；D. 唇裂修复术后 1 个月面相；E. 唇裂修复术后 3 个月面相；F. 唇裂修复术后 1 年面相。

婴儿期术前矫形治疗对牙槽骨的塑形在短期内有效，然而长期的研究却发现术前矫形并不能避免牙弓远期的塌陷。荷兰一项包括 3 个中心（拉德布大学奈梅根医学中心、阿姆斯特丹牙科研究中心和鹿特丹大学医学中心）的研究（Prahl et al.，2006）对经过和未经过婴儿期矫形治疗患儿的近远期疗效（包括面部形态、牙弓形态、语音发育等）做了较全面系统的研究，得出的结论对唇腭裂婴儿期矫形治疗具有重要的参考意义。该研究对唇腭裂患儿在出生后不久进行评估，术前矫治组和对照组牙弓形态相似，上颌骨段没有重叠或接触。在 15 周龄（唇裂修复前）、24 周龄（唇裂修复后 6 周）、48 周龄（软腭闭合前 4 周）、58 周龄（软腭手术后约 6 周）和 78 周龄（软腭闭合后半年）进行后续评价发现，两组牙槽骨段塌陷的发生率和严重程度均增加，且两组间没有显著性差异。在 78 周龄模型测量时，所有的牙弓线性和角度测量项目中，两组间唯一具有显著性差异的是前部牙弓长度的变化。与对照组相比，婴儿期术前矫治组前部牙弓长度增加更多。而裂隙宽度的指标（牙槽裂宽度、腭中部裂隙宽度、上颌结节水平的后部裂隙宽度）、牙弓线性测量项目（前部牙弓宽度、上颌结节宽度、牙弓总长度、牙弓周长、牙槽裂边缘长度）和角度测量项目（健侧骨段在横向平面上的角度、患侧骨段在横向平面上的角度、健侧骨段的垂直坡度、患侧骨段的垂直坡度）在两组间均无显著性差异。该多中心的另一随访研究（Bongaarts et al.，2006）对4岁和6岁时的模型进行测量，得出了同样的结论。与对照组相比，4岁时术前矫治组的牙弓总长度和健侧骨段在横向平面上角度的增加有统计学意义，而在6岁时，两组之间所有测量项目均没有显著性差异。

（三）对上颌发育及咬合关系的影响

唇腭裂患者上颌骨的发育相对较差，婴儿期时上颌骨段移位造成的前突和过度内收会对患者后期的上颌发育产生不利影响。主动矫治器在短时间可以大量内收前颌骨，但是给上颌远期的生长发育带来不利的影响；相比而言，被动矫治器利用轻力对移位的上颌骨段进行缓慢的矫形治疗，对颌骨发育产生的不利影响较小，甚至有研究报道婴儿期术前矫治组比对照组的面部发育更好。荷兰多中心的研究（Bongaarts et al.，2009）发现，4岁时术前矫治组上下切牙角比对照组大9°，说明经过治疗的患者前牙的牙齿更直立，6岁时矫治组与未经矫治组前牙的角度则无差异，但是矫治组的颏唇角比对照组小9°。使用视觉模拟量表（VAS）让专业人士和普通人士对患儿全脸照片和鼻唇局部照片的美观性进行评价，在4岁时术前矫治组的全脸照片比对照组的全脸照片更美观，然而到6岁时，矫治与未矫治的患者面部不存在显著的差异，仅鼻唇局部存在只有专业人士能发现的微小差异。近期的几篇对婴儿期矫形治疗的系统综述（Papadopoulos et al.，2012；Bichara et al.，2015）也发现，采用婴儿期术前矫形治疗对唇腭裂患者的颅颌面、牙列的生长发育没有影响。

婴儿期矫形治疗最初的治疗愿望是通过早期治疗恢复患者正常的颌弓形态，以期患者牙齿萌出后牙𬌗畸形程度显著减小。加之20世纪50年代开始的婴儿期牙槽突裂植骨的开展，人们希望婴儿期矫形治疗能够对牙弓的塌陷起到一定的预防作用。但是，一期植骨由于对上颌发育产生不良影响而逐渐被摒弃，矫形治疗后牙弓断端不能连成整体，仍有可能在瘢痕及不平衡肌力的作用下逐渐出现牙弓塌陷及明显的错𬌗。婴儿期术前矫形治疗在世界范围内开展几十年后，人们逐渐发现，接受矫形治疗与未经治疗的唇腭裂患者在生长发育基本完成后，颌间关系和错𬌗畸形情况并不存在显著性差异。荷兰多中心研究（Bongaarts et al.，2004）在患儿4岁时和6岁时评估术前矫治组和对照组的咬合情况，牙弓矢状方向关系（第二乳磨牙关系和乳尖牙关系）、牙弓横向关系、覆𬌗、覆盖等在两组间无显著性差异。另一项研究（Noveraaz et al.，2015）评估了9岁和12岁年龄段患儿的混合牙列咬合情况，发现术前矫治组和对照组的横向咬合关系无显著性差异。近期的系统综述得出的结论也认为婴儿期的矫形治疗并不能改善患儿远期的咬合状况。

（四）对语音的影响

腭咽闭合障碍使唇腭裂患儿发音扭曲、鼻音化。婴儿期矫形治疗中佩戴腭板，可以使患儿舌体位置下降，阻止了舌体的异常运动，减少腭化构音的出现，从而促进腭裂患儿正常的语音发育。一般情况下，佩戴矫治腭板的患儿表现出正常的语音发育，而未经矫形治疗的患儿则常表现出代偿性发音。欧洲多中心研究对唇腭裂患儿的语音发育进行了长期随访，并对不同年龄段患儿的语音发育进行了评价，为唇腭裂治疗提供了重要的参考（Konst et al.，1999；Konst et al.，2003）。他们的研究从1岁开始每隔6个月对语音发育的不同方面进行评估，一直持续到3岁，并在6岁时再次对语音发育进行评估。在咿呀学语阶段（12～18月龄），学者对话语分类、发音特征、发音运动、语音识别等方面进行评估。研究发现，在12月龄时，进行术前矫治的患儿发音得到改善，然而在18月龄时，两组的发音都趋向于正常，两组间的语音评估结果没有显著性差异。在随后的语音发育评估中（2～3岁），术前矫治组表现出更正常的语音发育，其语音可理解性得分显著高于对照组患儿。在3岁时，术前矫治组比未接受治疗的患儿发出更多的初始辅音，而在其他发音方面没有显著性差异。另外，两组患儿平均话语长度和平均最长话语长度没有差异，但在2.5岁和3岁时，治疗组的患儿在语言表达能力方面表现更好。然而在6岁时再次对语音进行评估发现，两组之间表达语言的差异不再显著。所以，从唇腭裂患儿语音发育的角度看，婴儿期矫形治疗对儿童早期的语音发育有一定的帮助，但是治疗的优势随着发育逐渐消失。

（五）其他影响

婴儿期术前矫形治疗可以缩小牙槽突裂隙及唇部裂隙宽度，显著减小唇裂修复术时组织的张力，保证在最小张力的情况下缝合局部组织，降低手术难度，从而减少瘢痕的形成。同时，术前佩戴矫治腭板也能有效地改善患儿喂养。但也有研究评估患儿在出生后以及3、6、15、24周龄时的喂养记录，观察到两组之间在每次喂养时间、每次喂养量和喂养速度方面没有显著性差异，异常吞咽行为的数量也没有显著性差异。

总之，综合评价婴儿期矫形治疗的疗效，并非所有患儿均需要进行该治疗。由于治疗在患儿发育早期能够减少颌骨移位，降低手术难度，并为一些治疗创造条件，对于颌骨严重移位或者鼻部软骨畸形严重者应该考虑采用，以减少术后软组织瘢痕，部分改善患儿的鼻部畸形，提高唇腭裂治疗疗效。对于婴儿期的矫形治疗，仍需进行更加完善的设计和探索，以减少唇腭裂继发畸形，提高总体疗效。

（黄一平　李巍然　朱洪平）

参考文献及推荐阅读

Aminpour S, et al., 2008. Recent advances in presurgical molding in cleft lip and palate. Curt Opin Otolaryngol Head Neck Surg, 16(4):339-346.

Baek SH, et al., 2006. Difference in alveolar molding effect and growth in the cleft segments: 3-dimensional analysis of unilateral cleft lip and palate patients. Oral Surg Oral Med Oral Pathol Oral Radiol Endod, 102(2):160-168.

Bennun RD, et al., 1999. Nonsurgical correction of nasal deformity in unilateral complete cleft lip: a 6-year follow-up. Plast Reconstr Surg, 104(3):616-630.

Bichara LM, et al., 2015. Impact of primary palatoplasty on the maxillomandibular sagittal relationship in patients with unilateral cleft lip and palate: a systematic review and meta-analysis. Int J Oral Maxillofac Surg, 44: 50-56.

Bongaarts CA, et al., 2004. The effect of infant orthopedics on the occlusion of the deciduous dentition in children with complete unilateral cleft lip and palate (Dutchcleft). Cleft Palate Craniofac J, 41: 633-641.

Bongaarts CA, et al., 2006. Infant orthopedics has no effect on maxillary arch dimensions in the deciduous dentition of children with complete unilateral cleft lip and palate (Dutchcleft). Cleft Palate Craniofac J, 43: 665-672.

Bongaarts CA, et al., 2009. Infant orthopedics and facial growth in complete unilateral cleft lip and palate until six years of age (Dutchcleft). Cleft Palate Craniofac J, 46: 654-663.

Ezzat CF, et al., 2007. Presurgical nasoalveolar molding therapy for the treatment of unilateral cleft lip and palate:a preliminary study. Cleft Palate Craniofac J, 44(1): 8-12.

Grayson BH, et al., 1999. Presurgical nasoalveolar molding in infants with cleft lip and palate. Cleft Palate Craniofac J, 36(6):486-498.

Kecik D, et al., 2009. Effects of nasoalveolar molding therapy on nasal and alveolar morphology in unilateral cleft lip and palate. J Craniofac Surg, 20(6):2075-2080.

Konst EM, et al., 1999. Prelexical development of unilateral cleft lip and palate babies with reference to presurgical infant orthopaedics: a randomized prospective clinical trial. Clin Linguist Phon, 13: 395-407.

Konst EM, et al., 2003 Language skills of young children with unilateral cleft lip and palate following infant orthopedics: a randomized clinical trial. Cleft Palate Craniofac J, 40: 356-362.

Liou EJ, et al., 2004. The progressive changes of nasal symmetry and growth after nasoalveolar molding: a three-year follow-up study. Plast Reconstr Surg, 114(4):858-864.

Maull DJ, et al., 1999. Long-term effects of nasoalveolar molding on three-dimensional nasal shape in unilateral clefts. Cleft Palate Craniofac J, 36(5):391-397.

Noveraaz RLM, et al. , 2015. Transverse dental arch relationship at 9 and 12 years in children with unilateral cleft lip and palate treated with infant orthopedics: a randomized clinical trial (Dutchcleft). Clin Oral Invest, 19: 2255-2265.

Pai BC, et al., 2005. Symmetry of the nose after presurgical nasoalveolar molding in infants with unilateral cleft lip and palate: a preliminary study. Cleft Palate Craniofac J, 42(6):658-663.

Papadopoulos MA, et al.,2012. Effectiveness of pre-surgical infant orthopedic treatment for cleft lip and palate patients: a systematic review and meta-analysis. Orthod Craniofac Res, 15:207-236.

Prahl C, et al., 2006. Infant orthopedics and facial appearance: a randomized clinical trial (Dutchcleft). Cleft Palate Craniofac J, 43: 659-664.

第五章

唇腭裂患者乳牙期及替牙期错殆畸形的矫治

第一节 唇腭裂患者错殆畸形早期矫治的原则

唇腭裂患者由于受到先天畸形、组织缺损、手术创伤、瘢痕挛缩等多种因素作用，殆颌面发育常受到影响而产生错殆畸形，且这些畸形常随着患者的生长发育不断加重，影响患儿的颜面美观、口颌系统功能及心理健康。

一、乳牙期常见错殆畸形

乳牙期是牙列发育早期阶段，对唇腭裂患者而言，此期的治疗目标多集中于恢复正常的语音功能。乳牙期时唇腭裂患者一般均经历了唇及腭裂的修复手术，手术产生的影响逐渐开始表现。一般情况下乳牙期的错殆畸形表现不严重，但是对于唇裂或腭裂修复手术不理想的患者，如唇裂修复过紧或腭裂手术创伤较大的患者，也可能表现出明显的上颌发育不足（Kernahan et al., 1990）。

唇腭裂患者在学龄前最基本的正畸问题是上颌发育受限。多数情况下，患儿的上颌牙弓并不像非裂儿童一样具有光滑的圆弧形状。由于一期牙槽突裂植骨被众多唇腭裂中心摒弃，即使是在婴儿期进行过矫形治疗的患者，上颌牙弓的塌陷与缩窄也是不可避免的。由于裂隙的存在及瘢痕挛缩和唇颊肌的作用，牙弓在裂隙侧受干扰，通常表现为一个或两个上颌骨段向近中移位。单侧唇腭裂患者，颌骨或牙弓健侧段的突度似乎正常，但患侧段常显得平直且向内塌陷。由于上颌骨患侧段带着与其相连的牙槽突及正在发育的牙齿向近中移动至健侧段的后方，影响了牙弓的形态，常造成单侧或双侧后牙反殆。反殆的产生既可能因为骨骼异常，也可能由于牙齿错位。而双侧唇腭裂患者，一般情况下前颌骨突度尚可，两个牙弓侧段近中常向内塌陷。

乳牙期解决牙槽骨锁结需要有健康的乳牙存在，所以对患儿牙齿的保健和及时治疗需要儿童口腔科医生的配合。同时，乳牙期患儿存在明显的语音问题时，与语音病理学家密切配合也是必不可少的。

（一）乳牙期常见错殆表现

唇腭裂患者乳牙期最常见的错殆表现：

- 前牙反殆。
- 后牙反殆。

（二）乳牙期正畸治疗的优点

- 扩弓治疗见效快。唇腭裂患者经常出现上颌牙弓缩窄，需要扩弓治疗。乳牙期时，由于患者年龄较小，骨缝的反应好，扩弓见效较快。
- 改进恒牙排列。乳牙期错殆的矫治可以引导恒牙从正常位置上萌出。
- 解除前部牙槽区锁结。乳牙期的扩弓治疗可以解除两个颌骨段的锁结，促进牙槽骨及颌骨的发育。
- 增进语音发育。唇腭裂患儿由于牙弓缩窄及前部牙齿错位，影响语音发育。乳牙期错殆的矫正可促进患儿语音发育。
- 获得正常的舌姿势和鼻呼吸。唇腭裂患者由于多种原因所致的腭盖低平及上颌挛缩，常存在舌位置过低而影响语音发育；同时，上颌骨发育异常和扁桃体增生常常导致口呼吸。上颌牙弓的扩展为患儿获得正常的舌姿势和鼻呼吸创造了条件。

对于唇腭裂患者乳牙期的错殆畸形，部分学者认为一般的错殆可以不予矫治，因为早期治疗并没有减少后续对正畸治疗的需要，在以后的牙龄期内仍需正畸治疗，并且延长了患儿总体正畸治疗的时间。但是，总的来讲，大多数有下颌功能性移位的唇腭裂患者必须进行治疗。

二、替牙期常见错殆畸形

替牙期是殆颌面发育的关键时期，牙齿替换、颌骨三维方向的生长在本阶段完成或大部分完成，许多错殆问题在这一阶段产生并加重。去除影响生长发育的不利因素，调动患者颌骨正常的发育潜力使其继续生长十分重要。关于唇腭裂患者替牙期的正畸治疗，目前国际上已取得一致的观点，均认为在此牙龄期需要正畸治疗。必须强调，乳牙期、替牙期进行过正畸治疗并不意味着此后不再需要治疗。早期治疗可以减轻畸形的严重程度，改善患者的颌面发育，增强患者口颌系统的功能，改善患者心理状况，降低恒牙期治疗的难度，但大部分患者在恒牙期均需进行综合的正畸治疗（图 5-1 至图 5-6），正畸医生应认清唇腭裂患者治疗的长期性。唇腭裂尤其是腭裂附近的牙齿常出现严重的扭转及钙化不良，患者存在上颌牙弓狭窄及前牙反殆等，都会影响殆颌面的进一步生长发育和一些口颌系统功能的正常行使。因此，替牙期错殆的矫正是必要的，这些畸形一出现就应该开始矫正。而对于一些对患者殆颌面生长发育或口颌系统功能无明显影响的错殆，如牙列拥挤、不齐等可以暂不进行治疗，待进入恒牙期后综合设计完成治疗。

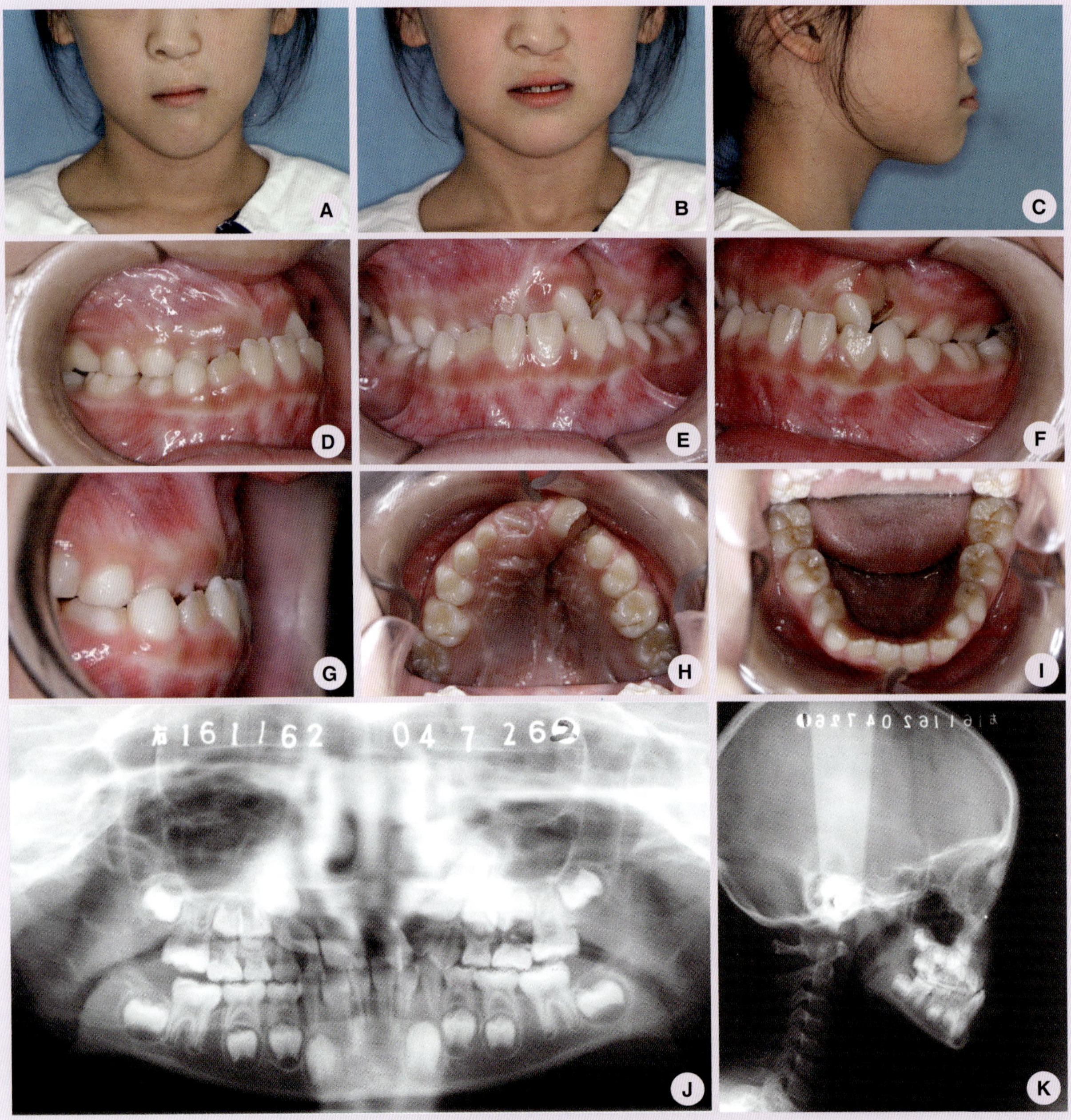

图 5-1 治疗前面相、𬌗相（A-I）及 X 线片（J,K）

A 至 I. 治疗前面相和𬌗相（A-I），颏部略左偏，面中部略凹陷，磨牙近中关系，前牙反𬌗，反覆𬌗Ⅲ度，左侧后牙反𬌗。

J. 治疗前曲面体层片，替牙𬌗初期，16、26、36、46 及 11、21 已萌出，其余恒牙胚发育中。

K. 治疗前头颅侧位片，前牙反𬌗，Ⅲ类骨型，下颌平面角为均角。

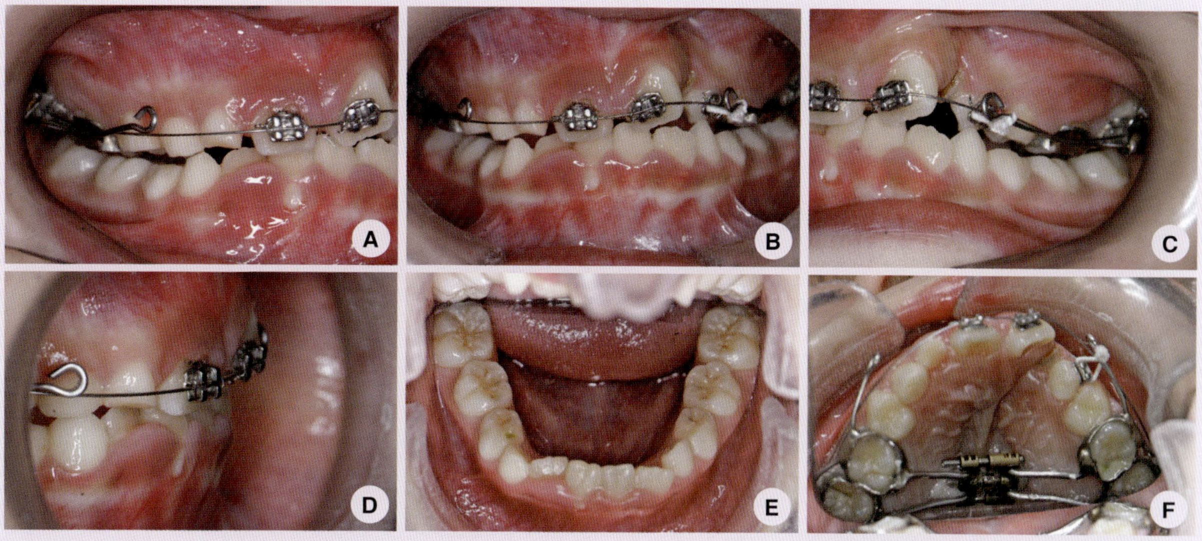

图 5-2 上颌前方牵引治疗中𬌗相，配合粘着 11、21 托槽，消除𬌗干扰

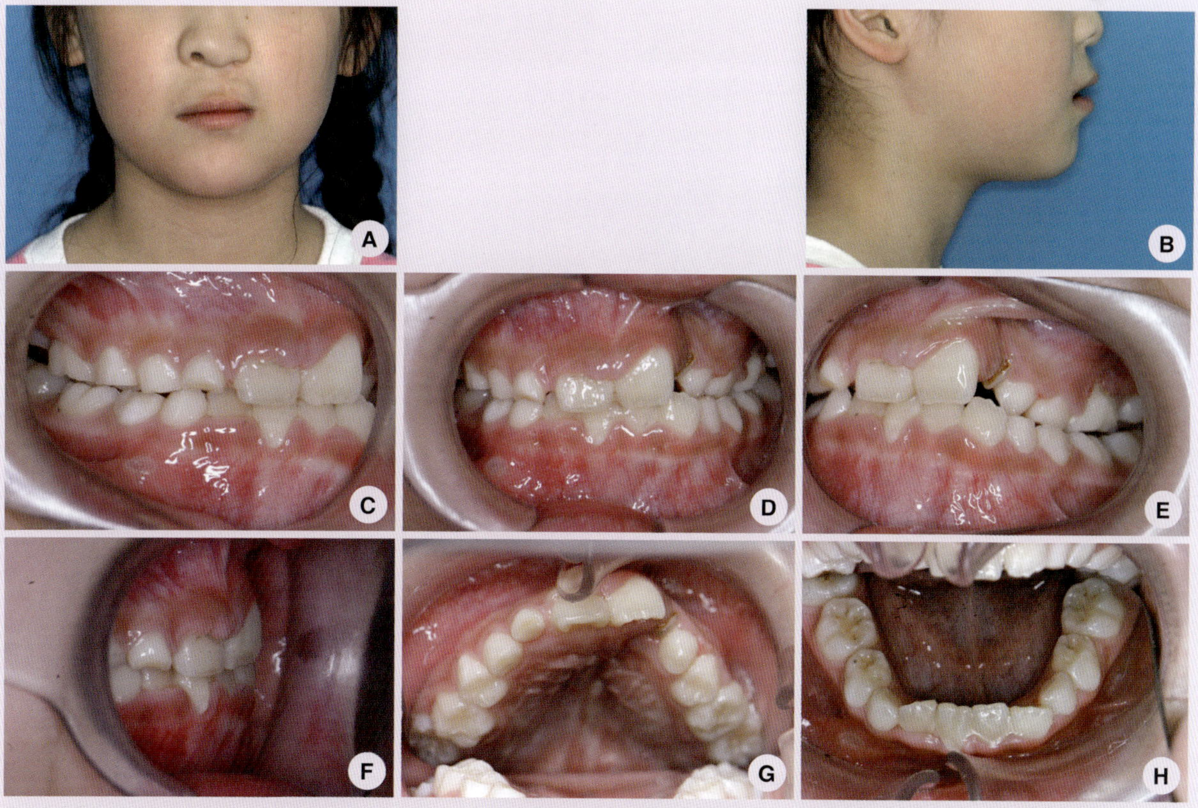

图 5-3 前方牵引治疗后面相、𬌗相及 X 线片

A 至 B. 前方牵引治疗后面中部凹陷改善，前牙覆𬌗、覆盖正常，I 类骨型。

C 至 H. 上下牙弓宽度基本协调，覆𬌗、覆盖正常，23 尚未萌出。

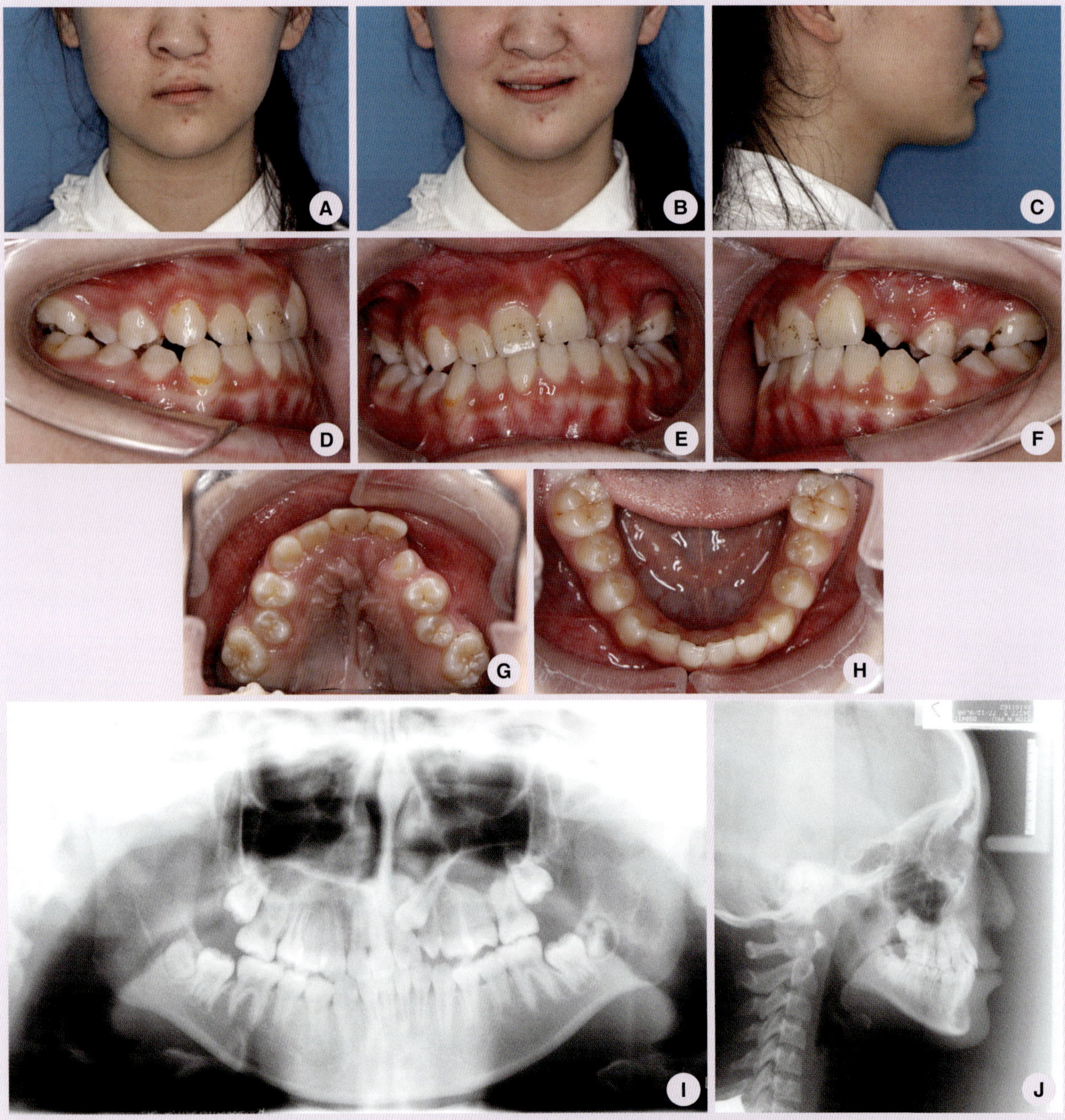

图 5-4　前方牵引治疗后 5 年，恒牙替换基本完成，进入恒牙初期

A 至 C. 前方牵引治疗后 5 年，面下部略不对称，左侧口角较高，侧貌鼻旁区略凹陷。
D 至 G. 前方牵引治疗后 5 年，牙齿替换基本完成，23 未萌出，前牙浅覆𬌗、覆盖，左侧后牙反𬌗。
I. 曲面体层片显示 13、17、27、37、47 尚未萌出。J. 头颅侧位片显示生长发育高峰期结束。

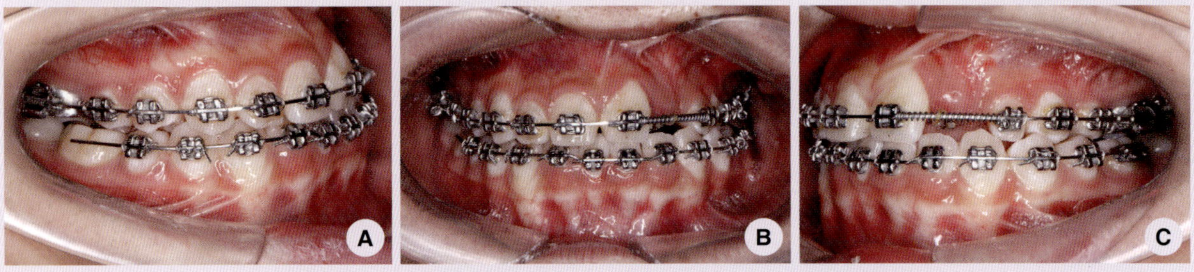

图 5-5　开始正畸-正颌联合治疗，解决前后牙反𬌗及不对称问题

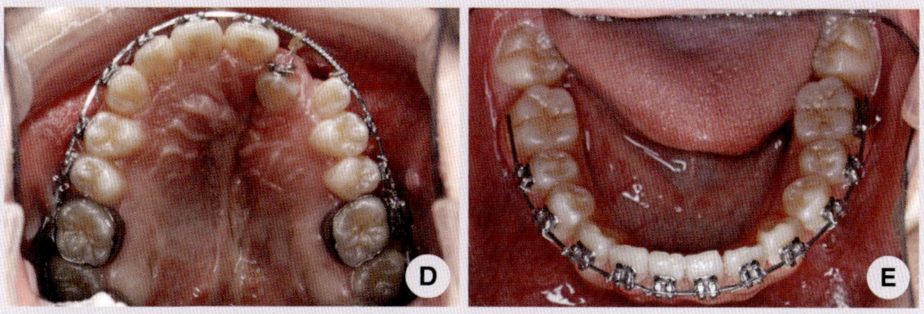

图 5-5 开始正畸-正颌联合治疗，解决前后牙反𬌗及不对称问题（续）

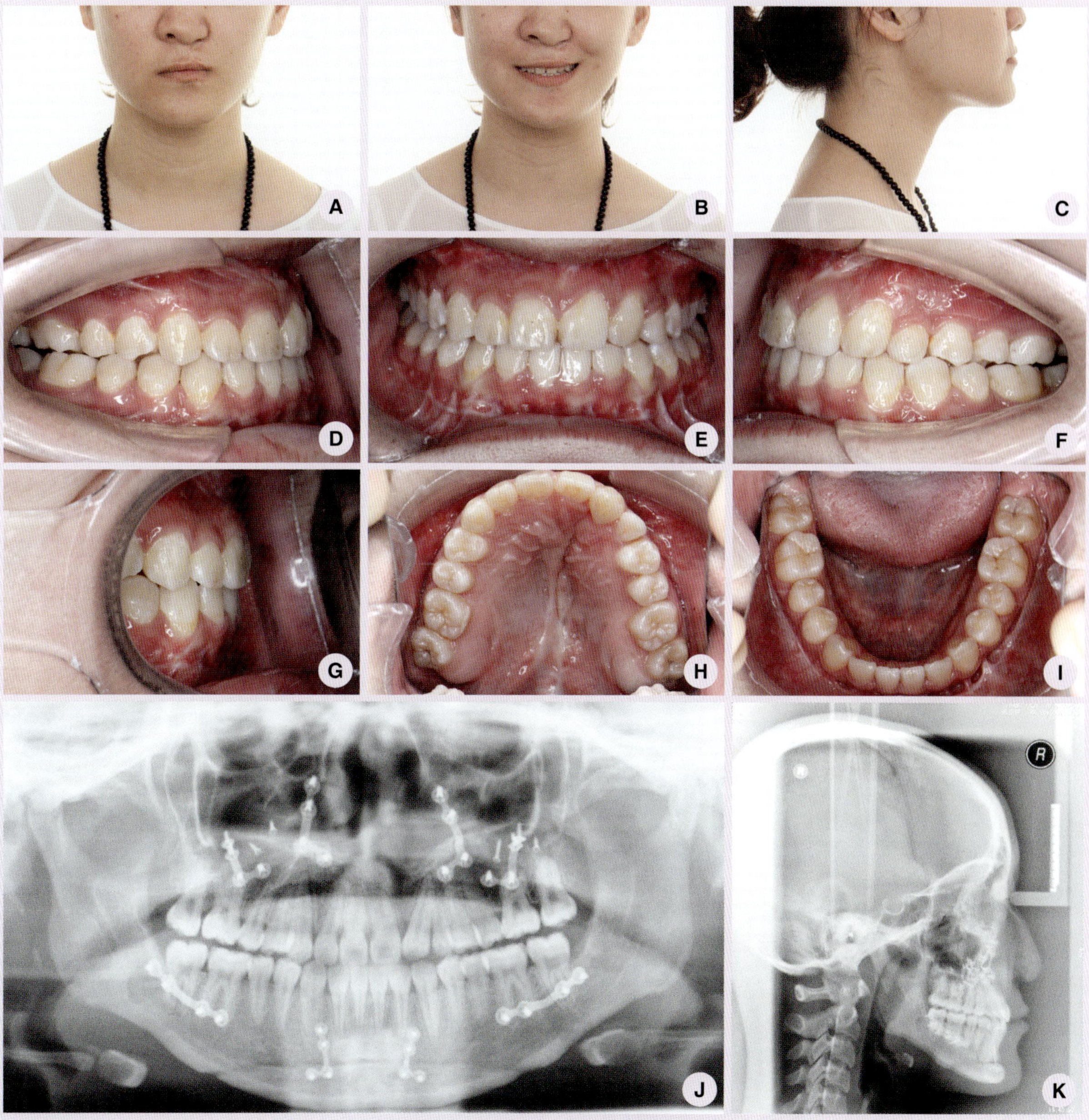

图 5-6 治疗后面相、𬌗相（A-I）及 X 线片（J,K）

A 至 C. 正畸治疗后，面部基本对称，唇间关系及唇齿关系基本正常，侧貌直面型。D 至 I. 正畸治疗后牙列整齐，咬合关系良好，中线一致，覆𬌗、覆盖正常。J. 正畸治疗后牙齿排列整齐，23、22 异位，23 根略远中。K. 正畸治疗后前牙覆𬌗、覆盖正常，颌间关系 I 类，下颌平面角正常。

（一）替牙期常见错骀表现

替牙期时，唇腭裂患者的错骀畸形明显加重，许多颌骨异常及替牙产生的问题逐渐表现出来。在替牙期时，唇腭裂患者常见的错骀表现如下：

- 上颌矢状方向发育不足，前牙反骀。
- 上颌宽度发育不足，后牙反骀。
- 前牙排列不齐，切牙扭转。
- 侧切牙先天缺失、畸形。
- 尖牙阻生、迟萌。
- 乳牙早失，牙列间隙丧失。
- 上牙列中线偏向裂隙侧。

（二）替牙期正畸治疗的适应证

替牙期是儿童生长发育及牙齿替换的活跃时期。在该阶段一般不能将患者存在的问题一并解决，正畸治疗主要以影响发育及功能的错骀为主。

- 前牙反骀。
- 上颌发育不足。
- 上颌牙弓狭窄，后牙反骀。
- 牙槽突裂植骨前正畸。
- 乳牙早失与间隙管理。

三、早期矫治的原则

儿童生长发育过程中，骀颌面的生长与发育易受到外界环境的影响而出现错骀问题。早期矫治可以去除一些影响骀颌面生长发育的不利因素，引导其向正确的方向发育，及早恢复口颌系统正常的功能，也有助于口颌系统的正常发育。儿童期是心理发育的重要时期，对明显的错骀畸形给予及时矫治在减轻患者颜面畸形的同时，也有助于患者心理的正常发育。

（一）积极治疗影响骀颌面发育的畸形

一些错骀畸形如前牙反骀及闭锁骀的存在，会对患者的上颌或下颌生长发育产生限制，造成颌骨发育不足加重。及时发现这些畸形并进行治疗能够解除反骀或闭锁骀对颌骨的限制，调动颌骨发育潜力并改善面型。另外，唇腭裂手术后一些患者易出现气道问题，加之可能存在腺样体及扁桃体肥大，患者易出现打鼾或阻塞性睡眠呼吸暂停低通气综合征（obstructive sleep apnea hypopnea syndrome, OSAHS）症状。需要关注此类情况，必要时需进行腺样体及扁桃体的评价或手术处理，避免气道问题影响患者面部的发育。

（二）评价影响口颌系统功能的畸形

前牙反骀、深覆骀、个别牙错位（反骀、早接触等）、锁骀等可能影响下颌运动及正中骀位的咬合功能，而口颌系统正常功能的发挥对骀颌面的正常发育至关重要。对于影响功能的错骀需要进行评价与设计，选择适当的时机进行矫治，恢复口颌系统功能，引导骀颌面正常发育。

（三）治疗严重影响颜面美观的畸形

儿童阶段是心理发育的重要时期。唇腭裂患者由于唇部瘢痕、鼻翼塌陷、鼻孔对称性不佳、颌骨发育严重不调，常致明显的颜面畸形，加之腭裂语音的存在，常对患者的心理发育产生不良影响，患者会表现出内向及自卑，及时解决这些影响患者颜面美观的问题非常必要。参与唇腭裂治疗的医生需要密切合作，为患者制定出合理的治疗方案，避免患者经历过多非必要的手术或治疗。例如，唇的二次手术与前牙反𬌗、牙槽突裂植骨与鼻的二次修复的治疗顺序会对治疗结果产生重要影响。多学科的合作与配合能够提高唇腭裂治疗水平。

（四）矫治应选择恰当的时机

许多疾病的治疗都存在治疗时机的问题，合适的治疗时机可以提高疗效，减少治疗费用，避免不必要的治疗。一般的牙列拥挤问题可以等到恒牙替换完成以后再解决，但是乳牙早失所致的间隙丧失却需要在早期进行分析并给予合理的治疗。前牙反𬌗可以在乳牙建𬌗后的 3 岁左右进行治疗，上颌发育不足可以在替牙阶段的 7 ~ 10 岁进行治疗。下颌前突的患者在替牙期无有效的治疗，一般需要正颌外科手术治疗，常需等待至生长发育高峰期后。对于上颌宽度发育不足、上颌狭窄的患者，上颌扩弓治疗在替牙中晚期进行较好，扩弓获得的间隙能够很好地应用于解决牙列间隙不足的问题。当然，扩弓治疗后需要考虑保持的问题。

（五）治疗时间不宜过长

由于乳牙期和替牙期是唇腭裂患者𬌗颌面发育的重要阶段，在这一阶段及时解除一些错𬌗畸形的限制，有利于患者𬌗颌面的正常发育。但是正畸医生也应注意，由于该阶段𬌗颌面的变化较快、牙齿替换等问题，此期不宜进行过于复杂的治疗，重点解决主要矛盾如影响发育及功能的重要错𬌗，矫治最好在短期结束。对于一些涉及牙齿排列、咬合调整的问题，需留待恒牙阶段进行综合治疗调整。

（六）应用的矫治器尽量简单

早期矫治时，患者均处于年龄较小的阶段，颌面部生长发育活跃。同时，患者的依从性及各方面的能力尚处于发展中。应选择相对简单的矫治器，不应影响或限制患者颌骨及颌面的发育。

另外，由于患者年龄较小，此期应用固定矫治器应慎重。应注意口腔卫生的强化宣教及每次复诊时的口腔卫生检查，必要时牙面涂氟以防止患者在正畸治疗中牙齿脱矿。

第二节　唇腭裂患者错𬌗畸形的早期矫治

许多唇腭裂的研究表明，唇腭裂各种修复手术对唇腭裂患者的颌骨发育造成不利影响，不同手术时间、不同术式以及不同术者都会对患者发育产生影响。外科医生长期以来不断探索唇腭裂修复手术的术式改进，一些唇腭裂中心对术者有严格的控制，旨在提高手术疗效，减少手术创伤对患者颌骨发育的不良影响。唇腭裂先天畸形对颌骨发育的影响通常并不严重，但是手术修复后颌骨发育会受到不同程度的限制，每个唇腭裂中心即使控制良好，术者手术技能高超，也会有一定比例的患者出现上颌发育不足。唇腭裂患者表现出的上颌发育不足所致的错𬌗畸形一般有前牙反𬌗、上颌牙弓狭窄及后牙反𬌗，以及牙列拥挤。

一、上颌矢状方向发育不足及前牙反䶬的治疗

唇腭裂患者由于上颌骨发育受限及唇裂修复后唇肌作用下的上切牙舌倾等原因，常出现前牙反䶬。

（一）乳牙期前牙反䶬的治疗

乳牙期前牙反䶬的治疗主要采用活动矫治器。对于乳牙期上颌发育明显不足的患者，也可以采用上颌前方牵引治疗。

对于乳前牙的功能性反䶬，可以应用下颌联冠式斜面导板，通过改变下颌位置及上下前牙关系，解除前牙的反䶬。联冠式斜面导板戴用后，患者后牙不能咬合，进食存在一定困难，戴用时间不应超过 8 周。患者需要每周就诊，不断调磨导板斜面至后牙建䶬。

由于上唇异常肌力的作用，唇腭裂患者的上颌前牙可能过于直立或舌倾。对于这类患者，可以应用䶬垫矫治器加前牙舌簧，通过唇向移动上切牙来解除前牙反䶬。䶬垫戴用期间待前牙反䶬解除后，分次磨减䶬垫使后牙尽快建䶬。

上颌发育明显不足的患者可以采用上颌前方牵引治疗。但是，由于乳牙期乳牙形态及萌出高度的问题，前方牵引治疗矫治器的口内部分常采用环抱式基托固位或采用粘着式基托矫治器，增加了固位的难度及去除时的难度。也可以根据患者的发育情况评价，考虑待第一恒磨牙萌出后再行牵引治疗。

（二）替牙期前牙反䶬的治疗

由于唇肌瘢痕及腭裂修复的影响，唇腭裂患者替牙后上颌前牙常较直立甚至舌向倾斜，前颌骨后缩，易导致前牙对刃或反䶬。对于因上颌前牙过于直立而导致的前牙反䶬，在替牙期阶段应该及早进行矫治，及时去除不良的影响，促进颌骨的正常发育。可以采用诸如䶬垫舌簧、2 × 4 矫治器等进行矫治。

1. 䶬垫舌簧矫治器

上颌骨发育正常、不存在骨性Ⅲ类错䶬的唇腭裂患者，可采用䶬垫舌簧矫治器使上前牙唇倾，解除前牙反䶬。上颌䶬垫舌簧矫治器适用于反覆䶬浅、上颌前牙牙轴较直立、反覆盖较小的患者，而不适用于前牙反覆䶬较深的患者。䶬垫的使用有压低后牙、升高前牙从而加深前牙覆䶬的风险，前牙反䶬解除后，后牙建䶬有一定的困难。戴用䶬垫舌簧矫治器的患者在前牙反䶬解除后，应尽快分次磨除䶬垫，使后牙建䶬。另外，䶬垫舌簧矫治器应用较为灵活，对于同时伴有上颌宽度发育不足的患者，也可以添加开展螺簧同时治疗。

2. 局部固定矫治器“2 × 4”

唇腭裂患者常伴上前牙直立及扭转、斜轴等，对于替牙期个别前牙反䶬、上颌骨发育正常、不存在骨性Ⅲ类错䶬的唇腭裂患者，可采用 2 × 4 固定矫治器，于上颌第一磨牙粘接颊管及上颌前牙粘接托槽，镍钛圆丝排齐后，更换为直径 0.016 英寸（约 0.04 cm）不锈钢圆丝，在第一磨牙颊管前弯制“欧米茄”曲，维持弓丝长度，唇倾上前牙。对于同时存在下前牙唇倾的患者，下颌第一磨牙、切牙亦可粘接固定矫治器，通过Ⅲ类牵引唇倾上前牙，舌倾下前牙，解除反䶬。

（三）替牙期上颌发育不足的前方牵引治疗

唇腭裂尤其是完全性唇腭裂术后患者，在替牙期常会表现出前牙反䶬和面中部凹陷。患者的上颌不仅向前发育不足，而且向后错位。如果在此阶段不进行治疗性干预，颌骨的畸形会随着生

长发育继续加重，导致恒牙期单纯用固定矫治器并不能很好地解决面中部骨骼畸形的问题。

替牙期对于上颌骨发育不足所致的前牙反殆可以应用面罩进行前方牵引，这样可以使患者上颌尖牙区牙槽突向前、向下，补偿了面部垂直向的发育不足，可以获得稳固的尖牙锁结关系。同时，前方牵引可以解除反殆，建立正常的覆殆、覆盖关系。正常前牙关系的建立增加了对上颌的功能刺激，有利于上颌的发育及颌间关系的稳定，增加了下颌的矢状方向生长及垂直向生长。对于唇腭裂患者上颌发育不足所致的前牙反殆，替牙期时上颌前方牵引是最为有效的治疗。由于替牙期骨缝反应较活跃，青春期后生长缓慢，所以应在替牙期及时应用前方牵引解除颌间关系的锁结。

对于存在牙弓缩窄合并上下颌前后向关系不调者，可以在扩弓的同时进行前方牵引，解除上颌的锁结。矫治器可以采用在第一恒磨牙及第一或第二乳磨牙上做带环的 Hyrax 矫治器作为口内固位装置，利用面罩或面弓进行前方牵引。

1. 前方牵引治疗的时机

目前对于上颌前方牵引治疗的最适年龄尚无定论， 但一般认为矫治年龄越小疗效越好，亦有学者认为过早开始治疗会延长治疗时间。对于非唇腭裂的骨性Ⅲ类错殆患者，Kim 等（1999）进行的 meta 分析显示， 前方牵引治疗年龄小于 10 岁者的疗效优于大于 10 岁者。对于唇腭裂患者，前方牵引治疗时机尚有争议。普遍观点认为，与骨性Ⅲ类错殆的非唇腭裂患者相似，替牙早期进行前方牵引治疗可以获得更有利的骨性反应。Tindlund 等（1993）认为 6 岁为唇腭裂术后前牙反殆患者矫治的最佳时机，此时骨缝反应更强，且早期解除反殆利于上颌骨的发育和颌间关系的稳定。但是，对于唇腭裂患者，除了需要考虑患者的生长潜力之外（Sun & Li，2012，2013），前方牵引的治疗时机还需同时考虑外科手术时机及需要为手术创造条件的问题，如牙槽突裂植骨术。贾海潮等（2009）认为前方牵引治疗的最适年龄为 8 ~ 10 岁，即植骨术前 1 ~ 2 年，此时第一磨牙及上下切牙已萌出，利于建立正常的覆殆、覆盖，同时前方牵引治疗可以调整间隙，为植骨术做准备。而 Yang 等（2012）和 Chen 等（2013）的三维有限元研究认为，牙槽嵴裂修复术后再行前方牵引治疗可以使牵引力分布平衡，获得更好的治疗效果。2018 年笔者团队的病例对照研究发现（Zhang et al.，2018），前方牵引治疗牙槽突裂植骨后的唇腭裂反殆患者的效果优于未植骨的患者，已完成植骨的患者上颌前移量较大，而未植骨患者下颌后旋量较大。

2. 前方牵引治疗的变化

替牙期前方牵引治疗替牙反殆可以产生有利的骨性、牙性、软组织侧貌变化。主要表现为上颌长度增加、位置前移；下颌后下旋转；上前牙唇向倾斜，下切牙舌向倾斜，覆盖增加；软组织凹面型改善。以往研究报道前方牵引治疗后，唇腭裂患者上颌 A 点前移量约为 0.8 ~ 2.34 mm，而 SNA 增加 0.65° ~ 2.25 °。不同患者的前方牵引治疗效果差异较大，原因可能在于唇腭裂类型、手术以及瘢痕组织阻力的影响。Tindlund 等（1993）以 A 点前移量作为评判前方牵引治疗效果的依据，认为前移量大于 1.5 mm 为效果良好。笔者团队在 2009 年发表的前瞻性对照研究（贾海潮 等，2009）表明，前方牵引治疗的单侧唇腭裂（unilateral cleft lip and palate，UCLP）反殆患者与未经治疗的唇腭裂反殆患者相比，出现了明显的骨性和牙性改变，如上颌骨向前生长增加，A 点前移 2.19 mm，SNA 增加 1.45 °，SNB 减小 2.18°，上下颌骨矢状方向关系改善，下颌骨向下、向后旋转，下颌平面角增加 2.78°。与对照组患者相比，上述结果皆具有统计学意义（$P<0.05$）。Ishikawa 等（2000）对 26 名 5 ~ 7 岁的唇腭裂术后反殆患者的研究显示了相似的治疗变化。在平均 26 个月的治疗时间中，最大的治疗改变发生在治疗的第一年，SNA 增加 0.98°，

SNB 减小 1.39°，A 点平均前移 1.42 mm，上颌骨前移量与治疗前的后上面高（PUFH）密切相关，PUFH 大者对前方牵引治疗的反应较 PUFH 小者佳，而不同个体之间的差异可能与唇腭裂修复术后瘢痕有关。近年来的系统综述和 meta 分析（Palikaraki et al.，2010）纳入了 5 篇对照研究。结果显示，接受前方牵引治疗的 UCLP 患者 SNA 平均增加 2.12°，SNB 减小 1.94°，ANB 平均增加 4.17°，下颌平面角平均增加 2.60°。然而，还需要更多高质量研究诠释前方牵引治疗后的垂直向、牙性和软组织变化。

3. 唇腭裂与非裂反𬌗患者前方牵引治疗效果的差异

唇腭裂与非裂骨性Ⅲ类反𬌗患者对前方牵引治疗的反应可能存在差异，目前相关研究较少，结果存在争议。1987 年 Sarnäs 等（1987）对 7 名唇腭裂反𬌗患者和 10 名非裂反𬌗患者进行前方牵引治疗，结果显示：唇腭裂组上颌前方移动量小于非裂组，治疗后唇腭裂组患者 SNA 增加 0.6°，而非裂组 SNA 增加 1.2°；治疗后 6 个月，唇腭裂组患者出现了明显的复发，剩余矫治量仅为非裂组的 20%，且个体间对前方牵引治疗的反应差异较大。研究者认为，上述结果可能是由于唇腭裂患者的颅颌面结构异常，以及年龄小，依从性不佳。笔者团队（Jia et al.，2008）的研究发现，由于唇腭裂患者的错𬌗机制与非裂者的反𬌗有所不同，上颌前方牵引治疗后组织的反应也有所不同。研究结果显示，两组患者上颌骨对治疗反应相似，UCLP 患者 A 点平均前移 2.19 mm，非裂患者 A 点平均前移 2.12 mm；UCLP 患者较非裂患者颌间关系改变大，下颌向下、向后旋转较非裂患者多。笔者团队（Lin et al.，2020）的另一个前瞻性研究显示，前方牵引治疗骨性Ⅲ类错𬌗UCLP 和非裂患者，A 点矢状方向前移及 SNA 增加量与非裂患者无显著性差异。然而，UCLP 患者下颌平面角增大 2.51°，后旋量显著大于骨性Ⅲ类错𬌗非裂患者；且 UCLP 组平均治疗时长 18.44 个月，显著大于对照组非裂患者的 12.46 个月。结果提示，骨性Ⅲ类错𬌗唇腭裂患者上颌前移的阻力更大，但若适当延长治疗时间，也可以达到与骨性Ⅲ类错𬌗非裂患者相似的治疗效果；两组患者的颌间关系改善相似，但唇腭裂患者下颌后旋的比例更高，其治疗效果能否保持稳定，仍需要对患者进一步随访观察。

4. 上颌扩弓对前方牵引的影响

对于前方牵引治疗中上颌扩弓是否可以增加上颌的前移量，目前存在争议。经典的扩弓联合前方牵引理论认为，在前方牵引治疗前进行快速扩弓可松解上颌骨骨缝，从而可以获得更多的骨性效应。然而许多临床研究的结果并不支持上述理论。雷勇华等（2009），利用唇腭裂上颌骨三维有限元模型模拟临床上颌扩弓治疗，发现前方牵引过程中上颌牙弓出现内缩现象，而配合扩弓治疗后可使前方牵引过程中发生的上颌骨内缩现象得到很好的改善，因此认为上颌前方牵引联合腭部扩弓治疗唇腭裂患者利于全面改善上颌骨的发育。

Kim 等（1999）进行的 meta 分析结果显示，前方牵引治疗对扩弓组与非扩弓组产生的骨性效应相似；但非扩弓组的上切牙唇倾度增加量较扩弓组更大，且治疗疗程较非扩弓组长，提示上颌扩弓可能在缩短疗程方面对前方牵引治疗有辅助作用。对于上颌扩弓量达到多少才能松解骨缝，学者们的观点并不一致，少量的扩弓难以达到松解骨缝的目的，然而过大的上颌扩弓量可能导致上下颌宽度不调。因此，为了松解骨缝而不过分扩宽上颌牙弓，Liou 等（2005）提出了上颌骨反复扩弓和回缩（alternate rapid maxillary expansion and constrictions, Alt-RAMEC）的方法。采用双轴扩弓器，通过上颌反复扩缩配合前方牵引治疗 UCLP 患者的研究显示：反复扩缩组患者上颌 A 点前移量（5.8 mm）大于普通快速扩弓组（2.5 mm）。然而 da Luz Vieira 等（2009）开展的研究中，20 名 UCLP 患者分为两组，分别采用前方牵引结合反复扩缩与快速扩弓治疗，结果显示两组患者上颌前移量无显著性差异。对于扩弓与前方牵引或牙弓扩缩与前方牵引的疗效，仍需开展设计严格的研究和随访观察，从而为临床治疗提供更可靠的依据。

5. 种植体支持式前方牵引治疗

传统的前方牵引治疗以额部和颏部作为口外支抗，以牙齿和腭部作为口内支抗，将矫治器与牙列连为整体，间接施力于上颌骨。除了产生有利的骨性变化之外，此间接施力方式的矫形力分散至牙周膜，不可避免地带来一些可能不利的牙齿移动，如上切牙唇倾增加，上颌磨牙伸长，下切牙舌倾，𬌗平面顺时针旋转等。而唇腭裂患者由于上颌发育较非裂者更差，对上颌的前移需求更大。近年来有学者将种植钉或种植钛板作为支抗的骨支持式牵引应用在唇腭裂的上颌前方牵引治疗中，以骨作为支抗力承载体将矫形力直接传递到骨缝，从而直接对上颌骨进行牵引，增加上颌前移的量，同时又能避免不利的牙齿移动。微钛板种植体由于其良好的稳定性，逐渐被用于前方牵引治疗。

Baek 等（2010）报道了 3 例采用微钛板种植体进行前方牵引治疗的唇腭裂患者，治疗时长为 13 ~ 24 个月，A 点前移 3.0 ~ 5.6 mm。Baek 等认为微钛板适合的植入部位为颧牙槽嵴区，因为此处具有足够的骨量，且接近上颌骨抗力中心；微钛板种植体前方牵引不受固位牙的影响，可以配合固定矫治器在整个治疗过程中发挥作用，而传统的牙支持式前方牵引治疗 1 年后作用逐渐减弱；唇腭裂患者的上颌前方牵引治疗应适当过矫正，以对抗治疗后的复发倾向。Ren 等（2019）开展的前瞻性对照研究显示，采用钛板 + 颌间Ⅲ类牵引（力值为每侧 200 ~ 250 g）治疗 18 名骨性Ⅲ类错𬌗唇腭裂患者（平均年龄 11.3 岁），平均治疗时长 18 个月，上颌骨 A 点平均前移 1.5 mm，SNA 增加 1.5°，显著大于未治疗的骨性Ⅲ类错𬌗唇腭裂患者。Yatabe 等（2017）采用钛板 + 颌间Ⅲ类牵引治疗 24 名平均年龄在 11.8 岁的骨性Ⅲ类错𬌗UCLP 患者，发现 UCLP 组患者上颌前移 1.66 mm，下移 1.21 mm，与对照组非裂患者治疗结果无显著性差异；由于钛板植入区域在全牙槽嵴区，UCLP 患者裂侧颧骨侧方移动量显著大于非裂侧。

但是，前方牵引中钛板的植入需要较大的有创操作，植入钛板多由口腔颌面外科医生完成，应权衡利弊。同时应了解，无论以何种方式固位，前方牵引治疗对上颌骨的前移量都是有限的。对于替牙期即存在中度以上上颌发育不足或同时伴有下颌发育过度的患者，则需要谨慎进行前方牵引治疗，可以待生长高峰期后进行正畸 - 正颌联合治疗。

6. 单侧唇腭裂与双侧唇腭裂前方牵引治疗的异同

由于双侧完全性唇腭裂（BCLP）与单侧完全性唇腭裂（UCLP）的畸形特点不同，其前方牵引治疗的反应与效果也有所不同。一般情况下，传统的口内牙支持式矫治器进行前方牵引治疗时，BCLP 患者的上颌前移更困难，产生的牙齿移动较 UCLP 患者更多，通常治疗时间也更长。Ahn 等（2012）采用微钛板种植体前方牵引结合正畸固定矫治器的对照研究显示，治疗后 UCLP 患者的上颌前移量较 BCLP 患者大（UCLP 4.1 mm，BCLP 2.5 mm），而 BCLP 患者出现更多的牙性变化，上切牙牙轴较 UCLP 患者更唇倾。研究者认为产生差异的原因可能是 BCLP 患者更多的手术瘢痕限制了上颌骨前移，以及上颌固定矫治器排齐上颌牙列所致的牙轴改变。所以，从现有的临床研究资料看，无论应用哪种前方牵引治疗方式，BCLP 患者前方牵引治疗的上颌前移量都不及 UCLP 患者。

二、上颌牙弓狭窄及后牙反𬌗的治疗

唇腭裂患者由于手术创伤、瘢痕挛缩等原因，上颌发育严重受限，上颌的发育不足在长、宽、高三个方向上均有表现。上颌的塌陷、牙弓狭窄及后牙反𬌗在唇腭裂患者中发生率较高（Kernahan et al.，1990）。乳牙期牙弓的塌陷常不严重，随着替牙期的开始及下颌的生长，由上颌挛缩所致的后牙反𬌗逐渐加重。

唇腭裂患者由于上颌牙弓的塌陷、缩窄，常有单侧或双侧后牙反𬌗。对于乳牙期及替牙期由牙弓塌陷造成的后牙反𬌗，常用开展上颌牙弓的方法来治疗。常用的矫治器为上颌分裂基托矫治器（图 5-7）、W 形弓矫治器（图 5-8）、四角舌弓矫治器（图 5-9）和 Hyrax 矫治器（图 5-10）。后三种矫治器的效果要比分裂基托矫治器好，因为它们是固定式的，不存在患者的配合问题。这些矫治器均能达到满意的治疗效果。对于双侧完全性唇腭裂患者，有时内陷的两侧牙弓锁结于前颌骨后。对于这种情况，需要首先前移前颌骨，再用矫治器开展牙弓（图 5-11）。

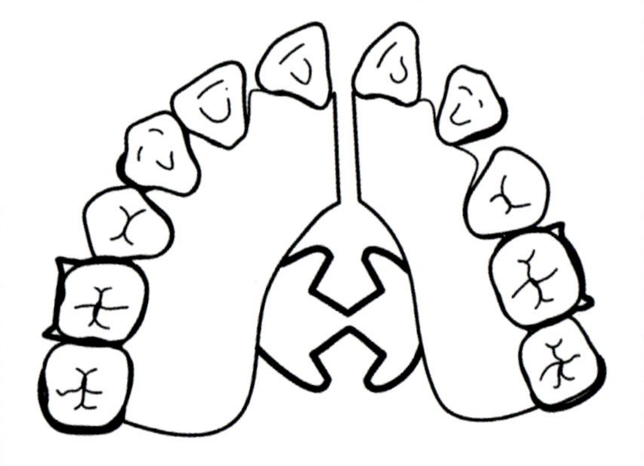

图 5-7　分裂基托矫治器

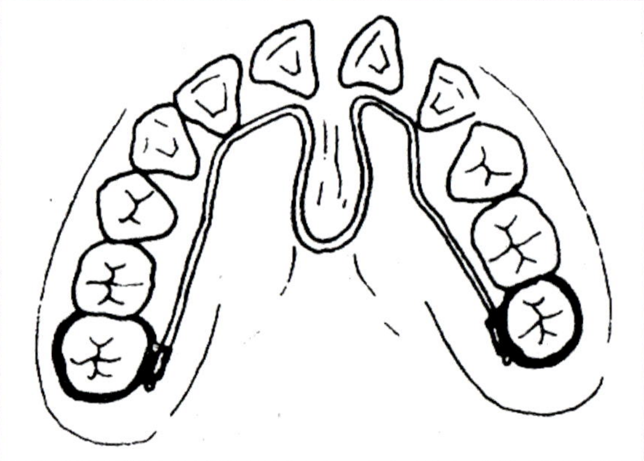

图 5-8　W 形弓矫治器

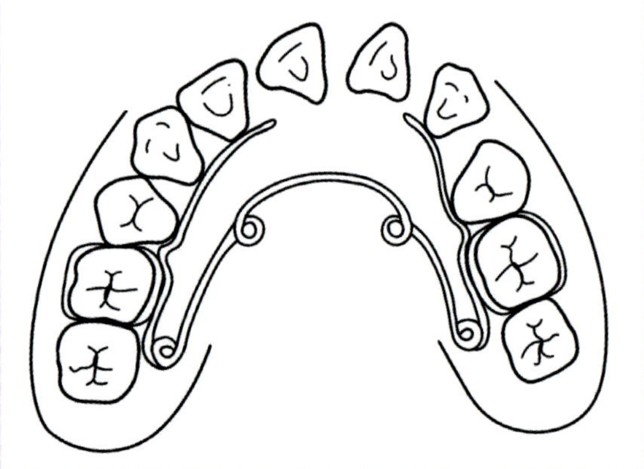

图 5-9　四角舌弓矫治器

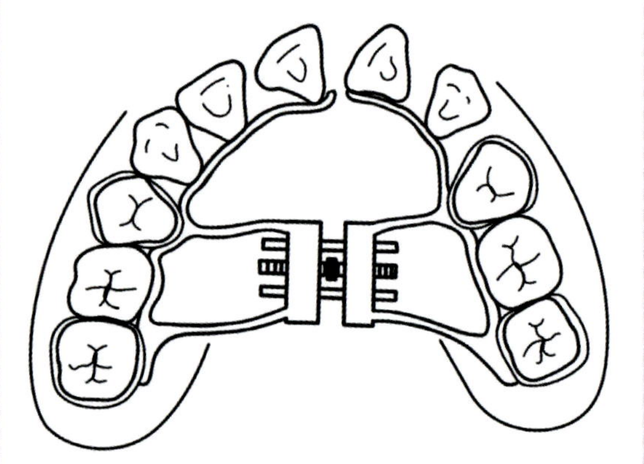

图 5-10　Hyrax 矫治器

对于唇腭裂患者，一些学者认为轻微的后牙反殆有时并不需要治疗，严重的后牙反殆伴有可能的功能障碍时需要及时治疗。替牙期后牙反殆的治疗方法与乳牙期相同，但是有两点需注意。一是这类患者在各年龄段均需后部牙弓的开展，一旦牙弓的开展治疗结束，需要长期保持。这是由于许多患者腭中缝无骨组织填充稳定开展后的上颌牙弓，所以非常不稳定，如不戴用保持器，腭部瘢痕的牵拉可使已得到开展的上颌在几天内就恢复到了治疗前的状态。二是必须认识到，恒牙萌出后，唇腭裂患者仍有再次进行牙弓开展治疗的可能性，即使是使用了保持器的患者。由于患者下颌继续生长发育，以及上颌在三个方向上发育不足，常导致横向关系不协调，产生后牙反殆。

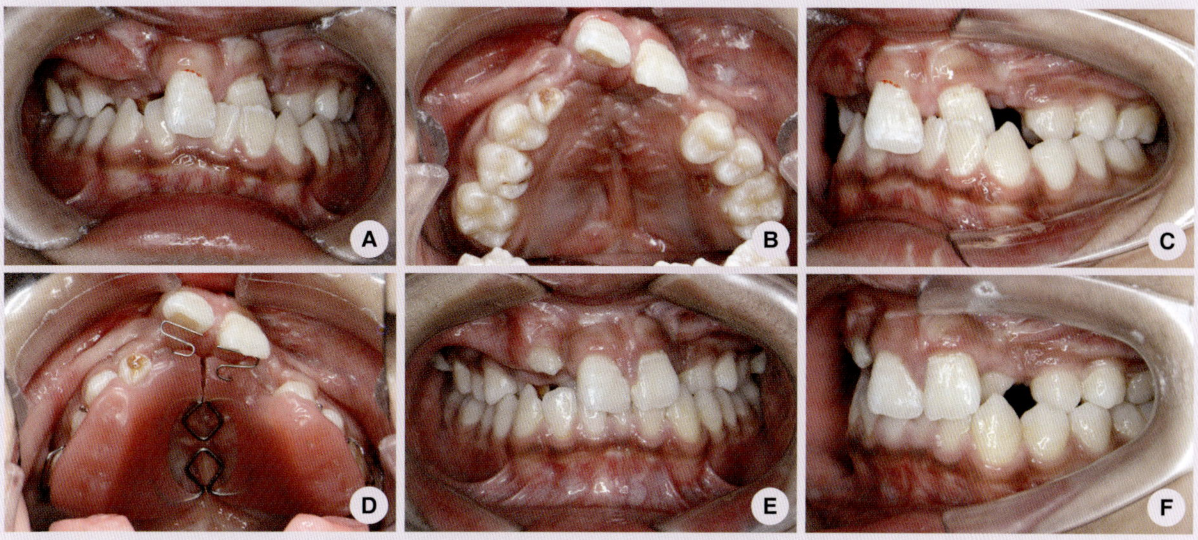

图 5-11　双侧完全性唇腭裂牙弓塌陷锁结的治疗

A 至 C. 治疗前上颌牙弓塌陷，前颌骨扭转，单侧前牙反殆。
D 至 F. 带舌簧的分裂基托矫治器扩弓治疗后牙弓塌陷及反殆解除。

唇腭裂患者由于上颌牙弓缩窄，使得上下牙弓间关系不协调，存在殆干扰，常出现下颌的功能性移位。常见的是由于双侧上颌牙弓的轻度缩窄，下颌在闭口运动中产生单侧后牙反殆，以及上切牙舌倾造成闭口过程中下颌前伸，导致前牙反殆。对于这种患者，应及早治疗，避免产生永久的生长发育问题，使日后的正畸治疗更加困难。

三、替牙期牙弓间隙的管理

替牙期时，牙齿替换的正常进行是保障恒牙列牙齿排列及咬合关系正常的必要条件。唇腭裂患者由于牙齿钙化异常、先天缺失及口腔卫生条件不佳，常出现乳牙早失，导致牙弓间隙丧失，加之上颌发育不足及塌陷，进一步加重上颌牙弓间隙的不足。对于存在缺失牙或早失牙的患者，应在替牙期及早进行评价、分析和处理，恢复牙弓间隙或关闭缺牙间隙。

1. 上颌侧切牙缺失

唇腭裂患者先天缺失牙发生率较高，最常缺失上颌侧切牙，裂侧侧切牙缺失率更高。不完全性唇腭裂患者上颌发育受到的影响不大，牙列拥挤一般也不严重，缺失的侧切牙常需在成年后进行种植或修复治疗（图 5-12）。对于这种情况的患者，缺失的侧切牙间隙需要在替牙期进行保持，以免邻牙向缺牙处移动造成中线偏斜及间隙减小。对于存在牙列拥挤的患者，缺失侧切牙多以尖牙替代，间隙无需保持（图 5-13），恒牙期时需要在对侧及下颌继续拔牙矫治。

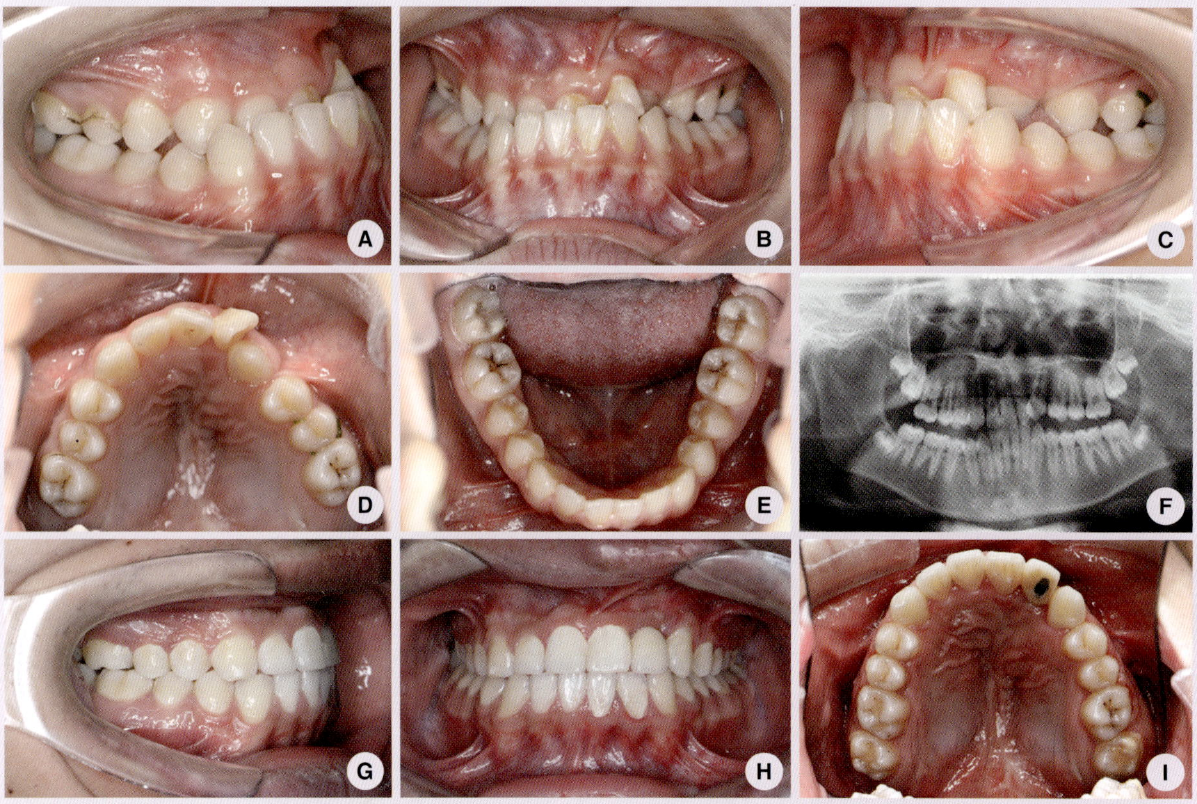

图 5-12　22 缺失，间隙未保持致中线偏斜，牙弓塌陷（A 至 F），正畸治疗开展牙弓间隙后种植修复 22（G 至 I）

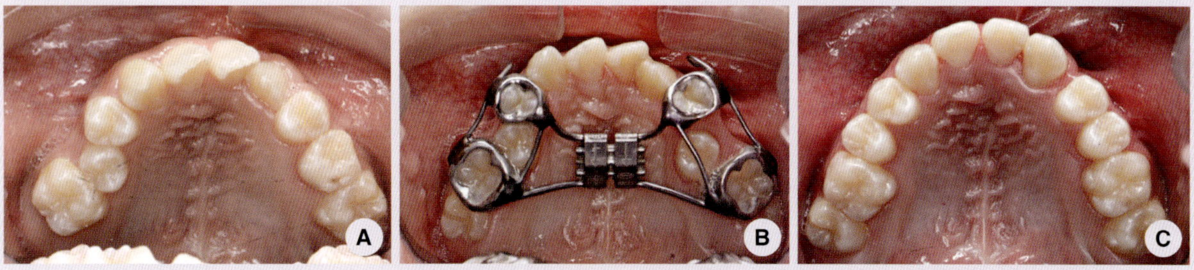

图 5-13　上颌侧切牙缺失，接受缺失，关闭间隙

2. 上颌磨牙近中移动

由于唇腭裂患者的上颌牙弓严重塌陷，上颌牙列拥挤常很严重。乳磨牙早失后如不及时处置，易造成上颌磨牙近中移动，导致牙弓长度近一步丧失而继续加重牙列的间隙不足问题。所以替牙期时，对于乳磨牙早失问题应及时评估，多数情况下对早失牙间隙应予以保持，对已经近中移动的恒磨牙应通过矫治使其远中移动，然后保持间隙（图 5-14）。另外，由于上颌骨段的近中旋转，唇腭裂患者有时即使颌间关系为Ⅲ类骨型，也可能存在Ⅱ类磨牙关系，前牙区可能存在明显的拥挤和反𬌗。对于这些患者，应正确诊断和分析，一些患者需要通过远中移动上颌磨牙创造间隙为牙列排齐做准备，同时调整磨牙关系。磨牙远中移动可以应用头帽等口外力后推上磨牙，每侧约施予 350 g 力，每天戴 12 ~ 16 小时。也可以根据患者错𬌗情况应用摆式矫治器远中移动磨牙，同时缓解前牙反𬌗。需要注意的是，在远中移动上颌磨牙时，应注意观察，防止第二磨牙阻生及前牙过度唇倾。

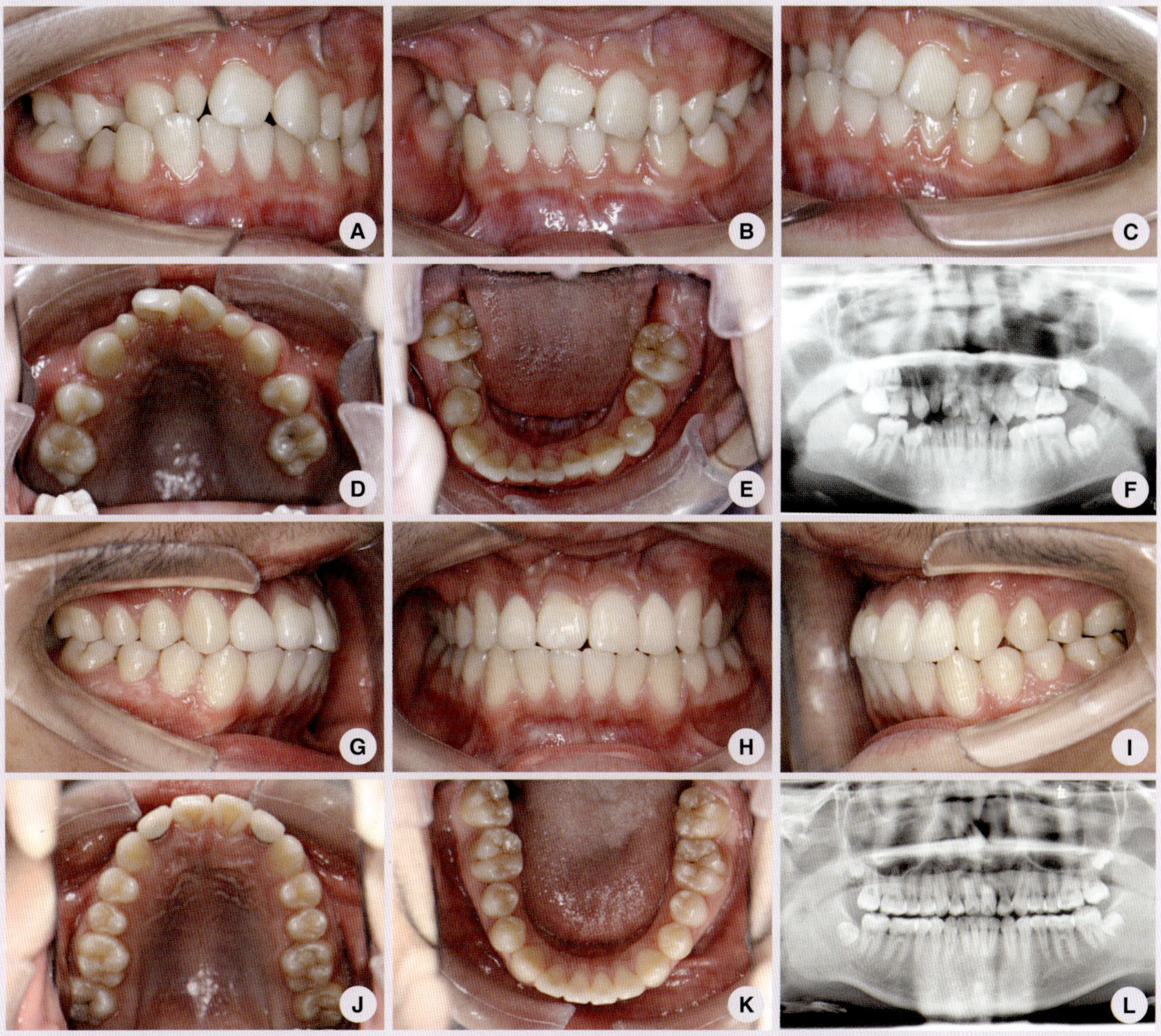

图 5-14 替牙阶段间隙丧失的治疗

A 至 F. 替牙期上颌乳磨牙早失造成第一恒磨牙近中移动，牙弓长度减小，15、25 萌出间隙不足。G 至 L. 正畸治疗推磨牙向远中移动恢复牙弓长度，为双尖牙萌出创造条件。

3. 牙槽突裂植骨前后的正畸治疗

对于存在牙槽嵴裂隙的唇腭裂患者，替牙期时一个重要的治疗是牙槽突裂植骨手术，以使牙槽骨连成整体，为尖牙萌出、牙列排齐和鼻底丰满创造条件。由于替牙中晚期上颌骨的发育已经基本完成，植骨常在此期进行。植骨的最佳年龄为替牙期的 9 ~ 11 岁，在上颌尖牙牙根发育 1/3 ~ 3/4 时进行植骨效果较好。一些患者裂隙附近的牙齿错位和斜轴，常使牙槽突的裂隙被遮挡，影响植骨手术入路，手术很难成功地翻开黏骨膜瓣并有效地将足够的骨填入裂隙，从而影响植骨的效果。所以，这种情况下，常需要在牙槽突裂植骨前将错位或斜轴的牙齿移开，使植骨区充分暴露，从而提高植骨手术疗效。植骨前正畸通常仅需为手术创造条件，将影响手术的牙齿移动至远离手术区，而不做复杂的矫治。植骨前的正畸治疗可以根据患者具体的错𬌗情况选择矫治器。由于固定矫治器对牙齿的控制较为精确，故而应用较多（图 5-15）。在治疗中，需注意牙槽嵴裂隙附近牙齿的移动应小心，裂隙邻近牙齿牙根的移动不要过快、过猛。由于裂隙附近的牙齿如中切牙牙根的远中和尖牙牙根的近中存在骨缺损，有时邻近裂隙的牙根表面仅覆盖非常薄的骨质，过大幅度的牙根近远中移动会造成牙根穿出进入裂隙而导致牙齿丧失。如果牙齿存在明显的斜轴，则进行牙根近远中移动时需要非常小心，并需在矫治中拍摄牙片观察。如果裂隙邻近牙齿牙根表面骨质过薄，植骨前正畸也可以考虑将这些牙齿稍唇向移动，为植骨手术创造便利的操作条件（详见第六章）。一些研究表明植骨后适当的牙齿移动有利于植骨的成功，所以有些唇腭裂中心在植骨后的 5 ~ 6 个月可能对植骨区的牙齿进行适当的调整以促进植骨的改建。但是，此方面尚缺乏高水平研究。

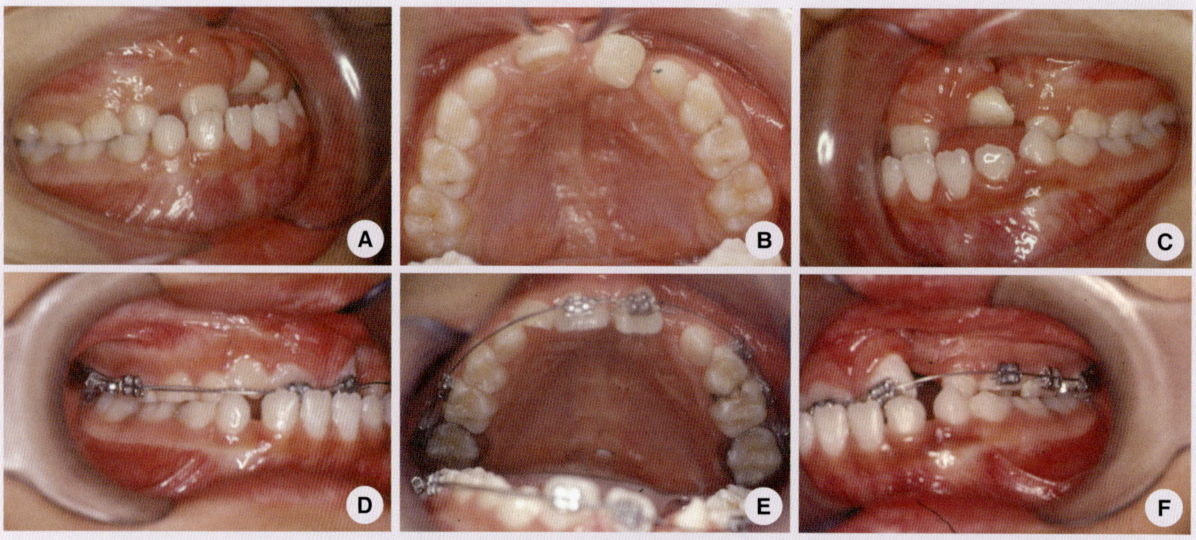

图 5-15　牙槽突裂植骨前的正畸治疗

A 至 C. 牙槽突骨植骨前评价，21 远中斜轴严重，切缘咬在对侧牙槽嵴上。
D 至 F. 正畸治疗将斜轴的 21 调整至远离牙槽嵴裂隙。

四、关于牙齿异常的处理

唇腭裂患者由于牙板断裂及组织缺损，常存在牙齿的异常，如畸形牙、缺失牙或者多生牙。早期治疗时，需要判断这些异常牙齿的去留问题，尤其是替牙期，这一阶段是开始精确判断各种牙齿异常的时期，为今后的拔牙及修复做准备。唇腭裂患者很少因为牙齿发育不良或钙化不良而拔牙。双侧完全性唇腭裂患者中，上中切牙出现形状异常的比例较高，这时需考虑这些牙齿是否能做固定桥的基牙。如在此期不能判断，应先保留，等待制订更精确的治疗计划。双侧完全性唇腭裂患者早期前颌骨发育一般均基本正常（图 5-13 和图 5-14），但由龋坏或发育不良等所致的切牙过早丧失易造成前颌骨萎缩，且一旦前颌骨萎缩则很难恢复（图 5-15）。

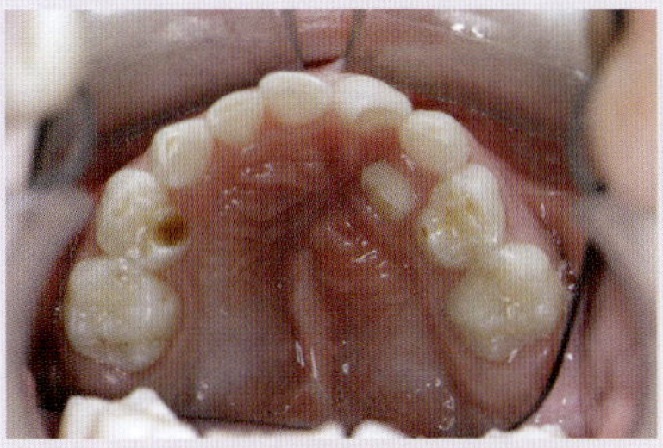

图 5-16 乳牙期错位于腭侧的牙齿

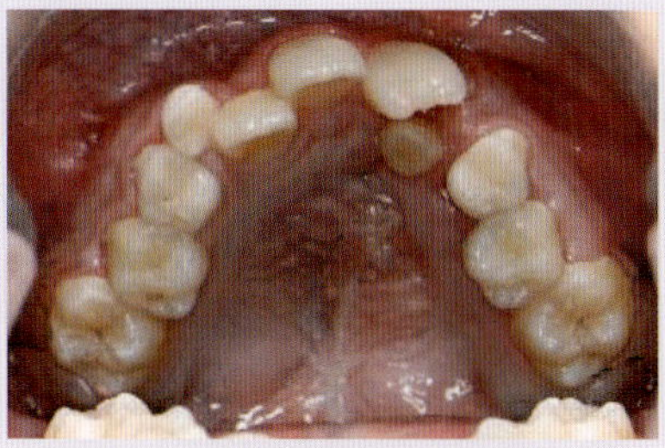

图 5-17 替牙期腭侧错位畸形牙

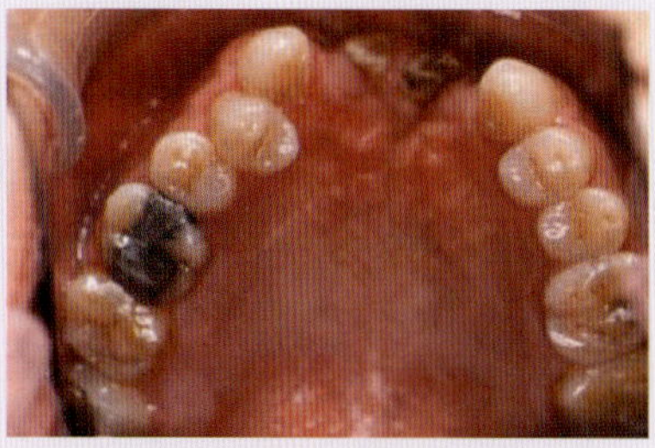

图 5-18 中切牙残根致前颌骨萎缩

替牙期时，一些唇腭裂患者的牙齿及颌骨异常需要尽早进行正畸治疗。但是，由于患者仍处于生长发育非常活跃的时期，随着生长发育持续进行，早期正畸治疗后疗效的稳定性值得关注，而且恒牙期时多数患者仍需要进行综合正畸治疗。

第三节 唇腭裂患者错殆畸形早期矫治的病例与解析

一、前牙反殆的矫治

病例 5-1 双侧完全性唇腭裂术后前牙反殆伴上颌牙弓狭窄

【一般情况】患者，男性，10 岁。

【主诉】前牙反殆。

【病史】患者为双侧完全性唇腭裂，唇裂修复术于 10 月龄时进行，未行婴儿期矫形治疗。腭裂修复于 2 岁完成。牙槽突裂植骨于 9 岁进行。无既往正畸史。否认家族类似疾病史。

【临床检查】

1. 面部检查：面部对称，面部比例基本正常。唇部有瘢痕，鼻底宽大，唇间关系正常。笑线低位，微笑时上前牙不能显露，下前牙暴露。侧貌基本正常，鼻尖低平，鼻唇角钝（图 5-19 A 至 C）。

2. 口内检查：替牙𬌗，双侧磨牙关系基本中性，除 11 外，1C 至 25 反𬌗，前牙覆𬌗Ⅱ度。1E、1C 未替换，17、12、22、23、27、37 未萌。上下颌牙列轻度拥挤。上颌牙弓狭窄，前部狭窄尤甚。上颌牙弓呈三角形（图 5-19 D 至 I）。

3. 功能检查：存在腭裂语音，颞下颌关节检查未见异常。

【X 线检查】

1. 曲面体层片：替牙列，22 缺失，13、15、23 尚未替换，17、27、37 未萌，18、28、38、48 发育中，上中线左偏（图 5-19 J）。

2. 头颅侧位片：颌骨Ⅰ类关系，上前牙较直立，前牙覆盖浅，下颌平面角为均角（图 5-19 K）。

3. 头影测量数据见表 5-1。

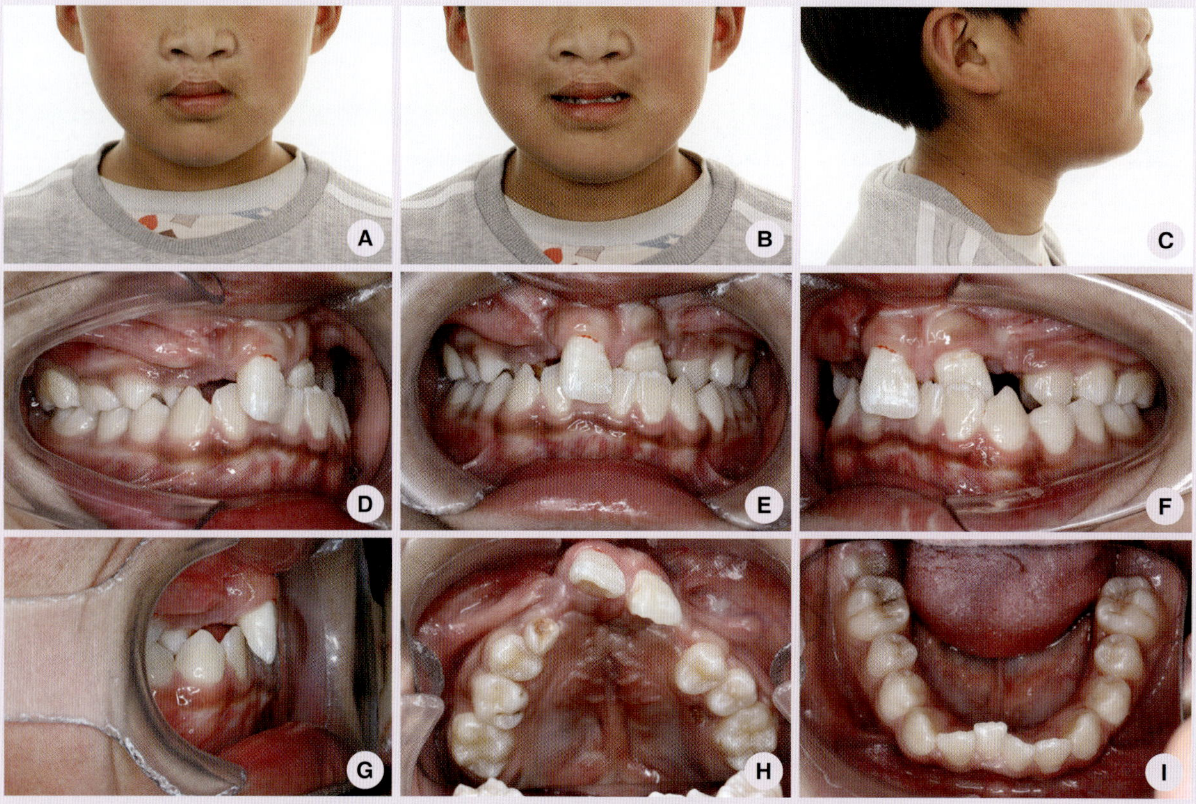

图 5-19 病例 5-1 正畸治疗前面相、𬌗相及 X 线片

A 至 C. 治疗前面相，双侧唇裂修复后，鼻底较宽。笑线较低，微笑时暴露下前牙。面部比例基本正常。

D 至 I. 替牙晚期，磨牙关系基本中性。上颌牙弓狭窄，尖牙区狭窄明显，牙弓呈三角形。

21 斜轴，前牙区除 11 外均反𬌗。牙列拥挤轻度。上腭瘢痕明显。

J. 曲面体层片显示为替牙列，22 缺失，13、15、23 尚未替换，17、27、37 未萌，18、28、38、48 发育中。

K. 头颅侧位片显示上前牙直立，前牙覆盖浅，下颌平面角为均角。

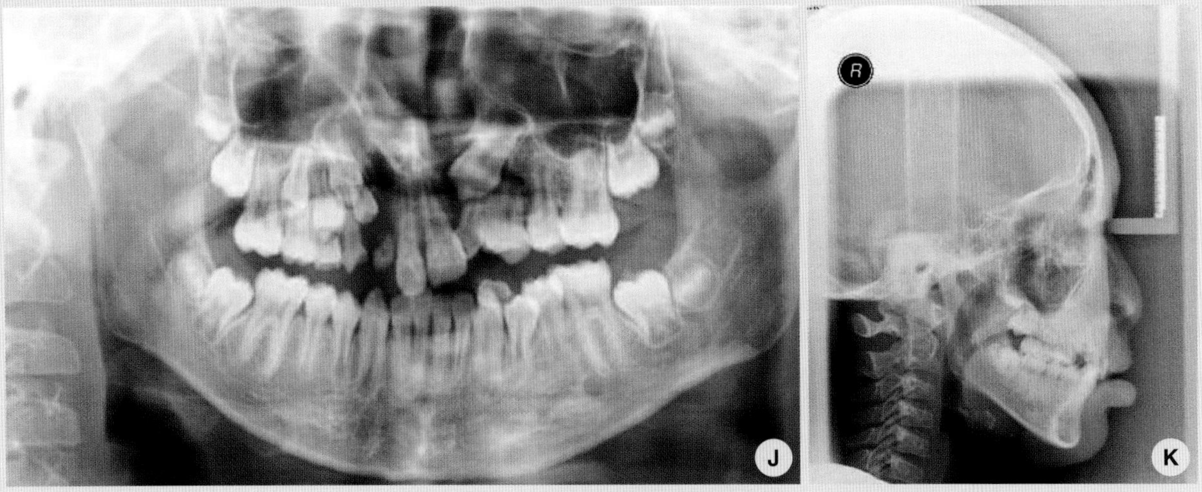

图 5-19 病例 5-1 正畸治疗前面相、𬌗相及 X 线片（续）

表 5-1 病例 5-1 治疗前后头影测量结果

测量项目	正常值		测量值	
	均值	标准差	治疗前	治疗后
SNA（度）	82.8	4.0	83.9	84.1
SNB（度）	80.1	3.9	80.7	82.1
ANB（度）	2.7	2.0	3.2	2.0
FH-NP（度）	88.6	3.0	85.7	85.9
NA/PA（度）	4.9	3.0	18.3	9.0
U1/NA（度）	22.8	5.7	−4.3	24.6
U1-NA（毫米）	3.5	6.5	−4.2	3.6
L1/NB（度）	30.5	5.8	21.7	21.1
L1-NB（毫米）	6.7	2.1	5.0	6.7
U1/L1（度）	124.2	8.2	154.6	129.3
U1/SN（度）	105.7	6.3	84.3	108.8
MP/SN（度）	32.5	5.2	37.0	37.5
MP/FH（度）	31.1	5.6	32.4	33.4
L1/MP（度）	93.9	6.2	83.1	80.8
Y 轴（度）	60.3	3.4	70.0	71.9
Pg-NB（毫米）	1.0	1.5	0.9	2.2

【诊断】 安氏Ⅰ类，毛氏Ⅱ^{3}+Ⅰ^{1}，Ⅰ类骨型，均角。

【治疗设计】

1. 上颌前部颌开展及上前牙唇向移动解除反

𬌗（图 5-20 和图 5-21）。

2. 应用上颌带𬌗垫的分裂基托矫治器。

3. 观察生长，待青春期发育高峰期后综合治疗。

【病例解析】

1. 患者为双侧完全性唇腭裂，因为前颌突存在向左的扭转，所以在 ANB 角较大的情况下左侧中切牙仍会出现反𬌗。患者上颌牙弓狭窄，牙弓前部的塌陷明显，牙弓侧段锁结在前颌突后部，可能与不佳的唇裂修复手术有关。

2. 前牙反𬌗及上颌牙弓狭窄需要及早得到治疗。本阶段需要进行的矫治是使左上切牙唇向移动；由于右上切牙较直立，所以治疗中也需适当唇向移动以避免前牙的创伤，同时与继续生长的下颌建立协调的关系。上颌牙弓的开展可以同时进行。应用带𬌗垫的扩弓矫治器可以同时完成前牙反𬌗及后牙扩弓的治疗（图 5-20 至图 5-22）。因为患者尚处于生长发育加速期前，下颌生长潜力较大，颌间关系变化的可能性较大，所以本期的治疗仅以解决上颌牙弓狭窄以及上前牙直立和舌倾为主，不使用复杂的固定矫治器，也不做牙齿较大范围的调整。其他问题留待生长发育高峰期后综合评价并进行治疗。

3. 正畸治疗后 3 年半，12、13、23 萌出，前牙覆盖、覆𬌗基本正常，面型基本正常，下唇略外翻，上中线左偏 4 mm（图 5-23 和图 5-24）。患者已经 16 岁，生长发育高峰过去，可以开始综合治疗。可以考虑拔除 12、35、45，排齐牙列，调整上颌中线，前牙略内收 2 mm。磨牙前移，关闭拔牙间隙。

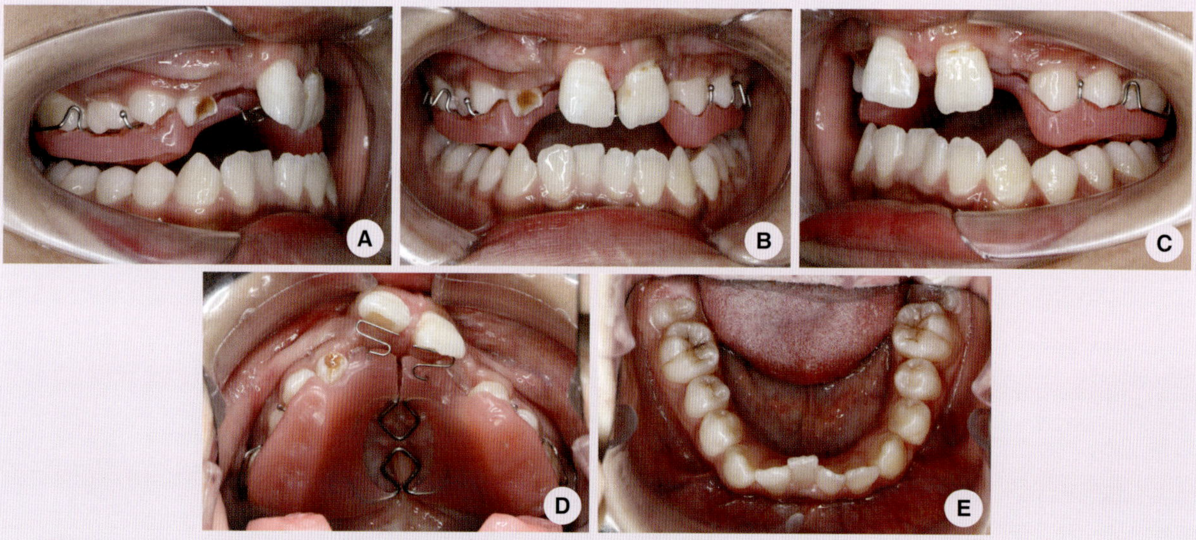

图 5-20　病例 5-1 上颌扩弓治疗的治疗中𬌗相

应用上颌𬌗垫矫治器，分区扩大牙弓，调整前牙轴倾度。

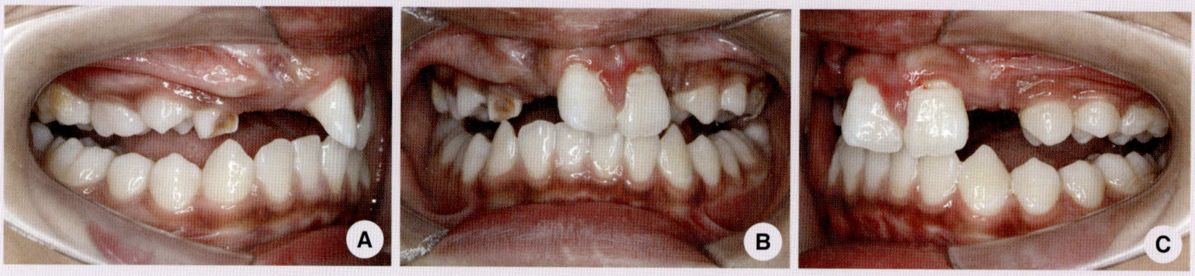

图 5-21　病例 5-1 正畸治疗中

扩弓治疗中，前后牙反𬌗解除，后牙尚未建𬌗。

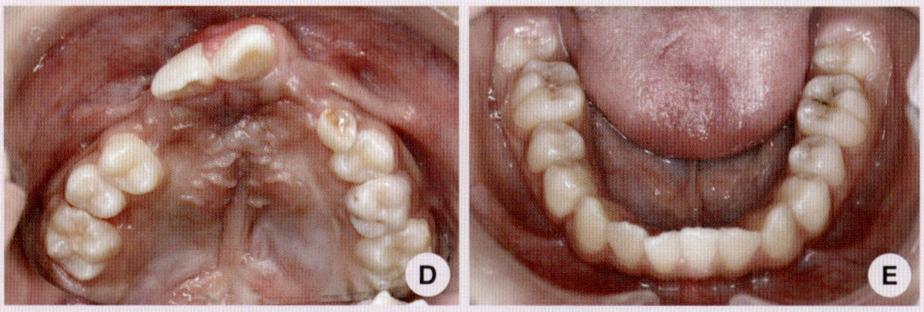

图 5-21　病例 5-1 正畸治疗中（续）

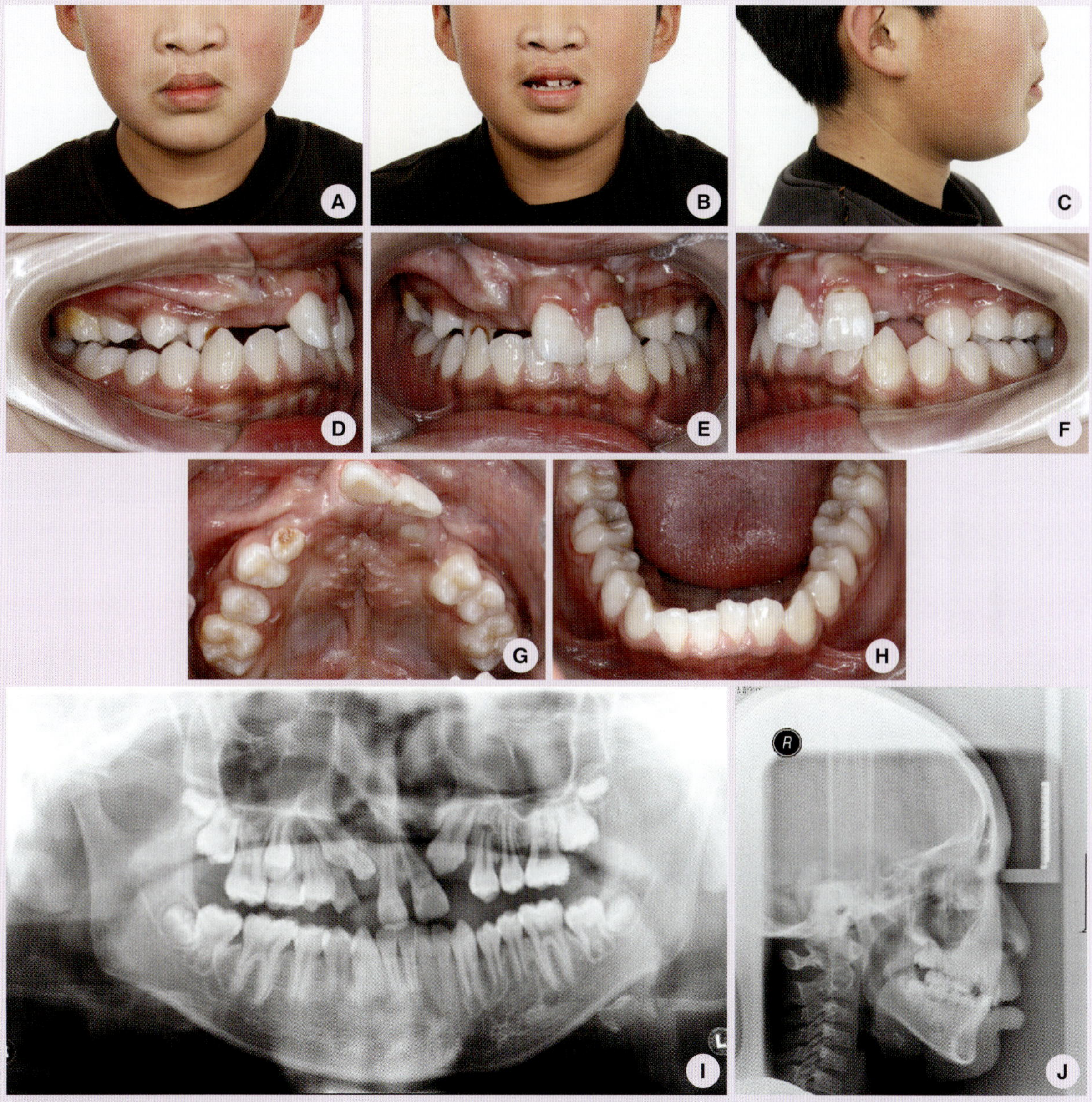

图 5-22　病例 5-1 正畸治疗后即刻面相、𬌗相及 X 线片

A 至 C. 治疗后面相，面部比例正常，微笑时唇齿关系改善。D 至 H. 治疗后，磨牙中性偏近中关系，前牙及后牙反𬌗解除。
I. 治疗后曲面体层片，12、13、23 正萌，17、18、27、28、37、38、47、48 发育中。
J. 前牙覆𬌗、覆盖正常，颌间关系正常，下颌平面角为均角。

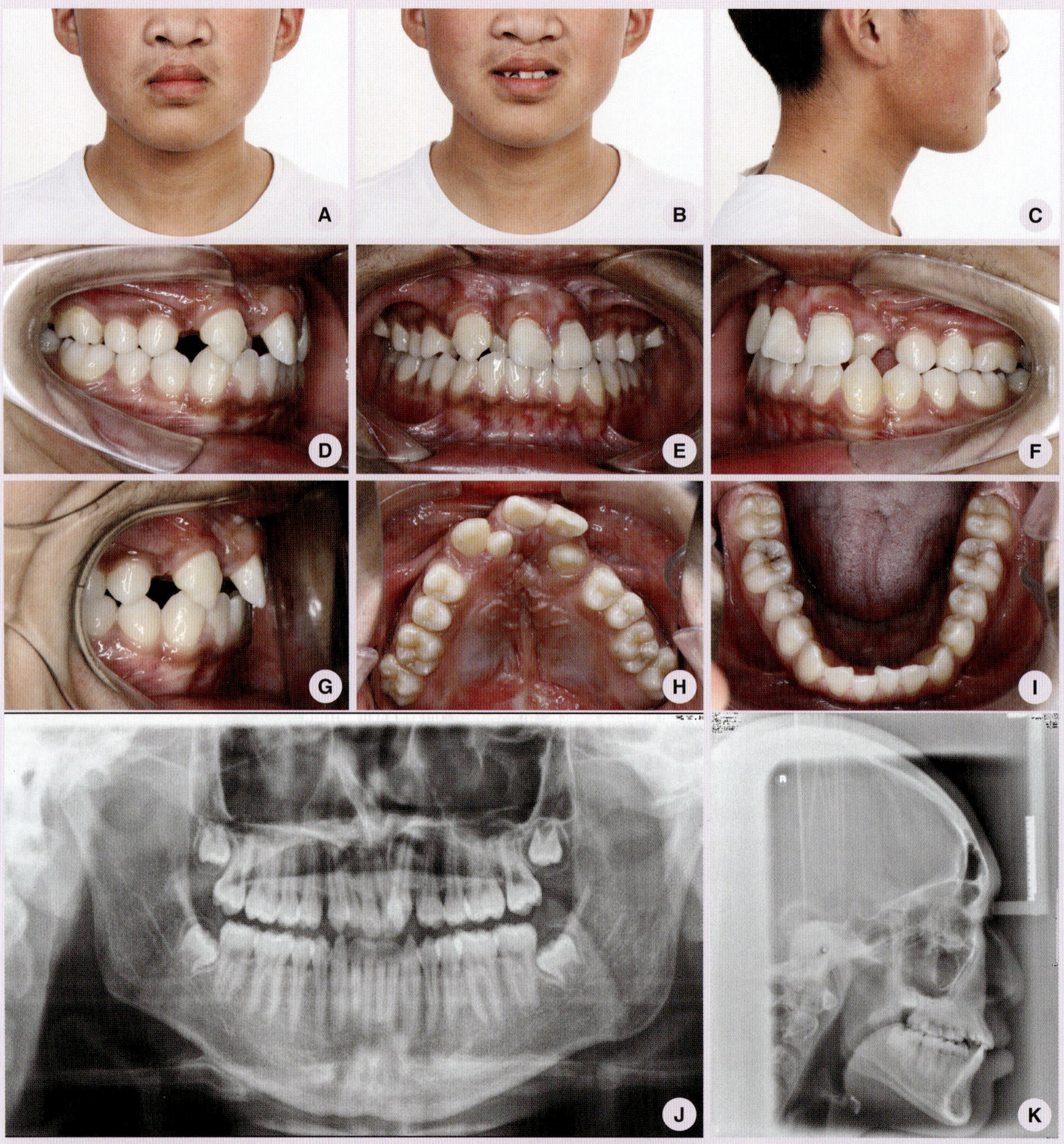

图 5-23 病例 5-1 早期矫治后 3.5 年，患者生长发育高峰期后面相、𬌗相及 X 线片

A 至 C. 面型基本正常，下唇略外翻。D 至 I. 前牙及后牙反𬌗矫治效果稳定，牙列拥挤，12 已萌出。
J. 早期矫治后 3.5 年曲面体层片显示牙列拥挤，上中线左偏，18、28、38、48 发育中。
K. 前牙覆盖、覆𬌗正常，Ⅰ类骨型。

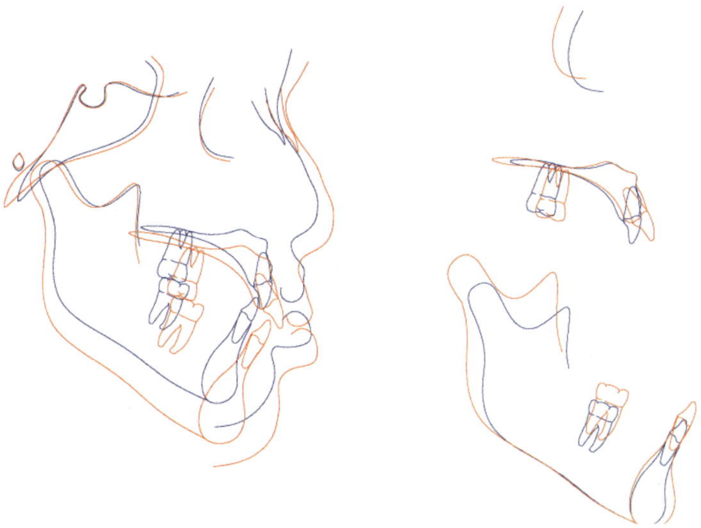

图 5-24 病例 5-1 治疗前后头影测量重叠图

蓝色为治疗前，红色为治疗后。

病例 5-2 双侧完全性唇腭裂上颌牙弓狭窄、前牙反𬌗

【一般情况】患者，女性，10.5 岁。

【主诉】前牙反𬌗。

【病史】双侧完全性唇腭裂，唇裂于 10 月龄修复，腭裂于 15 月龄修复。牙槽突裂植骨已于 9 岁进行。无其他手术史及既往正畸治疗史。

【临床检查】

1. 面部检查：上面部基本对称，颏部左偏。上唇可见唇裂修复瘢痕，唇间关系基本正常。笑线较低，微笑时仅露下牙。侧貌直面型，鼻唇角钝（图 5-25 A 至 C）。

2. 口内检查：替牙晚期，13、23 正在萌出，11、21 外翻，前颌骨向右旋转，上中线右偏 4 mm。上下牙列拥挤轻中度（图 5-25 D 至 I）。

3. 功能检查：双侧颞下颌关节未见异常，轻度腭裂语音。

【X 线检查】

1. 全口曲面体层片：12、22 缺失，11、21 扭转，17、27、37、47 未萌，13、23 部分萌出，18、28、38、48 发育中（图 5-25 J）。

2. 头颅侧位片：前牙反𬌗，Ⅰ类骨型，上前牙直立，下颌平面角大（图 5-25 K）。

3. 头影测量数据见表 5-2。

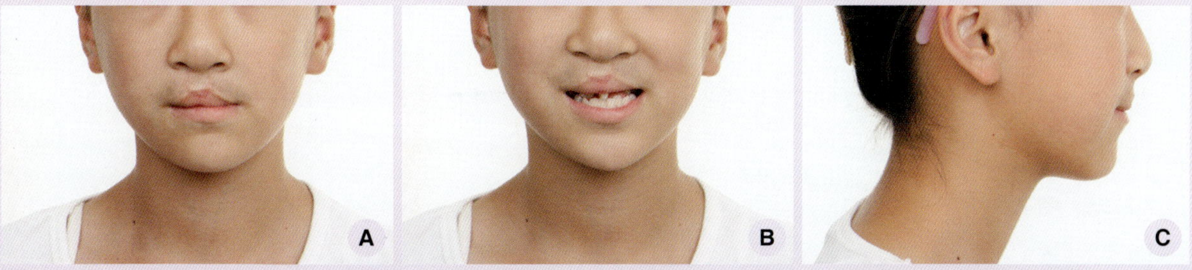

图 5-25 病例 5-2 治疗前面相、𬌗相及 X 线片

A 至 C. 面上部基本对称，颏部略左偏，唇间关系正常，笑线偏低，鼻唇角钝，面型直。
D 至 I. 右侧磨牙中性偏近中，左侧磨牙远中尖对尖，前牙反𬌗，11、21 外翻，13、23 腭侧萌出。
J. 治疗前曲面体层片，12、22 缺失，11、21 扭转，17、27、37、47 未萌，13、23 部分萌出。
K. 治疗前前牙反𬌗，Ⅰ类骨型，上前牙直立，下颌平面角为均角。

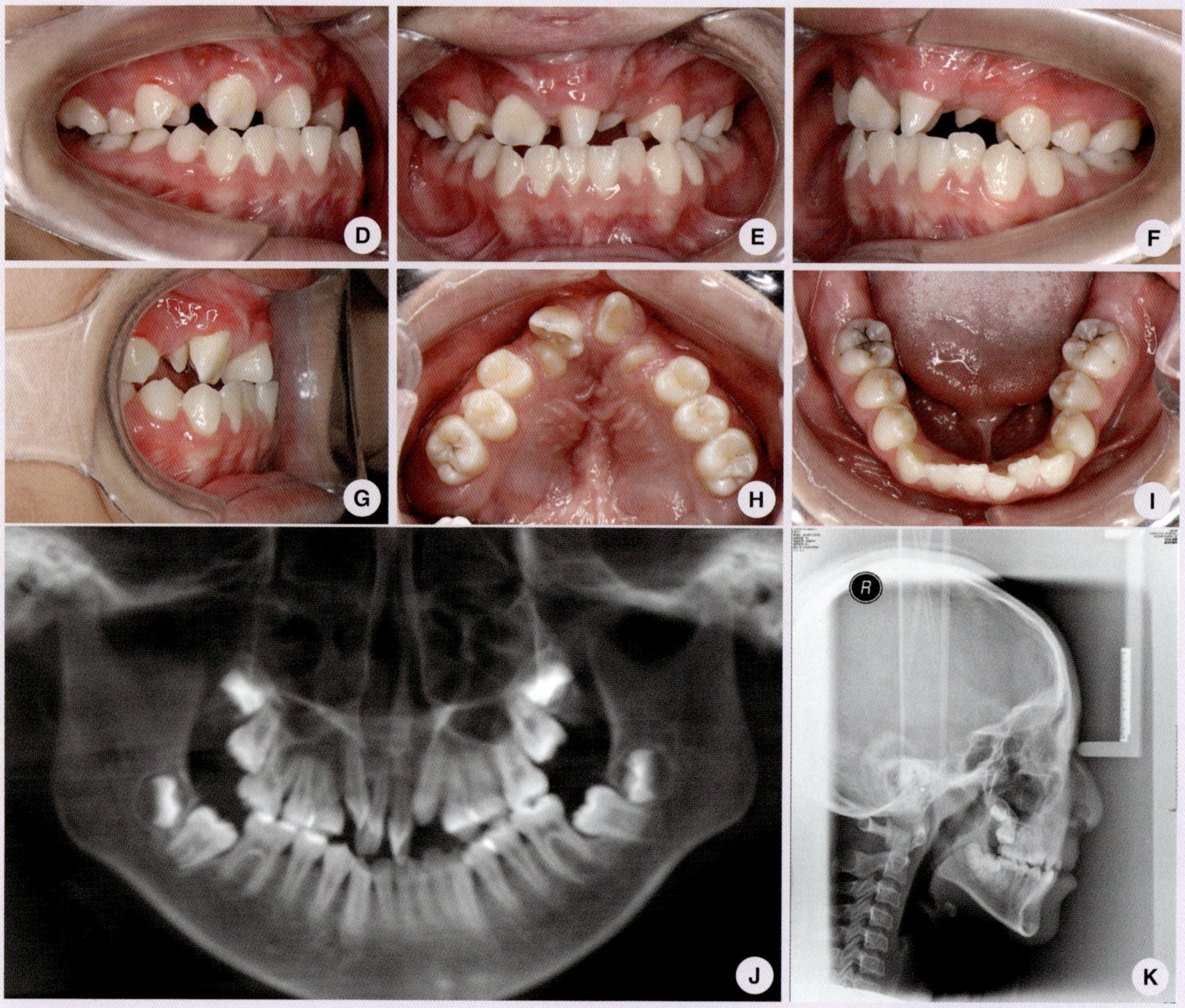

图 5-25　病例 5-2 治疗前面相、骀相及 X 线片（续）

表 5-2　病例 5-2 治疗前后头影测量结果

测量项目	正常值		测量值		
	均值	标准差	治疗前	治疗后	综合治疗前
SNA（度）	82.8	4.0	74.9	77.2	77.8
SNB（度）	80.1	3.9	70.8	75.7	74.1
ANB（度）	2.7	2.0	4.1	1.5	3.7
FH-NP（度）	88.6	3.0	78.9	80.4	77.4
NA/PA（度）	4.9	3.0	12.8	15.4	15.1
U1/NA（度）	22.8	5.7	0.9	6.5	6.0
U1-NA（毫米）	3.5	6.5	−3.2	−2.0	−2.5
L1/NB（度）	30.5	5.8	21.0	17.0	21.6
L1-NB（毫米）	6.7	2.1	5.3	3.8	5.2
U1/L1（度）	124.2	8.2	153.2	150.5	146.7

（续表）

测量项目	正常值		测量值		
	均值	标准差	治疗前	治疗后	综合治疗前
U1/SN（度）	105.7	6.3	74.5	83.3	80.5
MP/SN（度）	32.5	5.2	45.1	45.3	45.9
MP/FH（度）	31.1	5.6	38.1	37.3	38.0
L1/MP（度）	93.9	6.2	84.2	80.5	82.8
Y 轴（度）	60.3	3.4	81.3	80.0	83.6
Pg-NB（毫米）	1.0	1.5	0.5	0.4	−0.4

【诊断】安氏Ⅲ类，毛氏Ⅱ^1+Ⅰ^1，Ⅲ类骨型，高角。

【治疗设计】

1. 上颌扩弓 + 前方牵引（图 5-26 A 至 G）。

2. 上前牙扭转的矫治（图 5-26 H 至 L）。

【病例解析】

1. 患者上颌的前颌骨显著向右侧偏斜，致使上颌中线向右偏斜约 4 mm。这种情况通常与唇裂修复手术有关，患者唇裂修复前前颌骨前突或者位置右偏。该患者婴儿期未进行颌骨的矫形治疗。对于手术前移位严重的患者，唇裂修复前的矫形治疗是必要的，否则前颌突的偏斜很难在以后的治疗中得以纠正，同时会产生较明显的畸形，尤其是中线不一致的问题较突出，给恒牙期综合治疗带来很大困难。

2. 对于前颌骨出现明显移位的患者，纠正此问题越早越好，在牙槽突裂植骨前调整前颌骨位置尚有可能。如果像该患者这样，已经进行了牙槽突裂植骨，上颌各部分已经连成整体，则调整前颌突位置是十分困难的。由于前颌骨上通常带有中切牙，中切牙的偏斜严重，综合治疗时常需要拔牙来调整偏斜严重的中线问题，往往需要较强的支抗设计，严重者甚至需要正颌外科联合治疗。

3. 替牙阶段暂时不用解决牙列拥挤及中线不调的问题，但需要治疗前牙反𬌗及牙弓狭窄，以便调动患者上颌骨的正常发育潜力。该患者采取 Hyrax 矫治器作为前方牵引治疗的口内固位部分，在前方牵引过程中进行适当的上颌牙弓开展，改善上颌牙弓前部过窄的问题。由于上颌矢状方向发育略差，ANB 角是正值，所以前方牵引不是该患者治疗的主要任务，而上颌前部宽度不足和前牙扭转可能带来的创伤风险以及对前牙正常覆盖建立的不利影响则是治疗重点。

本例正畸治疗后面相、𬌗相及 X 线片见图 5-27，治疗前后头影测量重叠图见图 5-28。

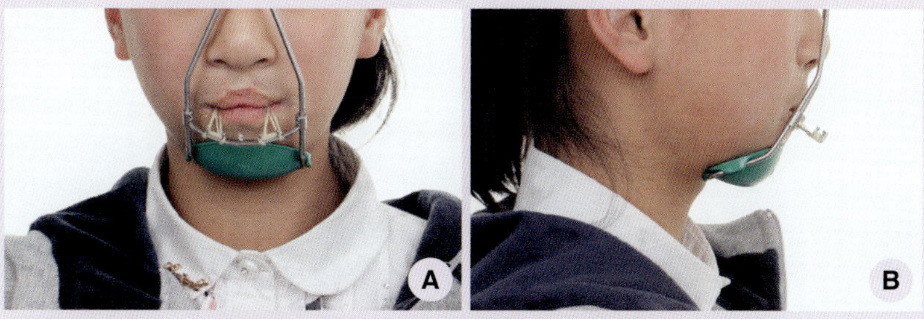

图 5-26　病例 5-2 正畸治疗中的面相和𬌗相

A 至 G. 前方牵引治疗中的面相和𬌗相，口内矫治器为 Hyrax 矫治器。

H 至 L. 局部粘接托槽，应用软丝轻力矫治 11、21 的扭转。

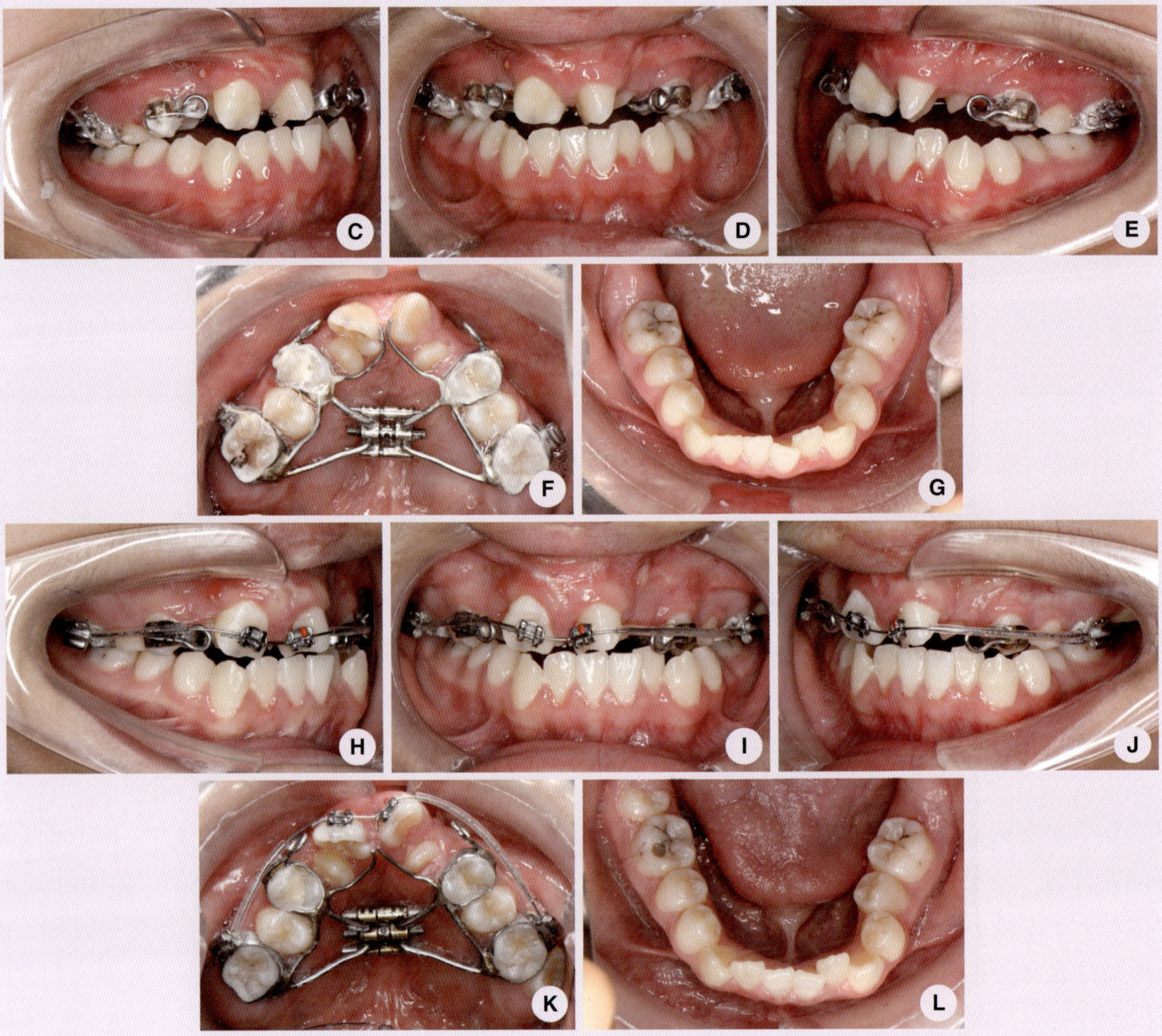

图 5-26 病例 5-2 正畸治疗中的面相和𬌗相（续）

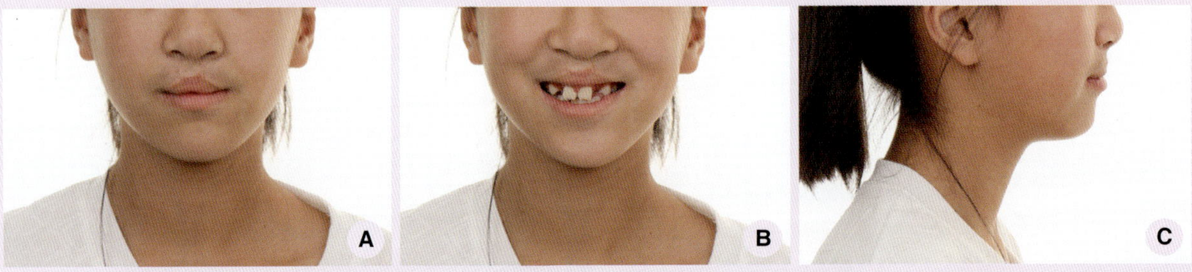

图 5-27 病例 5-2 正畸治疗后面相、𬌗相及 X 线片

A 至 C. 正畸治疗后面相，颏部略左偏，唇间关系及唇齿关系正常，侧貌为直面型。

D 至 I. 治疗后𬌗相，左侧磨牙关系为远中尖对尖，右侧磨牙关系为中性，13、23 腭向萌出，前牙覆𬌗、覆盖正常。牙列拥挤轻度。上颌中线右偏 4 mm。

J. 治疗后曲面体层片，12、22 缺失，17、27、37、47 萌出，18、28、38、48 发育中。

K. 治疗后头颅侧位片，覆𬌗、覆盖正常，Ⅰ类骨型，下颌平面角为均角。

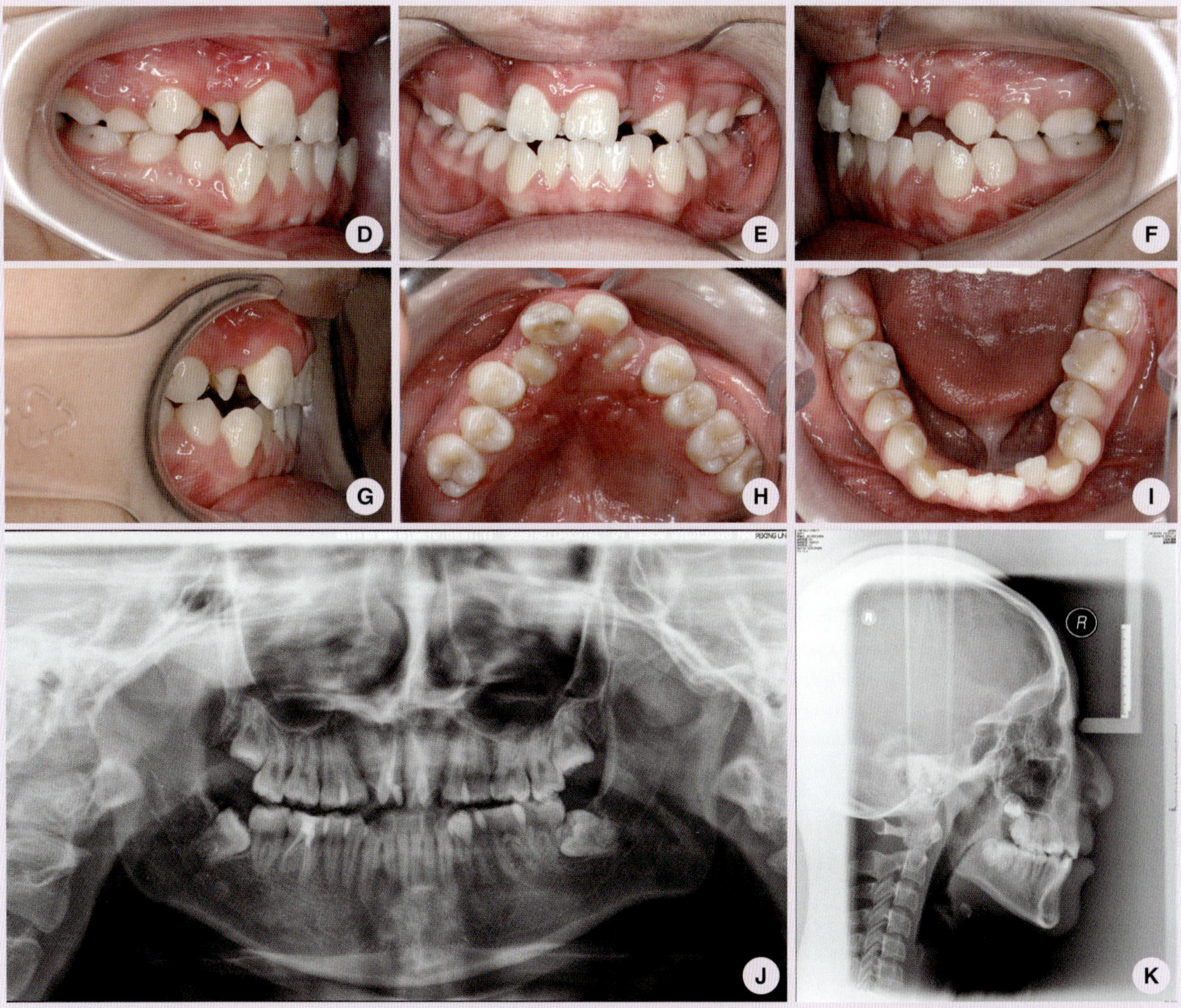

图 5-27 病例 5-2 正畸治疗后面相、𬌗相及 X 线片（续）

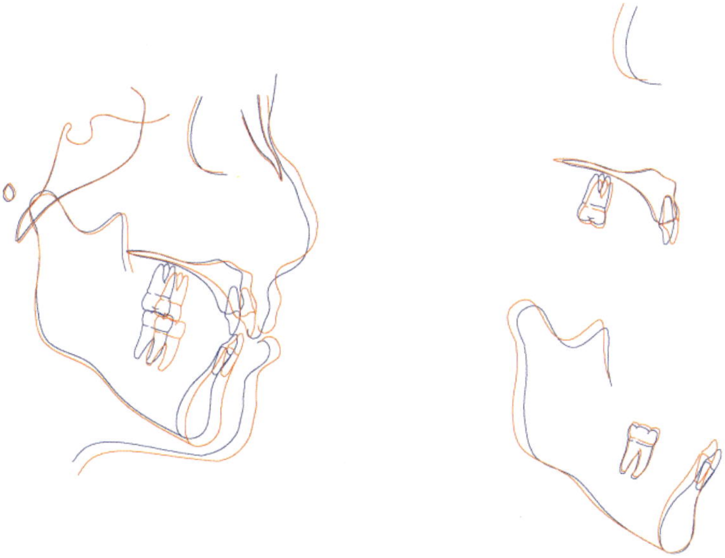

图 5-28 病例 5-2 治疗前后头影测量重叠图

蓝色为治疗前，红色为治疗后。

二、上颌发育不足的矫治

病例 5-3 乳牙期单侧完全性唇腭裂术后，全牙弓反𬌗

【一般情况】患者，男性，5 岁。

【主诉】前牙反𬌗。

【病史】左侧完全性唇腭裂。唇裂 6 月龄时修复，腭裂 12 月龄时修复，无其他手术史，无婴儿期矫形治疗史。否认家族类似疾病史。

【临床检查】

1. 面部检查：面部比例基本正常，颏部左偏，口角不对称，上唇左侧有唇裂修复瘢痕。鼻旁区凹陷，鼻尖低平，上唇红暴露不足（图 5-29 A 至 C）。

2. 口内检查：乳牙列，磨牙近中阶梯，2B 腭侧萌出，上牙列拥挤，全牙弓反𬌗，反覆𬌗Ⅱ度（图 5-29 D 至 H）。

3. 功能检查：语音清晰，颞下颌关节区未见异常。

【X 线检查】

1. 曲面体层片：显示乳牙期，恒牙发育中，未见 15、25 牙胚（图 5-29 I）。

2. 头颅侧位片：前牙反𬌗，颌间关系轻度Ⅲ类，下颌平面角均角（图 5-29 J）。

3. 头影测量数据见表 5-3。

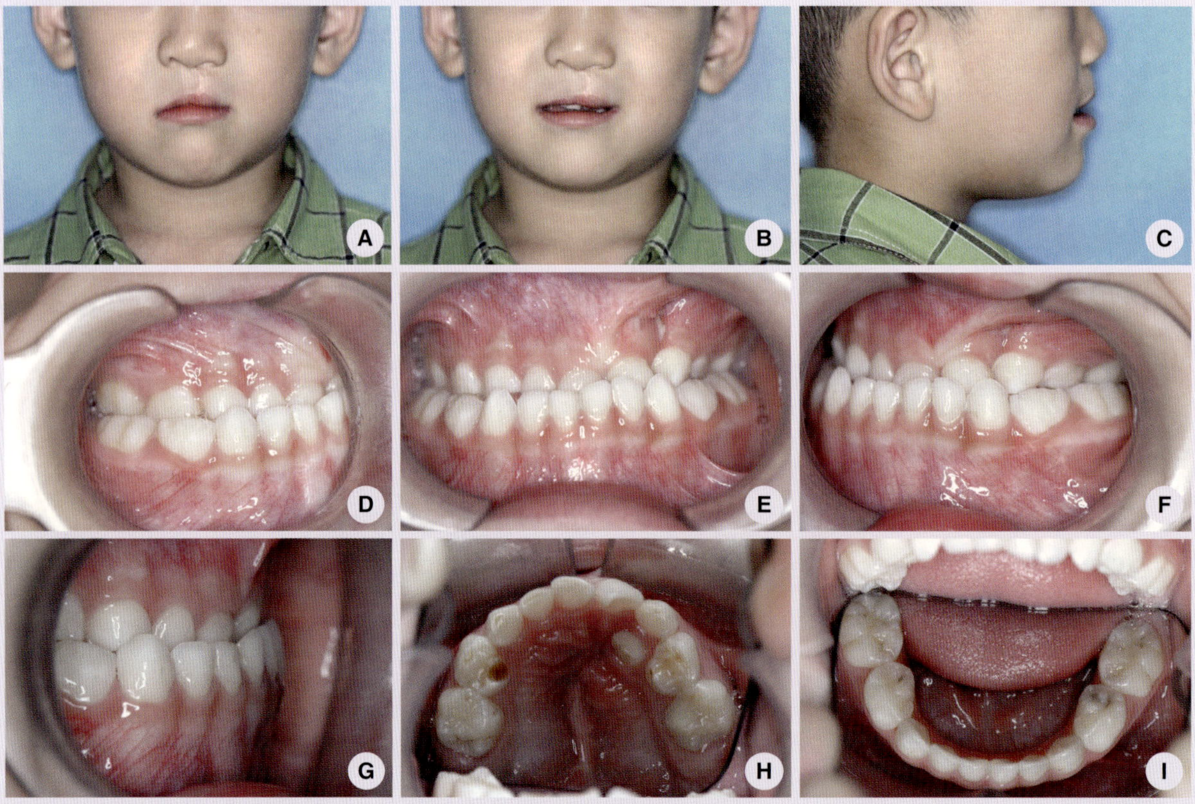

图 5-29 病例 5-3 治疗前面相、𬌗相及 X 线片

A 至 C. 治疗前面相，面部比例基本正常，颏部左偏，口角不对称。鼻旁区凹陷，上唇红暴露不足。

D 至 H. 治疗前𬌗相，乳牙列，磨牙近中阶梯，全牙弓反𬌗，反覆𬌗Ⅱ度。

I. 治疗前曲面体层片显示 15、25 牙胚未见，其余恒牙牙胚发育中。

J. 头颅侧位片显示颌间关系Ⅲ类，下颌平面角为均角。

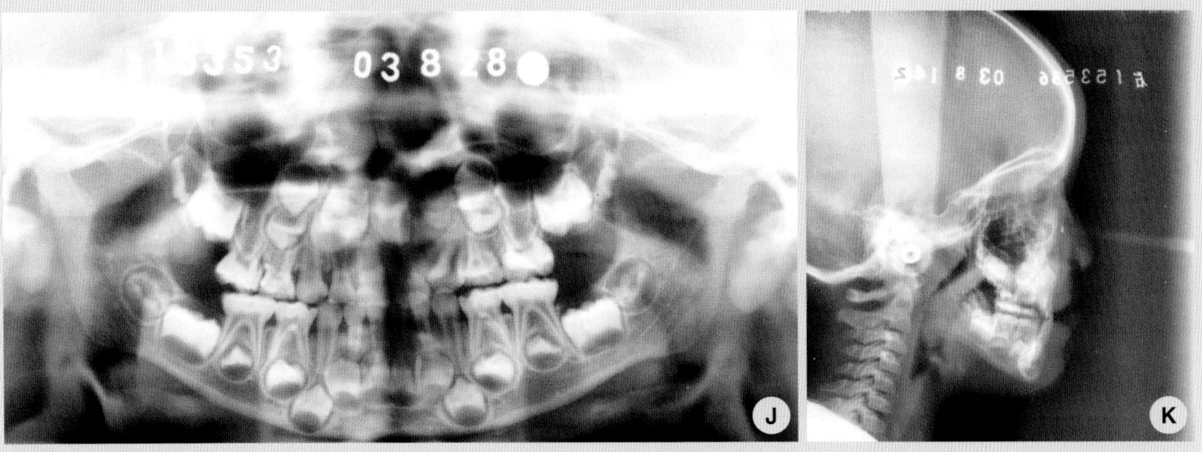

图 5-29　病例 5-3 治疗前面相、殆相及 X 线片（续）

表 5-3　病例 5-3 治疗前后头影测量结果

测量项目	正常值		测量值	
	均值	标准差	治疗前	治疗后
SNA（度）	82.8	4.0	70.2	71.2
SNB（度）	80.1	3.9	70.0	70.0
ANB（度）	2.7	2.0	0.2	1.2
FH-NP（度）	88.6	3.0	86.5	86.3
NA/PA（度）	4.9	3.0	0.5	3.3
U1/NA（度）	22.8	5.7	15.4	21.0
U1-NA（毫米）	3.5	6.5	–0.3	0.6
L1/NB（度）	30.5	5.8	13.9	9.0
L1-NB（毫米）	6.7	2.1	0.4	0.0
U1/L1（度）	124.2	8.2	150.5	148.8
U1/SN（度）	105.7	6.3	84.6	92.2
MP/SN（度）	32.5	5.2	38.4	38.1
MP/FH（度）	31.1	5.6	28.0	27.7
L1/MP（度）	93.9	6.2	79.4	75.1
Y 轴（度）	60.3	3.4	74.6	75.2
Pg-NB（毫米）	1.0	1.5	0.0	-0.1

【诊断】安氏Ⅲ类，毛氏Ⅱ^1+ Ⅰ^1+Ⅳ^1，Ⅲ类骨型，均角。

【治疗设计】

1. 上颌前方牵引治疗（图 5-30 A 和 B）。

2. 上颌 Hyrax 矫治器 + 下颌殆垫矫治器，上颌在治疗中适当进行牙弓开展（图 5-30 C 至 G）。

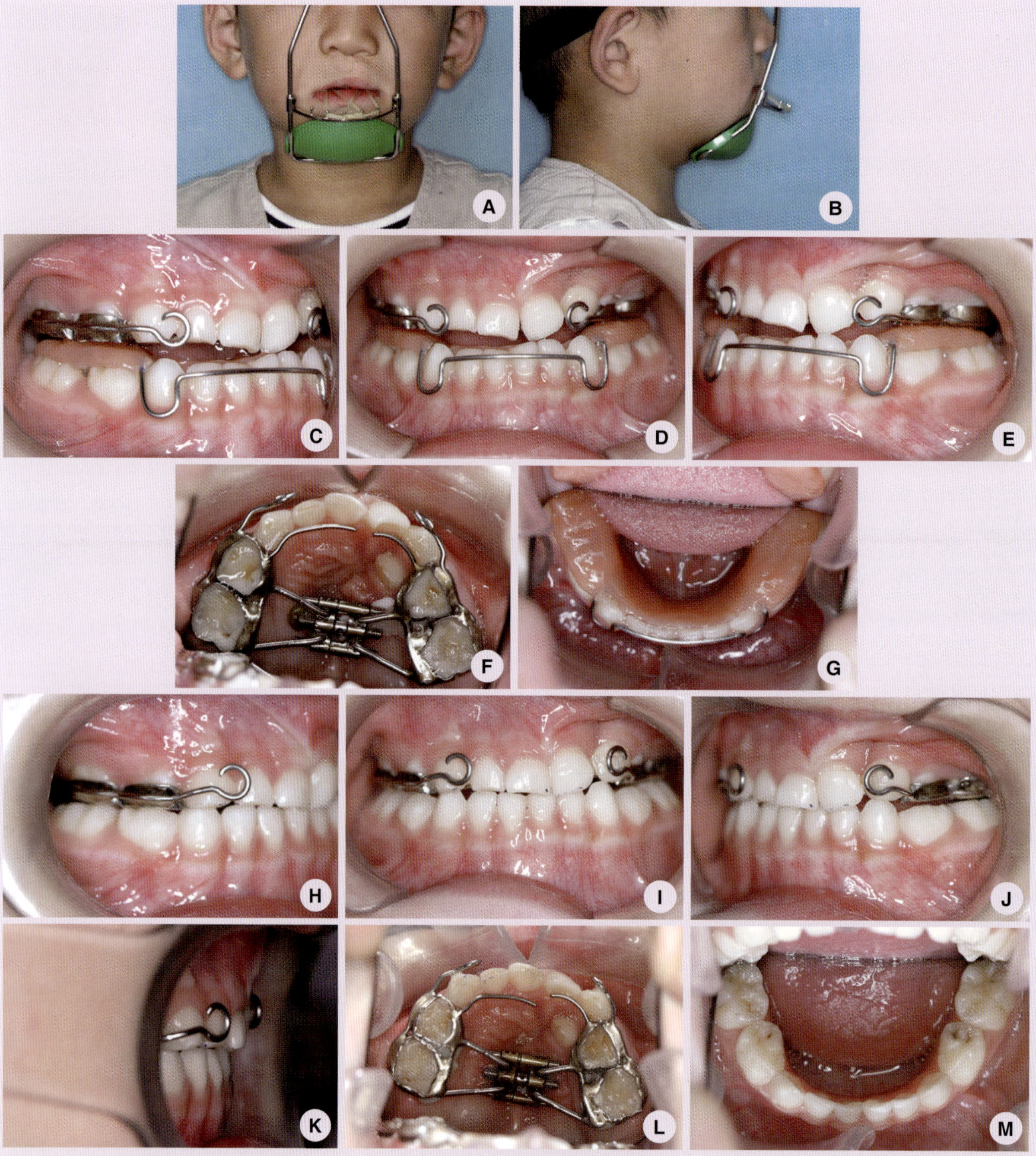

图 5-30 病例 5-3 治疗中面相与殆相

A 至 G. 前方牵引治疗中面相与殆相，上颌佩戴 Hyrax 矫治器，下颌佩戴殆垫。
H 至 M. 前方牵引治疗 6 个月后殆相，前后牙反殆解除，前牙建立覆盖关系。

【病例解析】

1. 患者为乳牙期后期，全牙弓反殆，患者家长求治愿望迫切，所以在乳牙期即开始对上颌矢状方向及宽度不协调进行矫治。一般情况下乳牙牙冠高度不足，矫治器固位存在一定困难。而该患者虽然上颌第一恒磨牙尚未萌出，但是乳磨牙的牙冠萌出高度足够带环矫治器固位，故口内矫治器仍然采用了带环式的 Hyrax 矫治器，在前方牵引治疗的同时可以进行上颌的开展。

2. 乳牙期前方牵引治疗通常需要的时间较短，由于这个时期骨缝反应更活跃，前方牵引的效果也较年龄大的患者好。多名学者的研究都表明，年龄小的患者前方牵引治疗的骨性效应更大。当然，即使是乳牙期进行上颌的前方牵引矫治，也不能保证患者在替牙后前牙不再出现反𬌗。由于患者颌骨的生长量及生长方向不同，有些患者在替牙后仍需进行前牙反𬌗的矫治，需要向患者说明。

3. 患者的 2B 腭侧萌出，未在牙列之中，由于不干扰目前的前方牵引治疗及牙齿替换，暂时不拔除，待替牙后再评价。

本例正畸治疗后面相、𬌗相及 X 线片见图 5-31，治疗前后头影测量重叠图见图 5-32。

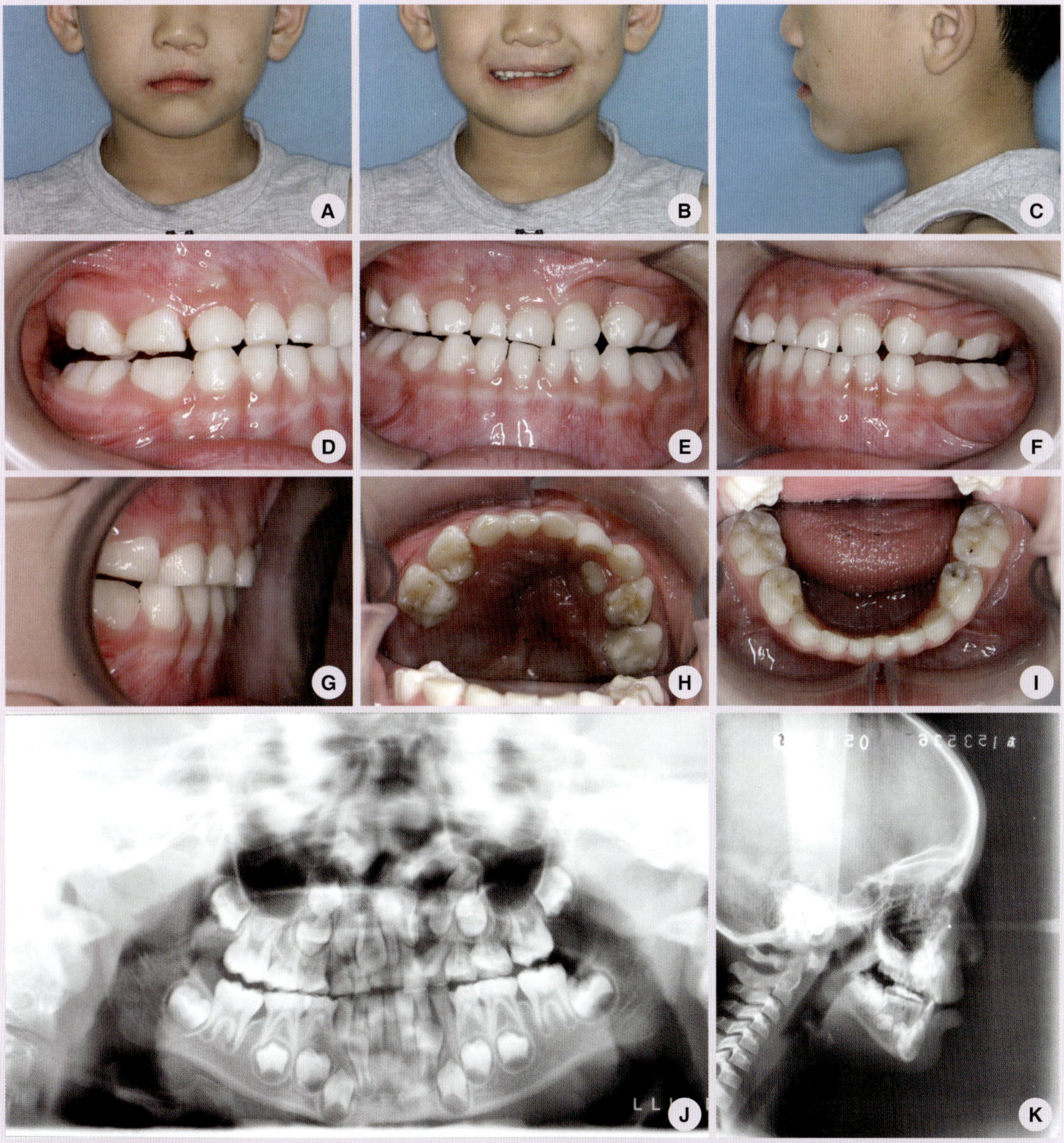

图 5-31 病例 5-3 治疗后面相、𬌗相及 X 线片

A 至 C. 前方牵引治疗后面相，面部基本对称，唇间关系及唇齿关系基本正常，侧貌直面型。

D 至 I. 前方牵引治疗后𬌗相，前牙反𬌗解除，上下颌牙弓宽度基本协调。

J. 前方牵引治疗后曲面体层片，16、26、36、46 及上颌中切牙即将萌出。

K. 治疗后头颅侧位片，前牙覆𬌗、覆盖正常，Ⅰ类骨型，下颌平面角为均角。

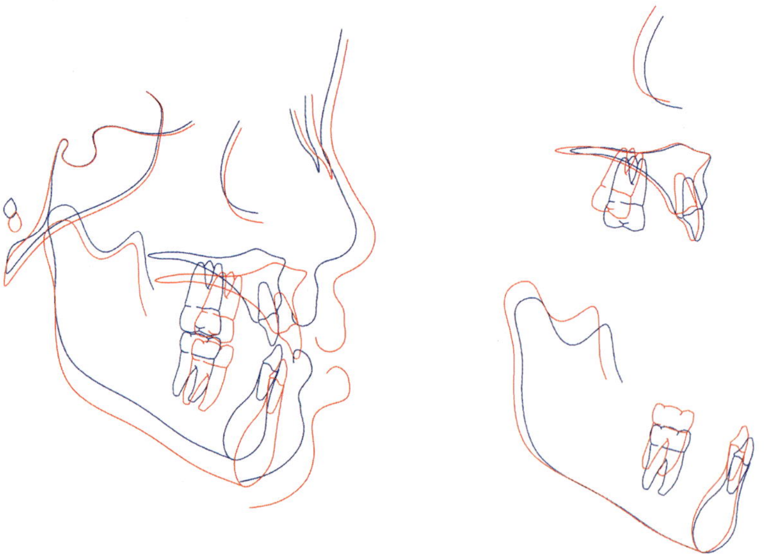

图 5-32 病例 5-3 治疗前后头影测量重叠图

蓝色为治疗前，红色为治疗后。

病例 5-4 单侧完全性唇腭裂前牙反𬌗，上颌发育不足

【一般情况】患者，女性，8.5 岁。

【主诉】前牙反𬌗。

【病史】患者为左侧完全性唇腭裂，唇裂修复术于 6 月龄进行，未进行婴儿期矫形治疗。腭裂修复于 1 岁完成。牙槽突裂植骨尚未进行。无既往正畸史。否认家族类似疾病史。

【临床检查】

1. 面部检查：面部对称，比例基本正常。上唇左侧有唇裂修复瘢痕，左侧鼻翼塌陷，下唇外翻前突。笑线低位，微笑时上前牙不能显露，下前牙暴露。侧貌鼻旁区略凹陷，鼻尖低平，鼻唇角为锐角（图 5-33 A 至 C）。

2. 口内检查：替牙𬌗，左侧磨牙为近中尖对尖关系，右侧为远中尖对尖关系，前牙区及右侧后牙反𬌗，前牙覆𬌗Ⅲ度。口内恒牙可见上下切牙及第一恒磨牙。上颌牙列重度拥挤，下颌牙列轻度拥挤。上颌腭部见腭裂修复瘢痕（图 5-33 D 至 I）。

3. 功能检查：语音清晰，颞下颌关节检查未见异常。

【X 线检查】

1. 曲面体层片：除萌出的恒切牙及第一磨牙之外，其余恒牙正常发育中，间隙不足。双侧髁突形态基本对称，未见骨质异常（图 5-33 J）。

2. 头颅侧位片：Ⅲ类颌间关系，上颌发育不足，上前牙舌倾，下前牙较直立，下颌平面角为均角（图 5-33 K）。

3. 头影测量数据见表 5-4。

【诊断】安氏Ⅲ类，毛氏Ⅱ¹+ Ⅰ¹+ Ⅳ¹，Ⅲ类骨型，高角。

【治疗设计】

1. 上颌 Hyrax 矫治器 + 前方牵引治疗，解除前后牙反𬌗（图 5-34 A 至 G）。

2. 局部固定矫治器辅助去除前牙干扰（图 5-34 H 至 J）。

3. 观察替牙。

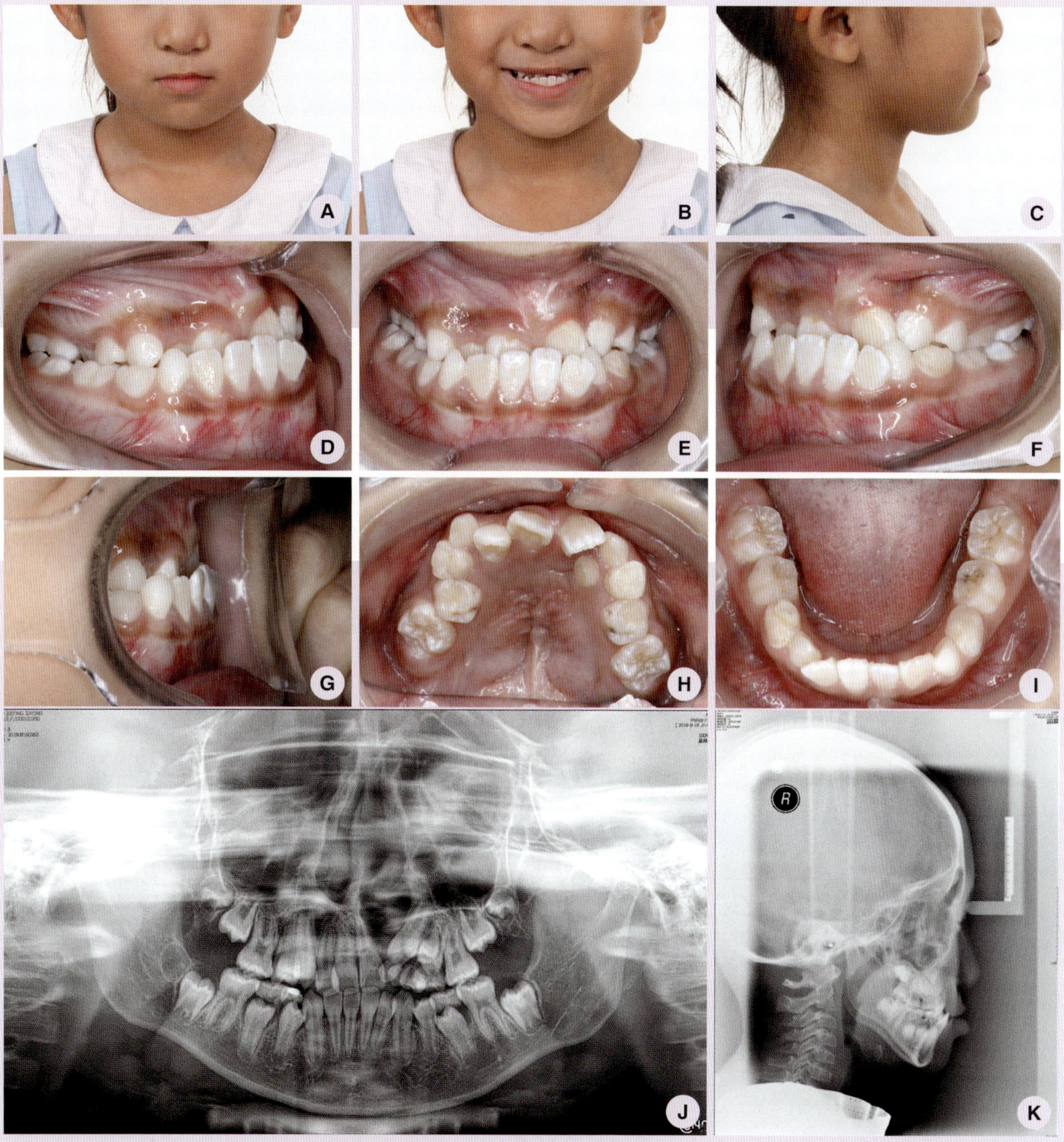

图 5-33 病例 5-4 治疗前面相、殆相及 X 线片

A 至 C. 面部对称，面部比例基本正常，上唇左侧有唇裂修复瘢痕，左侧鼻翼塌陷，下唇外翻前突。

D 至 I. 替牙殆，前牙反殆，上颌牙列严重拥挤，下颌牙列轻度拥挤。

J. 替牙中期，双尖牙未替换，第二磨牙发育中。K. 前牙反殆，Ⅲ类骨型，均角型。

表 5-4 病例 5-4 治疗前后头影测量结果

测量项目	正常值		测量值	
	均值	标准差	治疗前	治疗后
SNA（度）	82.8	4.0	70.9	77.0
SNB（度）	80.1	3.9	73.1	72.6
ANB（度）	2.7	2.0	–2.2	4.4
FH-NP（度）	88.6	3.0	81.6	79.9
NA/PA（度）	4.9	3.0	–3.7	14.3
U1/NA（度）	22.8	5.7	14.5	12.9
U1-NA（毫米）	3.5	6.5	2.2	–0.1
L1/NB（度）	30.5	5.8	22.4	20.6
L1-NB（毫米）	6.7	2.1	3.8	4.4
U1/L1（度）	124.2	8.2	145.4	141.2
U1/SN（度）	105.7	6.3	85.4	89.8
MP/SN（度）	32.5	5.2	47.5	47.7
MP/FH（度）	31.1	5.6	38.3	39.5
L1/MP（度）	93.9	6.2	81.7	79.0
Y 轴（度）	60.3	3.4	75.8	78.7
Pg-NB（毫米）	1.0	1.5	–1.1	–1.0

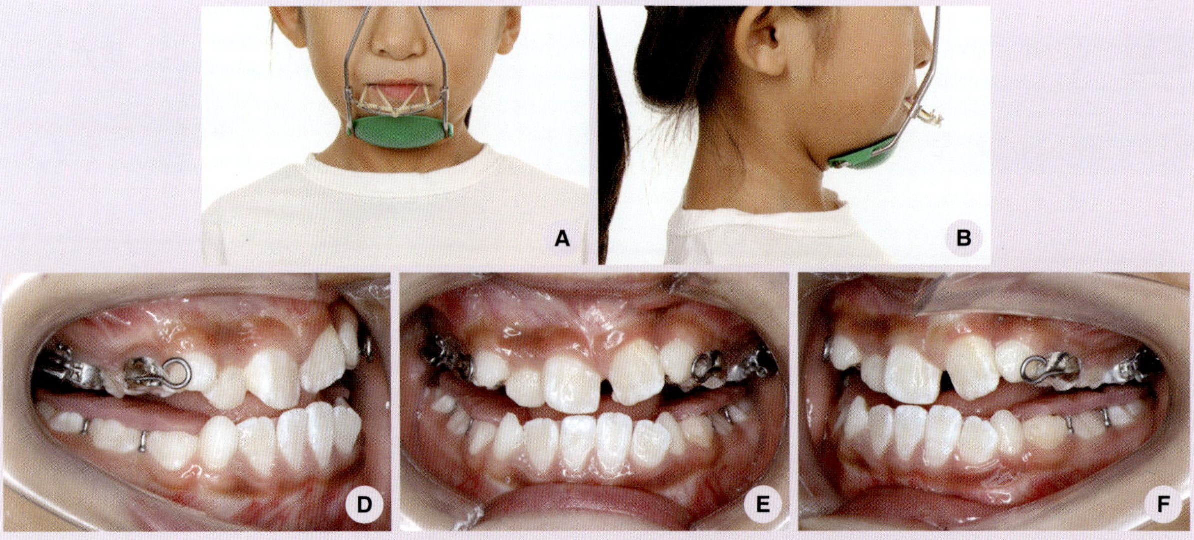

图 5-34 病例 5-4 正畸治疗中面相与𬌗相

A 至 G. 前方牵引治疗中，上颌 Hyrax 矫治器 + 下颌𬌗垫。

H 至 J. 前方牵引治疗中，局部固定矫治器同时矫正前牙斜轴及外翻。

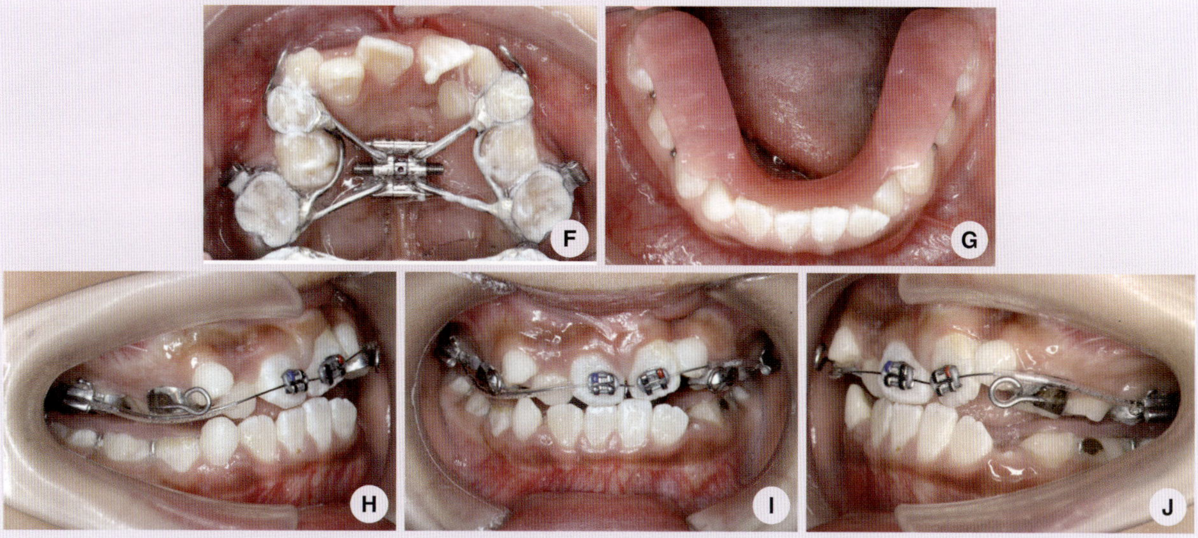

图 5-34 病例 5-4 正畸治疗中面相与𬌗相（续）

【病例解析】

1. 患者存在较明显的前牙反𬌗，头影测量显示上颌发育不足。上前牙较直立是唇腭裂患者的特点，通常是唇腭裂手术所致。下前牙舌倾说明已经出现明显的牙齿代偿。除此之外，患者还存在较严重的牙列拥挤，未来上颌拔牙治疗的可能性较大。另外，患者尚未进行牙槽突裂植骨的治疗，未来 1 年左右需要考虑植骨手术。

2. 目前，患者需要解决的问题主要是上颌发育不足，兼顾为牙槽突裂植骨手术创造有利条件。戴用前方牵引矫治器，口内使用 Hyrax 矫治器。由于患者上颌牙弓无明显的缩窄，牵引治疗中无需进行扩弓治疗，避免治疗后上下颌牙弓宽度不协调。因为患者前牙反覆盖较深，为便于牵引治疗中患者进食，下颌佩戴𬌗垫矫治器。待前牙反𬌗解除后，分次磨减𬌗垫使后牙在新的颌间关系下建𬌗（图 5-35）。

3. 唇腭裂患者在进行前方牵引治疗中，常需要在上颌前牙上粘着托槽，调整扭转或斜轴的切牙，避免牵引中牙齿的创伤与磨耗，同时也可以为植骨手术创造良好的手术入路与术区。这一阶段，粘着固定矫治器主要并不是解决牙列拥挤问题。

4. 前方牵引治疗后两年，矫治结果稳定，患者需要等待剩余恒牙萌出及生长发育高峰期过去（图 5-36）。恒牙期可能的治疗方案是上颌磨牙适当远中移动，拔除 14、35、45。排齐牙列，调整上颌中线，下前牙略内收，磨牙近中移动矫治磨牙关系。

本例正畸治疗前后头影测量重叠图见图 5-37。

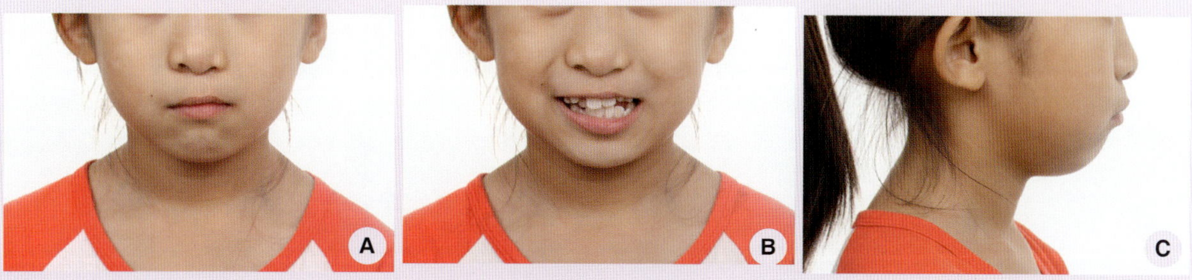

图 5- 35 病例 5-4 前方牵引治疗后面相、𬌗相及 X 线片

A 至 C. 前方牵引治疗后，唇间关系及唇齿关系正常，面型略突。D 至 I. 前牙反𬌗解除，磨牙远中关系。J. 上颌双尖牙未替换，间隙不足。K. 前牙反𬌗解除，覆𬌗、覆盖正常，颌间关系为 Ⅰ 类骨型。

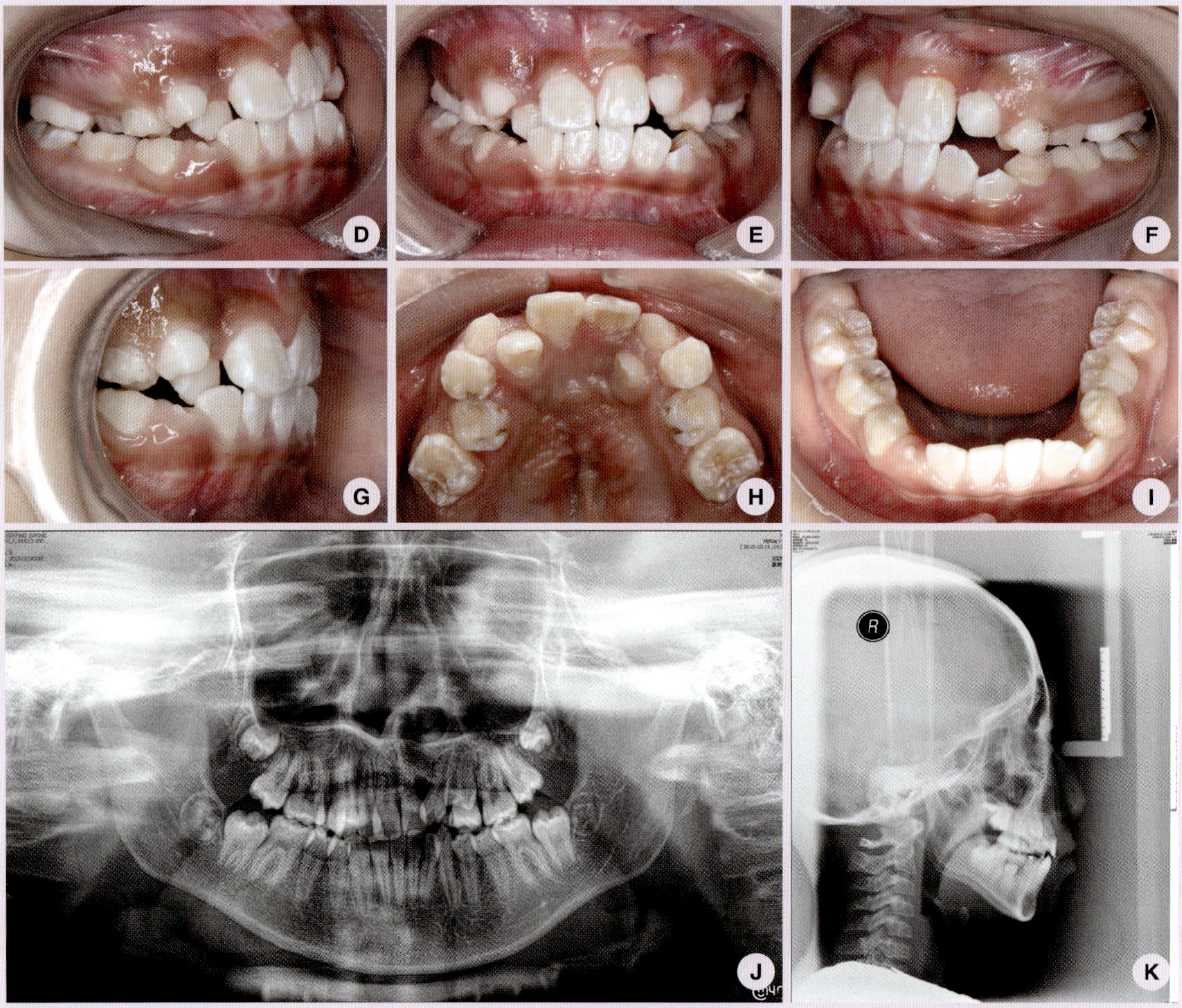

图 5- 35　病例 5-4 前方牵引治疗后面相、𬌗相及 X 线片（续）

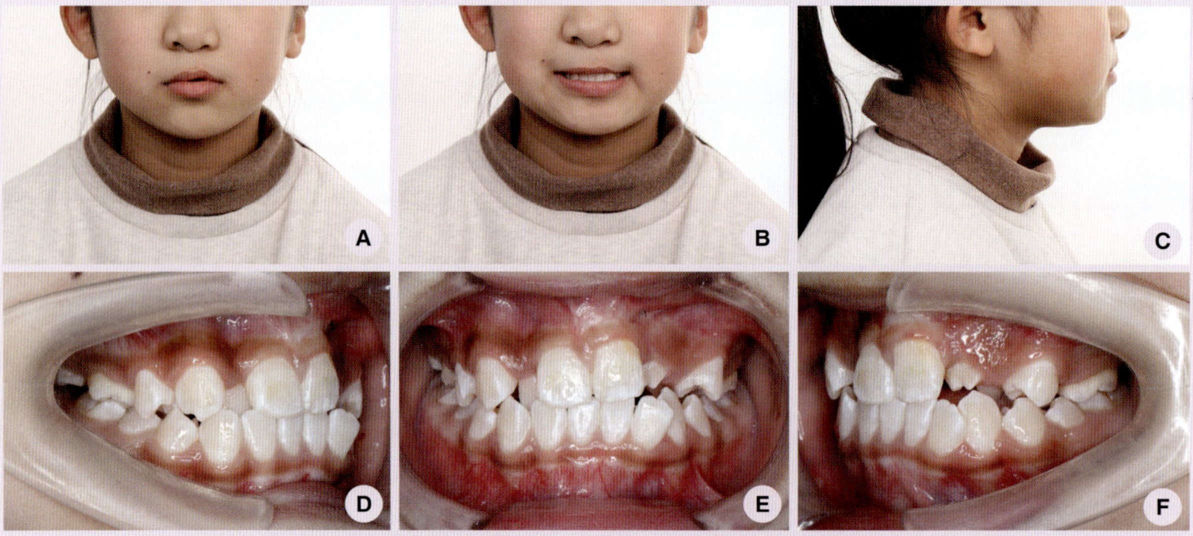

图 5-36　病例 5-4 正畸治疗后 28 个月面相和𬌗相

A 至 C. 面部对称，唇间关系正常，面型基本正常。

D 至 I. 25 尚未替换，磨牙远中关系，前牙覆𬌗、覆盖基本正常。

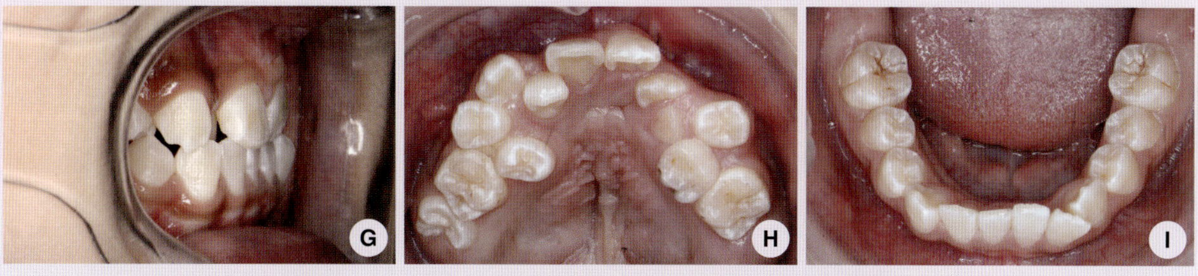

图 5-36　病例 5-4 正畸治疗后 28 个月面相和𬌗相（续）

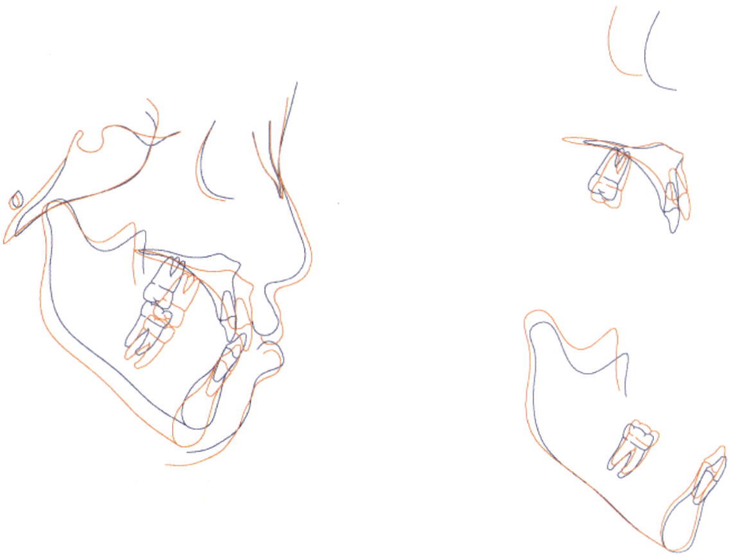

图 5-37　病例 5-4 正畸治疗前后头影测量重叠图
蓝色为治疗前，红色为治疗后。

三、伴上颌宽度不足的错𬌗畸形的矫治

病例 5-5　双侧完全性唇腭裂上颌发育不足，前牙反𬌗伴上颌牙弓狭窄

【一般情况】患者，女性，12 岁。

【主诉】反𬌗。

【病史】双侧完全性唇腭裂。唇裂于 8 月龄修复，腭裂于 13 月龄修复，牙槽突裂植骨于 10 岁进行。无其他手术史，无既往正畸治疗史。

【临床检查】

1. 面部检查：面部基本对称。下唇外翻，唇齿关系异常，笑线较低。上唇部见唇裂修复瘢痕，鼻唇角钝，上唇略内倾。面型较直（图 5-38 A 至 C）。

2. 口内检查：替牙𬌗，1E、2E、3E 滞留，17、27、37、47 未萌。13、23 部分萌出，12、22 口内未见。几乎全牙弓反𬌗。上颌牙列拥挤约 5 mm，下颌牙列无拥挤。上下颌牙弓中线不一致，上中线左偏 2 mm。上颌牙弓前部明显狭窄（图 5-38 D 至 I）。

3. 功能检查：未见颞颌关节区异常及语音异常。上唇肌动度较差。

【X线检查】

1. 全口曲面体层片：12、15和22、25缺失，17、27、35、37、47未萌，上中线左偏，13、23斜轴。

2. 头颅侧位片：前牙反殆，Ⅰ类骨型，均角。上前牙舌倾。

3. 头影测量数据见表5-5。

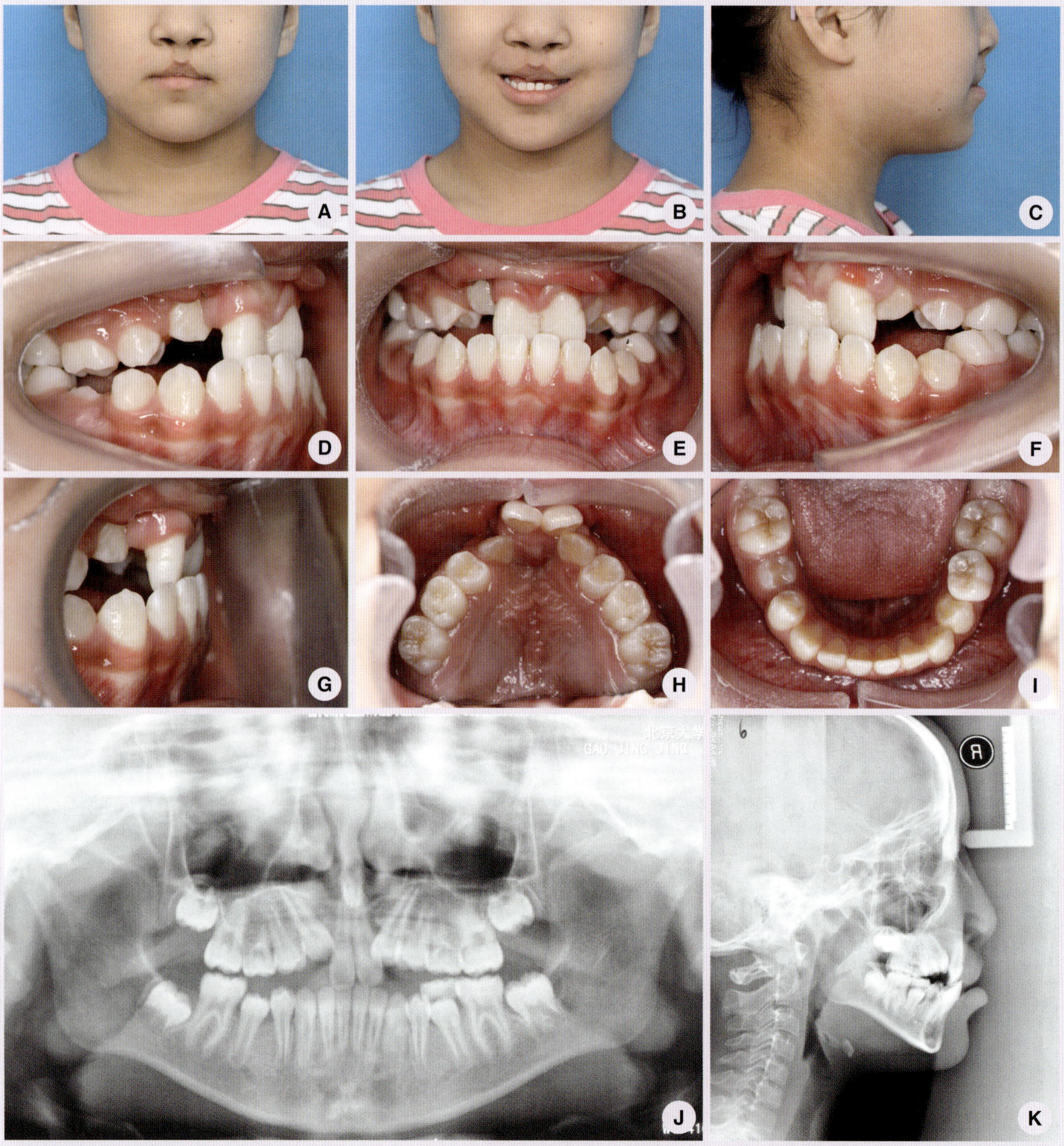

图5-38 病例5-5治疗前面相、殆相及X线片

A至C. 面部基本对称。下唇略外翻，笑线较低。鼻唇角钝，上唇略内倾。面型较直。

D至I. 1E、2E、3E滞留，17、27、37、47未萌。13、23部分萌出，几乎全牙弓反殆。上下颌牙弓中线不一致，上中线左偏2 mm，上颌牙弓前部明显狭窄。

J. 治疗前曲面体层片，12、15和22、25缺失，17、27、35、37、47未萌。K. 前牙反殆，上前牙舌倾，Ⅰ类骨型，下颌平面角为均角。

表 5-5 病例 5-5 治疗前后头影测量结果

测量项目	正常值		测量值	
	均值	标准差	治疗前	治疗后
SNA（度）	82.8	4.0	78.6	78.1
SNB（度）	80.1	3.9	76.7	75.0
ANB（度）	2.7	2.0	1.9	3.1
FH-NP（度）	88.6	3.0	84.4	81.5
NA/PA（度）	4.9	3.0	9.1	15.4
U1/NA（度）	22.8	5.7	−11.4	−0.6
U1-NA（毫米）	3.5	6.5	−3.5	−2.6
L1/NB（度）	30.5	5.8	24.9	28.0
L1-NB（毫米）	6.7	2.1	6.0	9.4
U1/L1（度）	124.2	8.2	162.8	142.5
U1/SN（度）	105.7	6.3	68.1	85.3
MP/SN（度）	32.5	5.2	38.3	39.5
MP/FH（度）	31.1	5.6	29.2	30.7
L1/MP（度）	93.9	6.2	90.9	90.5
Y 轴（度）	60.3	3.4	71.3	72.4
Pg-NB（毫米）	1.0	1.5	−0.7	−0.5

【诊断】安氏Ⅱ类，毛氏$Ⅱ^3$+ $Ⅰ^1$+ $Ⅲ^2$。

【治疗设计】

1. 上颌扩弓，调整牙弓形态（图 5-39 A 至 E）。

2. 上颌前方牵引，改善颌间关系（图 5-39 A 至 E）。

3. 调整前牙舌向倾斜问题（局部固定矫治器，图 5-39 F 至 J）。

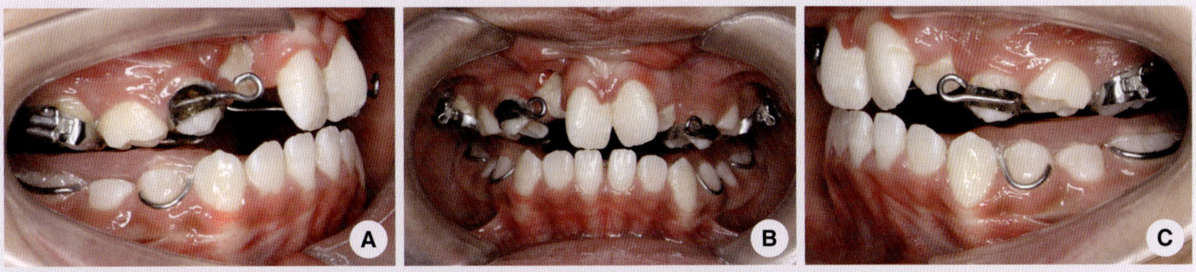

图 5-39 病例 5-5 正畸治疗中𬌗相

A 至 E. 上颌扩弓 + 前方牵引。

F 至 J. 上颌前牙托槽调整牙齿的唇舌向倾斜度。

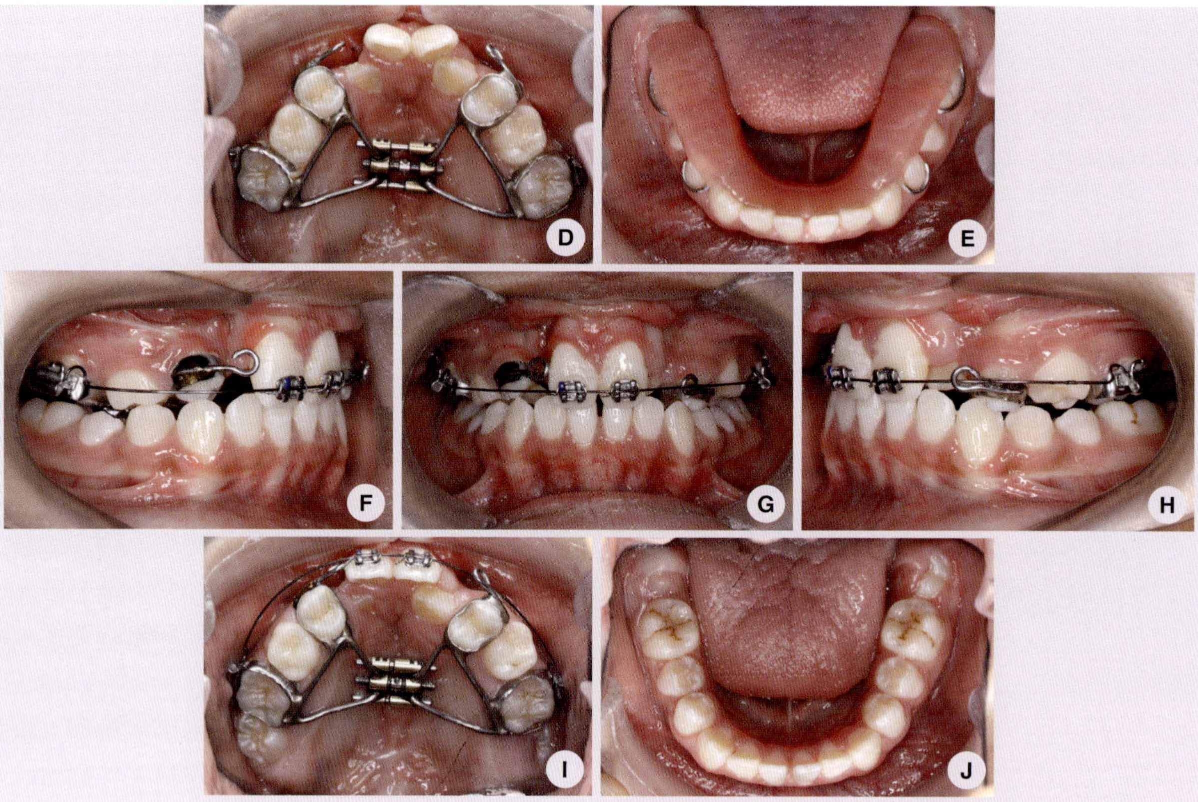

图 5-39 病例 5-5 正畸治疗中𬌗相（续）

【病例解析】

1. 双侧完全性唇腭裂患者，由于上颌骨的 3 个骨段均未融合，在唇腭裂修复后、未进行牙槽突裂植骨之前，两个上颌侧段常在腭部瘢痕及颊肌的作用下向内塌陷，前段塌陷较严重，常被锁在前颌骨的后方，造成尖牙萌出后偏腭向的位置和牙弓的三角形形态。前颌骨因为两个侧段的塌陷无法复位至正常位置而表现出前突，所以双侧唇腭裂患者的前牙反𬌗常不如单侧完全性唇腭裂患者严重。他们最常见的错𬌗表现是牙弓三角形，后牙反𬌗。

2. 该患者在替牙晚期主要的问题是上颌牙弓形态异常及前后牙反𬌗，目前需要解决上颌宽度不足、牙弓前部塌陷以及前牙反𬌗问题。患者首选固定式扩弓矫治器先行上颌扩弓，解决上颌牙弓宽度问题及调整上颌牙弓形态，然后进行前方牵引矫治上下颌间关系的异常。

3. 唇腭裂患者常存在上颌前牙扭转，在前方牵引中扭转的上颌前牙易与对颌前牙相互作用产生创伤。所以，在前方牵引之前或牵引中可以在前牙上粘着托槽，应用镍钛丝排齐扭正上前牙，以便在前方牵引治疗后建立稳定的前牙关系。

4. 由于右侧牙槽突裂植骨效果不佳，骨质的高度及厚度均不足以支撑尖牙牙根，所以该侧尖牙一直处于未完全萌出的状态。很难将尖牙排齐在牙列中，否则易引起尖牙松动或牙根暴露。患者暂不考虑再次进行牙槽突裂植骨，故暂不考虑在治疗中排列尖牙。

本例正畸治疗后面相、𬌗相及 X 线片见图 5-40 和图 5-41，治疗前后头影测量重叠图见图 5-42。

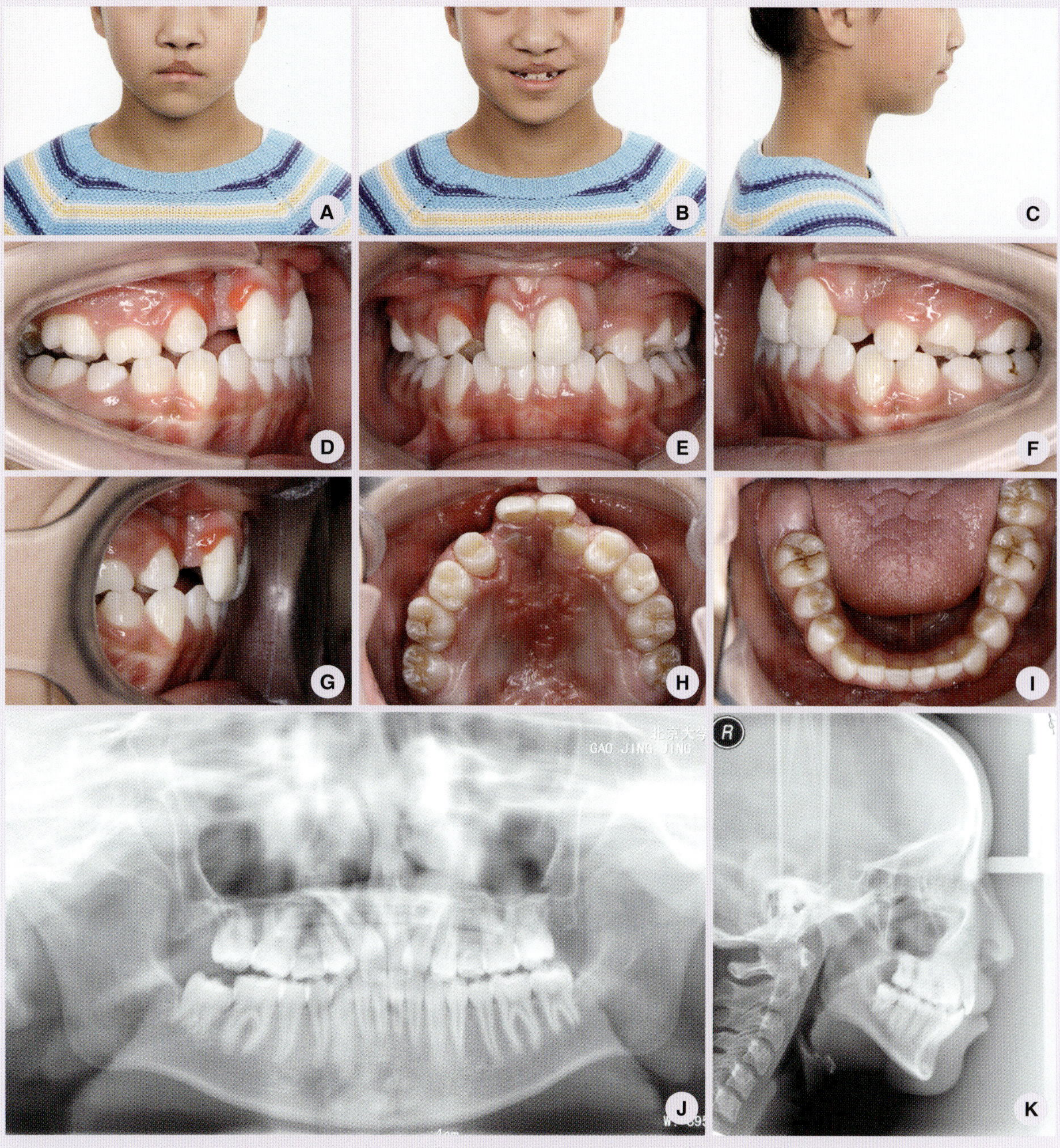

图 5-40 病例 5-5 正畸治疗后即刻面相、𬌗相及 X 线片

A 至 C. 治疗后面相，面部基本对称，唇关系（即唇间关系）基本正常，下颌平面角偏高。
D 至 I. 治疗后𬌗相。J. 治疗后曲面体层片，全部恒牙萌出，1E、2E 滞留。
K. 治疗后前牙覆𬌗、覆盖正常，Ⅰ类骨型，下颌平面角偏高。

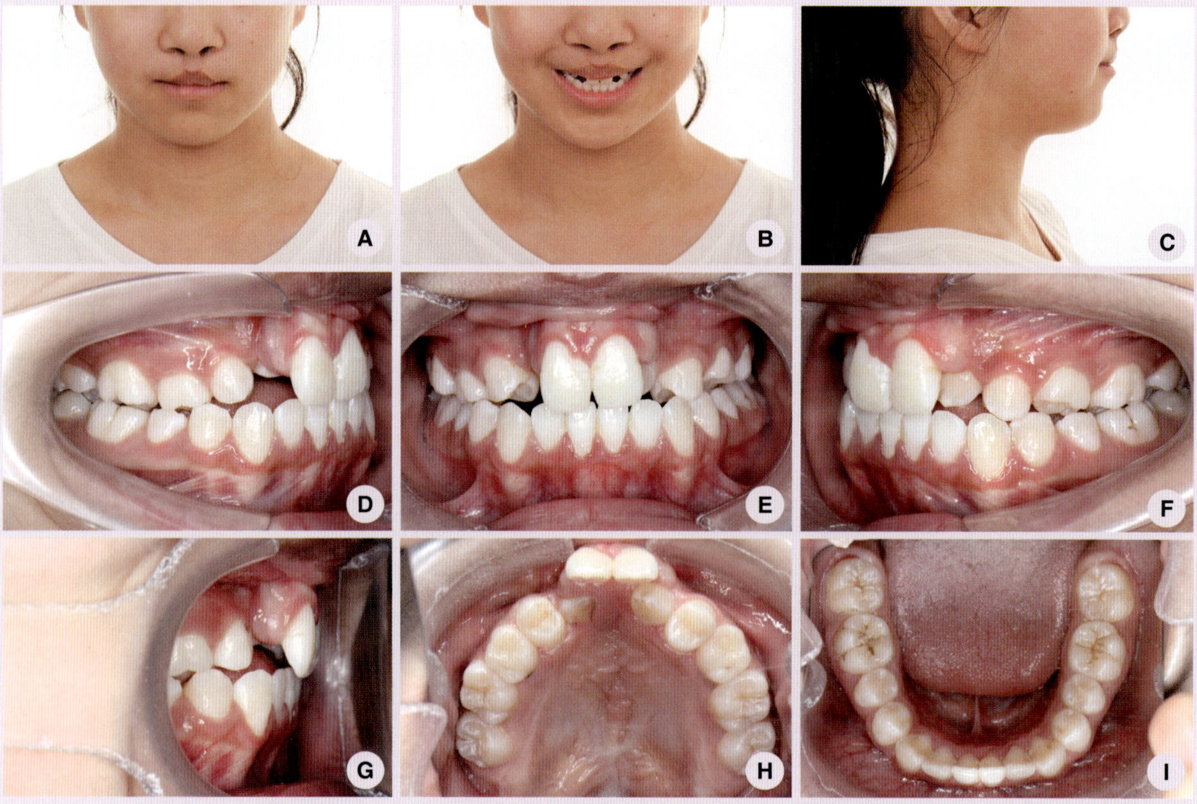

图 5-41　病例 5-5 治疗后 29 个月面相与殆相

A 至 C. 面部基本对称，下唇略外翻，上唇动度略差，微笑时下颌牙齿暴露较多，侧貌正常。
D 至 I. 前牙覆殆、覆盖基本正常，磨牙远中尖对尖关系，13 部分萌出。

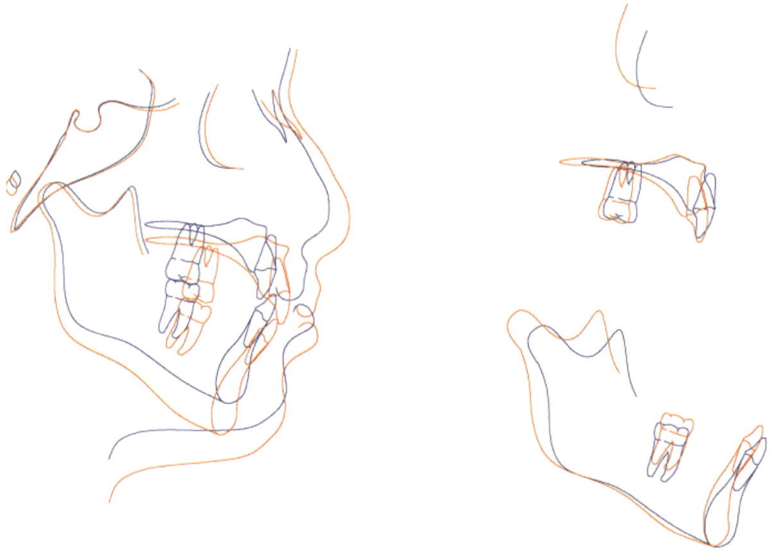

图 5-42　病例 5-5 治疗前后及观察期头影测量重叠图

蓝色为治疗前，红色为治疗后。

病例 5-6 单侧完全性唇腭裂，上颌发育不足，下颌牙列拥挤

【一般情况】患者，女性，10.5 岁。

【主诉】前牙反殆。

【病史】左侧完全性唇腭裂。唇裂于 6 月龄修复，腭裂于 1 岁修复，牙槽突裂植骨于 9.5 岁进行。无既往正畸治疗史。

【临床检查】

1. 面部检查：面上部基本对称，左侧口角略高，鼻唇角钝，上唇内倾、下唇略外翻，上唇红暴露不足。颏部略左偏，侧貌显示面中部凹陷，下颌平面角为高角（图 5-43 A 至 C）。

2. 口内检查：替牙殆，磨牙中性关系，前牙反殆，反覆殆Ⅱ度。上下颌牙弓中线不一致，上中线左偏 4 mm。22、23 未见（图 5-43 D 至 I）。

【X 线检查】

1. 曲面体层片：13、14、15、22、23、25、35、45 尚未替换，17、27、37、47 发育中。双侧髁突形态基本对称，未见明显骨质异常（图 5-43 J）。

2. 头颅侧位片：前牙反殆，Ⅲ类骨型，下颌平面角为高角。上下颌前牙直立（图 5-43 K）。

3. 头影测量数据见表 5-6。

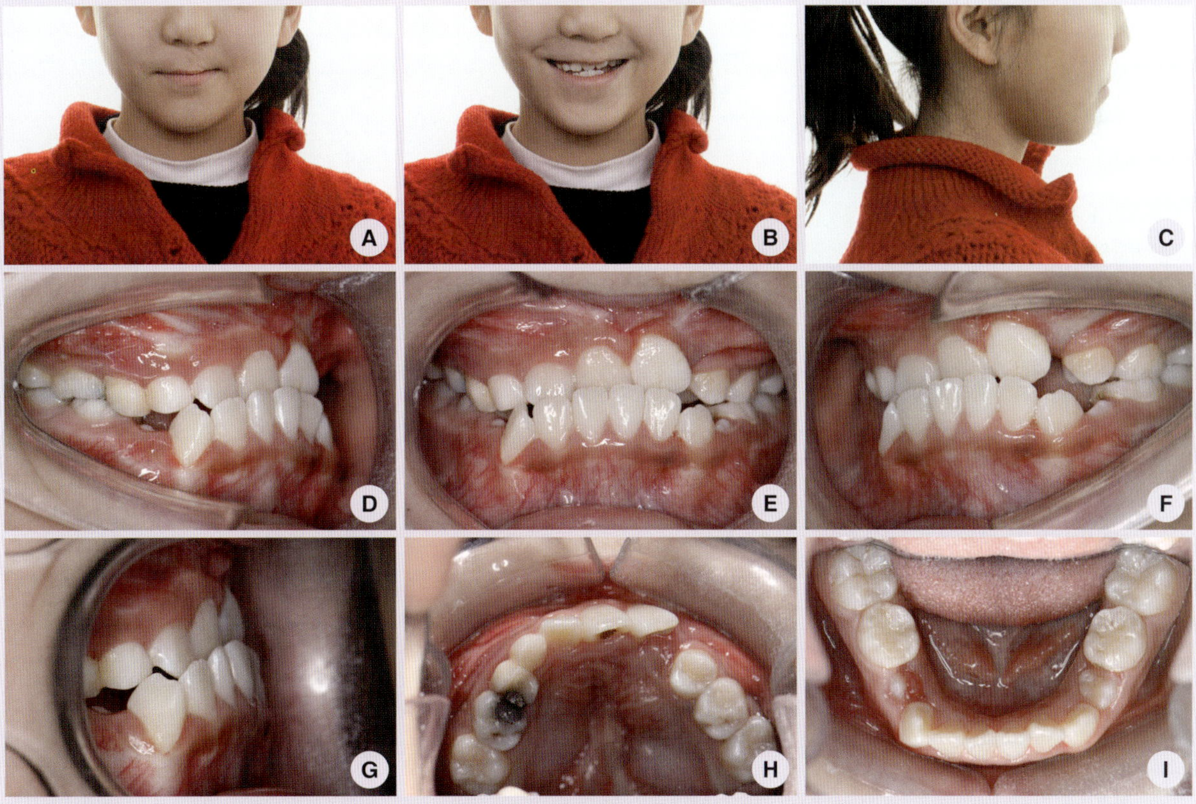

图 5-43 病例 5-6 治疗前面相、殆相及 X 线片

A 至 C. 治疗前面相，颏部略左偏，上唇红暴露不足，左口角略高。鼻唇角钝，上唇内倾。
D 至 I. 治疗前殆相，替牙殆，磨牙中性关系，前牙反殆，反覆殆Ⅱ度，上中线左偏 4 mm。
J. 治疗前曲面体层片，13、14、15、22、23、25、35、45 尚未替换，17、27、37、47 发育中，双侧髁突形态基本对称。
K. 治疗前头颅侧位片，前牙反殆，Ⅲ类骨型，下颌平面角为高角，上下颌前牙直立。

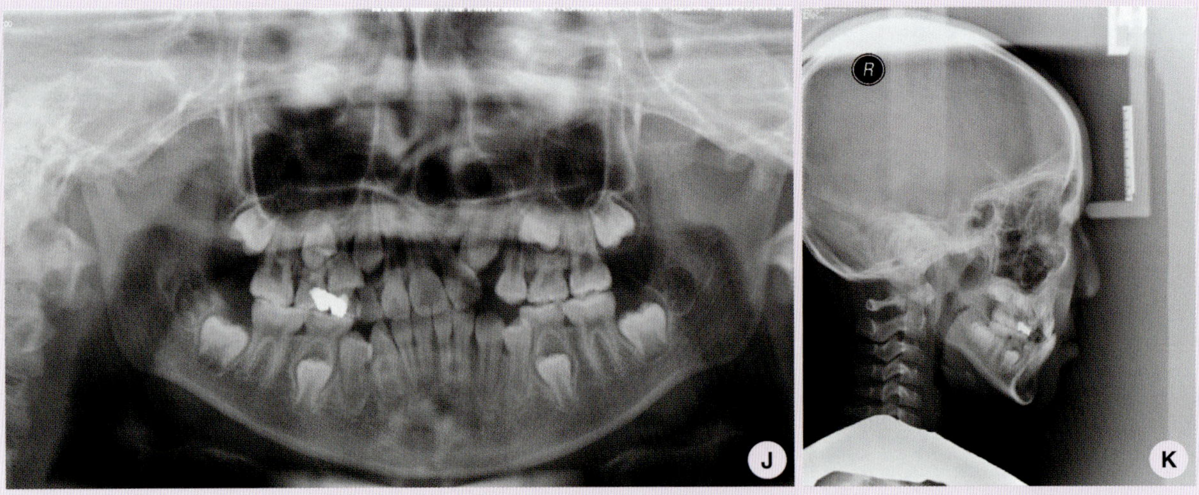

图 5-43 病例 5-6 治疗前面相、𬌗相及 X 线片（续）

表 5-6 病例 5-6 治疗前后头影测量结果

测量项目	正常值		测量值	
	均值	标准差	治疗前	治疗后
SNA（度）	82.8	4.0	72.4	77.2
SNB（度）	80.1	3.9	73.7	73.5
ANB（度）	2.7	2.0	–1.3	3.7
FH-NP（度）	88.6	3.0	80.5	80.4
NA/PA（度）	4.9	3.0	–3.3	7.8
U1/NA（度）	22.8	5.7	18.8	12.7
U1-NA（毫米）	3.5	6.5	2.1	1.7
L1/NB（度）	30.5	5.8	18.2	14.7
L1-NB（毫米）	6.7	2.1	2.6	1.9
U1/L1（度）	124.2	8.2	144.4	149.0
U1/SN（度）	105.7	6.3	91.1	91.6
MP/SN（度）	32.5	5.2	43.5	45.6
MP/FH（度）	31.1	5.6	36.7	39.0
L1/MP（度）	93.9	6.2	81.1	75.4
Y 轴（度）	60.3	3.4	76.0	76.3
Pg-NB（毫米）	1.0	1.5	0.1	0.2

【诊断】安氏Ⅲ类，毛氏Ⅱ^{1}+Ⅰ^{1}+Ⅳ^{1}，Ⅲ类骨型，高角。

【治疗设计】

1. 上颌扩弓，解决上颌前部狭窄问题（图 5-44）。

2. 上颌前方牵引，改善颌间矢状方向关系（图 5-44）。

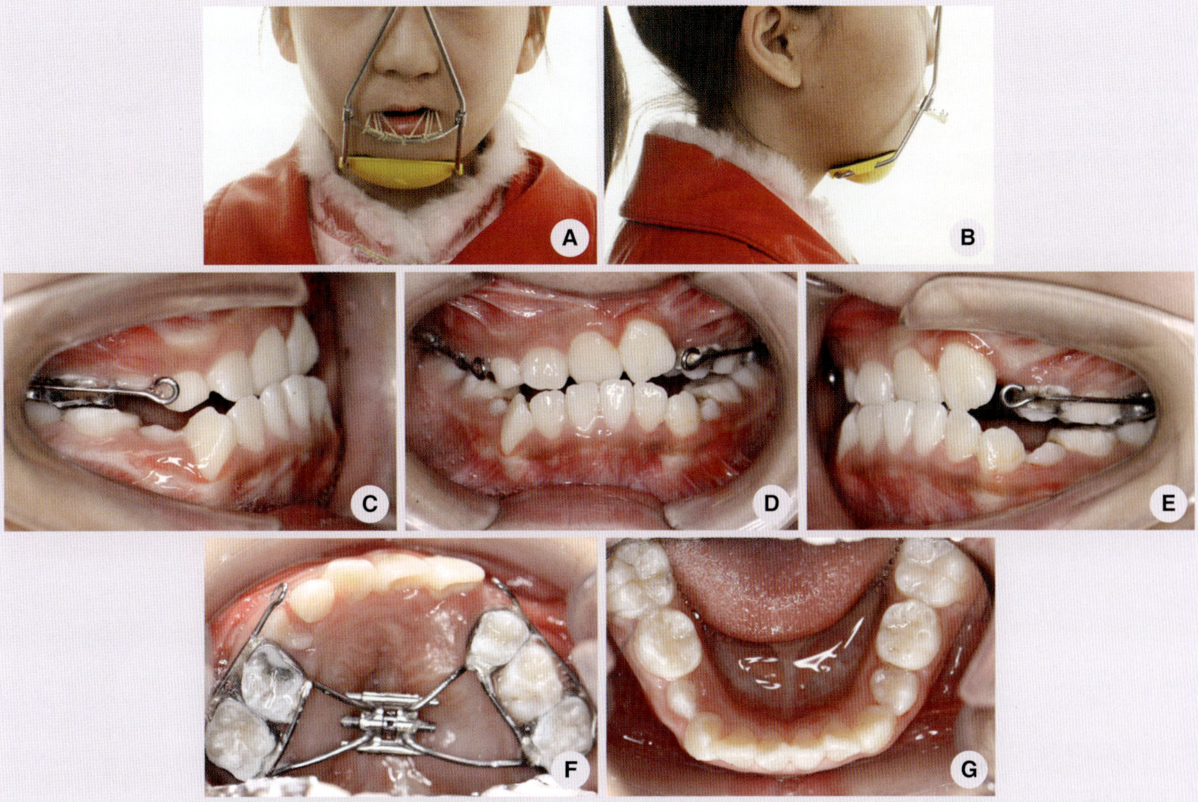

图 5-44 病例 5-6 前方牵引治疗中面相（A 和 B）与𬌗相（C 至 G）

【病例解析】

1. 患者处于替牙中期，上颌发育不足，前牙较为直立，鼻唇角钝且上唇舌倾。上颌牙弓前部略窄，尤其是裂侧牙弓向内塌陷。目前需要解决的错𬌗问题主要是上颌矢状方向发育不足和上颌牙弓狭窄。

2. 通过前方牵引治疗，前移上颌及上牙弓，可以解除下颌对上颌正常发育的限制，恢复前牙正常的功能，避免牙齿的异常磨耗。由于 1D 的牙根已经吸收大半，Hyrax 矫治器的固位带环放在了 1E、16 和 24、26 上，避免前方牵引治疗中 1D 替换造成矫治器重做。需要注意，在替牙期前方牵引治疗前应评估患者口内可以进行矫治器固位的牙齿，宜选择第一恒磨牙及牙根长度好的乳磨牙或双尖牙。

3. 行唇腭裂前方牵引治疗时，一般根据颌间的宽度关系决定是否进行上颌扩弓，不做常规的上颌扩弓也可避免上颌过度开展。上颌前方牵引治疗由于期待上颌骨前移或向前生长，一般治疗时间不宜过短，即使前牙反𬌗解除，也需要继续牵引一段时间给予骨缝反应的时间。

本例正畸治疗后面相、𬌗相及 X 线片见图 5-45 和图 5-46，治疗前后头影测量重叠图见图 5-47。

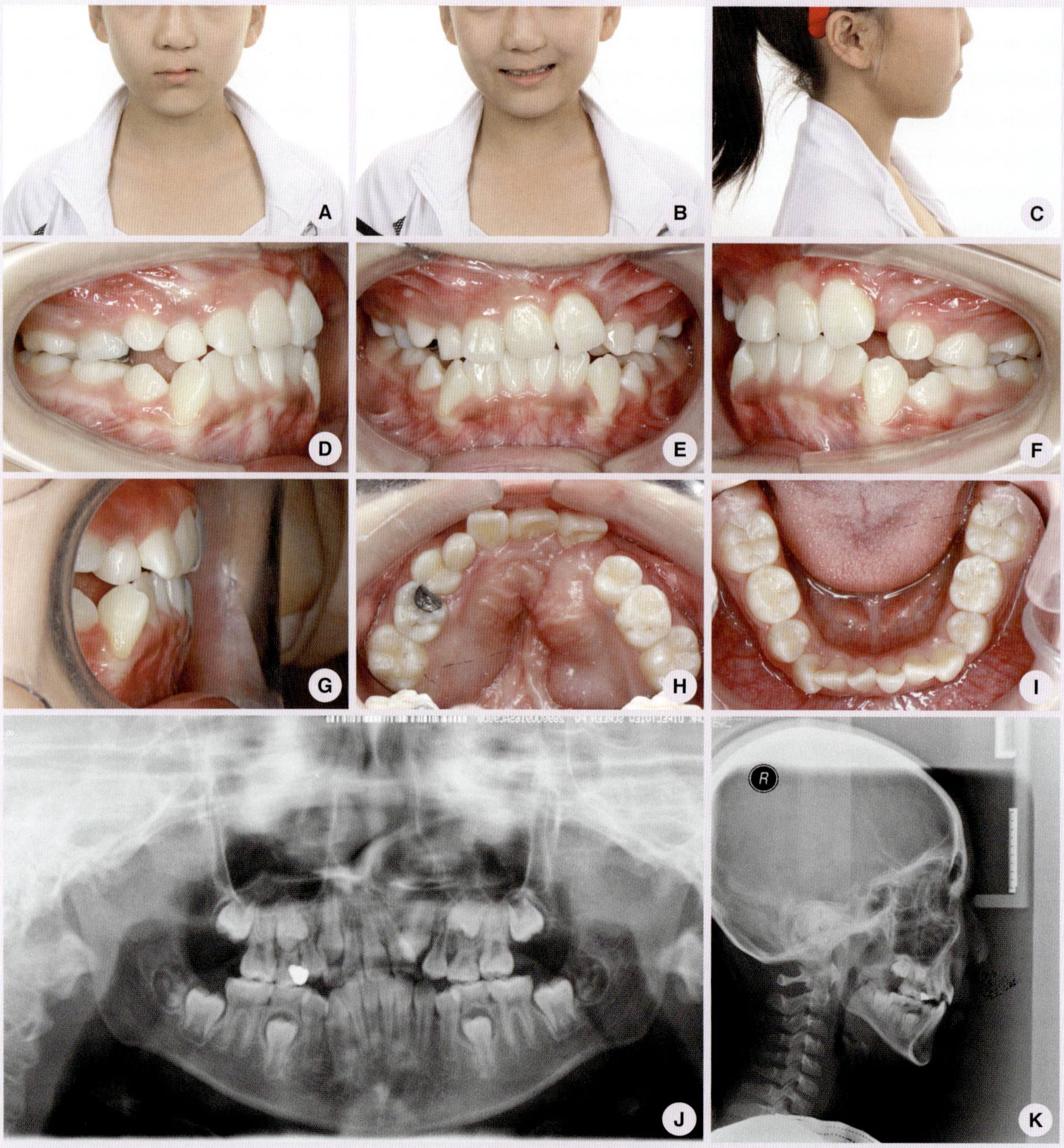

图 5-45 病例 5-6 前方牵引治疗后即刻面相（A 至 C）、𬌗相（D 至 I）及 X 线片（J 和 K）

J. 曲面体层片显示 13、15、22、23、25、35、45 未萌，17、27、37、47 发育中。

K. 前牙覆𬌗、覆盖正常，Ⅰ类骨型，下颌平面角为高角。

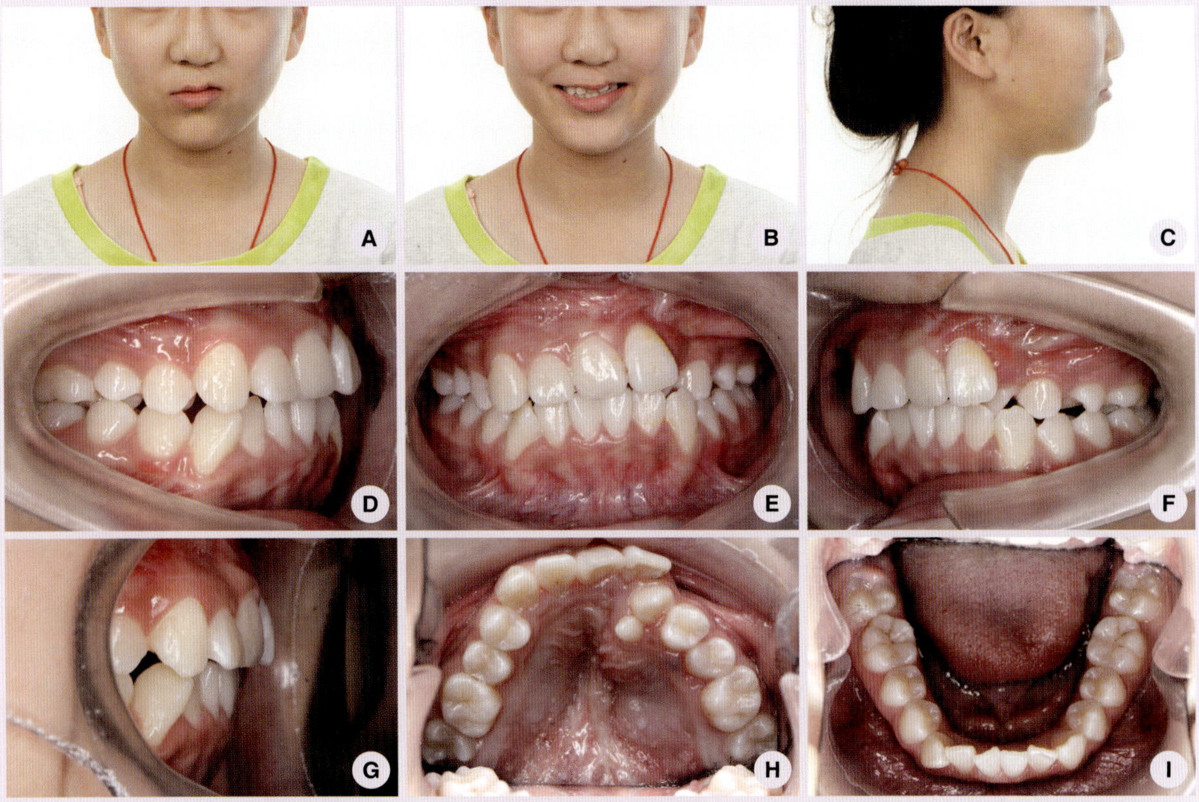

图 5-46　病例 5-6 前方牵引治疗后 3 年面相与 殆相

A 至 C. 面型基本正常。D 至 I. 3 年后牙列及殆关系。前牙存在覆盖、覆殆，上下牙列中线不一致。上牙列严重拥挤，22 小牙畸形，F. 牙列中度拥挤。

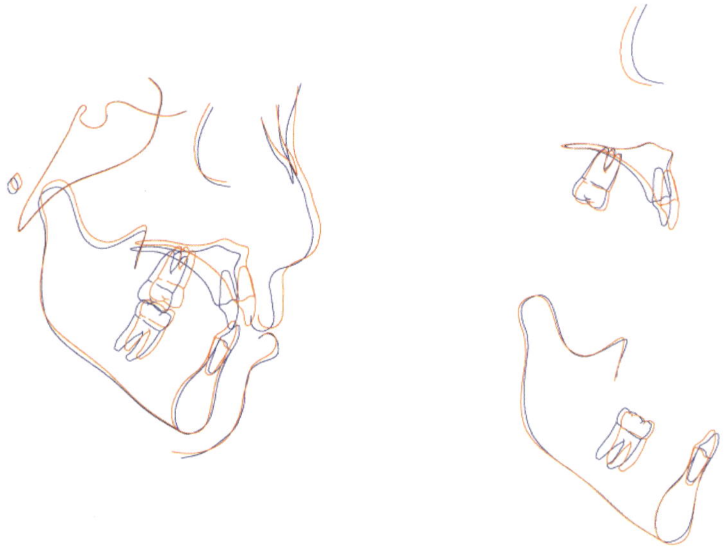

图 5-47　病例 5-6 正畸治疗前后头影测量重叠图

蓝色为治疗前，红色为治疗后。

四、伴替牙期间隙丧失的错𬌗治疗

唇腭裂患者由于牙齿钙化不良及先天缺失等问题，常出现乳牙早失，造成磨牙近中移动及间隙丧失，极易导致恒牙列严重拥挤。替牙期时如能及早发现问题并进行治疗，可以降低恒牙期正畸治疗的难度。

病例 5-7　单侧唇裂伴牙槽裂，上颌磨牙近中移动致牙列间隙不足

【一般情况】患者，男性，10 岁。

【主诉】牙列不齐。

【病史】左侧唇裂伴牙槽裂。唇裂修复于 6 月龄进行，牙槽裂植骨术于 9 岁进行。无其他手术史，无既往正畸史。

【临床检查】

1. 面部检查：面部基本对称，左侧鼻翼塌陷，鼻孔对称性较差，左侧唇部有唇裂修复瘢痕。唇自然闭拢。唇间关系基本正常，唇齿关系正常。侧貌为凸面型，颏部发育略差。面部比例正常（图 5-48 A 至 C）。

2. 口内检查：替牙列晚期，15、23 尚未萌出。双侧磨牙远中尖对尖关系，上牙列重度拥挤，下牙列轻度拥挤。13、12、21、22 反𬌗，21 斜轴且外翻，22 小牙畸形，25 腭向错位、间隙不足。上下牙列中线基本一致（图 5-48 D 至 I）。

3. 功能检查：唇肌功能正常，颞下颌关节未见异常。

【X 线检查】

1. 曲面体层片：显示 15 低位，牙根发育迟缓，22、23 异位。17、27、37、38、47、48 发育中。双侧髁突形态基本对称，未见明显骨质异常（图 5-48 J）。

2. 头颅侧位片：前牙覆盖浅，牙轴略唇倾，Ⅰ类骨型，下颌平面角为均角（图 5-48 K）。

3. 头影测量数据见表 5-7。

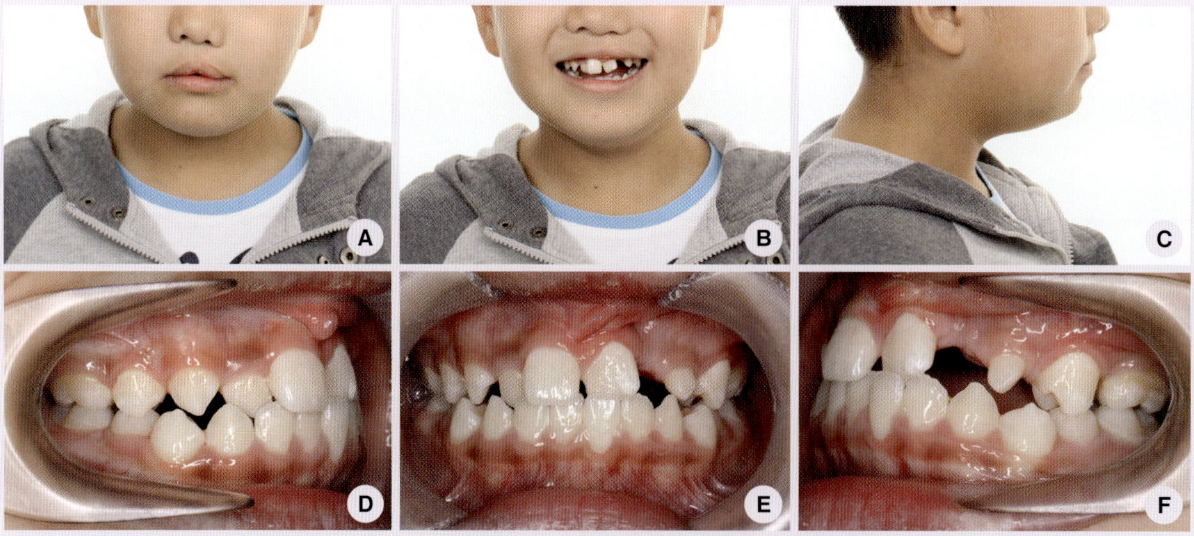

图 5-48　病例 5-7 治疗前面相、𬌗相及 X 线片

A 至 C. 面部基本对称，左侧唇部有唇裂修复瘢痕。唇自然闭拢。侧貌为凸面型，下颌发育略不足。
D 至 I. 替牙𬌗，磨牙远中尖对尖关系，21 斜轴并外翻，22 小牙畸形，前牙除 11 外均反𬌗。
J. 15 低位，根形成小于 1/3，22 小牙畸形，22 与 23 异位，17、27、37、47 及 38、48 发育中。双侧髁突基本对称，未见明显骨质异常。K. 前牙覆𬌗、覆盖正常，下前牙略唇倾，下颌平面角为均角。

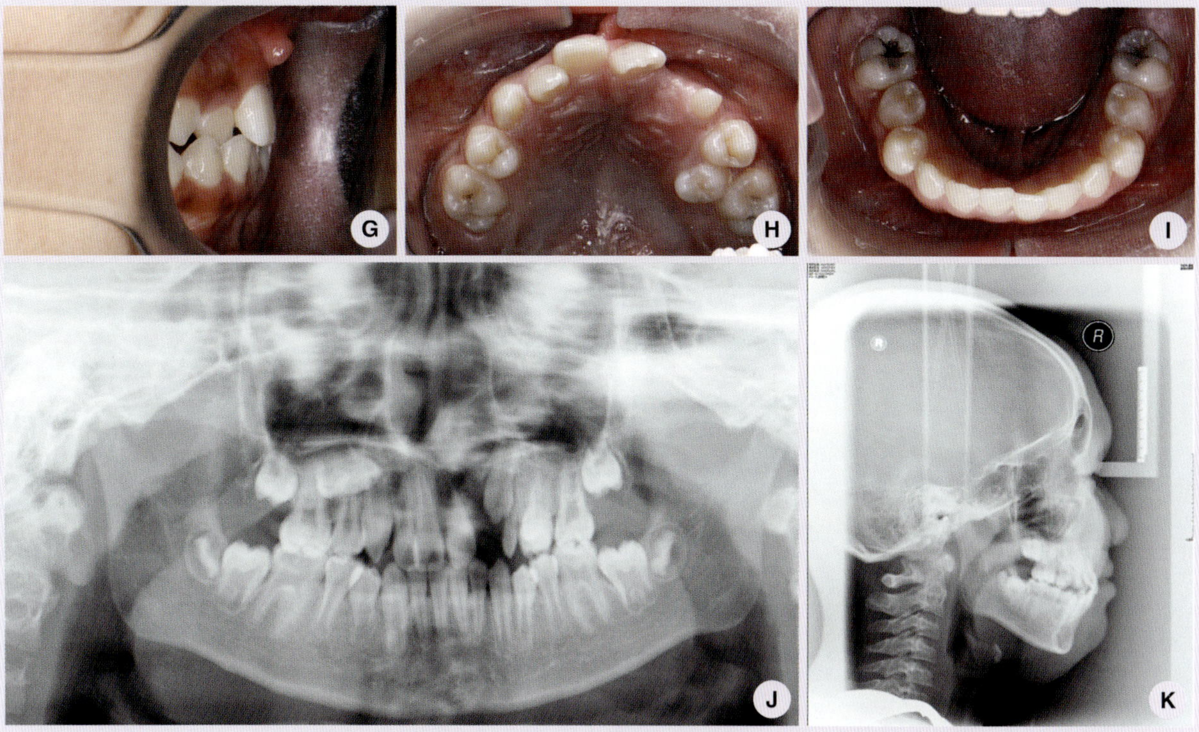

图 5-48 病例 5-7 治疗前面相、殆相及 X 线片（续）

表 5-7 病例 5-7 治疗前后头影测量结果

测量项目	正常值		测量值	
	均值	标准差	治疗前	治疗后
SNA（度）	82.8	4.0	79.2	80.1
SNB（度）	80.1	3.9	77.0	77.8
ANB（度）	2.7	2.0	2.1	2.3
FH-NP（度）	88.6	3.0	83.8	86.3
NA/PA（度）	4.9	3.0	5.8	9.4
U1/NA（度）	22.8	5.7	23.6	27.0
U1-NA（毫米）	3.5	6.5	5.3	7.8
L1/NB（度）	30.5	5.8	27.5	33.2
L1-NB（毫米）	6.7	2.1	7.1	8.4
U1/L1（度）	124.2	8.2	126.8	116.5
U1/SN（度）	105.7	6.3	102.7	108.1
MP/SN（度）	32.5	5.2	36.7	39.0
MP/FH（度）	31.1	5.6	29.4	31.6
L1/MP（度）	93.9	6.2	93.8	96.4
Y 轴（度）	60.3	3.4	72.4	73.8
Pg-NB（毫米）	1.0	1.5	−0.8	−1.7

【诊断】安氏Ⅱ类，毛氏Ⅰ[1]，Ⅰ类骨型，均角。

【治疗设计】

1. 应用摆式矫治器向后推磨牙，为第二双尖牙提供一定的间隙（图 5-49 A 至 E）。

2. 解除前牙反殆，避免前牙异常磨耗（图 5-49 F 至 J）。

3. 治疗后观察生长，待恒牙期进行综合治疗（图 5-49 K 至 O）。

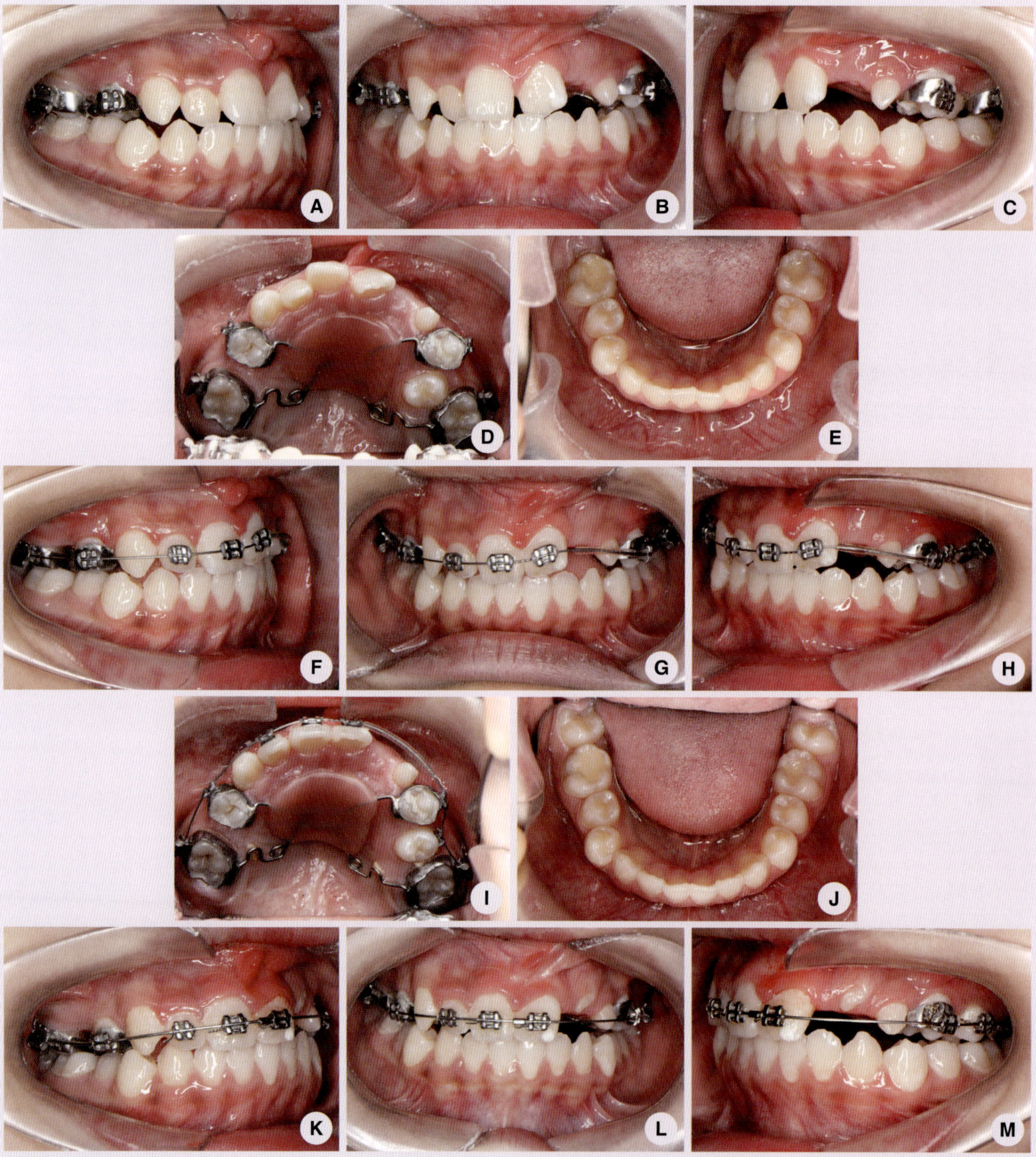

图 5-49 病例 5-7 正畸治疗中殆相

A 至 E. 应用摆式矫治器向远中推磨牙。

F 至 J. 上颌局部固定矫治器解除反殆。K 至 O. 25 进入上牙列中。

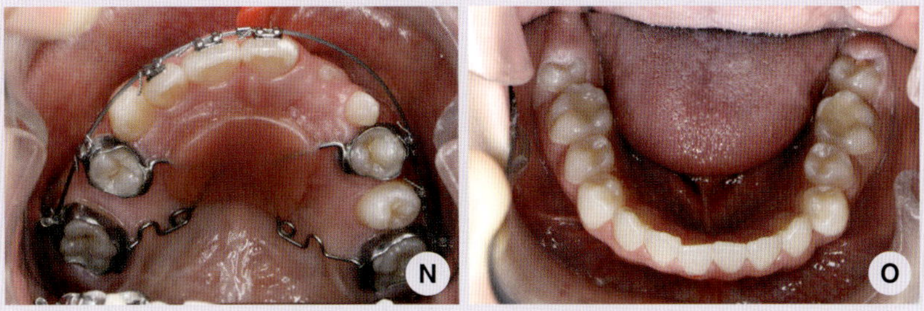

图 5-49 病例 5-7 正畸治疗中𬌗相（续）

【病例解析】

1. 患者上牙列拥挤非常严重，可能与第二乳磨牙早失后第一恒磨牙近中移动有关，两侧第二双尖牙萌出的间隙均严重不足。同时，上颌前牙段也存在拥挤，估计恒牙萌出后，即使上颌拔除两个双尖牙，仍存在间隙不足问题。另外，患者面型偏凸，磨牙远中移动后可以创造一些间隙，以便减小牙弓的突度，改善面型。在替牙期，由于第二磨牙尚未萌出，第一磨牙的远中移动相对容易，可以应用摆式矫治器完成上颌磨牙的远中移动，而不需要借助种植体支抗的侵入性操作。再者，由于第二磨牙已经接近萌出，如果推迟矫治，易造成上牙列间隙的进一步丢失，牙列拥挤更加严重。

2. 患者存在前牙反𬌗，反覆盖不大易造成上前牙的不良磨耗。前牙反𬌗所致的上前牙唇侧及切缘磨耗对美观及功能均会造成不良影响，较早解除前牙反𬌗有利于建立正常的口颌系统功能及维护牙齿健康。

3. 由于 22、23 完全异位，同时 22 是小牙畸形，接受异位是较为明智的选择。纠正完全异位的尖牙存在邻牙牙根吸收的风险。另外，22 前移后也需要进行牙冠的修复治疗。

本例正畸治疗后面相、𬌗相及 X 线片见图 5-50，治疗前后头影测量重叠图见图 5-51。

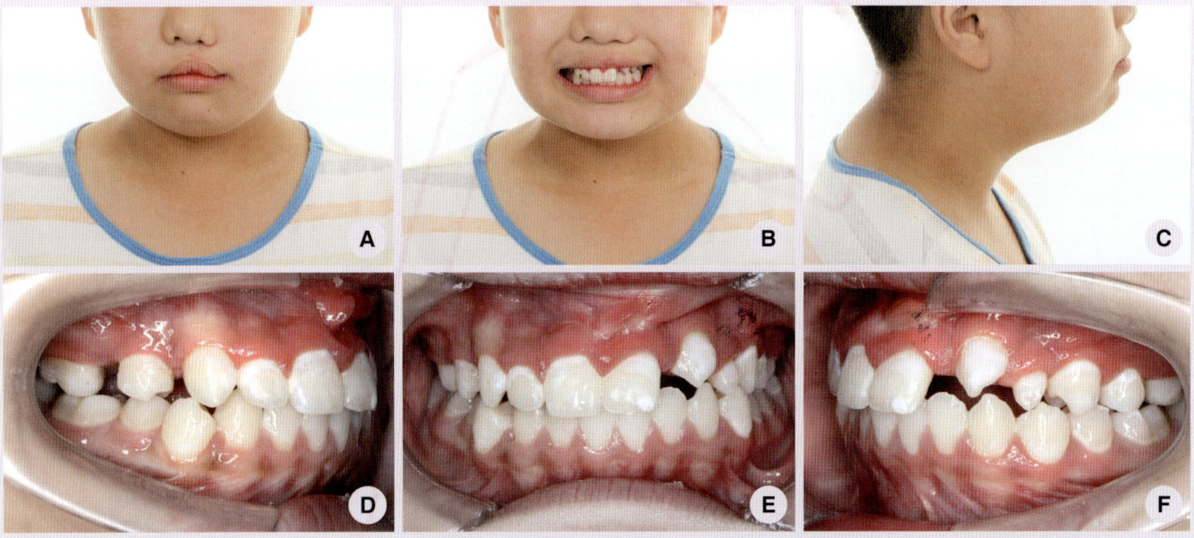

图 5-50 病例 5-7 正畸治疗后面相、𬌗相及 X 线片

A 至 C. 治疗后唇齿关系正常。D 至 I. 治疗后前牙反𬌗解除，上颌磨牙中性关系建立，牙列拥挤改善。J. 15 尚未萌出，38、48 发育中。K. 颌间关系Ⅰ类。

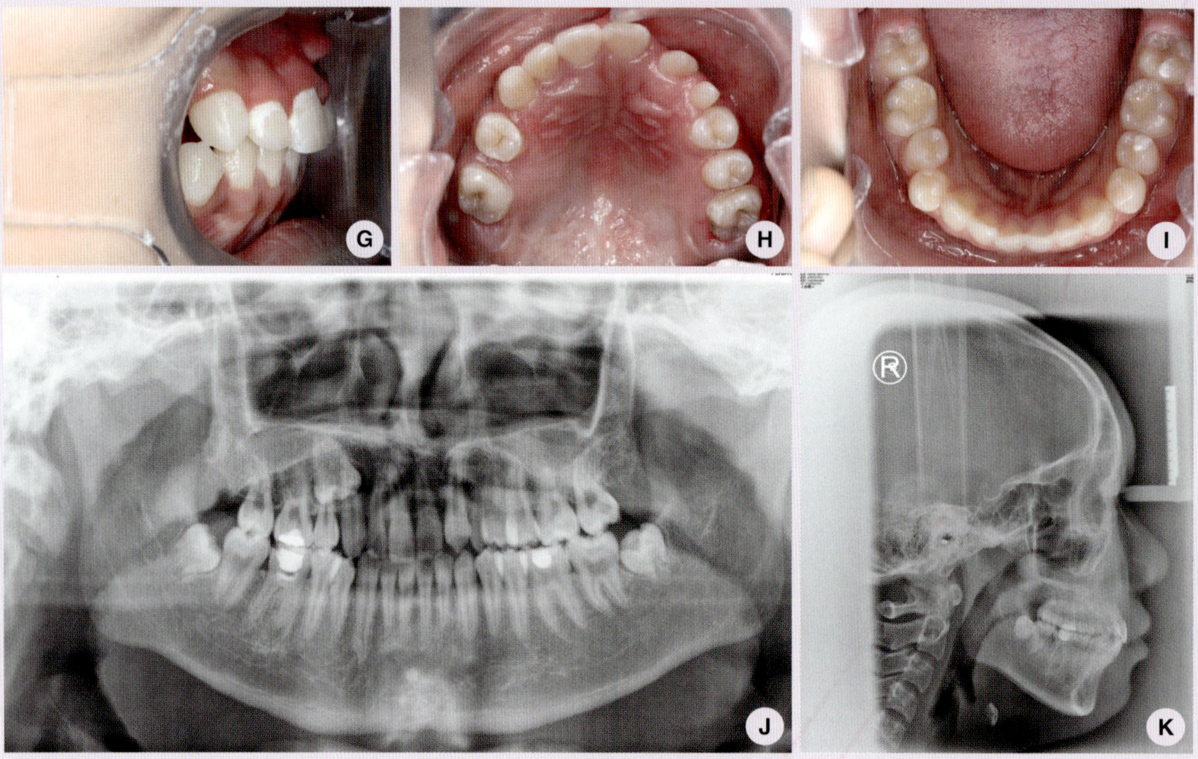

图 5-50　病例 5-7 正畸治疗后面相、骀相及 X 线片（续）

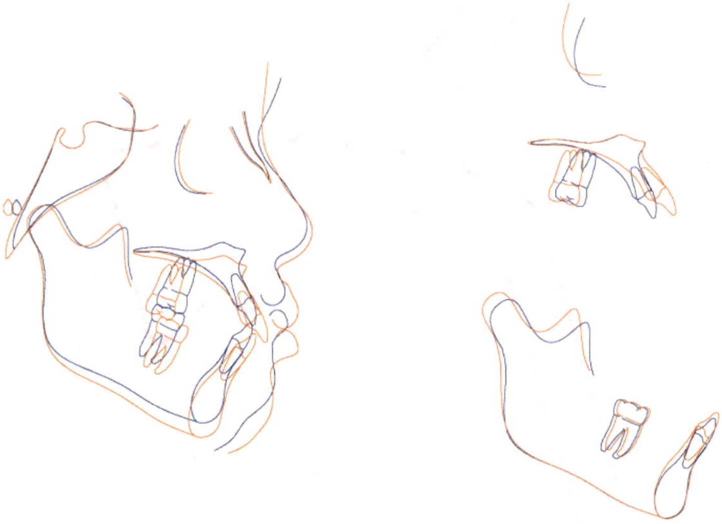

图 5-51　病例 5-7 正畸治疗前后头影测量重叠图
蓝色为治疗前，红色为治疗后。

病例 5-8 双侧唇腭裂，上颌发育不足伴多个缺失牙，间隙丧失

【一般情况】患者，男性，10 岁。

【主诉】前牙反𬌗。

【病史】双侧唇裂伴左侧完全性腭裂。唇裂于 9 月龄进行治疗，腭裂于 14 月龄完成治疗。牙槽突裂植骨于 9.5 岁进行。无其他手术史，无既往正畸治疗史。否认家族类似病史。

【临床检查】

1. 面部检查：颏部左偏，鼻旁区凹陷，上唇红暴露不足，笑线较低，微笑时暴露下牙。上唇双侧唇裂修复术后，下唇略外翻。侧貌表现为上颌发育不足，面中部凹陷，面下部略高（图 5-52 A 至 C）。

2. 口内检查：替牙𬌗，左侧磨牙远中尖对尖关系，右侧为中性关系，前牙反𬌗，反覆𬌗较深。下前牙舌倾，Spee 氏曲线较深。上颌牙弓左侧仅见 21、23、26，间隙不足显著。上中线左偏（图 5-52 D 至 H）。

3. 功能检查：唇肌功能基本正常，未见颞下颌关节异常。语音基本正常。

【X 线检查】

1. 全口曲面体层片：15、22、24、25 缺失，17、27、37、47 牙胚发育中。右侧髁突略长于左侧，未见明显骨质异常（图 5-52 I）。

2. 头颅侧位片：上颌发育不足，前牙反𬌗，Ⅲ类骨型，下颌平面角略高，面下 1/3 略高。上下前牙较直立（图 5-52 J）。

3. 头影测量数据见表 5-8。

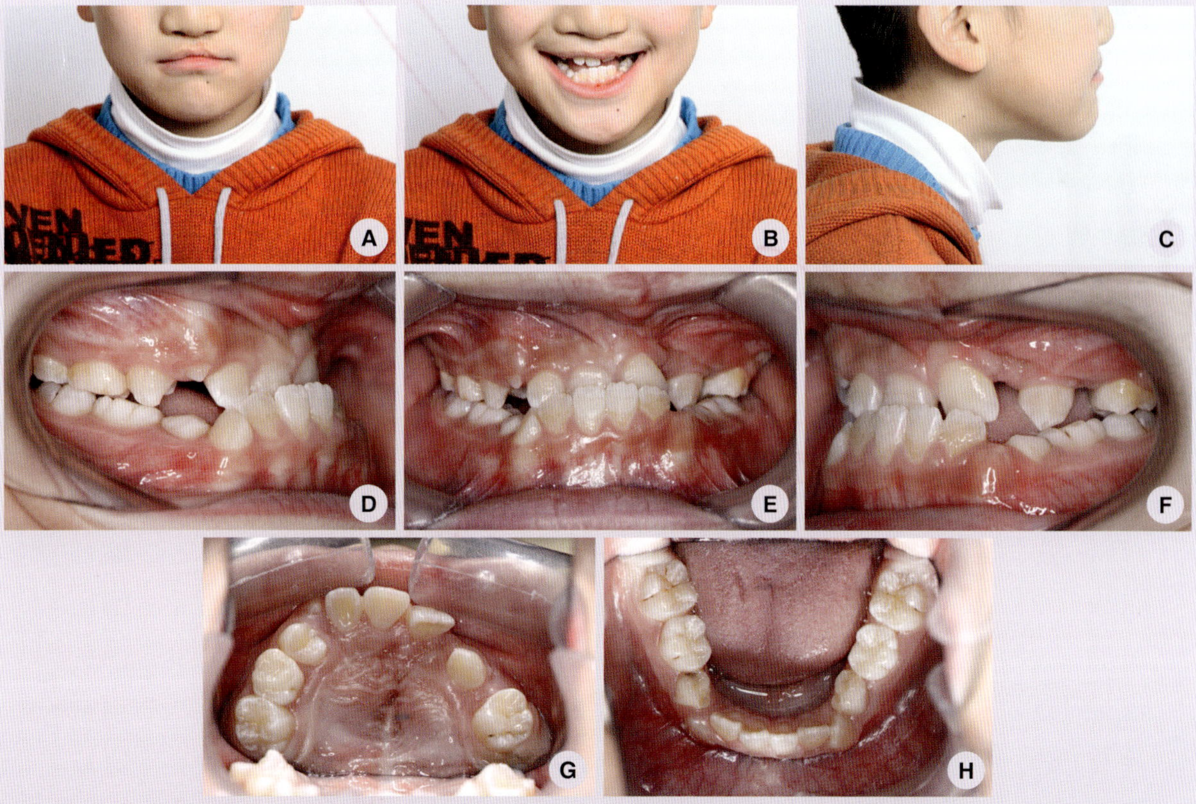

图 5-52 病例 5-8 治疗前面相（A 至 C）、𬌗相（D 至 H）及 X 线片（I，J）

I.15、22、24、25 缺失，17、27、37、47 牙胚发育中。右侧髁突略长于左侧，未见明显骨质异常。

J. 上颌发育不足，前牙反𬌗，Ⅲ类骨型，下颌平面角略高。上下前牙较直立。

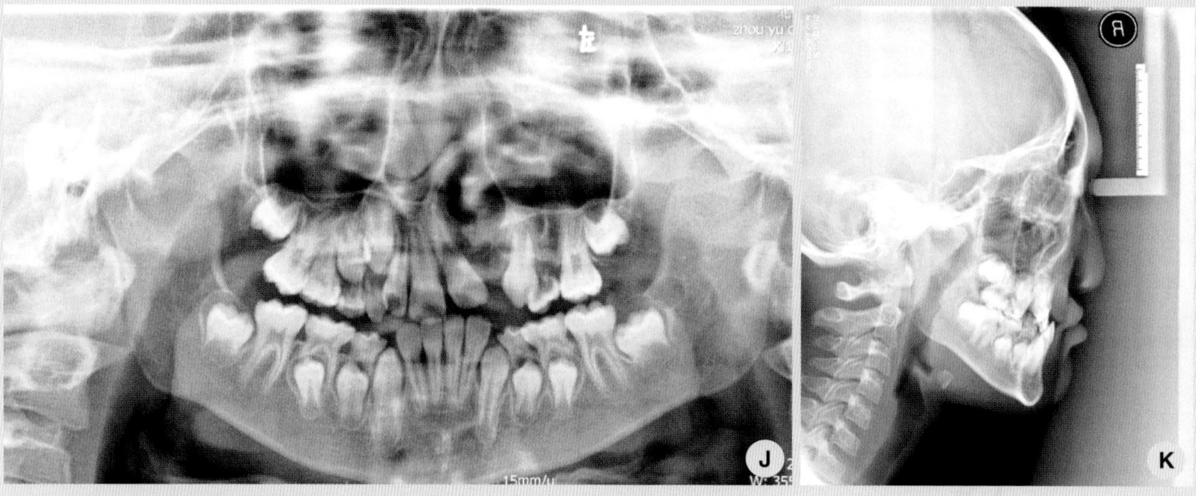

图 5-52 病例 5-8 治疗前面相（A 至 C）、𬌗相（D 至 H）及 X 线片（I，J）（续）

表 5-8 病例 5-8 治疗前后头影测量结果

测量项目	正常值		测量值	
	均值	标准差	治疗前	治疗后
SNA（度）	82.8	4.0	75.0	78.7
SNB（度）	80.1	3.9	77.1	77.5
ANB（度）	2.7	2.0	−2.1	1.2
FH-NP（度）	88.6	3.0	82.8	81.4
NA/PA（度）	4.9	3.0	−7.4	−0.9
U1/NA（度）	22.8	5.7	12.1	27.3
U1-NA（毫米）	3.5	6.5	−0.7	3.4
L1/NB（度）	30.5	5.8	9.6	9.9
L1-NB（毫米）	6.7	2.1	0.4	0.8
U1/L1（度）	124.2	8.2	161.0	142.7
U1/SN（度）	105.7	6.3	87.5	106.1
MP/SN（度）	32.5	5.2	38.4	39.0
MP/FH（度）	31.1	5.6	34.1	35.2
L1/MP（度）	93.9	6.2	73.2	73.9
Y 轴（度）	60.3	3.4	69.4	71.6
Pg-NB（毫米）	1.0	1.5	2.4	1.4

【诊断】安氏Ⅲ类，毛Ⅱ^1+ Ⅰ^1+ Ⅲ^2+ Ⅳ^1，Ⅲ类骨型，均角。

【治疗设计】

1. 上颌前方牵引矫治上颌发育不足及前牙反𬌗（图 5-53 A 至 P）。

2. 摆式矫治器向后推磨牙解决间隙不足问题（图 5-53 Q 至 U）。

3. 生长发育高峰期后，根据患者发育情况进行综合治疗。

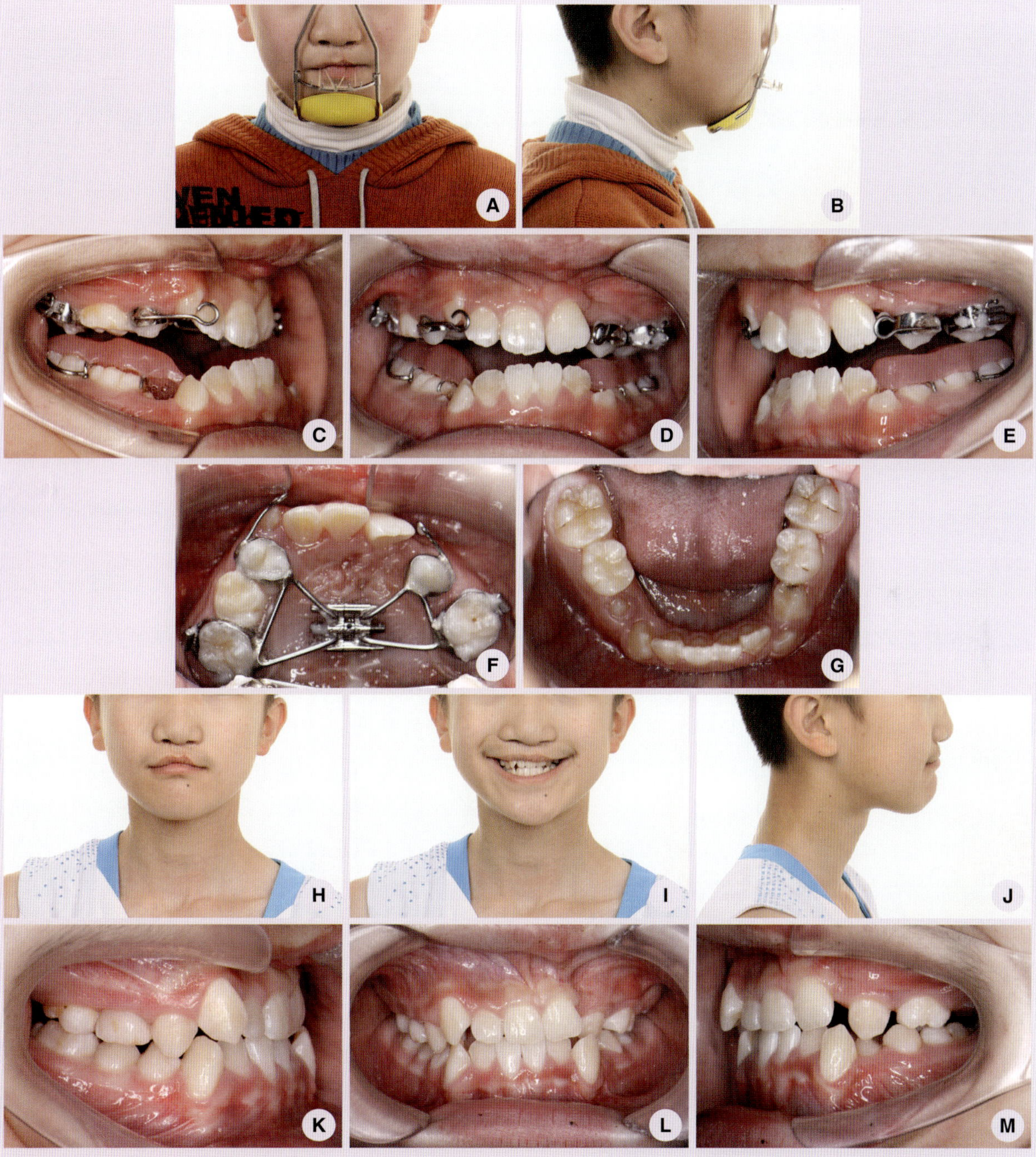

图 5-53 病例 5-8 正畸治疗中面相和𬌗相

A 至 G. 戴用前方牵引矫治器，前移上颌骨。

H 至 I. 前方牵引治疗后唇间关系及唇齿关系显著改善，面中部凹陷显著改善。

K 至 P. 前方牵引治疗结束后，前牙反𬌗解除，上颌牙列间隙不足，右侧间隙不足严重。

Q 至 U. 戴用摆式矫治器推磨牙远中移动。

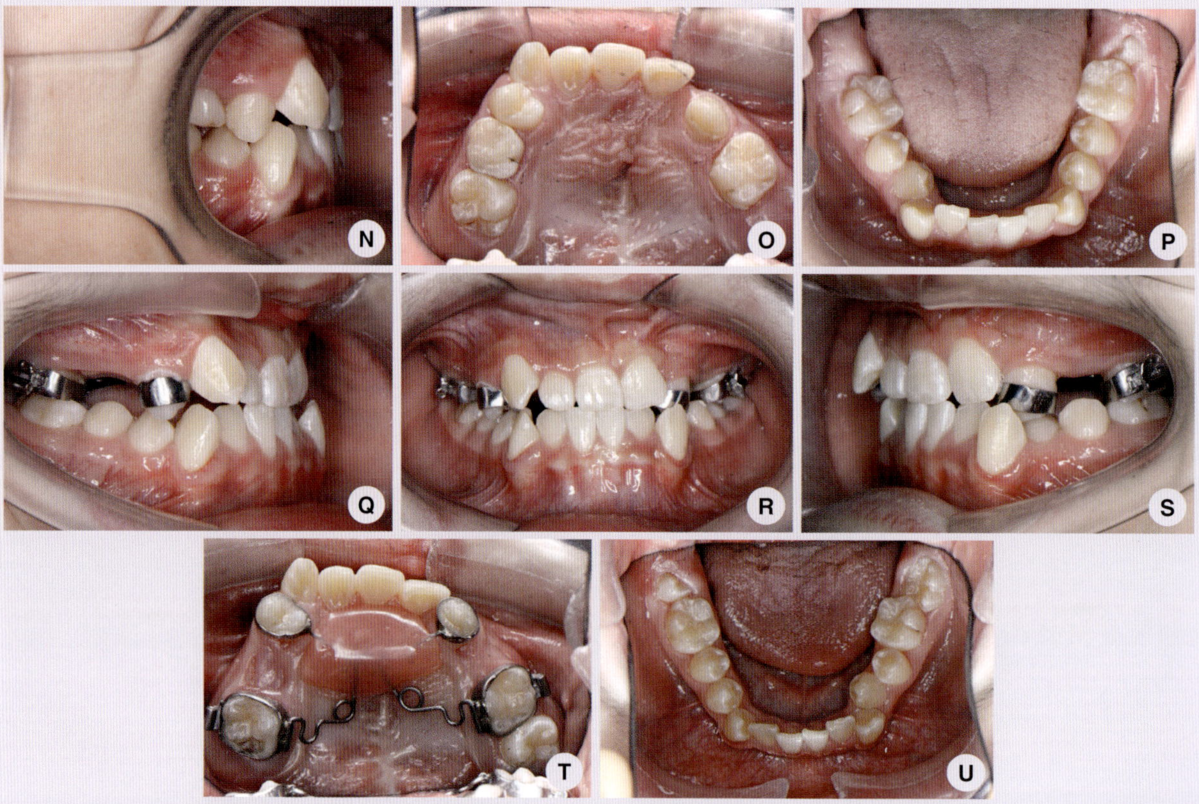

图 5-53 病例 5-8 正畸治疗中面相和𬌗相（续）

【病例解析】

1. 患者存在的主要问题有上颌发育不足、多个缺失牙以及替牙间隙严重丧失。在替牙𬌗阶段，主要需要解决患者上颌发育不足、替牙间隙丧失等问题。需要在治疗设计时考虑治疗的顺序。

2. 上颌发育不足的前方牵引治疗需要较早开始，以增加治疗的骨性效应。患者牙弓间隙丧失是由多个恒牙缺失以及乳牙早失造成的。牙齿的移动与骨性变化相比相对容易，在设计时考虑将双侧后牙均远中移动，以矫治上颌牙弓中线的偏斜，同时为间隙丧失较严重的左侧提供间隙。由于左侧缺失侧切牙及第一、第二双尖牙，正畸治疗后需要在此象限进行两颗牙齿的种植修复以保持一定的牙弓长度和咀嚼功能。

3. 上颌发育不足的矫治采用上颌前方牵引治疗。由于患者下颌存在一定的过度生长，治疗后稳定性的问题需要向患者交代。因为患者下颌平面角为高角，如果对面型要求较高，可以建议其暂不进行前方牵引治疗，仅解决间隙问题。待生长发育高峰期后考虑正畸 - 正颌联合治疗，更好地解决面型问题。由于患者强烈要求改善目前的反𬌗及面部凹陷问题，所以在替牙阶段开始前方牵引治疗，纠正反𬌗、改善面型，增加患者自信等正向心理反馈。

4. 患者前方牵引治疗纠正了前牙反𬌗及后牙宽度不协调后，采用摆式矫治器远中移动磨牙。左侧磨牙远中移动为缺失牙修复提供间隙；右侧磨牙远中移动用以矫治上颌中线的左偏，同时为左侧缺失牙修复创造间隙。磨牙远中移动治疗后，患者需要较长时间戴用保持器，待生长发育高峰期后开始综合治疗，调整中线以及颌间关系。

本例正畸治疗后面相、𬌗相及 X 线片见图 5-54，治疗前后头影测量重叠图见图 5-55。

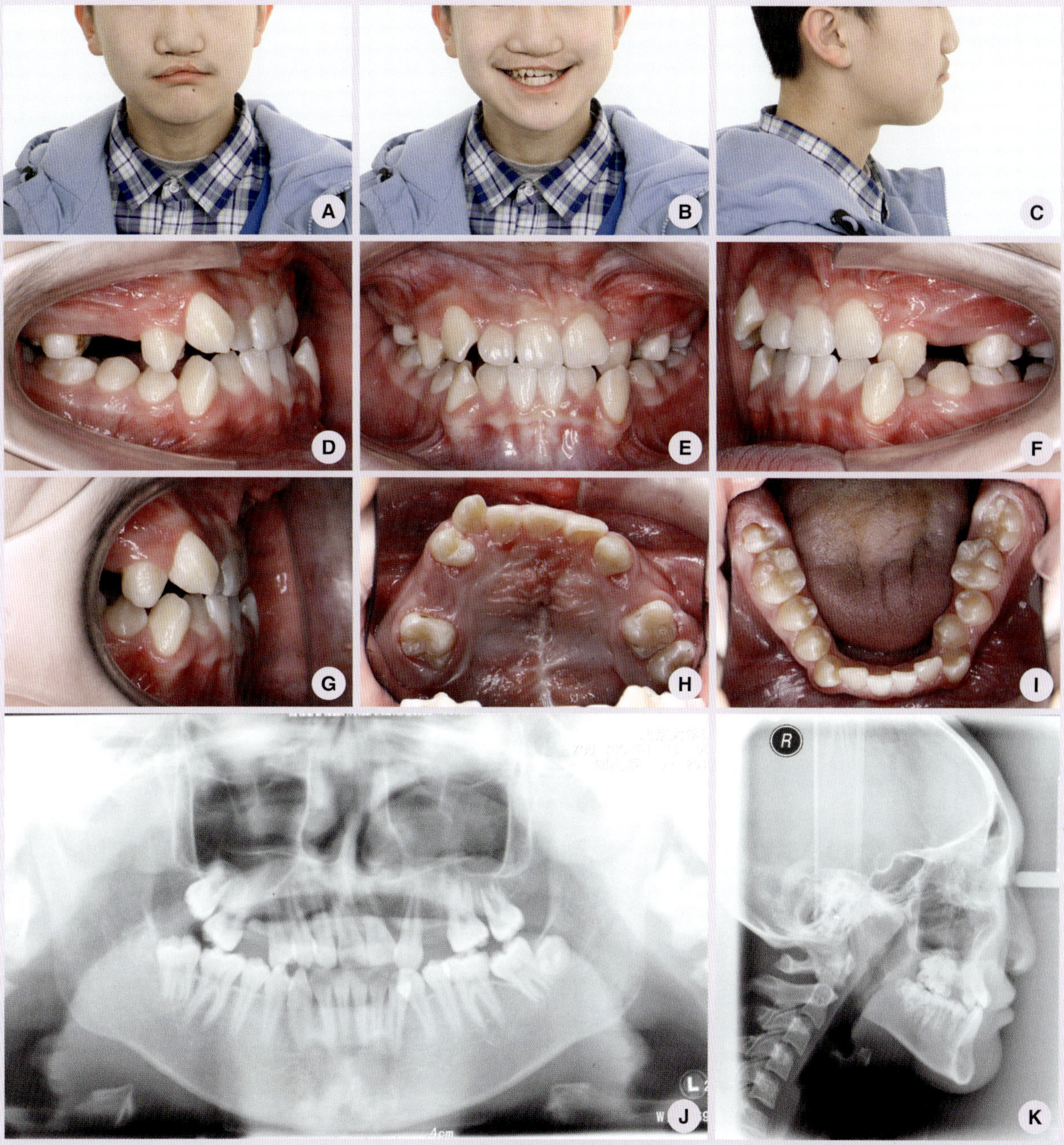

图 5-54　病例 5-8 治疗后面相、𬌗相及 X 线片

A 至 C. 正畸治疗后，颏左偏，唇间关系及唇齿关系基本正常，侧貌显示面中部凹陷改善。

D 至 I. 磨牙中性关系，前牙覆𬌗、覆盖基本正常，上颌牙弓中线左偏 4 mm，下颌牙列中度拥挤，上颌牙弓间隙 15 mm。

J. 上颌第一恒磨牙近中间隙，38 发育中，其余第三磨牙未见。

K. 前牙正常覆盖及覆𬌗，轻度Ⅲ类骨型，下颌平面角偏高。

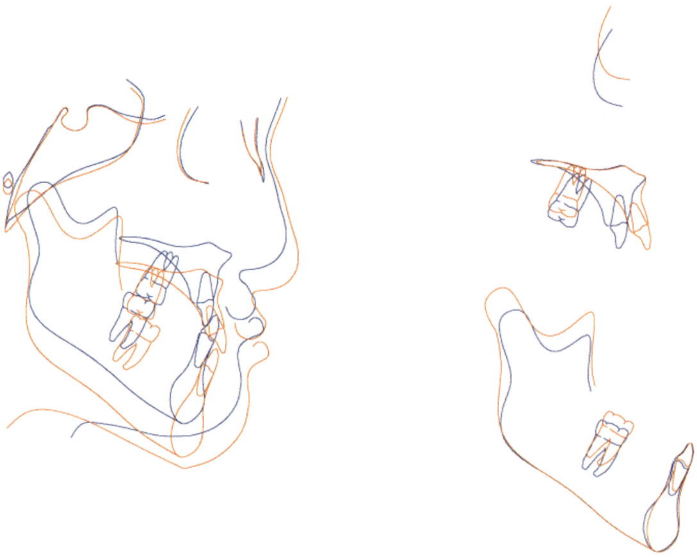

图 5-55 病例 5-8 正畸治疗前后头影测量重叠图
蓝色为治疗前，红色为治疗后。

病例 5-9 单侧完全性唇腭裂伴上颌发育不足，间隙严重丧失

【一般情况】患者，女性，10.5 岁。

【主诉】前牙反𬌗。

【病史】右侧完全性唇腭裂。唇裂修复于 6 月龄进行，腭裂修复于 14 月龄进行，牙槽突裂植骨于 9.5 岁进行。无既往正畸治疗史。

【临床检查】

1. 面部检查：面部基本对称，右侧口角略高。下唇略外翻，上唇红暴露不足，微笑时上前牙不能露出。鼻尖低平，鼻孔不对称。可见右侧唇裂修复瘢痕（图 5-56 A 至 C）。

2. 口内检查：替牙列，左侧磨牙远中尖对尖关系，右侧磨牙完全远中关系，全牙弓反𬌗。12、15 完全腭侧萌出，21、25 缺失，上颌牙弓右偏 9mm，25 未替换（图 5-56 D 至 I）。

【X 线检查】

1. 曲面体层片：2E 滞留，未见 21、25 牙胚，17、27、37、47 发育中。双侧髁突形态基本一致，未见骨质异常（图 5-56 J）。

2. 头颅侧位片：上颌发育不足，前牙反𬌗，Ⅲ类骨型，上前牙略直立，下颌平面角略高（图 5-56 K）。

3. 头影测量数据见表 5-9。

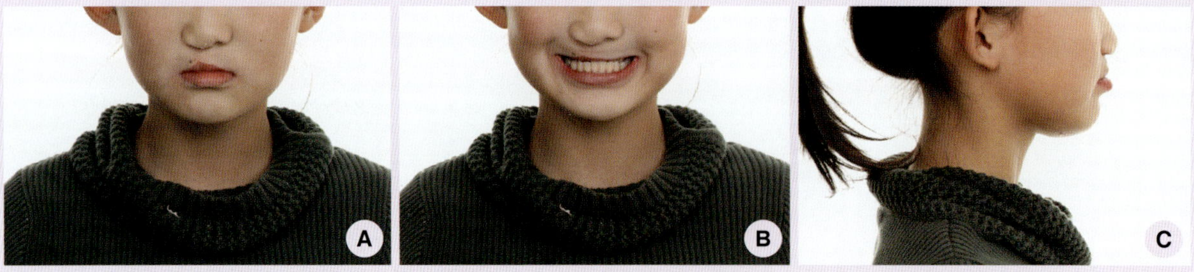

图 5-56 病例 5-9 正畸治疗前面相、𬌗相及 X 线片
A 至 C. 面部基本对称，右侧鼻翼塌陷，鼻部对称性不佳，低笑线，下唇外翻，鼻旁区凹陷。
D 至 I. 替牙晚期，磨牙远中关系，全牙列反𬌗。上颌拥挤 20mm，21、25 缺失，上中线右偏 10mm。
J. 2E 滞留，未见 21、25 牙胚，17、27、37、47、发育中，双侧髁突形态基本一致，未见骨质异常。
K. 治疗前头颅侧位片，前牙反𬌗，Ⅲ类骨型，下颌平面角高角。

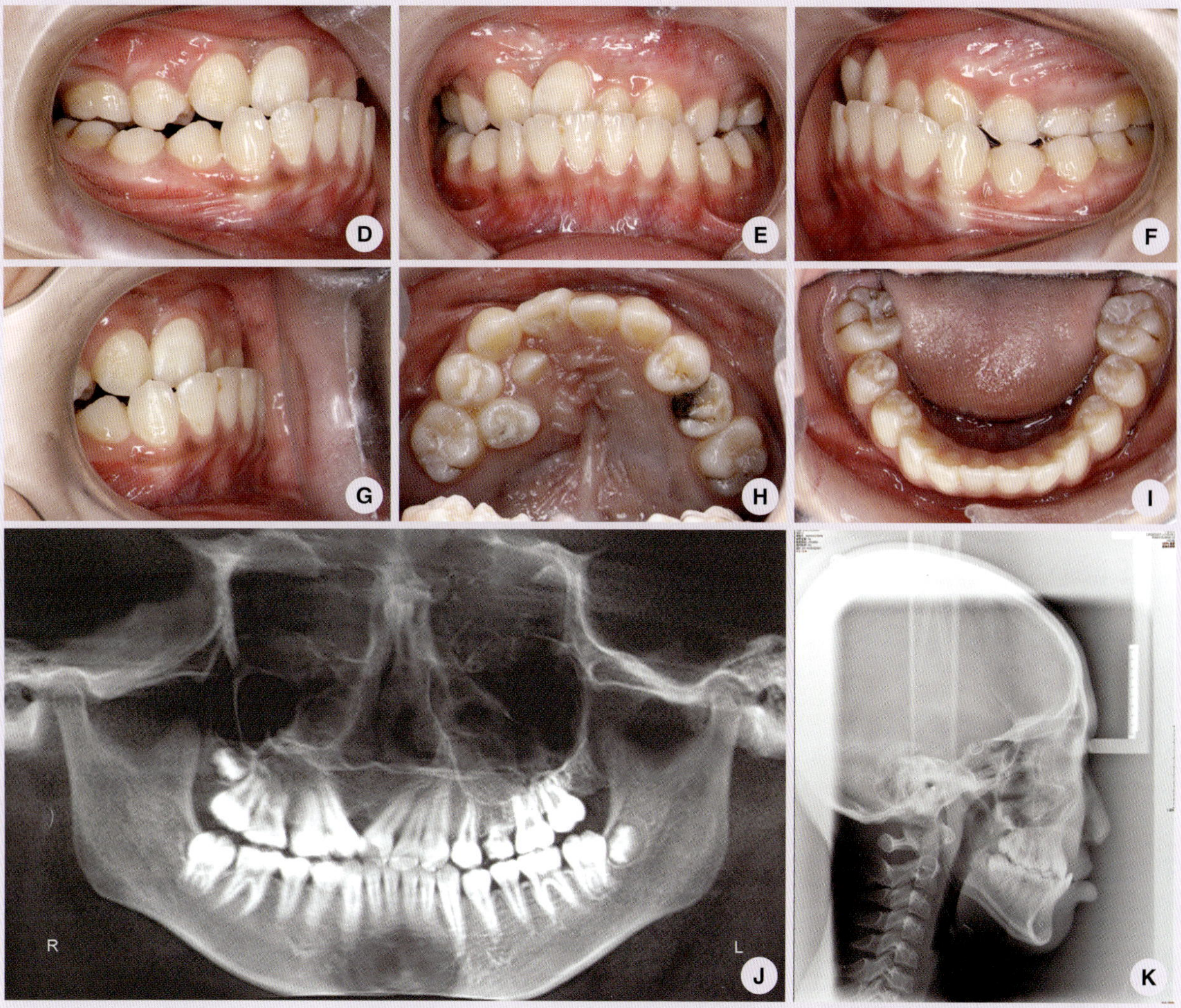

图 5-56 病例 5-9 正畸治疗前面相、殆相及 X 线片（续）

表 5-9 病例 5-9 治疗前后头影测量结果

测量项目	正常值		测量值	
	均值	标准差	治疗前	治疗后
SNA（度）	82.8	4.0	70.5	75.1
SNB（度）	80.1	3.9	71.8	71.9
ANB（度）	2.7	2.0	–1.3	3.2
FH-NP（度）	88.6	3.0	83.5	80.9
NA/PA（度）	4.9	3.0	–5.0	10.0
U1/NA（度）	22.8	5.7	23.7	25.5
U1-NA（毫米）	3.5	6.5	3.3	3.1
L1/NB（度）	30.5	5.8	25.5	28.0
L1-NB（毫米）	6.7	2.1	5.7	6.7

（续表）

测量项目	正常值		测量值	
	均值	标准差	治疗前	治疗后
U1/L1（度）	124.2	8.2	132.1	121.7
U1/SN（度）	105.7	6.3	94.2	102.2
MP/SN（度）	32.5	5.2	47.8	47.1
MP/FH（度）	31.1	5.6	36.9	38.8
L1/MP（度）	93.9	6.2	85.9	89.1
Y 轴（度）	60.3	3.4	79.1	80.0
Pg-NB（毫米）	1.0	1.5	1.5	1.3

【诊断】安氏Ⅱ类，毛氏Ⅱ^{3}+Ⅰ^{1}+Ⅳ^{1}，Ⅲ类骨型，下颌平面角高角。

【治疗设计】

1. 上颌磨牙远中移动（摆式矫治器），恢复部分丧失的牙弓间隙（图 5-58 A 至 K）。

2. 上颌前方牵引，改善颌间矢状方向关系（图 5-58 L 和 M）。

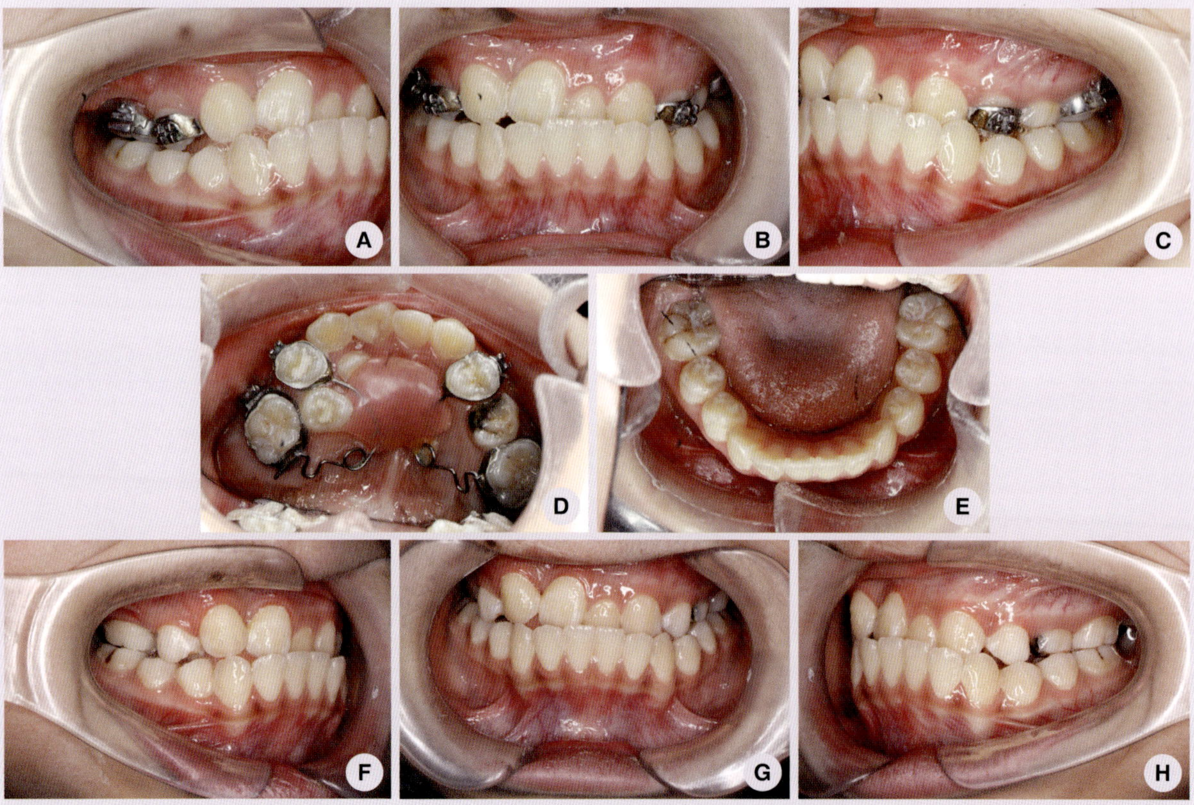

图 5-57 病例 5-9 正畸治疗中面相与㱔相

A 至 E. 摆式矫治器推上颌磨牙远中移动。

F 至 K. 摆式矫治器推磨牙治疗后，16、26 远中移动，磨牙为远中尖对尖关系，上颌牙弓间隙增加。

L 和 M. 推磨牙远中移动后，行前方牵引治疗。

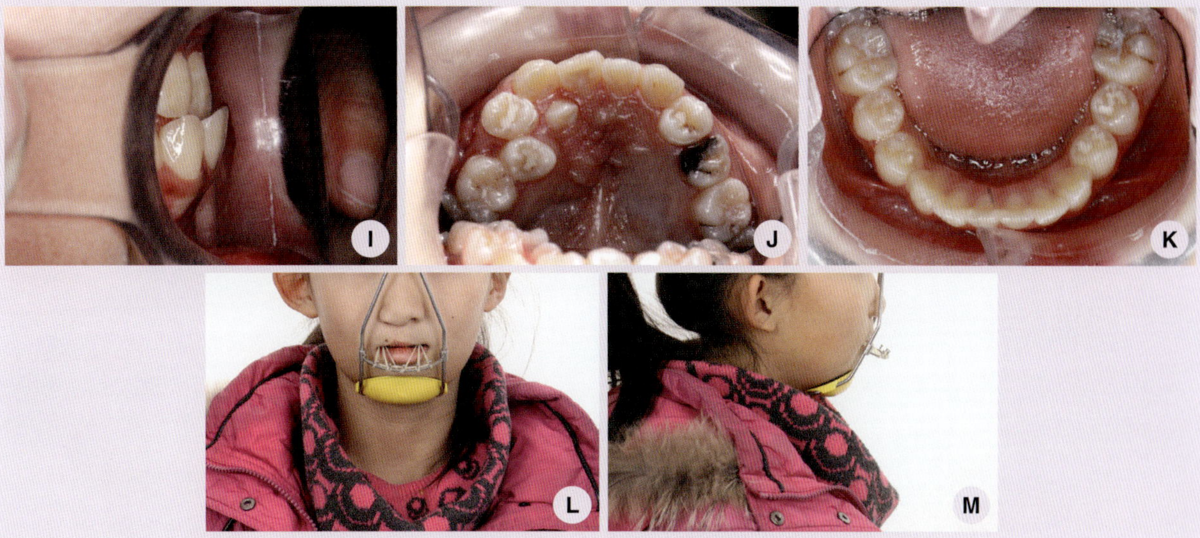

图 5-57 病例 5-9 正畸治疗中面相与殆相（续）

【病例解析】

1. 患者处于替牙晚期，生长发育高峰期前。患者存在的主要问题是上颌发育不足和磨牙前移造成的严重拥挤，以及 11 缺失造成的中线右偏。由于本阶段属于早期矫治阶段，不能解决所有问题，尤其是暂时先不进行拔牙矫治，所以中线问题在本治疗阶段不能得到彻底解决。

2. 对于患者存在上颌矢状方向发育不足，需要进行上颌的前方牵引治疗；而对于由乳磨牙早失造成的上颌磨牙近中移动所致的磨牙远中关系，却需要远中移动上颌磨牙。这两个移动不能同时进行，需要合理设计，从而实现上颌前移而上颌磨牙却远中移动的效果。由于担心第二恒磨牙萌出，以及萌出后远中移动上颌磨牙的难度增加问题，该病例设计了先远中移动上颌第一恒磨牙，创造间隙以排齐牙列，减小中线的偏斜。待磨牙远中移动完成后，再进行前方牵引治疗。同时在前方牵引治疗中还要注意避免磨牙的再次近中移动。

3. 在设计唇腭裂患者前方牵引治疗的口内矫治器时，应该考虑到患者上颌拥挤的问题及间隙的维持，避免前方牵引后磨牙近中移动而加重本就严重的牙列拥挤。

4. 对于该患者，由于上颌牙列拥挤极其严重，在 11 缺失的情况下，12、15 均无排列的间隙，应及早利用磨牙远中移动获得的间隙将 15 纳入牙弓，避免间隙的进一步丧失。所以在前方牵引治疗中，用局部的片段弓丝将 15 排入牙弓中。

5. 患者磨牙的远中尖对尖关系及上颌中线的偏斜，需待生长发育高峰期结束后进行拔牙矫治。最可能的治疗方案是拔除 2E、35、45，采用固定矫治器排齐牙列，内收下前牙，调整上颌牙弓中线，下磨牙适当前移，调整磨牙关系到基本中性。12 排入牙弓后，需要进行修复治疗，通过瓷贴面或烤瓷冠将其改成中切牙。由于右上中切牙缺失，即使 12 进行了修复治疗，由于 13 与修复后的 12 相邻，美观度也会略差，与对侧的对称性也稍差，应向患者交代。

本例正畸治疗后面相、殆相及 X 线片见图 5-58，治疗前后头影测量重叠图见图 5-59。

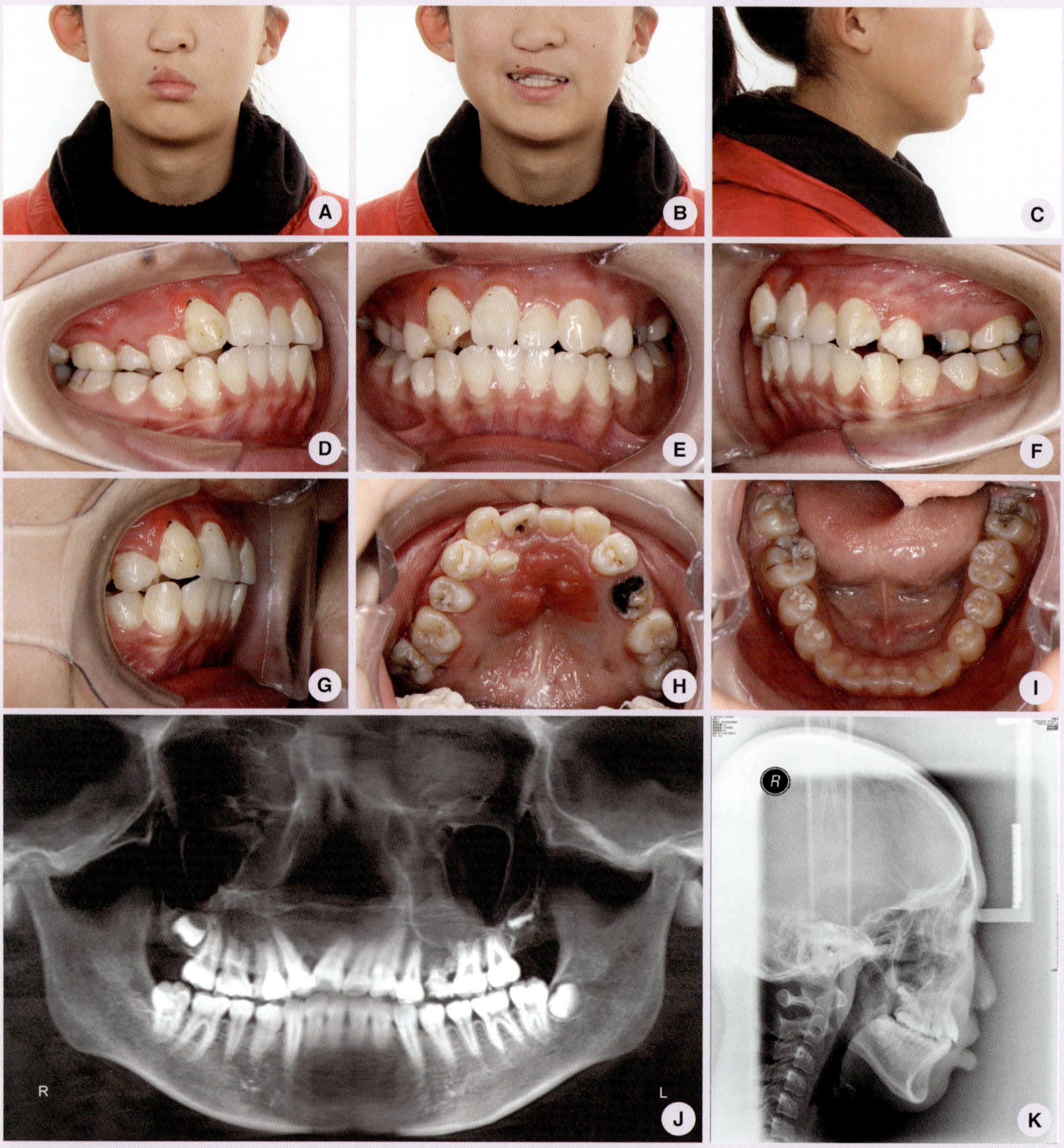

图 5-58　病例 5-9 正畸治疗后面相、𬌗相及 X 线片

A 至 C. 前方牵引治疗后面相，唇齿关系改善，下唇外翻，侧貌直。
D 至 I. 前方牵引治疗后，片段弓排齐右侧后牙段。前牙覆𬌗、覆盖正常，磨牙远中尖对尖关系，25 未替换，12 腭向无间隙，上颌牙弓中线右偏 7 mm。J. 治疗后 2E 滞留，25 缺失，18、28、38 发育中。
K. 治疗后头颅侧位片，前牙覆𬌗、覆盖正常，上前牙略唇倾，下颌平面角较高。

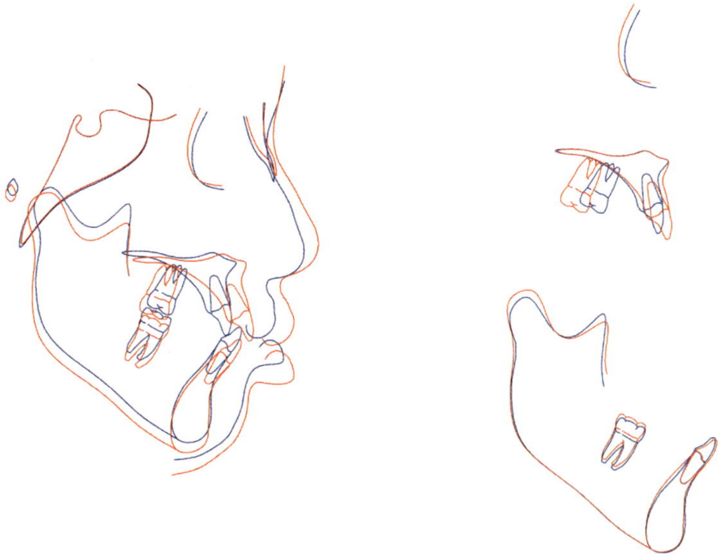

图 5-59 病例 5-9 治疗前后头影测量重叠图
蓝色为治疗前，红色为治疗后。

小结

在乳牙期和替牙期，唇腭裂患者会出现颌间关系在长、宽、高三向的不调且会随着生长发育加重，评价患者的生长发育、预测颌间关系不调的严重程度及发展非常重要。对于中等及以下程度的关系不调，可以考虑在乳牙和替牙阶段进行治疗，促进颌骨的正常发育，降低颌面部畸形的程度，改善口颌系统功能。但是，在乳牙期和替牙期进行正畸治疗并不意味着不再需要恒牙期的正畸治疗，多数患者在恒牙期需要进一步治疗，通常需要解决牙齿排列、咬合接触、中线或严重的骨骼畸形等问题。早期矫治的目的是降低恒牙期治疗的难度，减轻畸形。当然，此阶段的矫治也需要认真评估治疗时机及治疗效果。

（李巍然　林倚帆）

参考文献及推荐阅读

贾海潮 , et al.，2005. 完全性唇腭裂患者颅面生长发育的纵向研究 . 口腔正畸学杂志 , 12:113-115.

贾海潮 , et al.，2006. 前方牵引治疗唇腭裂术后与非唇腭裂前牙反䶩疗效的比较 . 中华口腔医学杂志， 41(12): 723-727.

贾海潮 , et al.，2009. 前方牵引治疗单侧完全性唇腭裂术后反䶩畸形的研究 . 中华口腔正畸学杂志 , 16：159-163.

雷勇华 , 等，2009. 上颌前牵引联合腭部扩弓的三维有限元生物力学研究 . 中南大学学报 (医学版), 34(3): 221-225.

王光和 , 1995. 唇腭裂的序列治疗 . 北京：人民卫生出版社 .

Ahn H-W, et al.，2012. Comparison of the effects of maxillary protraction using facemask and miniplate anchorage between unilateral and bilateral cleft lip and palate patients. Angle Orthod, 82(5): 935-941.

Baek S-H, et al., 2010. New treatment modality for maxillary hypoplasia in cleft patients: protraction facemask with miniplate anchorage. Angle Orthod, 80(4): 783-791.

Chen Z , et al., 2013. Biomechenical effects on maxillary protraction of the craniofacial skeleton with cleft lip and palate after alveola bone graft. J Craniofac Surg , 24:446-453.

da Luz Vieira G, et al., 2009. Dentoskeletal effects of maxillary protraction in cleft patients with repetitive weekly protocol of alternate rapid maxillary expansions and constrictions. Cleft Palate Craniofac, 46(4): 391-398.

Ishikawa H, et al., 2000. Effects of maxillary protraction combined with chin-cup therapy in unilateral cleft lip and palate patients. Cleft Palate Craniofac J, 37:92-97.

Jia HC, et al., 2008. Maxillary protraction effect on anterior crossbite. Angle Orthod, 78:617-621.

Kernahan DA, et al., 2009. Cleft Lip and Palate: A System of Management. Baltimore: Williams & Wilkins.

Kim JH, et al., 1999. The effectiveness of protraction face mask therapy : a meta analysis. Am J Orthod Dentofac Orthop ,1115:675-685.

Lin YF, 2020. Maxillary protraction therapy in class Ⅲ patients with and without cleft lip and palate: an interim report of a prospective comparative Study. Cleft Palate Craniofac J, (2020-09-28). https://doi.org/10.1177/1055665620954058.

Liou E J-W, et al., 2005. A new protocol for maxillary protraction in cleft patients: repetitive weekly protocol of alternate rapid maxillary expansions and constrictions. Cleft Palate Craniofac J, 42(2): 121-127.

Palikaraki G, et al., 2020. The effect of facemask in patients with unilateral cleft lip and palate: a systematic review and meta-analysis. Eur J Orthod, 43(1): 69-79.

Ren Y, et al., 2019. Bone-anchored maxillary protraction in patients with unilateral complete cleft lip and palate and Class Ⅲ malocclusion. Clin Oral Investig, 23:2429-2441.

Sarnäs K-V, et al., 1987. Extraoral traction to the maxilla with face mask: a follow-up of 17 consecutively treated patients with and without cleft lip and palate. Cleft Palate J, 24(2): 95-103.

Sun L, et al., 2012. Cervical vertebral maturation in patients with orofacial clefts. Cleft Palate Craniofac J, 49:(6):683-688.

Sun L , et al., 2013. Cervical vertebral maturation of female children with orofacial clefts. Cleft Palate Craniofac J, 50 (5):535-541.

Tindlund RS, et al., 1993. Maxillary protraction: different effects on facial morphology in unilateral and bilateral cleft lip and palate patients. Cleft Palate Craniofac J, 30(2): 208-221.

Yang IH , et al., 2012. Effects of the cleft type, facemask anchorage method and alveolar bone graft on maxillary protraction: a three-dimentional finite element analysis. Cleft Palate Craniofac J, 49:221-229.

Yatabe M, et al., 2017. Bone anchored maxillary protraction therapy in patients with unilateral complete cleft lip and palate: 3-dimentional assessment of maxillary effects. Am J Orthod Dentofacial Orthop, 152:327-335.

Zhang Y , et al., 2018. Dentoskeletal effects of facemask therapy in skeletal class Ⅲ cleft patients with or without bone graft. Am J Orthod Dentofacial Orthop, 153:542-549.

第六章
牙槽突裂植骨及正畸治疗

第一节 牙槽突裂植骨的历史与发展

唇腭裂畸形对牙殆的影响之一是存在牙槽突裂隙，裂隙影响了患者上颌牙弓的完整性。牙槽突裂植骨手术是唇腭裂治疗中至关重要的一环，牙槽突裂植骨恢复了牙槽突的完整性，结合正畸治疗能够大大改善患者治疗后牙齿的排列和咬合关系，提升了综合治疗水平。

一、牙槽突裂植骨的发展史

唇腭裂患者的裂隙涉及鼻唇部、牙槽骨及软硬腭。唇腭裂修复术在于关闭唇腭裂患者软组织裂隙，但无法解决唇腭裂患者存在的颌骨缺损问题。然而颌骨裂隙，特别是牙槽突裂隙，对于唇腭裂患者牙齿的正常萌出与牙列的正常发育有重大影响。由于存在牙槽突裂隙，唇腭裂患者的牙列缺乏连续性，牙齿在裂隙处无法正常萌出，因而裂隙旁的牙齿萌出后多出现倾斜和扭转。从 20 世纪初开始，就有学者注意到这一问题并开始出现有关唇腭裂牙槽突裂植骨的报道。1901 年 Eiselsberg、1908 年 Lexer、1914 年 Drachter 为了关闭唇腭裂患者的牙槽突裂隙，采用牙槽突裂植骨的方法，从而开创了牙槽突裂植骨的先河。随着唇腭裂修复技术的不断发展，有些学者开始认识到唇腭裂修复的未来在于裂隙部位的骨成形或骨形成诱导。然而，受到当时条件的限制，唇腭裂牙槽突裂植骨并未得到唇腭裂治疗界的广泛接受。大约过了半个世纪，直到 20 世纪 50 年代，牙槽突裂植骨才真正为大家所重视。Schruddle 和 Stellmach 于 1958 年首先在修复唇裂的同时进行牙槽突裂植骨，使唇腭裂的治疗从单纯修复唇裂和腭裂，进入了治疗牙槽突骨缺损的牙槽突裂植骨时代，利用牙槽突裂植骨这一外科方法，将裂开的牙槽突连接成为一个整体。植骨手术多在腭裂修复的同时进行，从而为牙齿的正常萌出及牙弓形态的维持创造了条件。

牙槽突裂植骨需要在上颌骨前部翻开黏骨膜瓣进行手术，对上颌骨的发育存在不良的影响。而在唇腭裂修复时进行植骨对颅面发育的不良影响在牙槽突裂植骨广泛开展20年后才逐渐被认识并受到关注。为了减少过早牙槽突裂植骨手术对于唇腭裂患者颅面生长发育的不良影响，自从20世纪70年代开始，多数唇腭裂治疗中心将牙槽突裂植骨的时间推迟到替牙期进行。目前在唇腭裂治疗的先进国家，牙槽突裂植骨已经成为唇腭裂序列治疗中的一个常规步骤。我国开展唇腭裂牙槽突裂植骨手术是在20世纪90年代初，至今已有近30年，植骨手术均在替牙期以后进行。

二、牙槽突裂植骨的目的

在现代唇腭裂序列治疗过程中，牙槽突裂植骨是其中的一个重要步骤，主要在于恢复上颌牙弓裂隙部位的结构和功能。牙槽突裂植骨的目的可以归纳为以下几个方面：

（1）为裂隙旁边的牙齿提供骨骼支持。由于牙槽突裂隙的存在，多数裂隙旁牙齿在裂隙侧缺乏骨骼支持，容易造成裂隙旁牙齿松动或脱落。牙槽突裂植骨可以消除裂隙，使得裂隙旁牙齿在裂隙侧得到骨骼支持，有利于裂隙旁牙齿的健康。

（2）在裂隙部位提供骨性介质，为牙齿的萌出创造条件。在尖牙萌出前进行牙槽突裂植骨，可以在裂隙部位建立骨性介质，裂隙旁的牙齿能够通过该介质萌出，萌出的牙齿具有良好的牙周支持。牙槽突裂植骨后，裂隙旁的牙齿特别是裂隙侧尖牙可以从原裂隙部位萌出，更重要的是为牙齿正畸治疗奠定基础。

（3）使上颌牙弓成为一个连续的整体，重建牙槽骨的正常形状。牙槽突裂植骨后能够形成连续的牙弓和整体牙槽突，也为正颌外科手术创造了条件。这是因为上颌骨整体前移比将几块骨段分别前移容易得多，而且能够保证前颌骨充分的血液供应。

（4）为牙弓宽度提供支持，减少上颌牙弓塌陷的可能。

（5）稳定上颌骨段。尤其在双侧唇腭裂患者，牙槽突裂植骨后可以使原本活动的前颌骨得以稳定。

（6）减少牙槽突凹陷。

（7）有助于消除口鼻瘘。由于口鼻瘘的存在，口鼻交通，口腔内的食物或液体进入鼻腔，给患者带来麻烦，而鼻腔分泌物易进入口腔也影响口腔卫生。同时，由于口鼻交通，口鼻腔漏气，影响患者语音的清晰度。牙槽突裂植骨对于口鼻瘘的消除起到了其他方法无法替代的作用。

（8）通过重建面部的对称性改善面形，提供鼻翼基底的支持，重建鼻唇外形。牙槽突裂植骨后，可以提高和支撑鼻底，重建梨状孔边缘，使鼻底两侧对称，同时由于提供了上唇的支持，面形可以得到改善。

（9）使在植骨区进行牙齿种植成为可能。牙齿种植是近年来发展起来的一种新的牙齿修复方法，唇腭裂患者牙槽突裂隙部位牙齿缺失的发生率较高，过去只能采用活动或固定义齿等传统的牙齿修复方法进行治疗，而牙槽突裂植骨的开展可以在原牙槽突裂隙部位进行缺失牙的种植修复，大大提高唇腭裂患者的修复治疗水平。

三、牙槽突裂植骨的分类

目前国际上不同的唇腭裂治疗中心并未就牙槽突裂植骨的时间取得一致意见。按牙槽突裂植骨进行的时间，可以分为以下几期。

1. 初期牙槽突裂植骨

此期牙槽突裂植骨手术一般多与唇裂修复同时进行或在 2 岁以前进行。初期牙槽突裂植骨的近期疗效很好，因而在 20 世纪 50 年代被广泛应用。初期牙槽突裂植骨的支持者认为早期植骨手术可以使唇腭裂患者尽早得到牙槽突裂植骨的好处，而反对者则认为初期牙槽突裂植骨手术会影响上颌骨发育。初期牙槽突裂植骨大约流行了 20 年。

2. 早期二期牙槽突裂植骨

此期牙槽突裂植骨手术一般在 2 ~ 5 岁进行。典型的早期二期牙槽突裂植骨是在乳牙期进行，这时进行牙槽突裂植骨主要是为裂隙旁恒侧切牙萌出和牙周健康创造条件。关于早期二期牙槽突裂植骨的报道很少，这一方法仍然存在影响唇腭裂患者上颌骨发育的问题。

3. 二期牙槽突裂植骨

将牙槽突裂植骨手术推迟到替牙期以后，一般认为在 6 ~ 15 岁进行。根据牙槽突裂植骨的大量研究，牙槽突裂植骨的最佳时期是在裂隙侧尖牙萌出之前，牙根形成 1/2 时，年龄范围为 9 ~ 11 岁。二期牙槽突裂植骨可以使裂隙侧尖牙从植骨区萌出，同时减少了对上颌骨发育的不良影响。目前在国际上二期牙槽突裂植骨应用得最为广泛，已经成为唇腭裂序列治疗的一部分。

4. 晚期二期牙槽突裂植骨

该期牙槽突裂植骨手术在 16 岁以后进行。晚期二期牙槽突裂植骨一般是由于患者错过了植骨的最佳时期。对于年龄大于 25 岁的患者，并发症发生率和植骨失败率明显升高。

四、牙槽突裂植骨与上颌骨生长发育的关系

20 世纪 50 年代，Nordin、Johansen 以及 Schmid 提出在修复腭裂的同时进行初期牙槽突裂植骨，这一概念提出后，许多唇腭裂治疗中心便开始常规进行初期牙槽突裂植骨。牙槽突裂植骨起到了稳定早期的上颌牙弓、改善牙弓形状和防止牙弓塌陷的作用，为裂隙旁的牙齿萌出进入植骨区创造了条件。如同关心腭裂手术对颌骨发育的影响一样，从 20 世纪 60 年代末开始有报道指出：早期牙槽突裂植骨的患者出现了面中 1/3 发育不良。随后类似的报道不断涌现，使许多唇腭裂治疗中心停止进行初期牙槽突裂植骨，但是仍然有学者支持初期牙槽突裂植骨。他们认为，初期牙槽突裂植骨的副作用是由于手术过程中对软组织的剥离所致。

自从 1972 年 Boyne 和 Sands 报道唇腭裂二期牙槽突裂植骨以来，这一方法逐渐成为唇腭裂患者序列治疗中的一个常规步骤。对非唇腭裂儿童颅面生长发育的研究发现，颌骨前部横向和前后向的生长在 8 岁时已经基本停止。因此在 8 岁以后，手术对上颌骨发育的不良影响减轻。大量关于唇腭裂患者牙槽突裂植骨手术对颅面生长发育影响的研究表明：8 岁以后进行牙槽突裂植骨不会对上颌骨的前后向生长产生不良影响。由于颌骨垂直向发育持续到青春期后，植骨仍可能对

上颌骨前部的垂直向发育存在一定的影响。

二期牙槽突裂植骨年龄范围较大。早期二期牙槽突裂植骨对于侧切牙萌出至植骨区有帮助。然而唇腭裂患者的侧切牙通常缺失或畸形，因此，早期二期牙槽突裂植骨的益处存在疑问。另一方面，由于早期二期牙槽突裂植骨手术时间较早，有可能引起面中 1/3 的发育不良。牙槽突裂植骨最佳时间应根据患者的实际情况与牙齿发育状况综合考虑。多数唇腭裂治疗中心主张在裂隙侧尖牙牙根形成 1/2 ～ 3/4 时进行二期牙槽突裂植骨。有学者认为：牙根形成 1/2 ～ 3/4 这一时期是尖牙的萌出活跃期，这时患者的年龄大约在 9 ～ 11 岁，此时进行牙槽突裂植骨，既不影响上颌骨的生长发育，又能够得到植骨的益处。

五、牙槽突裂植骨骨源的选择

新鲜的自体骨是理想的骨移植材料，因为它可以提供有活力的免疫相容性骨细胞。唇腭裂牙槽突裂植骨的骨源可以有多个部位，不同的作者在供区选择上有所不同。用于牙槽突裂植骨的自体骨包括肋骨、胫骨、髂骨、颅骨、下颌骨等。牙槽骨在牙齿萌出的过程中需要不断改建，因此最好选用髓质骨。髂骨是最常用的采骨部位，主要由于这一部位手术野良好，而且可以取大量的髓质骨，特别对于进行了牙槽突裂植骨术前正畸的唇腭裂患者，上颌宽度的开展将使牙槽突裂隙增宽，植骨时需要的骨量会相应增加，髂骨作为供区，可以满足植骨手术的需要。髂骨作为供区的主要并发症是手术后 1 周患者走路受到不同程度的影响。

由于采用自体骨需要开辟两个手术术区，增加了手术风险及患者的创伤，近年来许多学者尝试采用人工骨粉配合活性因子进行牙槽突裂植骨。由于人工骨粉的替代时间较长，患者自身细胞的活力等因素也会影响植骨的效果。在这个领域尚有许多需要继续研究的问题，人工骨粉替代自体骨移植将是未来发展的方向。

第二节 牙槽突裂植骨疗效的评价及影响因素

一、牙槽突裂植骨疗效的评价

牙槽突裂植骨术后，需要进行牙槽突裂植骨结果的评价。牙槽突裂植骨成功与否对于今后的牙齿正畸治疗、牙齿种植或义齿修复都具有重要的意义。另外，牙槽突裂植骨的质量也与正颌外科手术步骤密切相关。

（一）牙槽突形态绘制

牙槽突形态绘制（ridge-mapping）这一技术使用探针刺透黏膜接触骨面，再结合模型能够获得一个三维的牙槽突形态。虽然这种方法需要在局麻下进行，但是在牙齿种植领域仍然是一种广泛采用的方法。

（二）超声波检查

利用超声波进行牙槽突裂植骨疗效的评价，其优点在于它对人体没有损伤，但是对于黏膜厚度大于 6mm 的位置，超声波检查结果不可靠。超声波检查可以作为上颌 X 线片评价方法的临床补充。

（三）二维影像学检查

评价牙槽突裂植骨疗效常用的 X 线片主要有裂隙部位根尖片、上颌前部咬合片（以裂隙侧尖牙为中心拍摄）、全口曲面体层片、上颌体腔片等。目前临床上，上颌前部咬合片和根尖片在牙槽突裂植骨术后疗效的评价中应用最为广泛，它们的作用一致。

各国学者都设法采用较为客观的方法对牙槽突裂植骨的结果进行评价。Bergland 等学者于 1986 年建立了一个半定量的牙槽突裂植骨评价标准 (Bergland et al.，1986)，即按照 X 线片中所示的植骨区牙槽骨的高度分为四种类型。Ⅰ型：牙槽骨高度基本正常。Ⅱ型：牙槽骨高度至少为正常高度的 3/4。Ⅲ型：牙槽骨高度少于正常高度的 3/4。Ⅳ型：裂隙部位没有连续的骨桥（图 6-1）。其中，Ⅰ型和Ⅱ型属于临床成功，Ⅲ型和Ⅳ型为临床失败。此标准简便易行，使用上颌前部咬合片和裂隙部位根尖片均可进行评价；另外，此方法中评价牙槽骨高度采用了与尖牙牙根长度的相对高度，从而排除了拍摄角度差异对植骨疗效评价结果的影响。此方法已得到众多学者认可，在评价牙槽突裂植骨疗效中应用得最为广泛。Hynes 等为了更好地评价鼻底部的植骨疗效，于 2003 年对 Bergland 标准进行改进，提出了改良 Bergland 评价标准 (Hynes et al.，2003)。Ⅰ型：牙槽骨高度基本正常。Ⅱ型：植入骨的牙槽嵴高度超过总牙槽高度（鼻底至釉牙骨质界高度）的 3/4。Ⅲ型：植入骨的牙槽嵴高度少于总牙槽高度（鼻底至釉牙骨质界高度）的 3/4。Ⅳ型：裂隙部位没有连续的植入骨桥。

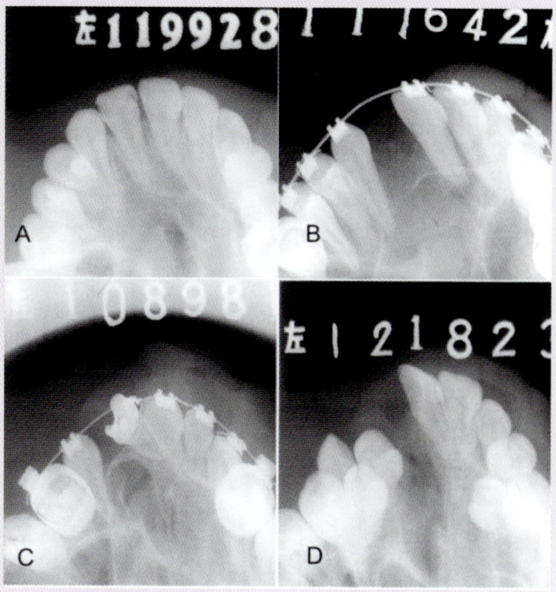

图 6-1 Bergland 牙槽突裂植骨评价标准

A．Ⅰ型：牙槽骨高度基本正常。B. Ⅱ型：牙槽骨高度至少为正常高度的 3/4。C. Ⅲ型：牙槽骨高度少于正常高度的 3/4。D. Ⅳ型（失败）：裂隙部位没有连续的骨桥。

Bergland 分级方法需要使用尖牙牙根长度作为参照，因此在混合牙列时期应用有一定难度，故 Witherow 等学者针对尖牙未完全萌出的混合牙列期患者提出了 Chelsea 标准来评价植骨疗效。该标准根据新生骨的位置以及骨量，将疗效分为 6 级 (Witherow et al.，2002)。A 级：裂隙部位近远中牙体釉牙骨质界间有骨桥形成，且 75% 以上根面被骨质覆盖。B 级：裂隙部位近远中牙体釉牙骨质界间有骨桥形成，且从釉牙骨质界起 25% 以上根面被骨质覆盖。C 级：裂隙部位从根方起至少 75% 根面有骨桥形成（从釉牙骨质界起冠方有 25% 骨缺损）。D 级：裂隙部位从根方起至少 50% 根面有骨桥形成（从釉牙骨质界起冠方有 50% 骨缺损）。E 级：裂隙部位根方或冠方无骨桥形成，仅中份有骨桥存在。F 级：裂隙部位从根方起仅 25% 或少于 25% 根面有骨桥形成。Chelsea 标准分类可以用于混合牙列期牙槽突高度的评估，并且由于分类细致，在不同测量者之间一致性较高，利于进行远期研究。但也有学者认为，裂隙部位邻近牙根面所覆盖骨质，尤其是近中中切牙根面覆盖骨质，多为天然骨，而非移植骨，这些骨给植骨术的评估带来一定的误差。另外，该分类方法采用的评价标准不统一，其中各级指标与临床植骨疗效无对应关系，难以评估植骨术后能否进行正畸或修复治疗，在临床使用中受限。

国内也陆续有学者提出使用二维 X 线影像评价牙槽突裂植骨疗效的分类方法。马莲等于 1998 年根据上颌体腔片所示的植骨区骨组织影像，将牙槽突裂植骨疗效进行临床分级（马莲等，1998）。1 级：植入骨成活（有植入骨影像）。0 级：植入骨未成活（无植入骨影像）。根据植入骨成活骨量又将 1 级分为 3 个亚级。1.1 级：植入骨高度与健侧相同或基本相同，双侧牙槽嵴裂的患者植入骨高度高于相邻牙齿牙根长度。1.2 级：植入骨高度与健侧比较有明显差别，但可行正畸治疗，双侧牙槽嵴裂患者植入骨高度在相邻牙齿牙根长度的 1/2 以上。1.3 级：植入骨仅为骨桥，不能进行正畸治疗，其高度小于相邻牙齿牙根长度的 1/2。陆斌等学者在 2004 年使用上颌前部咬合片对植骨术后疗效进行评价，该标准将植骨疗效分为 4 级（陆斌 等，2004）。Ⅰ级：植入骨高度至少为健侧正常高度或相邻牙齿牙根长度的 3/4，可行正畸治疗。Ⅱ级：植入骨高度为健侧正常高度或相邻牙齿牙根长度的 1/2 ~ 3/4，亦可行正畸治疗。Ⅲ级：植入骨高度低于健侧正常高度或相邻牙齿牙根长度的 1/2，或植入骨仅为一骨桥，不能进行正畸治疗。Ⅳ级：裂隙部位没有连续的骨桥，无法进行正畸治疗。完善的唇腭裂序列治疗需要牙槽突植骨术后的植骨区骨质能够完成缺失牙的种植修复，或将邻近牙齿通过正畸治疗移动至裂隙植骨区。因此，植骨区骨量不仅需要高度足够，同时需要植骨厚度允许牙齿移动或后期修复治疗。这些临床分级标准完善了对植骨术后能否进行正畸治疗的评价，在临床使用上有重要的指导意义。

传统二维 X 线检查简单、经济、辐射剂量低，在过去很长一段时间里都是评价牙槽突裂植骨疗效的主要手段。但是，随着牙槽突裂植骨手术精度及准确度的不断提高以及放射学技术的发展，二维 X 线检查越来越不能满足科研及临床的需要。首先，由于投照角度无法固定，图像存在放大畸变，因此同一患者不同时间以及不同患者之间难以进行准确比较。其次，二维 X 线片会存在多个解剖结构重叠，对裂隙区的观察难以精确。另外，牙槽突裂隙为三维空间的缺损，二维 X 线片不能获得植骨区骨质情况的全面信息，因此，越来越多的研究者开始使用三维影像学检查对植骨疗效进行评价。

（四）计算机体层成像（CT）

计算机体层成像（computed tomography，CT）是随着计算机技术的迅速进步而发展起来的一种高效的成像诊断方法，它通过旋转 X 射线源和数字探测器，消除人体结构的影像重叠，可以使所观察的部位清晰地显示。牙槽突裂隙局部骨缺损形态不规则，并具有很大的个体差异。植骨术前使用 CT 检查可以帮助术者更好地评估所需骨量，完善各项术前准备，以及更好地进行医患沟通。植骨术后使用 CT 检查可以更好地评估植骨疗效，同时可辅助后续正畸、修复治疗的方案设计。贾绮林等学者对牙槽突裂植骨术后半年以上的唇腭裂患者分别拍摄上颌前部咬合片和行上颌骨 CT 检查，评价牙槽突裂植骨的疗效。结果显示，与常规 X 线片相比，三维 CT 可观察到颊腭侧骨质情况及局部骨密度等信息（贾绮林 等，2002）。之后，也有一些学者采用全口曲面体层片、上颌前部咬合片、CT 以及石膏模型对牙槽突裂患者进行术前和术后情况评估。结果显示，CT 不仅可以评估裂隙间骨桥的形成情况，还可以评估牙槽突的组织厚度、牙弓弧度、软组织附着情况、唇面附着龈宽度和牙周附着情况，以及尖牙生长情况，其信息量远远多于X线片，可为临床工作提供更全面的参考。由于CT提供的植骨区评价是三维的，其对植骨质量的评价更接近临床实际，而传统的二维X线片由于很难评价植骨区骨质厚度，往往高估牙槽突裂植骨的质量。不少研究采用CT检查和传统二维影像学检查对同一批患者进行评估，结果发现传统二维影像学检查所得出的临床治愈率要高于CT组，认为CT可以更准确地描绘剩余骨量的体积，并提供裂隙部位附近或正在萌出的牙齿的空间重建图像。

尽管常规CT检查的精确度明显优于传统二维影像学检查，但常规CT检查辐射剂量远大于二维影像学检查。近些年来，CT技术发展迅速，出现了锥形束计算机体层成像（CBCT）技术。CBCT采用锥形X线束投照，后经过二维固态的探测器或无定形硅板接收，只需180°～360°扫描，即可获得满足各个方向重建所需的容积数据，依靠特殊的反投影算法重建出三维图像。与常规CT相比，CBCT具有放射剂量小（仅为常规CT的1/10）、空间分辨率高的特点，在牙槽突裂植骨疗效的评价中发挥了重要的作用，使牙槽突裂植骨的评价从Bergland的二维评价进入了三维评价。北京大学口腔医学院首先提出了牙槽突裂植骨三维评价标准（刘璐玮 等，2015），其中牙槽突高度分为4级（H-Ⅰ至H-Ⅳ级）：H-Ⅰ级为裂隙部位牙槽骨高度基本正常，H-Ⅱ级为裂隙部位牙槽骨高度至少为正常高度的3/4，H-Ⅲ级为裂隙部位牙槽骨高度低于正常高度的3/4，H-Ⅳ级为裂隙部位没有连续的骨桥。同时将植骨区邻牙间区域从釉牙骨质界至根尖进行垂直向四等分，依次为A、B、C、D4个区段，根据牙槽突厚度与邻牙牙根最大直径之间的关系，对每一区段牙槽突厚度进行分级：1级为植骨区骨厚度等于或大于邻牙根直径；2级为植骨区骨厚度至少达邻牙根直径3/4；3级为植骨区骨厚度不足邻牙根直径的3/4；4级为无连续骨桥形成。最终以每一区段内所有层面中牙槽突厚度最窄者作为该区段牙槽突厚度分级类型。将B、C、D区段分级评价中最差的级别作为总分级类型（T-Ⅰ至T-Ⅳ级），结合牙槽突高度和厚度分级情况，获得牙槽突综合分级（H+T）。该标准认为，当牙槽突高度分级和厚度总分级均为Ⅰ级或Ⅱ级时，属于临床成功型；当牙槽突高度分级或厚度总分级中出现Ⅲ级或Ⅳ级时，即为临床失败型，表明植骨手术不成功。此分类标准既考虑到了牙槽突裂植骨部位牙槽骨的高度，也考虑到了植骨区牙槽突的厚度，克服了传统二维X线片诊断时可能出现的偏差，对于唇腭裂患者的正畸治疗及以后的牙齿种植具有重要的意义。

牙槽突裂植骨的术后评价目前在全世界尚无统一的标准，CT技术尤其是CBCT扫描及三维重建能够提供一个可靠的牙槽突裂植骨部位的图像，反映牙槽突骨骼的三维情况，为评价牙槽突裂植骨疗效提供了更全面的信息。

二、影响牙槽突裂植骨疗效的因素

获得理想的植骨疗效对于唇腭裂患者的序列治疗至关重要，但相关研究结果表明，仅有60%～70%患者的植骨区最终能够获得理想的移植骨桥高度，约2%～7.4%病例的移植骨出现完全吸收。影响牙槽突裂植骨手术疗效的因素很多，较为重要的因素包括以下几项。

（一）牙槽突裂隙类型

牙槽突裂隙类型显著影响植骨成功率。不完

全性唇腭裂患者的植骨效果显著优于完全性唇腭裂患者，这可能是由于不完全性唇腭裂裂隙区存在更多的骨壁支撑移植骨，从而降低了移植骨吸收率。单侧唇腭裂患者的植骨成功率显著高于双侧唇腭裂患者，这可能是由于双侧唇腭裂术后前颌骨具有不同程度的可动性，从而影响移植骨稳定。

牙槽突裂隙宽度也与植骨成功率相关。牙槽突裂植骨需要植骨后黏骨膜瓣的严密缝合，牙槽突裂隙较大、骨组织缺损严重的患者或前庭软组织缺乏的患者，严密缝合较为困难，易造成创面暴露并继发感染而致植骨失败。多位学者通过一期或二期牙槽突裂植骨的疗效评价发现，植骨效果与植骨前牙槽突裂隙的大小具有显著的相关性（Long et al.，1995）。当裂隙宽度过大时，植骨效果不理想，应考虑两步法完成植骨。过宽裂隙导致植骨成功率降低的原因是局部新生骨形成的纤维蛋白网络支架容易裂开，从而影响术后新生骨的稳定（Upadya et al.，2013）。所以对于手术前牙槽突裂隙过大的患者，应考虑减小裂隙，缩短牙槽骨断端间的距离。但是，当局部裂隙过窄时，尤其是裂隙两端的骨断端存在台阶、重叠或牙齿交叠等问题时，也会影响植骨的效果。对于此类问题，需要在植骨前正畸辅助扩宽裂区，改善术野，从而提高植骨疗效。也有研究显示，牙槽突裂隙宽度与植骨疗效并不相关，而裂隙 / 鼻腔比与裂隙 / 梨状孔比与植骨疗效显著相关，提示鼻腔及裂隙周围骨骼形态对植骨术后骨桥的稳定性有更显著的影响（Kawakami et al.，2002）。

（二）植骨时机

患者进行牙槽突裂植骨手术的时机是影响牙槽突裂植骨疗效的重要因素。一期植骨曾得到广泛支持，手术年龄通常在 2 岁以内，一般与唇裂或腭裂修复术同期进行。大量的临床实践证明，对一期植骨患者的远期评价常会发现大部分患者出现明显的骨吸收，而且上颌骨的生长发育受到明显限制（Robertson et al.，1983; Keese et al.，1995）。目前，一期植骨已基本不被采用，临床上推荐的最佳植骨时机为替牙期行二期植骨，即在唇腭裂修复术后，单独进行牙槽突裂植骨术，以减少植骨手术对上颌骨发育的影响。有学者认为，若裂隙区附近存在恒侧切牙牙胚，则植骨时机应略早，早期二期牙槽突裂植骨对于侧切牙萌出至植骨区有帮助，利于减轻后期错𬌗畸形程度，同时侧切牙的萌出会刺激移植骨的骨诱导作用，从而减少移植骨吸收。然而唇腭裂患者的侧切牙通常缺失或畸形，因此早期二期牙槽突裂植骨的益处存在疑问；此外，由于早期二期牙槽突裂植骨手术时间较早，仍有可能引起面中 1/3 的发育不良。而晚期二期植骨，虽对上颌骨的生长发育干扰最小，但失去了尖牙萌出至正常位置的机会，同时裂隙区移植骨缺乏功能刺激，植入骨更易吸收，导致植骨失败率增加。因此，目前公认的二期牙槽突裂植骨的理想时机应为裂隙侧尖牙牙根形成 1/2~3/4 之间（约 9~11 岁）。

（三）错𬌗畸形

并非所有种类的错𬌗畸形都影响牙槽突裂植骨手术的顺利进行，常见的影响牙槽突裂植骨的错𬌗畸形有上颌牙弓狭窄，裂隙旁牙齿拥挤、斜轴遮挡住牙槽突裂隙部位，裂隙两侧牙齿垂直向错位严重等。这些错𬌗畸形要么影响牙槽突裂植骨手术野，导致手术很难成功地翻开黏骨膜瓣并有效地将足够的骨填入裂隙，要么由于裂隙两侧的牙槽突出现水平或垂直方向的错位，无法将髂骨髓质骨放入牙槽突裂隙部位，从而影响植骨的效果。因此，为了改善牙槽突裂植骨的手术野，需要在牙槽突裂植骨前进行术前正畸治疗，将错位或斜轴的牙齿移开，或将牙槽突裂隙两侧的骨段很好地对位，改善牙槽突裂植骨的手术野，从而提高牙槽突裂植骨的成功率。术前正畸一方面通过扩弓使裂隙增宽，有利于关闭鼻腔黏膜；另一方面将错位的中切牙移到正常的位置，有利于关闭牙槽嵴顶黏膜。同时，还有利于牙齿正常萌出，防止食物残渣在裂隙区堆积（贾绮林 等, 2004）。

（四）植骨材料

常用的牙槽突裂植骨材料包括自体骨及异体骨。通常认为，自体骨移植不存在免疫排斥等问题，植骨效果优于异体骨。常用的自体骨供区有髂骨、肋骨、胫骨、颅骨、下颌骨等。髓质骨的植骨效果优于皮质骨。前者含有丰富的成骨细胞，可以在移植后早期形成新骨；此外，髓质骨的抗感染能力强，且能在牙齿移动过程中不断改建，诱导尖牙从植骨区自然萌出。

髂骨是最常用的采骨部位，主要是由于这一部位手术野良好，而且可以取大量的髓质骨（Eufinger et al., 2000）。特别是对于进行了牙槽突裂植骨术前正畸的唇腭裂患者，上颌宽度的开展使牙槽突裂隙增宽，植骨时需要的骨量相应增加，髂骨作为供区，可以满足植骨手术的需要。另外，髂骨髓质骨中含有大量成骨前体细胞，手术中通常通过压实髓质骨来增加单位体积内的成骨细胞数量，进一步提高术后成骨效果。有研究显示，髂骨髓质骨的使用可在术后 3 周内使植骨区完成血运重建，而部分皮质骨可作为支架，利于新骨形成。髂骨作为供区的主要不足在于术后 1 周患者走路受到不同程度的影响、术后疼痛以及较长的住院时间。但有研究显示，多数患者在术后 24 小时后即可行走，术后 2 周内行走功能完全恢复正常；而只有约 1/3 的患者认为髂骨术区的术后疼痛较口腔伤口更严重。此外，髂骨部位的术后伤口隐蔽，患者容易接受。因此，目前普遍认为自体髂骨移植是关闭牙槽突裂隙的最佳方式。

下颌骨也是常见的采骨部位，包括下颌联合、下颌升支及第三磨牙区等。其优点在于手术部位局限在口内，住院时间短，术后疼痛程度轻（Shirzadeh et al., 2018）。另外有研究显示，来源于颌骨的成骨前体细胞成骨能力更强，可减少术后骨吸收，提高植骨成功率，这可能是因为颌骨与髂骨等长骨的胚胎发育来源不同（Wang et al., 2018; Li et al., 2020）。然而下颌骨作为采骨部位的主要问题是，由于牙列存在，导致能获得的骨量有限，不适合裂隙过大或双侧牙槽突裂的患者。另外，由于下颌骨可获得的皮质骨较多，髓质骨相对较少，有研究认为这会导致尖牙萌出阻力增大，使尖牙阻生的比例增多，从而增加后期正畸治疗的难度及治疗时间。

近些年组织工程学的兴起为牙槽突裂植骨提供了新的可能。组织工程利用种子细胞、生物活性因子和生物材料支架三要素间的相互作用实现组织再生能力开发。骨组织工程采用组织工程学的原理和方法，研制具有修复骨缺损能力的骨替代物。利用骨组织工程技术修复牙槽突裂其骨量不受供体限制，有报道其术中失血量、术后并发症和治疗总体费用明显减少。骨组织工程支架材料种类繁多，目前运用于牙槽突裂骨修复的主要有单一材料支架、复合材料支架以及负载细胞或生长因子支架等。

常用的单一材料支架主要包括磷酸三钙生物陶瓷支架、聚合物支架和异种骨材料。目前，运用于牙槽突裂修复的磷酸三钙生物陶瓷支架主要成分为羟磷灰石（hydroxyapatite, HA）、磷酸三钙（tricalcium-phosphate, TCP）和生物玻璃（bioactive glass, BG）。研究表明，磷酸三钙生物陶瓷支架修复与自体髂骨修复相比，其成骨无明显差异且并发症少。但磷酸三钙生物陶瓷支架力学强度较低，脆性大，负重能力差，需通过物理或化学方式对其进行改性以利于临床应用。聚合物支架材料也存在力学强度差的问题，不能单独应用于承重部位的骨缺损修复；同时部分聚合物在体内的降解产物易导致支架过早降解以及植骨区炎症，因此在临床上的应用仍受限。异种骨与其他支架材料相比的优势在于其有骨传导性，经过脱钙、冷冻、辐射或化学方法处理后能降低其抗原性，可保留部分骨形成蛋白（bone morphogenetic protein, BMP），具有骨诱导能力。牙槽突裂修复常用的异种骨材料为脱钙冻干骨和复合牛骨。有研究表明，复合牛骨有良好的生物相容性且保留骨诱导活性，可促进新骨形成，术后 3～6 个月即可被人体吸收（Thuaksuban et al.，2010）。但目前异种骨材料仍然存在抗原性，需进一步研究进行改性以利于临床应用。

将几种单一材料组合形成复合材料，在性能上取长补短，是支架材料发展趋势之一。复合材料主要有 HA/TCP、Col/ 磷酸钙、PLA- 羟基乙酸共聚物等。磷酸钙与聚合物复合，其中磷酸钙可提高支架的力学强度和生物活性，聚合物可提高支架韧性，两者复合还可延长支架降解时间，减少聚合物降解过快和降解过程中产酸引起的炎症反应。

支架材料负载细胞、生长因子可引入骨诱导性，使用此类支架材料可显著加速新骨形成并提高新骨质量。可用于骨组织工程的细胞较多，其中骨髓间充质干细胞（bone marrow-derived mesenchymal stem cell, BMSC）成骨能力强，在骨组织工程修复牙槽突裂中得到了广泛应用。有学者用 β-TCP 支架负载 BMSC 修复犬牙槽突裂，结果显示：β-TCP 支架负载 BMSC 可明显提高新骨生成和矿化率，且邻近裂隙的牙齿能移动至植骨区域（Janssen et al.，2017）。一项基于比格犬牙槽突裂模型的研究证实，β-TCP 支架负载 BMSC 植入骨缺损区结合上颌快速扩弓治疗 8 周后，局部新骨形成和矿化明显加快，骨吸收明显减少，提示 β-TCP 支架负载 BMSC 是替代自体骨移植的可行方法。BMP 是一种常应用于牙槽突裂修复的生长因子，多项研究报道其可诱导未分化的间充质干细胞向骨细胞及软骨细胞分化，促进骨再生，加速骨愈合，提高牙槽突裂植骨术的疗效。富血小板血浆（PRP）含有多种生长因子，因此，PRP 被认为是促进骨形成的物质。在自体髂骨植骨术时添加 PRP 可有效减少术后植入骨吸收，提高牙槽突裂植骨成功率（Sakio et al.，2017）。

（五）植骨术后并发症

牙槽突裂植骨的并发症会影响牙槽突裂植骨的疗效，因此，应该努力避免或减少牙槽突裂植骨的并发症。在牙槽突裂植骨并发症中，术后慢性感染对牙槽突裂植骨的疗效影响很大。慢性感染主要发生在术后 3 ～ 4 周，表现为鼻内及口内异味，植入骨排出，有脓血性分泌物。相关研究发现，植骨区术后局部感染或创口开裂的患者大部分会发生移植骨吸收，导致植骨失败。目前，已有基础研究发现炎症机制参与了骨吸收过程，证实了术区炎症引起移植骨吸收的可能。植骨患者多处于替牙早中期，患者的口腔卫生宣教及维持良好的口腔卫生十分重要。临床上常见年轻植骨患者口腔卫生较差，易发生术后感染。术中软组织必须严密关闭，且保证在无张力的情况下进行缝合，减少术后创口慢性感染的机会。对于植骨术后感染的患者，应立即进行清创，去除坏死软组织及植入骨。

第三节　牙槽突裂植骨与正畸治疗

牙槽突裂隙的存在影响裂隙周围牙齿的正常萌出和排列，邻近裂隙的牙齿经常出现扭转、斜轴或因拥挤而重叠等问题。这些错䝇的存在影响植骨手术的术野及手术入路，从而影响植骨手术的成功。对于这些异常的牙齿问题，需要在植骨手术前进行调整，为植骨手术创造条件。

一、牙槽突裂植骨前的正畸治疗

牙槽突裂植骨多在替牙中期进行，这是患者殆颌面发育的重要时期，也是各种错殆畸形发生及加重的时期。在替牙期，正畸治疗主要针对影响生长发育或口腔功能及健康的错殆畸形进行。对于虽然存在错殆但未有明显不利影响的患者，可以不在此期进行治疗。同样道理，不是所有需要牙槽突裂植骨的患者均需进行植骨前的正畸治疗，对于存在影响牙槽突裂植骨手术顺利进行的错殆畸形患者，应该进行牙槽突裂植骨前正畸治疗，从而提高植骨手术的成功率。需要进行牙槽突裂植骨前正畸治疗的错殆畸形主要包括上颌牙弓狭窄，裂隙旁牙齿拥挤、斜轴遮挡住牙槽突裂隙部位，裂隙两侧牙齿垂直向错位严重等，这些错殆畸形均影响牙槽突裂植骨的顺利进行，进而影响牙槽突裂植骨的成功率。植骨前正畸治疗主要包括：开展塌陷的上颌牙弓，恢复上颌牙弓的形态；缓解裂隙旁牙齿的拥挤，调整倾斜的牙齿，改善手术野；矫治裂隙两侧垂直向错位的牙齿，恢复正常的垂直向关系，将牙槽突裂隙两侧的骨段很好地对位。这样可以为牙槽突裂植骨手术创造条件，保证手术顺利进行。

1. 牙列严重拥挤

唇腭裂患者上颌骨发育不足的情况非常普遍，上颌骨量的不足会引起牙列严重拥挤，拥挤的牙齿会遮挡牙槽突裂隙部位，影响牙槽突裂植骨手术过程中将充足的植骨材料填充到牙槽突裂隙中。为了改善手术野，需要进行术前正畸治疗。临床中多使用固定矫治器排齐牙齿，缓解拥挤，创造良好的手术条件（图 6-2）。

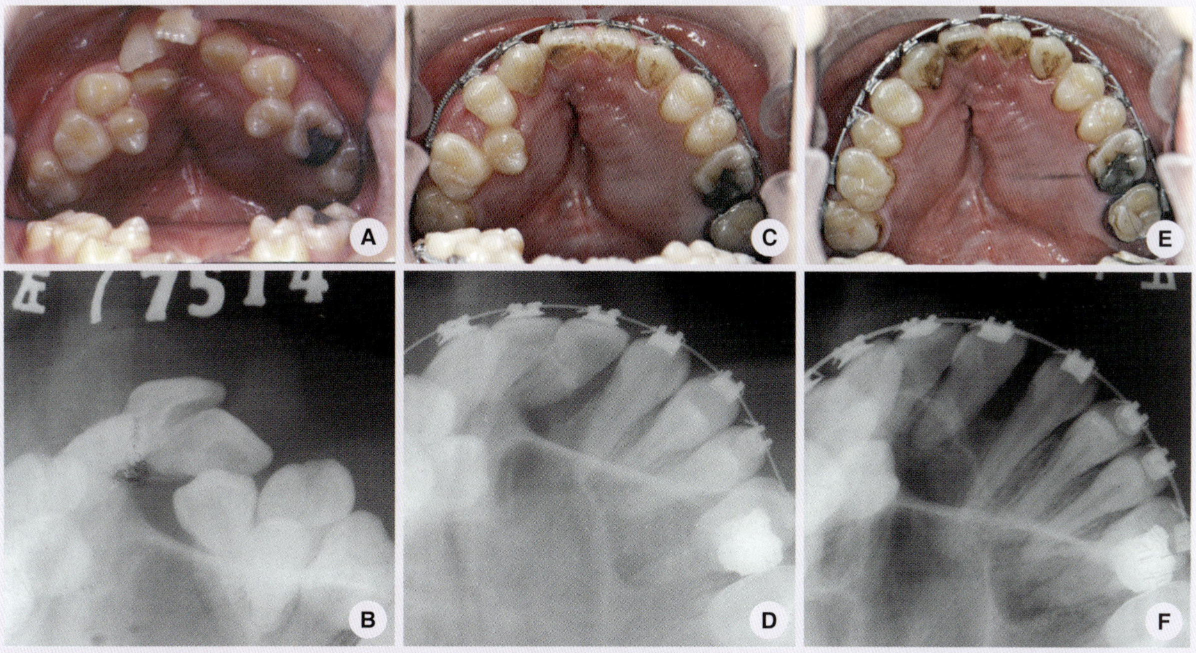

图 6-2 牙列严重拥挤的牙槽突裂植骨前正畸治疗

A. 牙列拥挤严重，拥挤的牙齿遮挡牙槽突裂隙部位。B. 裂隙部位的上颌前部咬合片显示牙槽突裂隙及严重的牙齿拥挤。C. 固定矫治器排齐牙槽突裂隙旁拥挤的牙齿，以利于牙槽突裂植骨手术中将植骨材料填充到牙槽突裂隙部位。D. 牙槽突裂植骨前正畸治疗结束时，裂隙部位上颌前部咬合片显示上颌牙弓裂隙部位牙齿排齐，仍可见牙槽突裂隙。E. 牙槽突裂植骨后，上颌牙弓完全排齐，牙弓完整。F. 牙槽突裂植骨后，裂隙部位的上颌前部咬合片显示原牙槽突裂隙部位牙槽骨。

2. 上颌牙弓狭窄、塌陷

唇腭裂患者由于腭裂及腭裂手术后软组织瘢痕的存在，特别是双侧完全性唇腭裂患者，上颌牙弓常常出现不同程度的狭窄，使后部牙段与前部牙段在裂隙部位出现错位。术前正畸治疗可以使用四角舌弓，开展上颌牙弓，特别是开展后部牙段前端，矫正错位的牙段，恢复牙弓形态（图 6-3）。

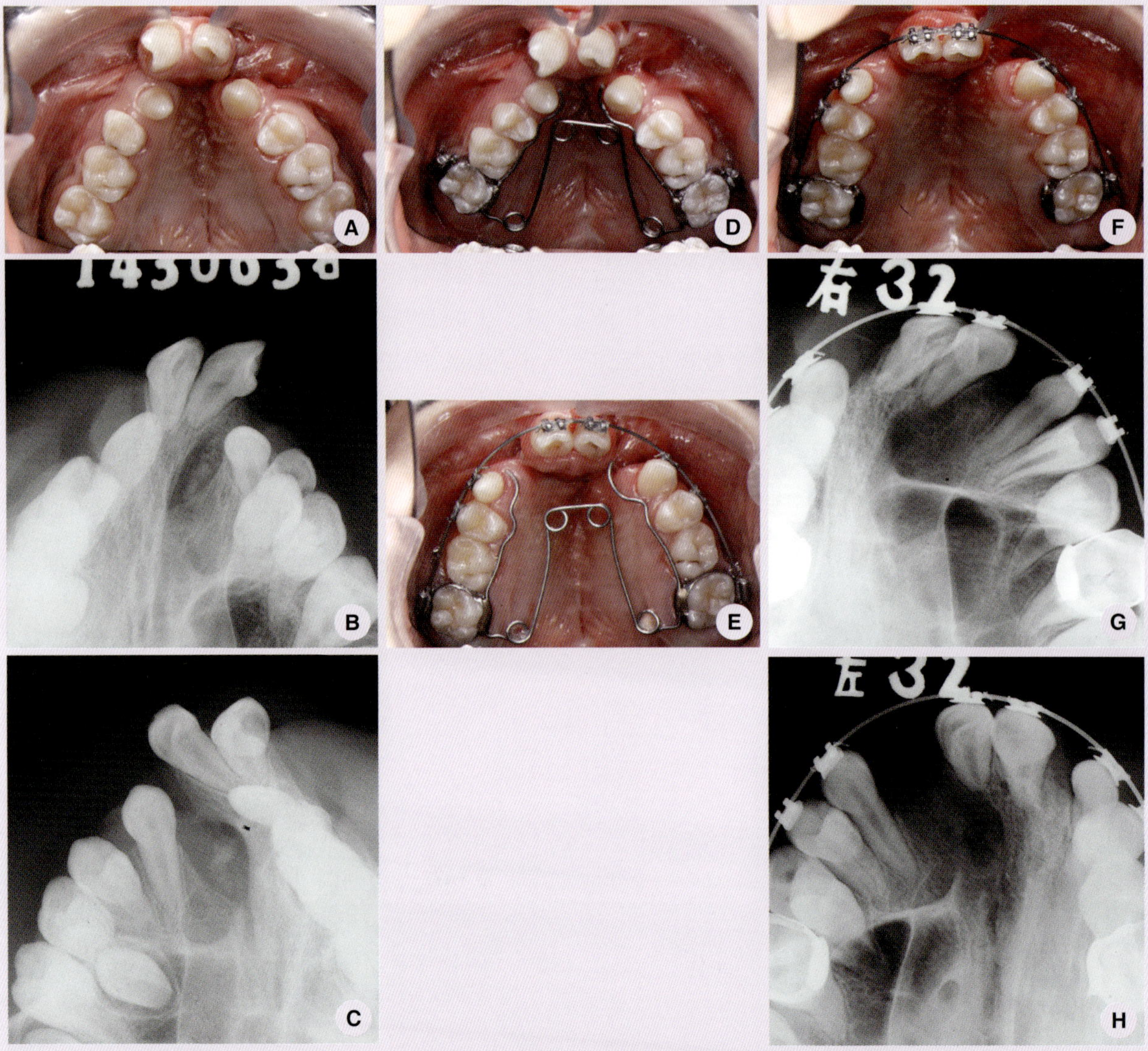

图 6-3　上颌牙弓狭窄、塌陷的植骨前正畸治疗

A. 双侧完全性唇腭裂患者，上颌牙弓狭窄，后部牙段与前部牙段错位。B 和 C. 上颌前部咬合片显示双侧牙槽突裂隙。D. 牙槽突裂植骨前正畸治疗，采用四角舌弓开展上颌牙弓，图为四角舌弓初戴入。E. 四角舌弓开展上颌牙弓后，固定矫治器排齐牙齿。F. 四角舌弓去除后，上颌牙弓形态恢复。G 和 H. 上颌前部咬合片显示双侧牙槽突裂隙部位牙槽骨高度正常。

3. 上颌切牙过长

有些唇腭裂患者裂隙两侧的牙齿存在垂直向不调，常见的是上颌切牙过长，与裂隙远中的牙齿存在垂直向错位，使牙槽突裂植骨手术无法顺利进行，需要正畸治疗调整前后牙齿的垂直向关系（图 6-4）。

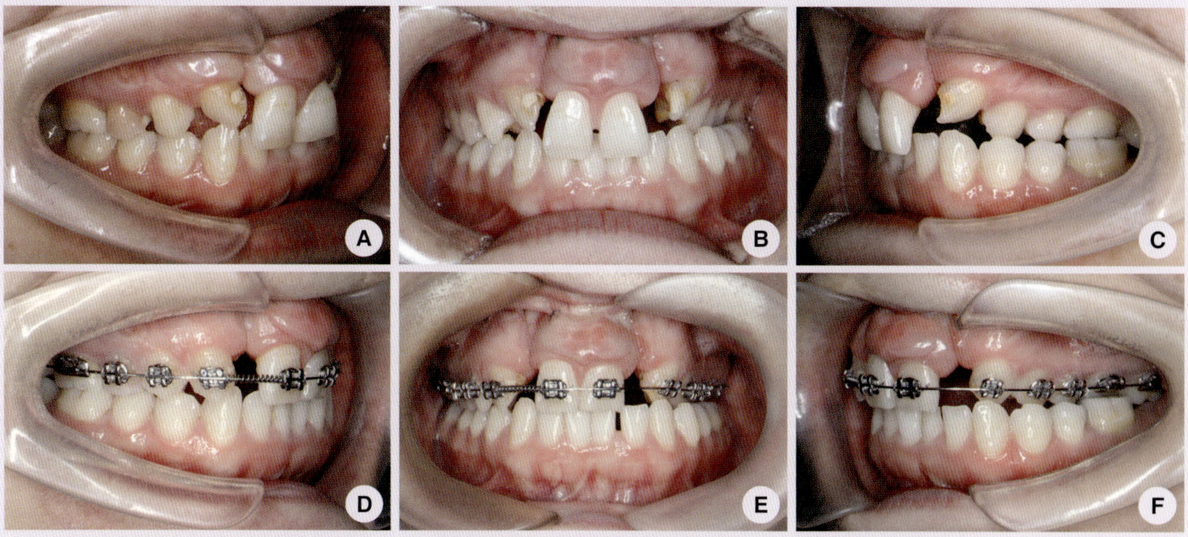

6-4 上颌切牙过长的植骨前正畸治疗

A 至 C. 正侧殆相显示上颌中切牙过长，裂隙两侧牙齿存在垂直向不调。

D 至 F. 采用固定矫治器，压低上颌中切牙，使裂隙两侧的牙齿在垂直向协调一致，有利于牙槽突裂植骨手术顺利进行。

二、牙槽突裂植骨与植骨后正畸治疗

研究表明，牙槽突裂植骨后新骨的形成和改建需要时间，但是必要的功能刺激有利于牙槽突裂植骨区骨的改建。有研究提出在牙槽突裂植骨后尽快开始正畸治疗对提高植骨的成功率有所帮助，但是对于牙槽突裂植骨后多长时间可以开始移动牙齿，尚需继续研究。

唇腭裂患者牙槽突裂植骨后，首先应该评价牙槽突裂隙部位牙槽骨的高度，目前最常采用 Bergland 提出的评价方法。由于 Bergland 的评价方法是二维的，假如患者的植骨区有明显凹陷，则有必要拍摄 CBCT，进行牙槽突裂植骨的三维评价，以全面了解牙槽突裂植骨部位的骨骼情况。如果牙槽突裂植骨结果为临床成功，则正畸治疗中牙齿可以移动至原牙槽突裂隙部位，否则应该重新进行牙槽突裂植骨。通常在牙槽突裂植骨成功后 3 个月至半年开始正畸治疗。与非裂儿童一样，正畸治疗前应该进行 X 线头影测量，确定患者骨骼畸形的程度、上下前牙突度，并对患者的生长发育和预后进行评价，判断是否可以通过正畸完成治疗。假如患者骨骼畸形较轻，可以通过单纯正畸矫治，则治疗方法与非裂儿童相似（见第五章和第七章）。当然，在临床上做出准确判断并非易事，因为影响因素颇多。一方面是生长发育的影响，目前还不能准确预测每一个患者的颌骨生长发育情况；另一方面是患者和医师的因素，包括患者骨骼不调的严重程度、软组织外观与咬合功能和患者的意愿，以及正畸医师的能力、矫治水平和矫治理念等。对于骨骼畸形严重、需要进行正畸 - 正颌联合治疗的患者，牙槽突裂植骨术后的正畸时间应该推迟，在正颌手术前进行术前正畸治疗（见第八章）。

牙槽突裂植骨前后进行的正畸治疗示例见图 6-5。

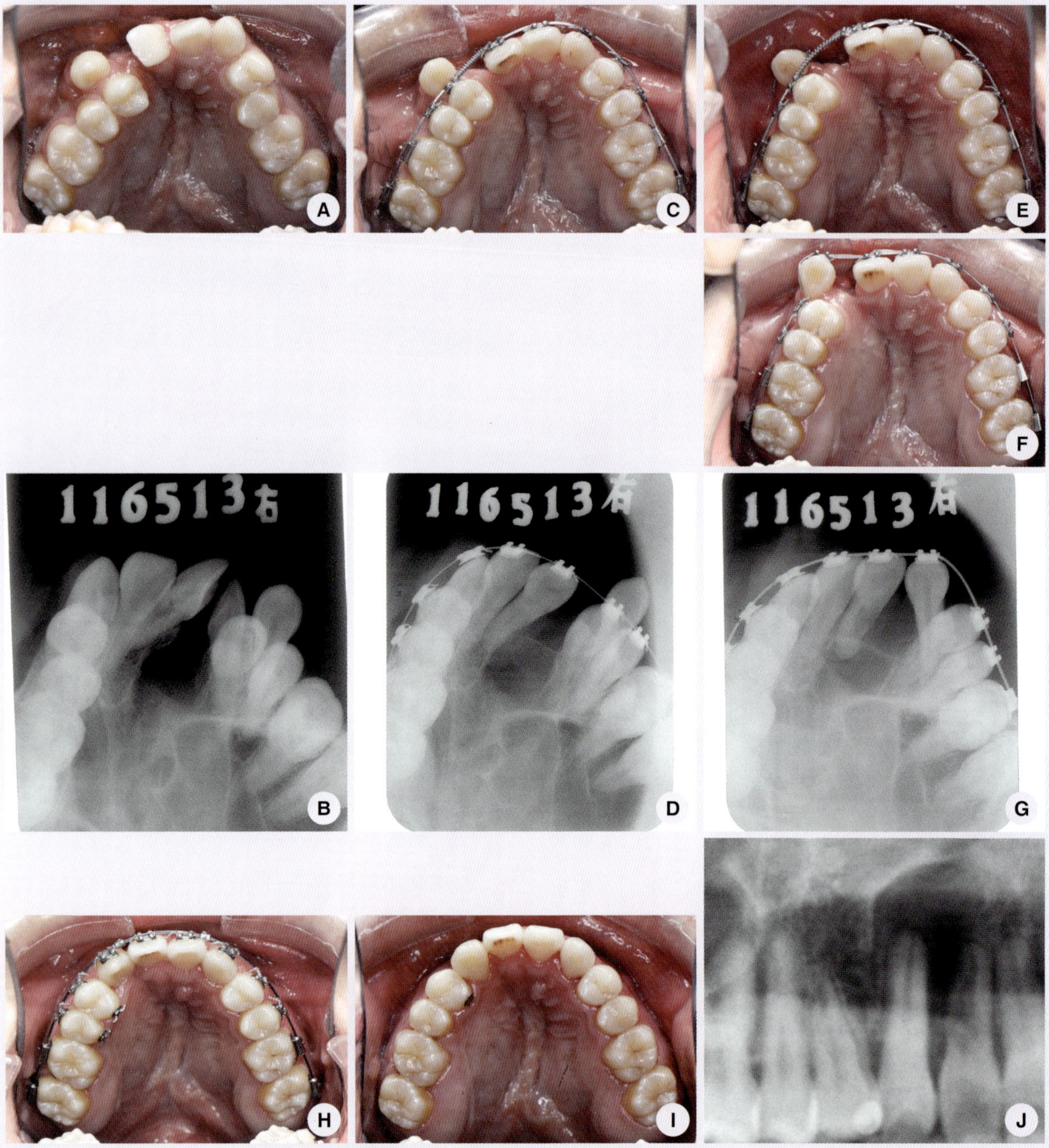

图 6-5　牙槽突裂植骨前后进行的正畸治疗，恢复牙列完整性

A. 上颌牙弓裂隙处牙弓不完整，裂隙尖牙异位萌出。B. 上颌前部咬合片显示上颌牙槽突裂隙。
C. 经植骨前正畸治疗。D. 上颌前部咬合片显示牙槽突裂植骨后。
E. 螺旋弹簧开展中切牙与第一双尖牙的间隙，为将裂隙尖牙排入牙弓创造条件。
F. 裂隙尖牙所需间隙开展后，将裂隙尖牙逐渐排入牙弓。
G. 上颌前部咬合片显示牙槽突裂植骨区骨质良好。H. 裂隙尖牙排入牙弓。
I. 牙槽突裂植骨合并正畸治疗完成后，恢复上颌完整的自然牙列，避免义齿修复。
J. X 线片显示原裂隙部位牙槽突骨质正常。

三、牙槽突裂植骨对正畸治疗的影响

成功的牙槽突裂植骨是唇腭裂患者获得理想牙齿排列、咬合关系及牙弓完整性的必要条件，获得临床成功评价的唇腭裂植骨患者均能完成牙齿在植骨区的移动，从而获得完整的牙列。但是，多种因素可能影响植骨的成功，包括患者年龄、组织缺损情况、手术、术后感染或患者自身条件等。牙槽骨评价低于临床成功，则很难将邻近裂隙的牙齿移入植骨区，通常不能关闭侧切牙缺牙间隙，而只能依靠修复治疗。

病例及解析（贾绮林治疗完成）

【一般情况】患者，男性，24 岁，单侧完全性唇腭裂术后。

【主诉】地包天，牙列不齐。

【临床检查】

1. 面部检查：面部基本对称，唇部轻度唇裂修复瘢痕，左右口角高度不一致，面中部略平，面型直（图 6-6 A 和 B）。

2. 口内检查：恒牙列，左侧磨牙远中尖对尖，右侧磨牙中性偏远中关系。12、22 缺失，前牙及个别双尖牙反𬌗，21、23 斜轴（图 6-6 C 至 G）。上下牙列轻度拥挤，前牙覆𬌗基本正常，反覆盖约 1.5 mm。牙槽突裂植骨已完成。

3. X 线检查：上颌发育略不足，骨型轻度Ⅲ类关系，上下前牙略直立（图 6-6 H 和 I）。

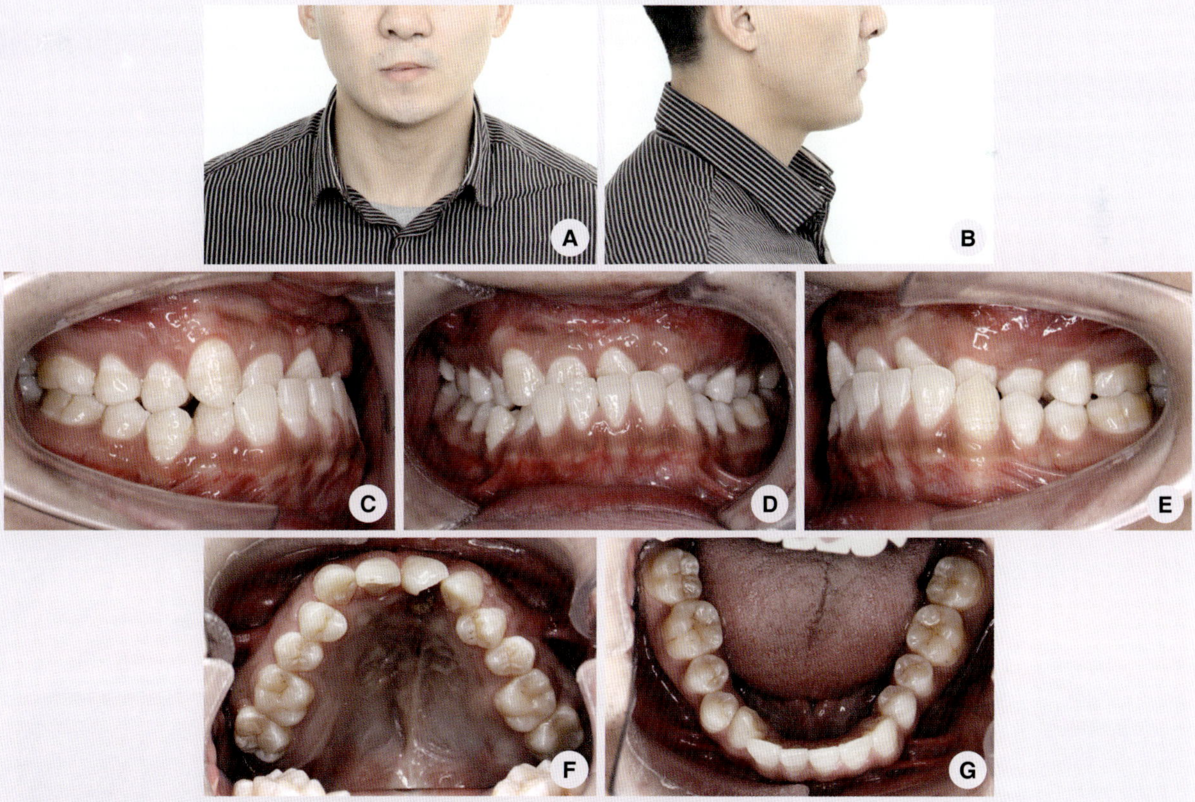

图 6-6 治疗前面相、𬌗相及 X 线片

A 和 B. 治疗前面相，面部基本对称，侧貌基本正常。

C 至 G. 治疗前𬌗相，左侧磨牙远中尖对尖，右侧磨牙中性偏远中，前牙反𬌗，12、22 缺失，21、23 斜轴。

H. 治疗前头颅侧位片，上颌发育略不足，骨型轻度Ⅲ类关系，下颌平面角为均角，上下前牙直立。

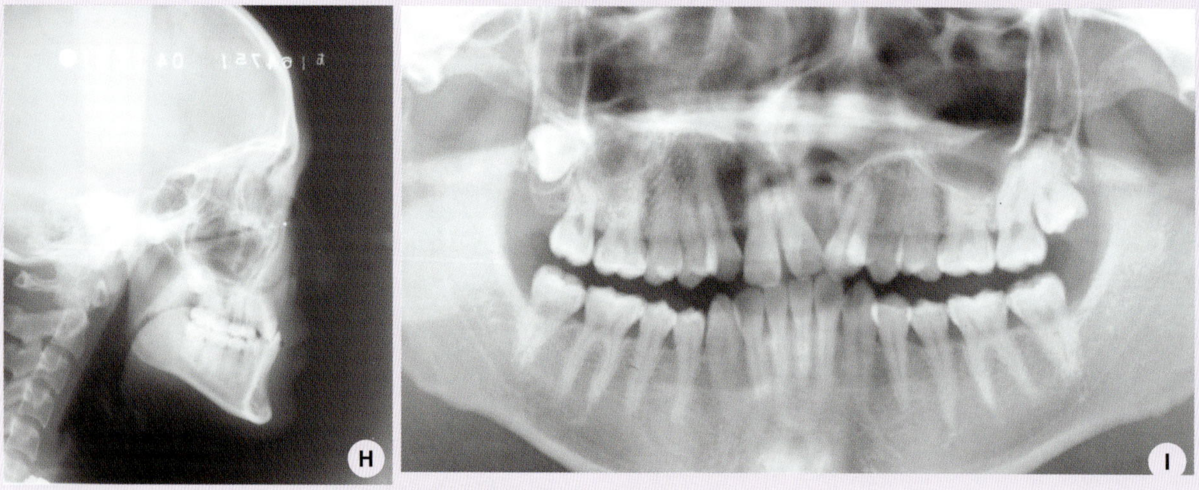

图 6-6 治疗前面相、𬌗相及 X 线片（续）

【治疗设计】

由于患者上颌侧切牙缺失，下颌牙弓位置基本正常，前牙反覆盖不大，面中部的发育不足较轻，采用掩饰性正畸治疗，不拔牙矫治。通过上颌前牙唇向移动矫治前牙反𬌗及牙列拥挤；将上颌后牙前移，同时调整磨牙关系至完全远中，建立正常的覆𬌗、覆盖关系。

由于患者前牙反𬌗，同时上颌缺失两个侧切牙，牙列排齐后上颌产生的间隙需注意不能通过上前牙内收关闭。间隙关闭的难点是前移上颌磨牙。治疗中在排齐整平牙齿后，通过Ⅲ类牵引前移上颌磨牙及上牙弓，唇倾上前牙，建立前牙正常覆𬌗、覆盖关系。正畸治疗结束，双侧磨牙建立完全远中的尖窝关系和正常的前牙覆𬌗、覆盖关系。排齐上颌牙列并少量唇倾上前牙后，牙齿对上唇的支撑作用加强，治疗后患者面中部的凹陷略减轻。

本例正畸治疗中𬌗相见图 6-7，治疗后，面相、𬌗相及 X 线片见图 6-8。

（贾绮林　李晓蓓）

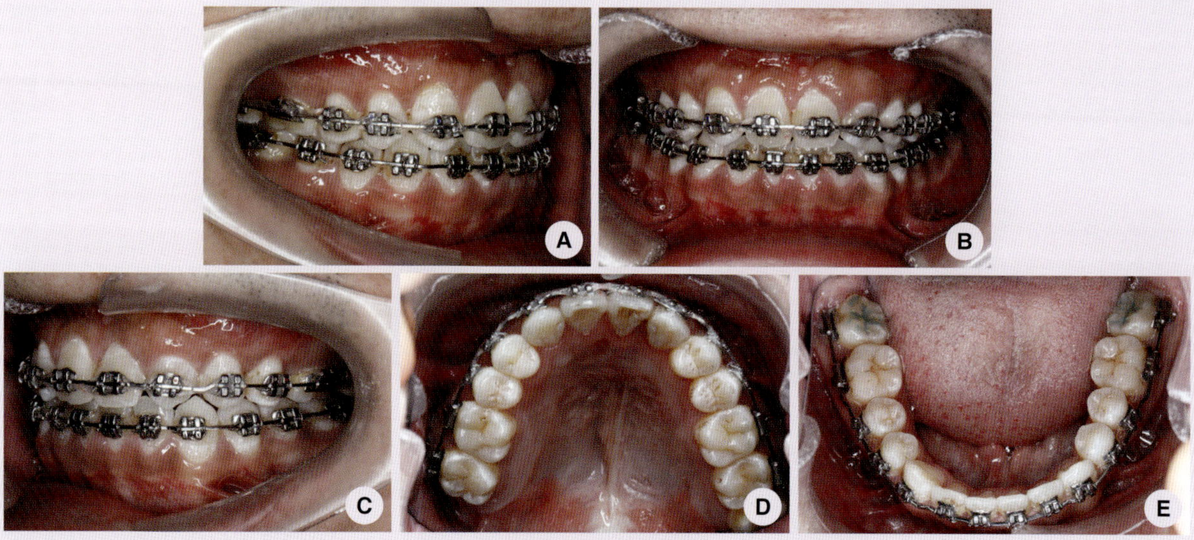

图 6-7 治疗中𬌗相

正畸治疗，解决前牙反𬌗、牙列不齐问题及调整咬合关系。

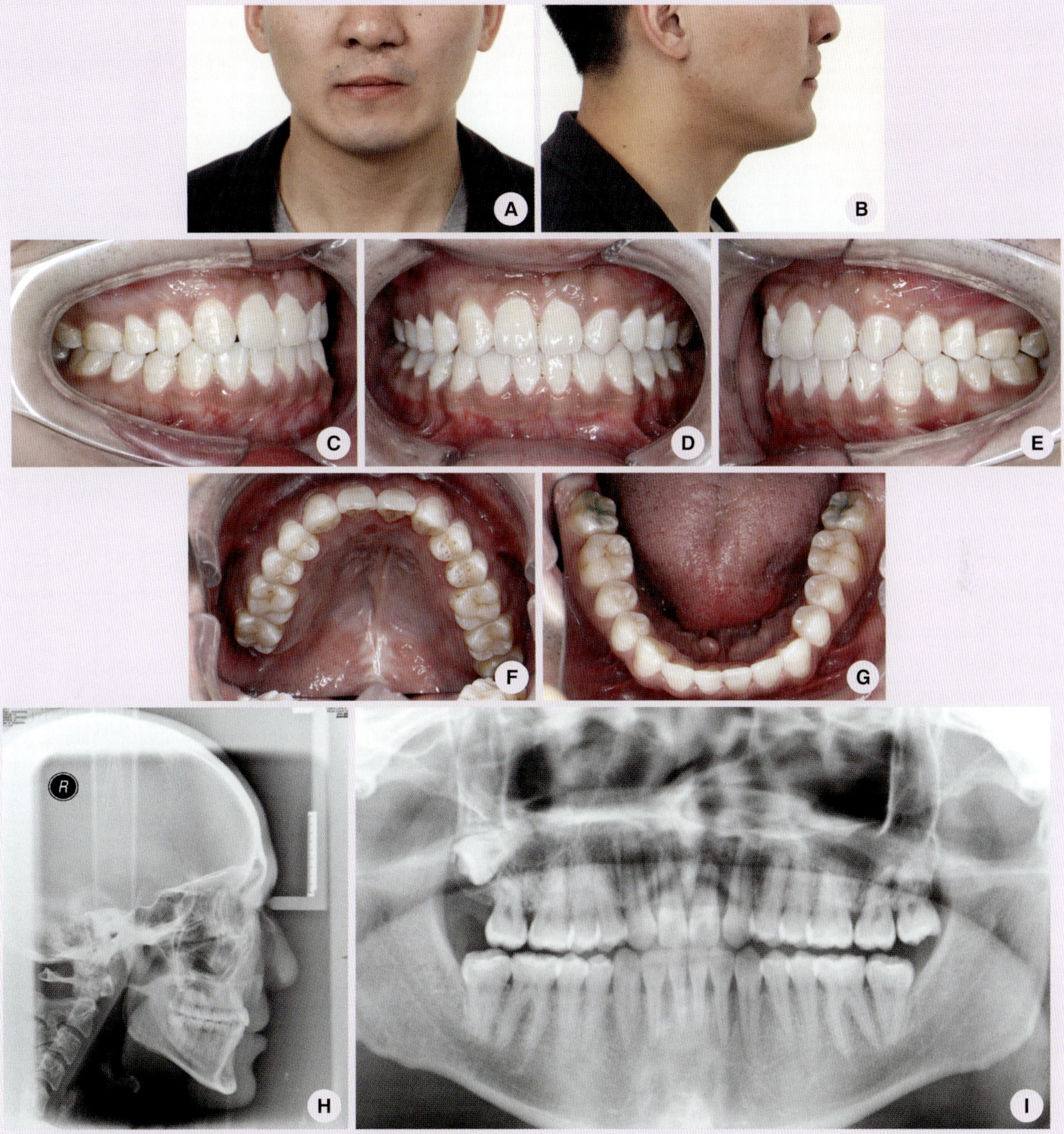

图 6-8 治疗后面相（A 和 B）、 殆相（C 至 G）及 X 线片（H 和 I）

参考文献及推荐阅读

贾绮林, 等, 2002. 唇腭裂二期牙槽突裂植骨二维与三维影像评价方法的对比分析. 中华口腔医学杂志, (03):37-39, 86.
贾绮林, 等, 2004. 术前正畸对完全性唇腭裂牙槽突裂植骨疗效的影响. 中华口腔医学杂志, (03):62-64.
刘璐玮, 等, 2015. 牙槽突裂植骨疗效的影像学评价方法探讨. 中华口腔医学杂志, 50(10):598-602.
陆斌, 等, 2004. 牙槽裂植骨术后的临床分级及其影响因素的探讨. 临床口腔医学杂志, (08):492-494.
马莲, 等, 1998. 唇腭裂患者齿槽嵴裂植骨修复术后随访结果分析. 中华口腔医学杂志, (03):36-38.

Bergland O, et al., 1986. Elimination of the residual alveolar cleft by secondary bone grafting and subsequent orthodontic treatment. Cleft Palate Journal, 23 (3): 175-205.

Eufinger H, et al., 2000. Iliac crest donor site morbidity following open and closed methods of bone harvest for alveolar cleft osteoplasty. Journal of Craniomaxillofacial Surgery, 28 (1): 31-38.

Hynes P, et al., 2003. Assessment of secondary alveolar bone grafting using a modification of the Bergland grading system. British Journal of Plastic Surgery, 56 (7): 630-636.

Janssen N, et al., 2017. Microstructured beta-tricalcium phosphate putty versus autologous bone for repair of alveolar clefts in a goat model. Cleft Palate Craniofac J, 54 (6): 699-706.

Kawakami S, et al., 2002. Prognostic implications of nasal cavity and cleft morphology in secondary bone grafting. Cleft Palate Craniofac J, 39 (6): 575-581.

Keese E, et al., 1995. New findings concerning early bone grafting procedures in patients with cleft lip and palate. Journal of Craniomaxillofacial Surgery, 23 (5): 296-301.

Lee C, et al., 1995. Alveolar cleft bone grafts: results and imprecisions of the dental radiograph. Plastic and Reconstructive Surgery, 96 (7): 1534-1538.

Li X, et al., 2020. Exosomes derived from maxillary BMSCs enhanced the osteogenesis in iliac BMSCs. Oral Diseases, 26 (1): 131-144.

Long R, et al., 1995. Cleft width and secondary alveolar bone graft success. Cleft Palate Craniofac J, 32 (5): 420-427.

Robertson N, et al., 1983. An 11-year follow-up of the effects of early bone grafting in infants born with complete clefts of the lip and palate. British Journal of Plastic Surgery, 36 (4): 438-443.

Sakio R, et al., 2017. Effect of platelet-rich plasma on bone grafting of alveolar clefts. Journal of Craniofacial Surgery, 28 (2): 486-488.

Shirzadeh A, et al., 2008. A prospective study of chin bone graft harvesting for unilateral maxillary alveolar cleft during mixed dentition. Journal of Oral and Maxillofacial Surgery, 76 (1): 180-188.

Thuaksuban N, et al., 2010. A comparison of autogenous bone graft combined with deproteinized bovine bone and autogenous bone graft alone for treatment of alveolar cleft. International Journal of Oral and Maxillofacial Surgery, 39 (12): 1175-1180.

Upadya V, et al., 2013. Radiographic assessment of influence of cleft width and canine position on alveolar bone graft success: a retro-prospective study. Journal of Maxillofacial and Oral Surgery, 12 (1): 68-72.

Wang F, et al., 2018. Comparison of intraoral bone regeneration with iliac and Alveolar BMSCs. Journal of Dental Research, 97 (11): 1229-1235.

Witherow H, et al., 2002. A new scale to assess radiographic success of secondary alveolar bone grafts. Cleft Palate Craniofac J, 39 (3): 255-260.

第七章

唇腭裂患者恒牙期错殆畸形的治疗

第一节　唇腭裂患者恒牙期的殆颌面表现

唇腭裂患者由于唇腭裂各种修复手术的创伤、瘢痕挛缩以及先天的组织缺陷和发育异常，常导致上颌骨在长、宽、高三维发育上受到限制，而随着替牙后期或恒牙早期青春加速期的到来，下颌的加速生长使患者颌间关系的不调加重，在恒牙期表现出的错殆畸形常较严重。唇腭裂患者在恒牙期可以出现各种表现的错殆畸形，但是总体上与上颌发育不足相关的错殆畸形相对较多(王光和，1995)。

一、恒牙期常见畸形

进入恒牙期后，唇腭裂患者的所有错殆问题都需要解决，正畸医生应进行全面系统的检查和治疗设计。唇腭裂患者受先天因素及继发因素影响所产生的错殆问题在恒牙期表现得更加明显，甚至前几个牙龄期不存在的畸形也开始显现。到恒牙期时，唇腭裂患者错殆畸形的患病率极高，很多地区、国家都有学者进行报道。北京医科大学 20 世纪 80 年代关于唇腭裂错殆畸形的调查就发现各种错殆畸形患病率均较高，如前牙反殆为 45.6%，后牙反殆为 21%，全牙弓反殆为 15.1%，Ⅱ度以上的牙列拥挤为 48.3%(陶宏慧，1982)。Soo 等（1992）的研究发现，恒牙期患者错殆畸形的患病率为 97%，正畸治疗的需要指数（index of orthodontic treatment need, IOTN）在男性为 92.1%，女性为 72%，说明唇腭裂患者错殆畸形的严重程度较重。恒牙期时，患者常见的错殆畸形及表现如下：

- 前牙反殆：唇腭裂患者由于上颌的近远中向发育不足，常会导致不同程度的前牙反殆。前牙反殆的程度多与手术有关。唇腭裂治疗后上颌骨的矢状方向发育及前牙反𬌗的发生率也是评价唇腭裂中心治疗质量的重要因素。单侧唇腭裂患者还会表现出裂侧发育不足的患侧部分前牙的反𬌗。

- 后牙反𬌗：上颌牙弓的塌陷及挛缩在唇腭裂患者中较多见。双侧唇腭裂患者牙弓塌陷较常发生，因此后牙的反𬌗较多见。单侧唇腭裂患者裂侧牙弓塌陷较多，所以单侧后牙反𬌗较常见。唇腭裂患者后牙的反𬌗一般以牙弓前部较重。
- 牙列拥挤：手术创伤及瘢痕挛缩致使唇腭裂患者上颌整体发育不足，骨量与牙量相差明显。因此，大部分唇腭裂患者，尤其是完全性唇腭裂患者，存在较重的牙列拥挤。

二、恒牙期唇腭裂患者错𬌗畸形的特殊性

唇腭裂的先天组织缺陷以及后天唇腭裂修复手术的创伤和瘢痕挛缩，使唇腭裂患者的错𬌗畸形与非裂患者存在一定的差别。对错𬌗畸形的诊断、治疗设计、控制与保持等都有一定的影响。

（一）牙齿发育异常

唇腭裂患者常存在牙齿发育异常，可能与局部的牙板断裂及组织缺损有关，更有可能与某些控制牙齿发育的基因突变相关。釉质发育不全、牙根形态异常、牙齿畸形、过小牙（Zhou et al.，2013, Shen et al.，2019）甚至缺失牙发生率较高（图 7-1 至图 7-9）。牙齿发育异常需要患者高度关注口腔卫生，牙齿畸形及缺失牙常常影响正畸治疗的拔牙选择及治疗过程。

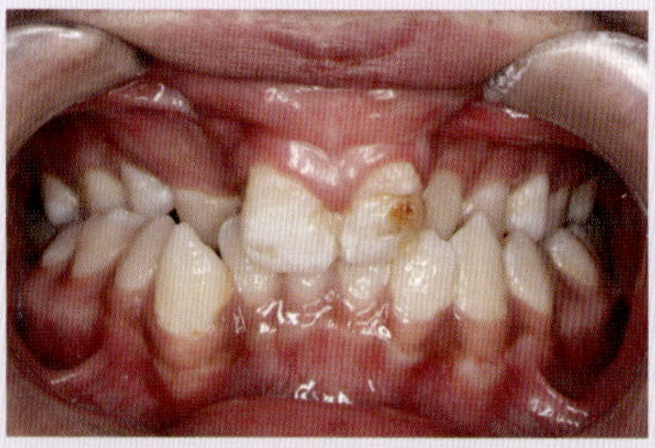

图 7-1　牙齿形态异常，釉质发育不全、多颗缺失牙

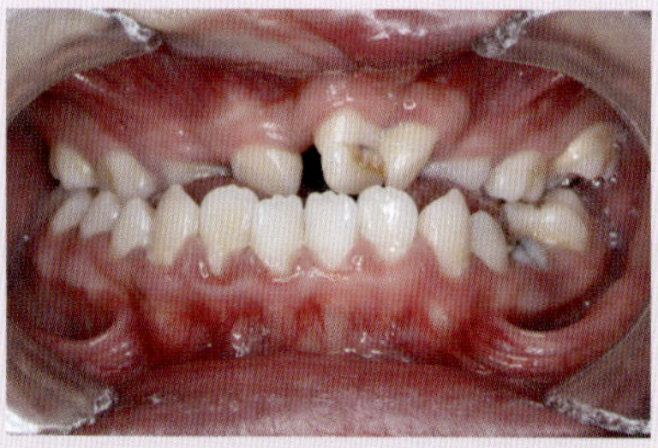

图 7-2　中切牙釉质发育不全、龋坏至残根

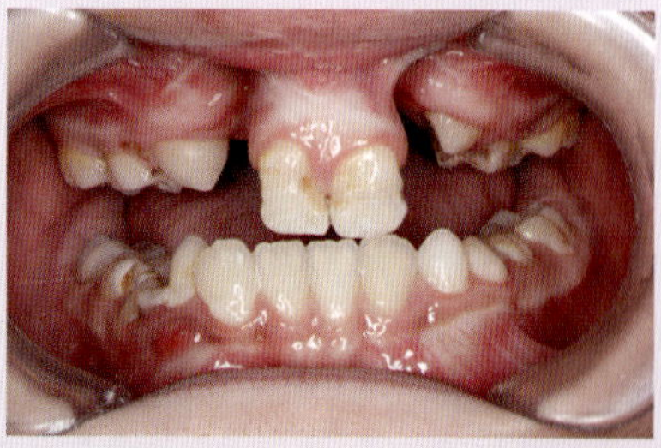

图 7-3　牙齿形态异常，釉质发育不全

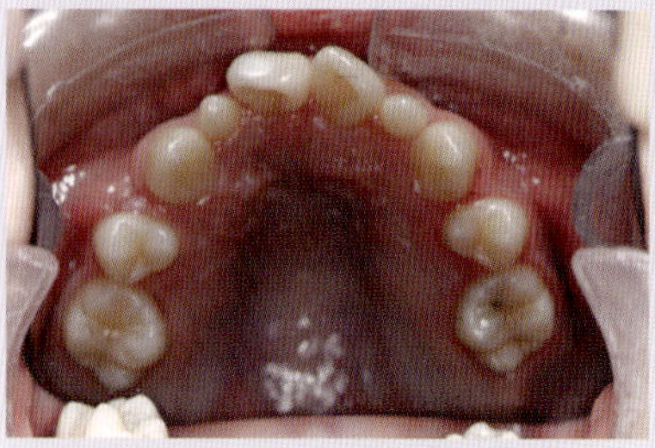

图 7-4　侧切牙小牙畸形，11 冠根成角

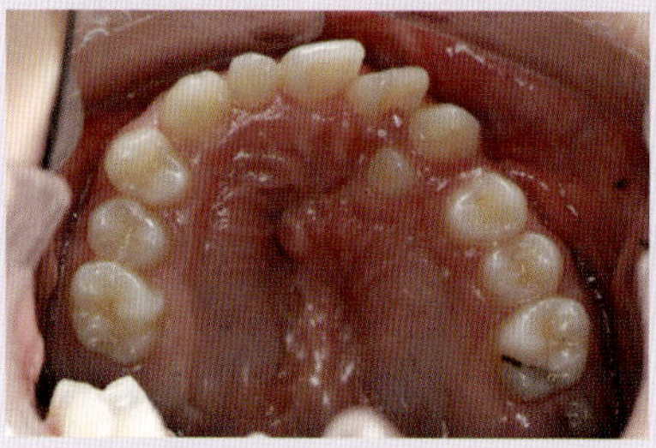

图 7-5　单侧唇腭裂患者双侧侧切牙小

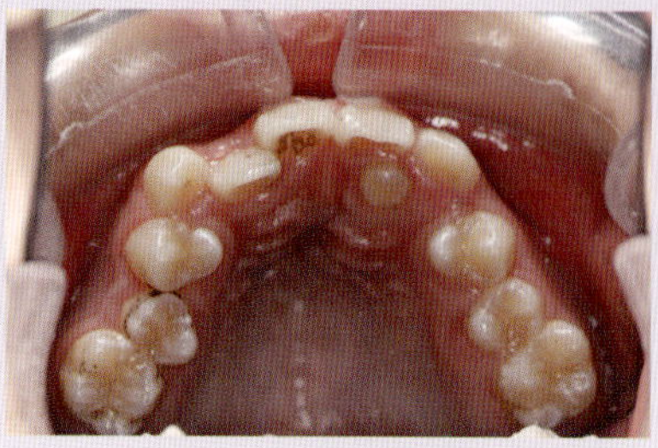

图 7-6　裂侧侧切牙小

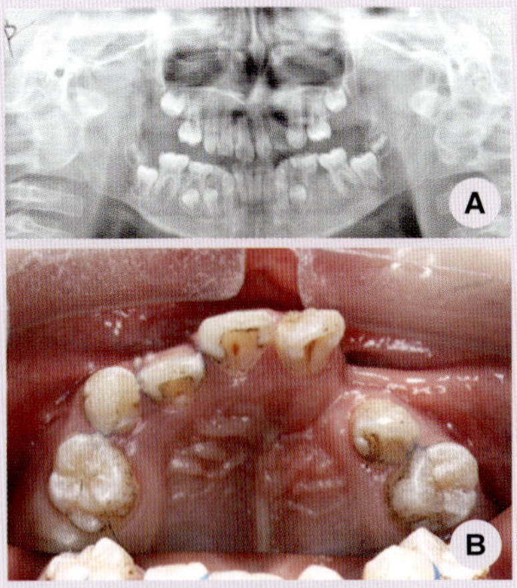

图 7-7 单侧唇腭裂，上下颌多颗牙齿先天缺失

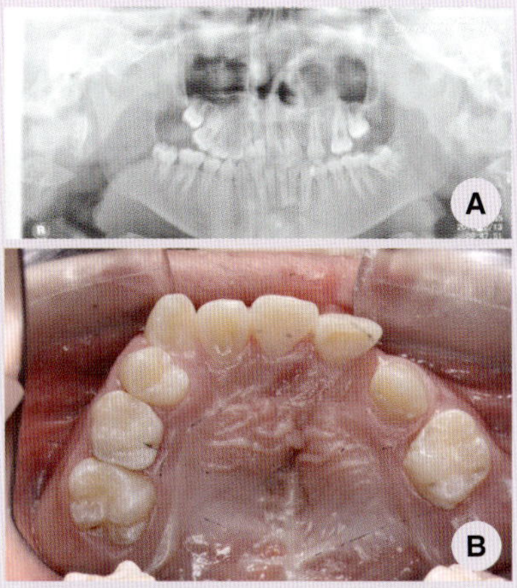

图 7-8 单侧唇腭裂，多颗牙齿缺失

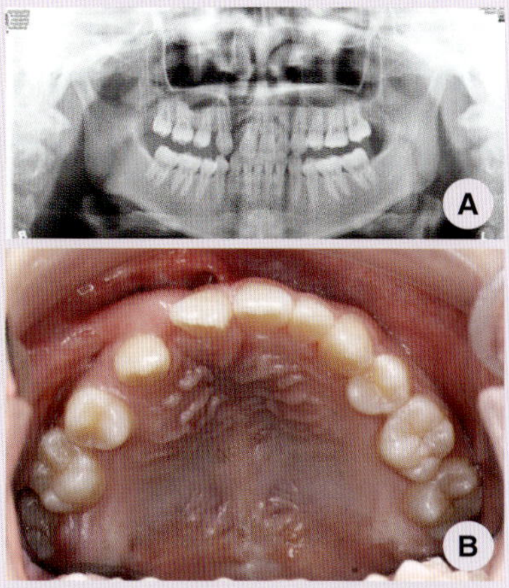

图 7-9 单侧唇腭裂，多颗牙齿缺失

（二）颌间关系异常

唇腭裂患者的颌间关系异常多由于上颌发育不足及瘢痕挛缩所致的牙弓塌陷引起。修复手术的创伤对上颌骨发育造成的不利影响是三维的。严重时，患者上颌的长度、宽度及高度均发育不足而产生前后牙的反𬌗、开𬌗或深覆𬌗。上颌三维方向的发育不足常使错𬌗畸形的严重程度互相叠加，导致矫治变得复杂，并且难度加大。

1. 矢状方向关系

唇腭裂患者颌间关系不调最常见的是矢状方向关系不调，主要是由于唇裂修复后唇部瘢痕、腭裂修复的创伤及瘢痕和牙槽突裂植骨对牙弓唇舌侧黏骨膜瓣的翻开等所致。各类唇腭裂患者中矢状方向关系最受影响的是单侧完全性唇腭裂患者，此类患者前牙反𬌗发生率较高，不完全性腭裂或单纯唇裂患者受影响较轻（陶宏慧，1982）。另外，唇腭裂修复手术的创伤及不同的手术方法、手术医生也会对患者颌骨的发育产生不同的影响。以往的研究表明术者可能是一个重要的影响因素，许多地区和国家都通过控制手术医生来减小手术对患者𬌗颌面发育产生的不利影响。当然，唇腭裂患者仍然受到家族遗传、颌面部生长型的影响，因此，即使是相同的唇腭裂类型及相同的手术修复类型，患者也会在生长发育中表现出不同的𬌗颌面形态及错𬌗表现（图 7-10 至 图 7-14）。

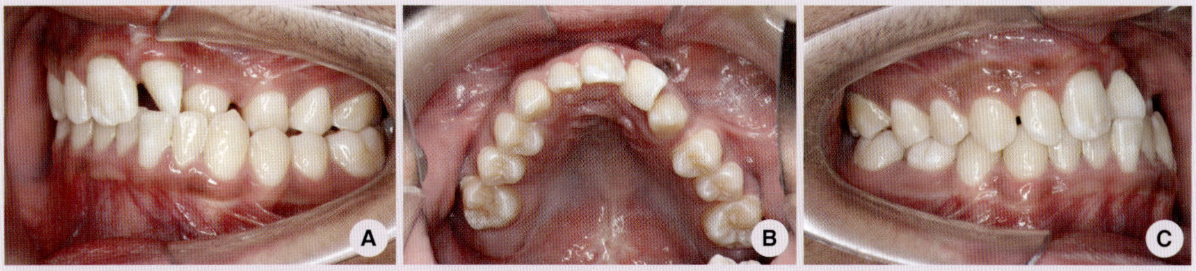

图 7-10 单侧唇裂、牙槽裂，裂侧上颌矢状方向发育略差

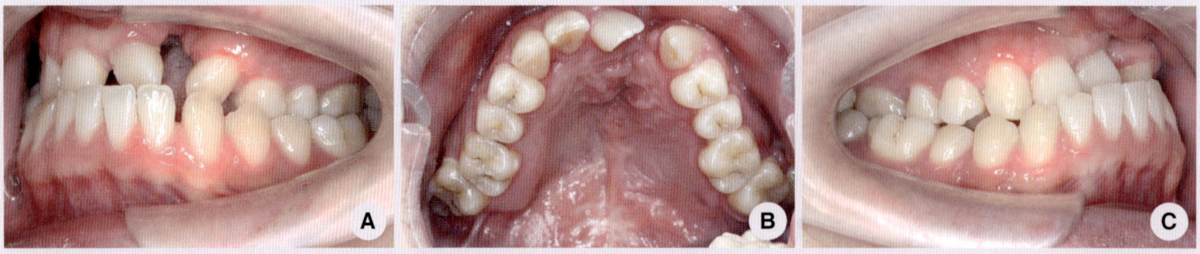

图 7-11　单侧完全性唇腭裂，上颌发育不足，前牙反殆，裂侧更重

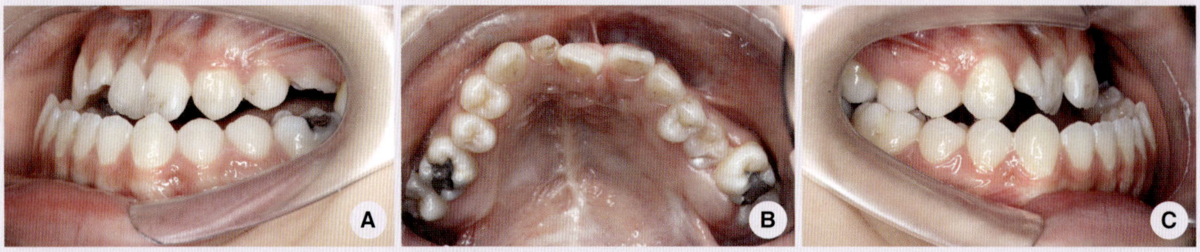

图 7-12　单侧唇腭裂，上颌严重发育不足伴下颌发育过度

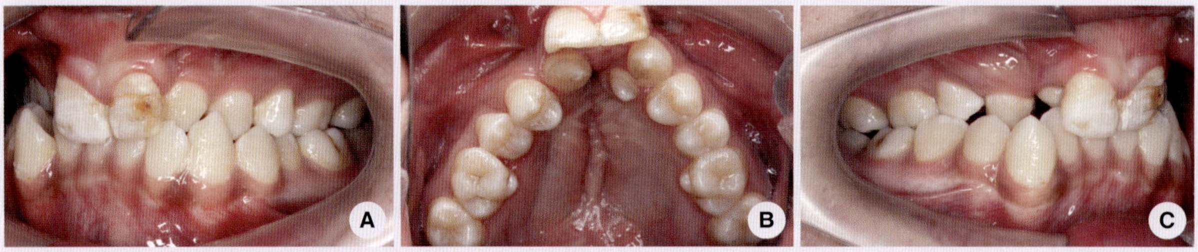

图 7-13　双侧完全性唇腭裂，前颌骨较前突，前牙覆盖正常，但上颌发育不足

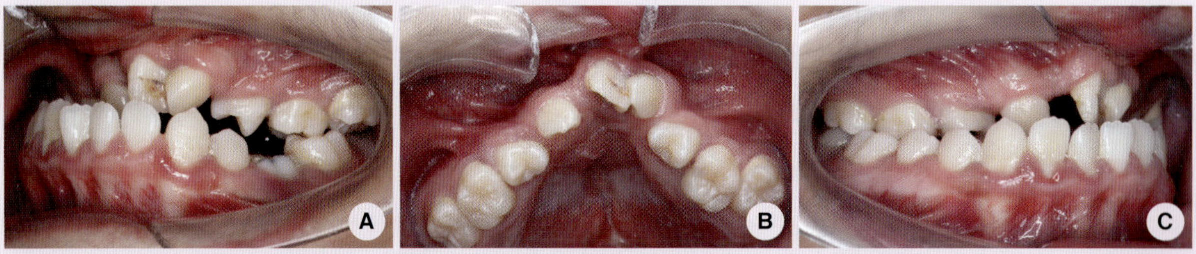

图 7-14　双侧唇腭裂，上颌发育不足，前颌骨发育严重不足

2. 横向关系

唇腭裂手术对上颌宽度发育的影响来自手术的创伤及腭部致密瘢痕的挛缩。牙槽及腭部骨缺损使牙弓缺乏足够的支撑，舌体位置低下使上颌牙弓内外肌肉的平衡被打破，上颌骨发生塌陷，这也是造成上下颌间横向关系不协调的原因。由于颌骨断端在牙弓的前端，所以牙弓塌陷在前部较重，上颌后部的宽度受影响较小，甚至由于牙弓的旋转效应，使上颌牙弓后部宽度较大（李巍然 等，2005）。唇腭裂患者上颌牙弓特殊的形

态特点影响着正畸治疗的设计及矫治（图 7-15 至图 7-20）。治疗中上颌的开展或牙弓的开展均需要着重于上颌前部，而牙弓后部不需要过度开展，有些患者甚至需要在牙弓的后部进行牙弓缩窄的矫治，以便与对颌建立正常的覆盖关系（李巍然 等，2003；李巍然，2004），尤其在正畸 - 正颌联合治疗的患者，上下颌在手术中有相对的移动，上颌前移后上颌牙弓后部的宽度相对更大，常需要缩窄（Li et al.，2007；李巍然，2014，2018）。

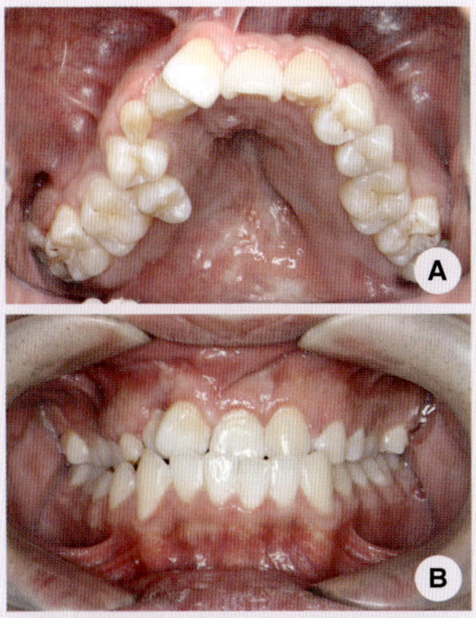

图 7-15 单侧唇腭裂，患侧颌骨及牙弓塌陷，单侧反𬌗

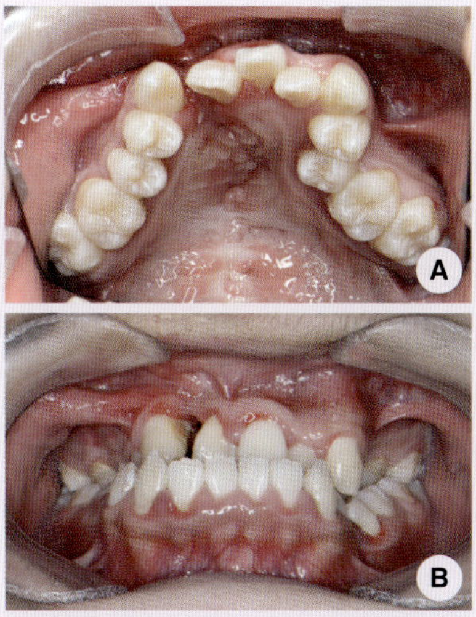

图 7-16 单侧唇腭裂，上颌骨及牙弓塌陷，双侧后牙反𬌗

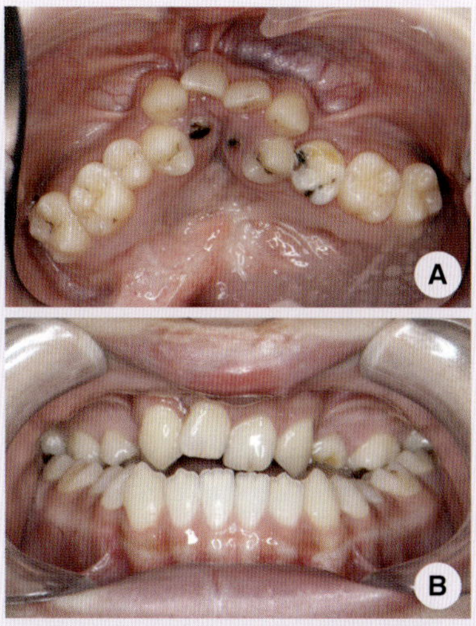

图 7-17 单侧唇裂，颌骨及牙弓严重塌陷，前部牙弓塌陷严重，后部过宽

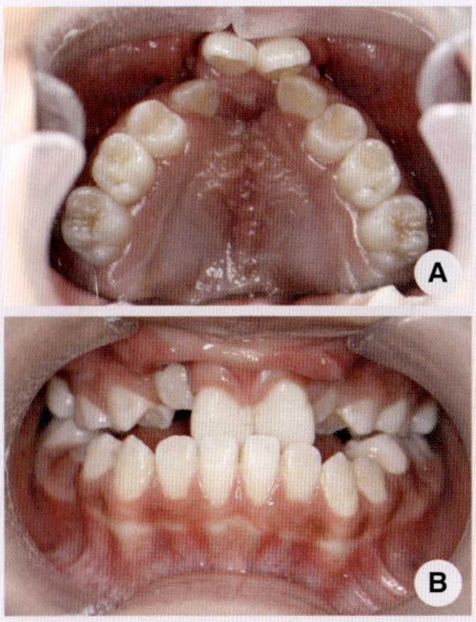

图 7-18 双侧唇腭裂，牙弓前段狭窄，尖牙区反𬌗

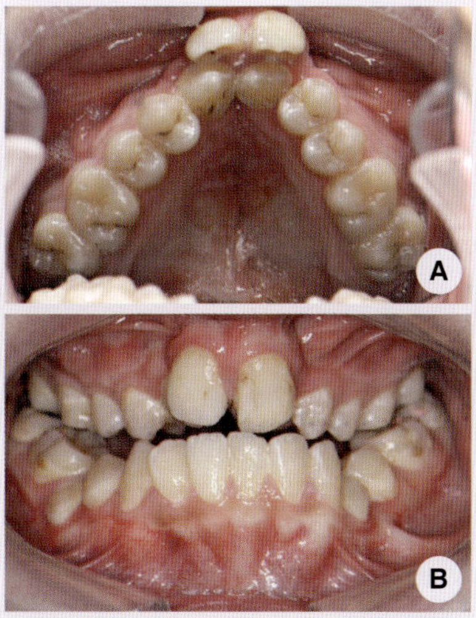

图 7-19 双侧唇腭裂，牙弓自后向前渐进性狭窄，牙弓呈三角形，双侧后牙反𬌗

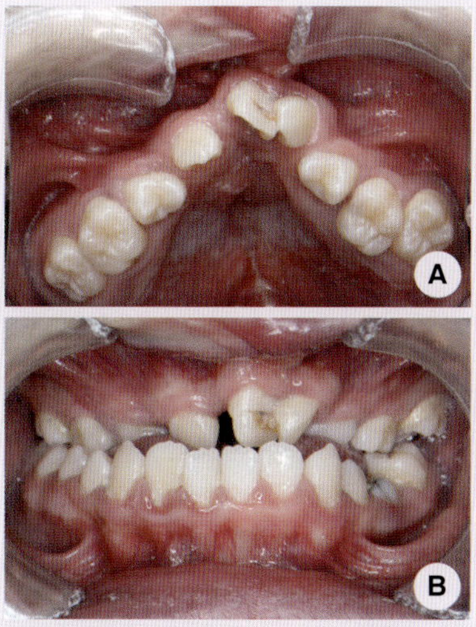

图 7-20 双侧唇腭裂，上颌牙弓前部严重狭窄，后部外展，双侧后牙段前部反𬌗，后部覆盖大

3. 垂直向关系

唇腭裂患者上颌发育因手术创伤而受到影响，上颌骨的高度也会发育不足。对于多数唇腭裂患者，上颌轻度的垂直向发育不足一般会引发自身代偿。笔者以往的研究发现，唇腭裂患者多表现出前面高基本正常、面下高轻度增加的趋势，

前牙的覆𬌗基本正常（图 7-21）。对于唇腭裂术后、上颌高度发育不足较严重的患者，有些会出现前牙的开𬌗或裂隙附近的小开𬌗（图 7-22 和图 7-23）；另外一些患者会表现出前牙覆𬌗加深，一般是由下颌过度闭合以及前牙无咬合接触导致的前牙过萌所致，下颌过度闭合同时也加重了颌间的矢状不调（图 7-24 和图 7-25）。对于上颌发育不足伴下颌发育过度的患者，会出现面下高显著增大，同时伴有前牙开𬌗（图 7-26）。

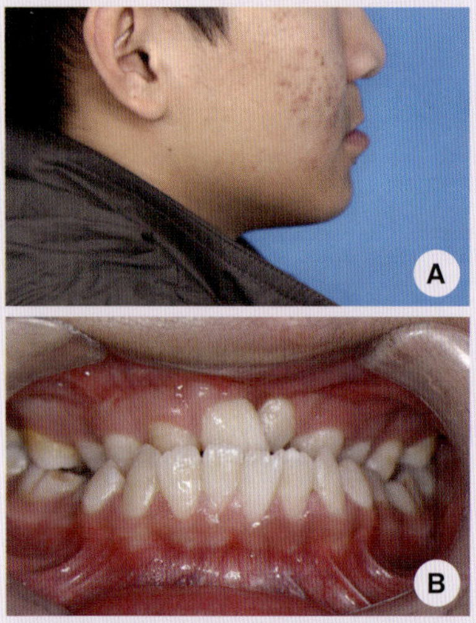

图 7-21　面部垂直比例正常，前牙覆𬌗正常

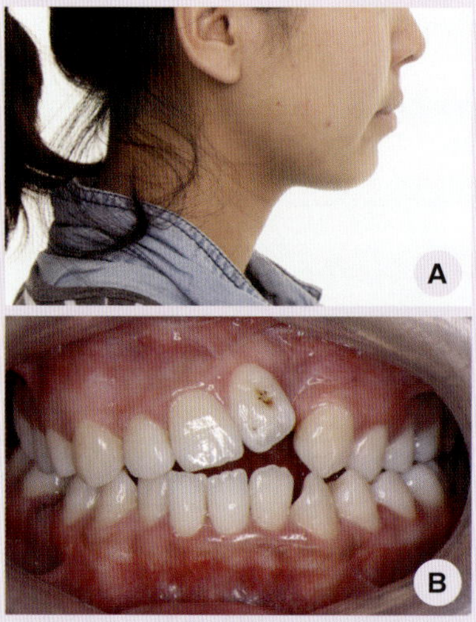

图 7-22　上颌垂直向发育略差，局部开𬌗

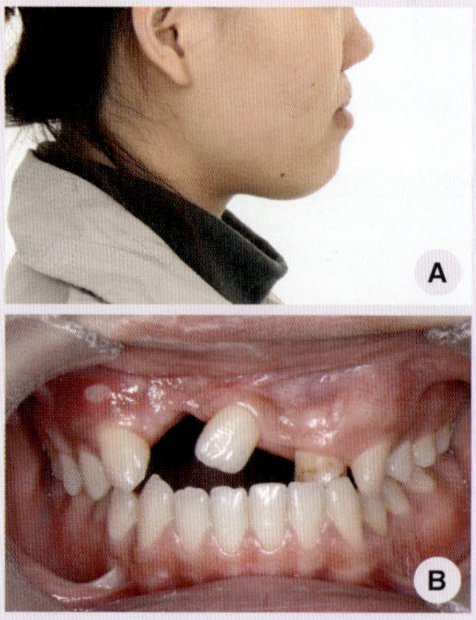

图 7-23　上颌前部发育不足，前牙开𬌗

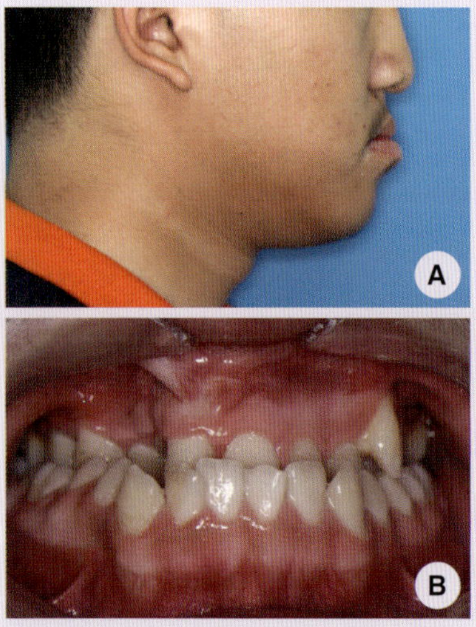

图 7-24　上颌前部垂直向发育不足，深覆𬌗

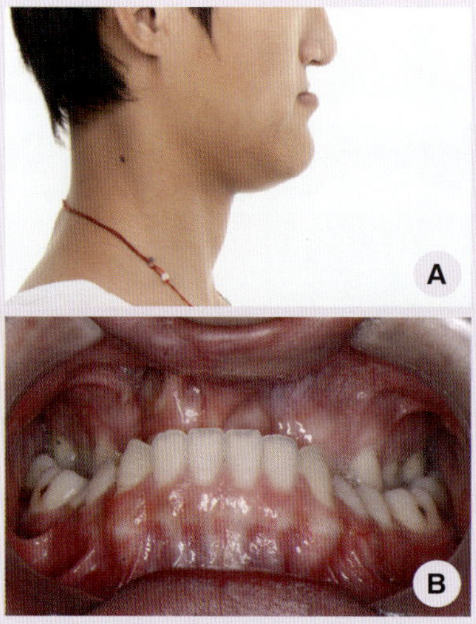

图 7-25　双侧唇腭裂，上颌发育不足，前牙深覆𬌗，下颌发育正常，面下高正常

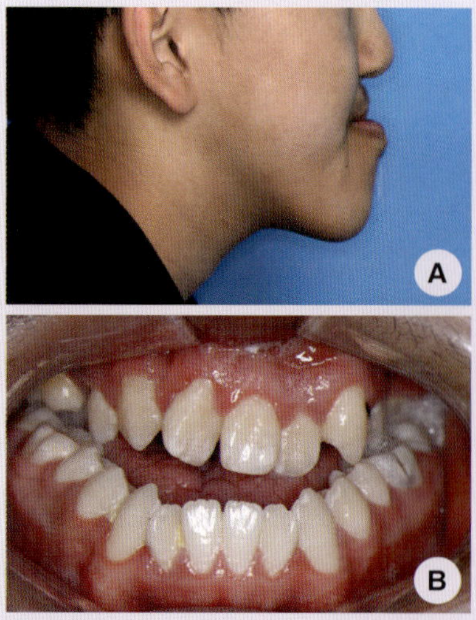

图 7-26　单侧唇腭裂，上颌发育不足，下颌发育过度，面下高增加，前牙开𬌗

（三）牙列拥挤

唇腭裂患者，尤其是完全性唇腭裂患者，上颌发育受限导致骨量减少，患者的牙量 - 骨量不调较明显，牙列拥挤尤其是上颌牙列拥挤常较重（图 7-27 至图 7-32）。患者由于上颌发育不足、面型较直，上颌拔牙治疗应慎重。对于一些严重的拥挤，常规的拔牙设计也很难实现全部牙齿排齐，在治疗设计时需要有所折中，否则过度开展牙弓可能引起不稳定及牙周风险。

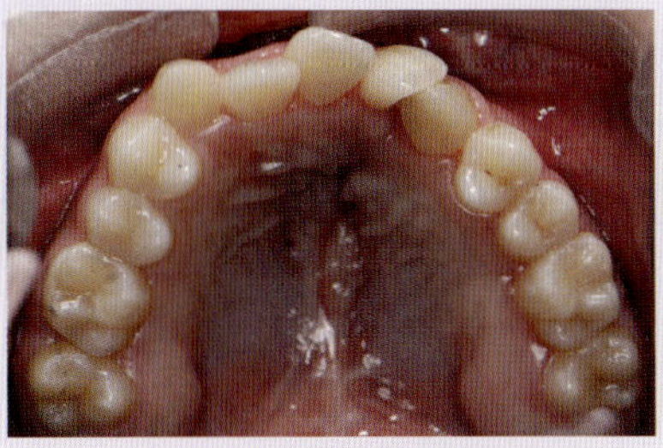

图 7-27　22 缺失情况下，上颌牙列仍有 5 mm 拥挤

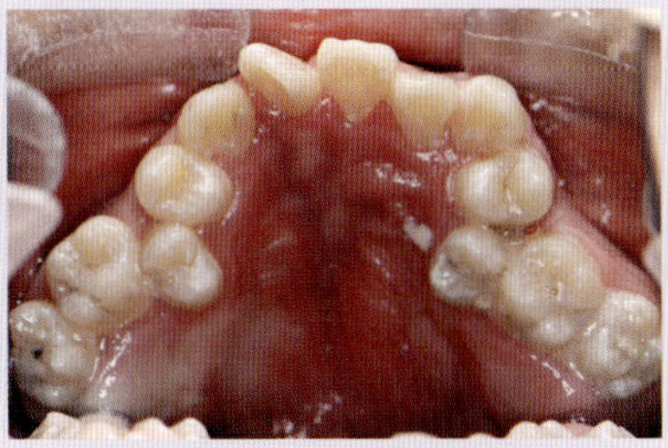

图 7-28　12 缺失情况下，上颌牙列有 12 mm 拥挤

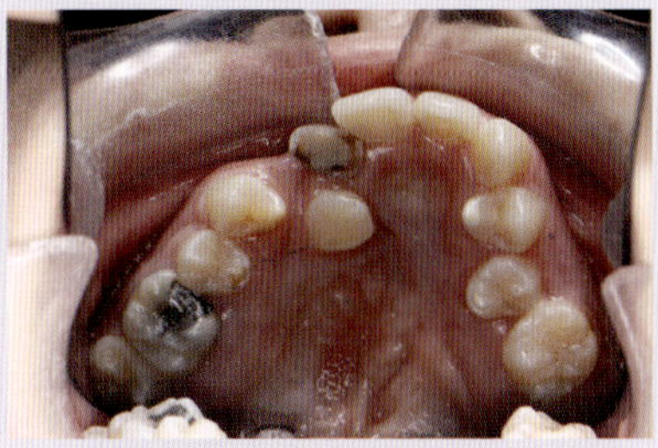

图 7-29　12 缺失情况下，上颌牙列有 7 mm 拥挤

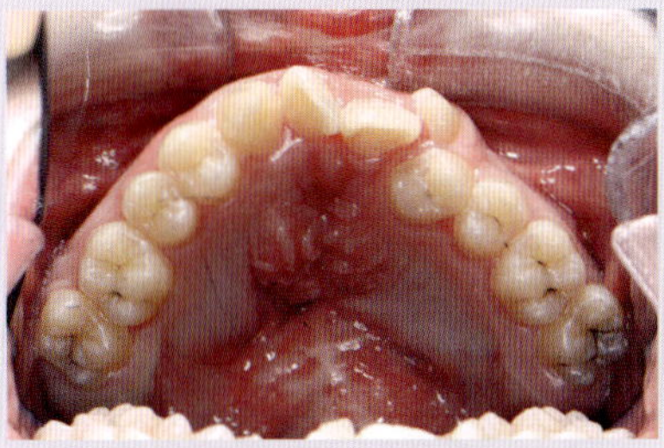

图 7-30　12、22 缺失后，上颌牙列有 8 mm 拥挤

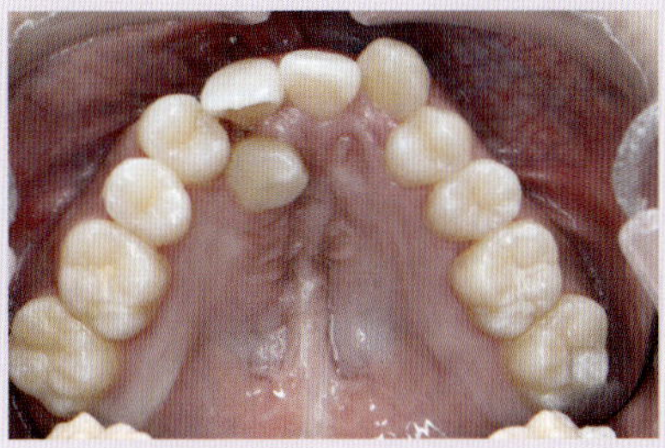

图 7-31　12、22 缺失，上颌牙列有 10 mm 拥挤

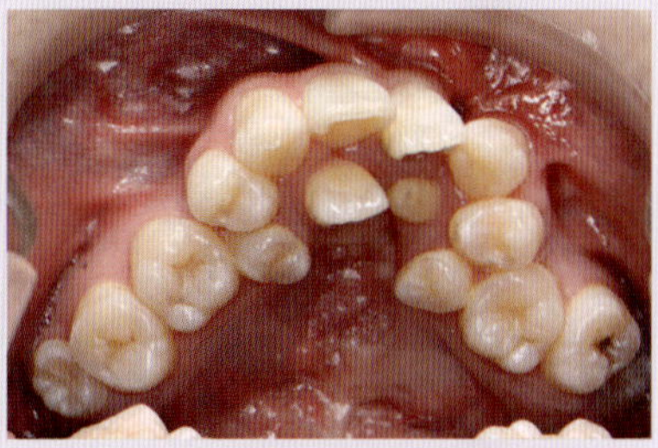

图 7-32　上颌牙列有 23 mm 拥挤

（四）牙槽嵴裂的影响

经过序列治疗的患者，在进入恒牙期时均已完成牙槽突裂植骨手术。但是，目前我国唇腭裂的治疗在相当多的地区并不规范，正畸医生遇到的恒牙期患者仍有相当多未进行牙槽突裂植骨，使患者错过了最佳的植骨时机。即使患者在替牙期完成了牙槽突裂植骨，在恒牙期正畸前也应认真评价牙槽突裂隙区域骨质情况（图 7-33 至图 7-36）。牙槽突裂隙的存在影响牙齿移动到目标位置，应根据患者情况决定是否需要再次进行牙槽突裂植骨或接受折中的正畸治疗结果（林久祥，2011）。一些患者牙槽突裂隙较大，软组织缺损较多，影响植骨的成功。需做出评价，对于二次植骨应予以谨慎考虑。正畸牙齿移动需要牙槽骨具有足够的高度及厚度，否则易出现正畸后牙根暴露、牙齿松动等。对于存在牙槽嵴裂的患者，正畸治疗前应拍摄植骨区域的 CBCT。

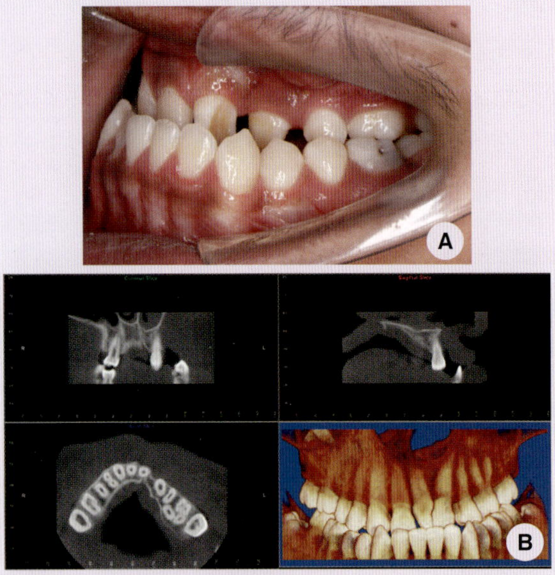

图 7-33 单侧唇腭裂牙槽突裂植骨后，牙槽骨高度及厚度临床成功

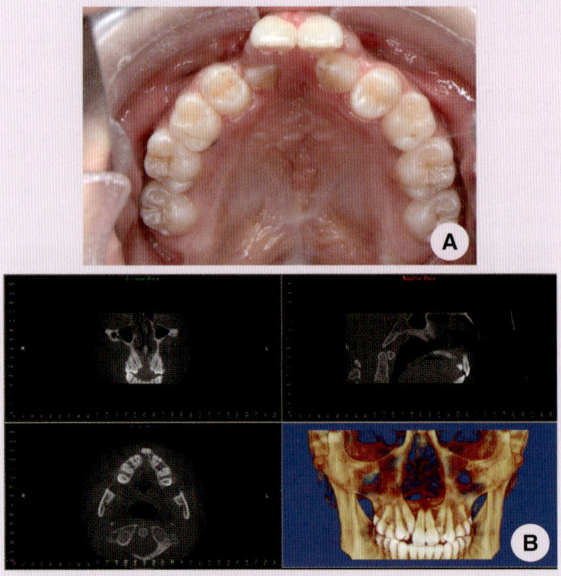

图 7-34 双侧唇腭裂植骨术后，牙槽突裂植骨区一侧成功，一侧骨缺损

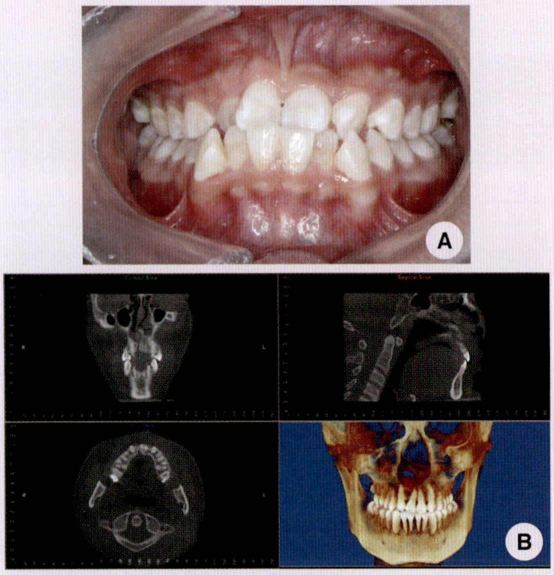

图 7-35 植骨后，骨质情况尚可，植骨区骨质厚度略差

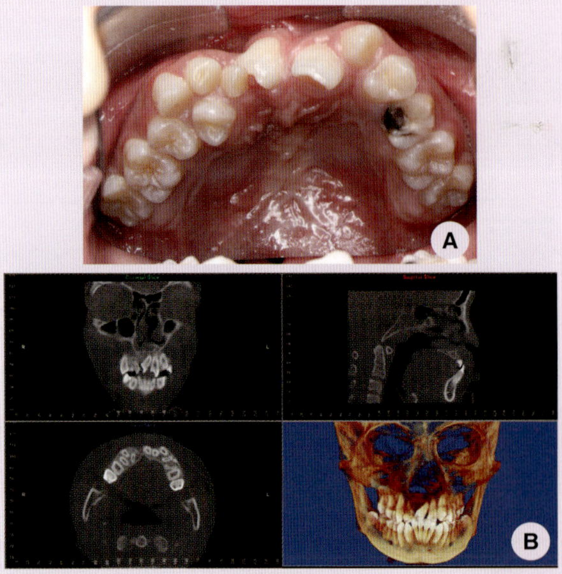

图 7-36 植骨后，植骨区骨质极薄，有死骨

（五）软组织异常

唇腭裂患者与其他非裂的错𬌗畸形患者相比，存在较多的软组织问题，应予以关注。一些软组织异常不能随着正畸治疗而改善，需要进行特殊的治疗或训练。

1. 腭瘘

部分腭裂修复后的患者上腭前部存在腭瘘，使口鼻腔交通（图 7-37 和图 7-38），影响功能。另外，上颌的腭开展或扩弓治疗常会使腭瘘在治疗后更明显。正畸治疗前需认真检查患者是否存在腭瘘管，尤其是较为隐蔽的腭瘘，避免正畸后产生医患矛盾。

2. 腭部瘢痕

腭部致密的瘢痕及其挛缩严重影响上颌的发育及正畸治疗后的稳定性。对于存在较大瘢痕的患者，应考虑正畸治疗后的长期保持，避免正畸治疗后牙弓塌陷（图 7-39 和图 7-40 ）。

3. 唇的形态及功能

牙弓内外肌肉的平衡是维持牙弓良好形态及牙弓稳定性的必要条件。唇裂修复术不仅要恢复唇的连续性、美观性，还要恢复唇的正常功能。一些失败的唇裂修复可能导致唇功能不良，如唇动度下降、部分唇功能不良等，影响牙弓的稳定性及唇间关系的恢复。许多唇腭裂患者由于上唇肌肉断裂及肌肉发育不良，常出现上唇肌肌功能不佳（Li et al.， 1998 ），对下唇缺乏约束而致使下唇产生外翻、松弛等问题。正畸治疗设计时应指导患者进行适当的唇肌功能训练（图 7-41 至图 7-45）。对于过紧的唇、粘连的唇，可能需要二次手术。

4. 舌位置

大部分上颌牙弓狭窄的唇腭裂患者，舌体位置较低，导致下颌牙弓宽大而加重上下颌间宽度不调。在正畸治疗前应检查患者舌体位置，并对患者进行抬舌的训练，有助于正畸治疗顺利进行及治疗结果稳定。

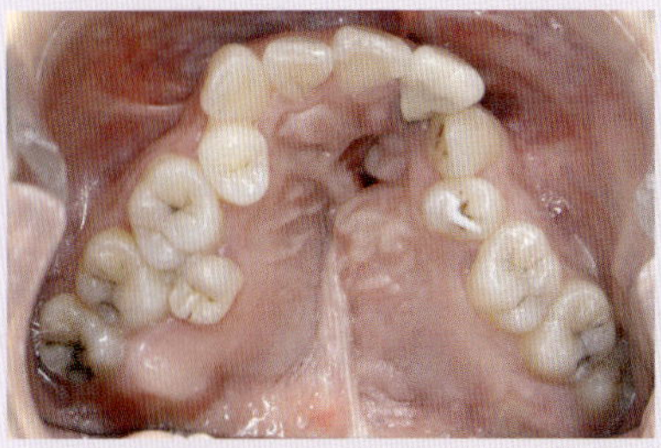

图 7-37 单侧唇腭裂修复术后腭瘘

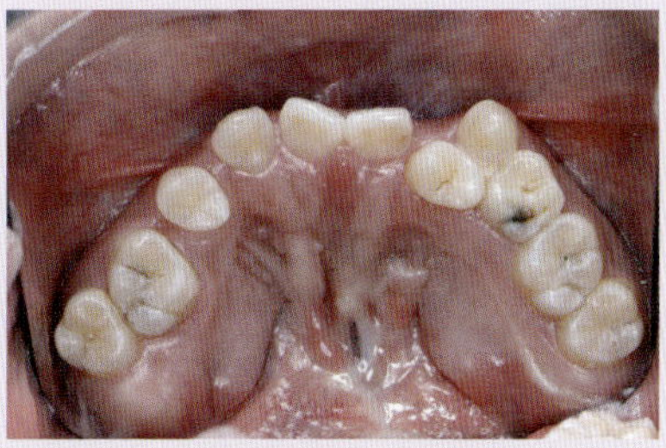

图 7-38 腭裂术后腭部瘢痕 + 腭瘘管

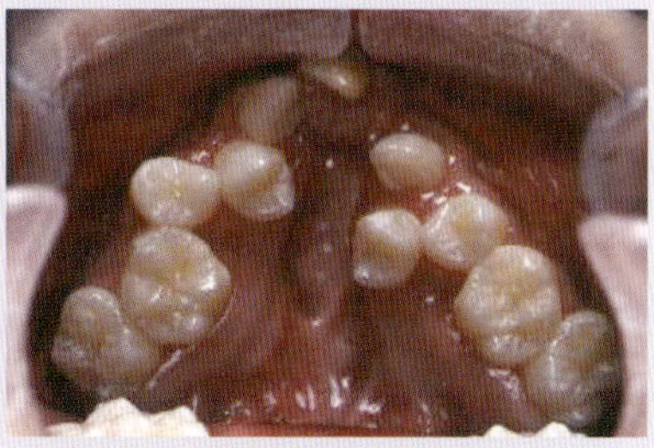

图 7-39 双侧唇腭裂腭裂修复术后腭部瘢痕

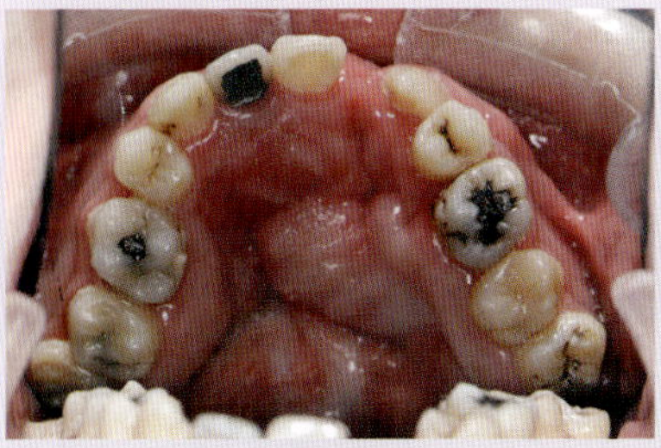

图 7-40 腭部大瘢痕

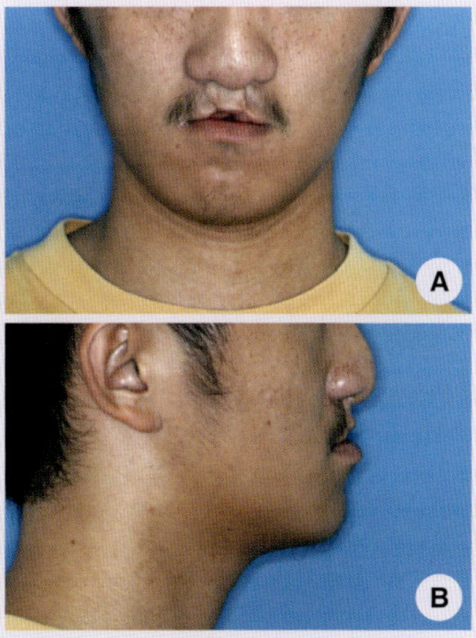

图 7-41 唇部瘢痕，唇形态异常

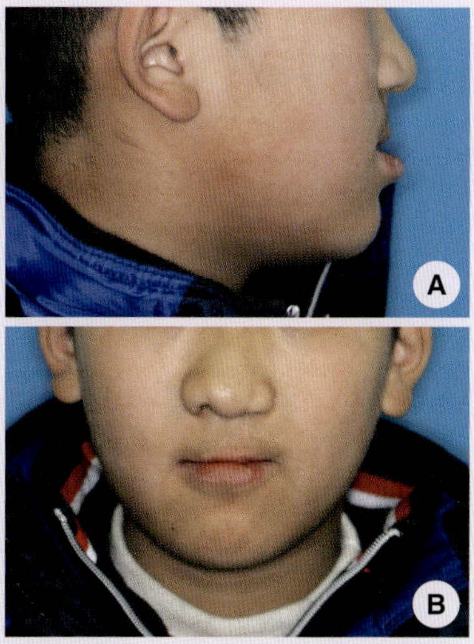

图 7-42 上下唇关系异常，下唇外翻

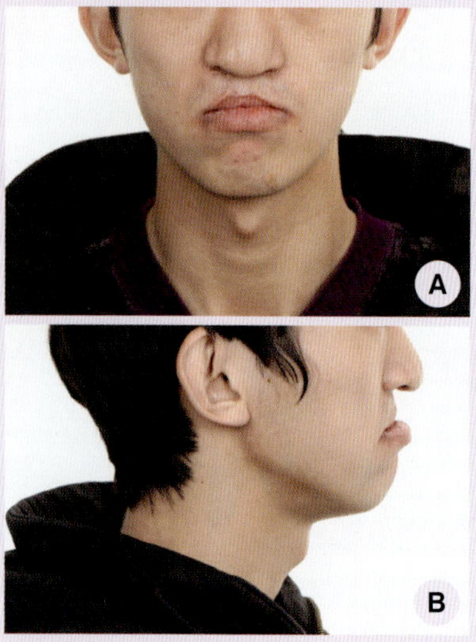

图 7-43 唇间关系异常，下唇外翻

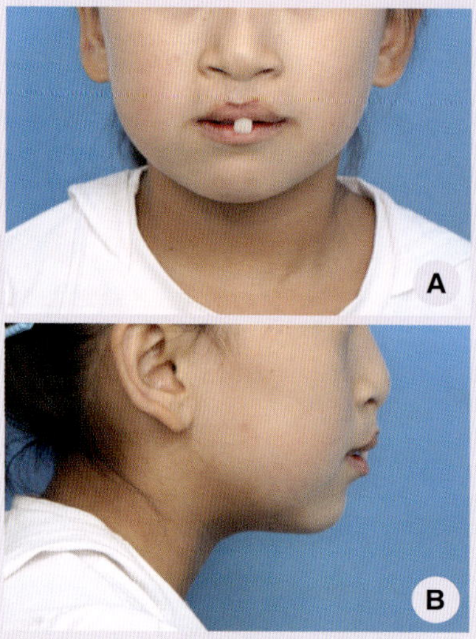

图 7-44 上唇粘连，唇动度无

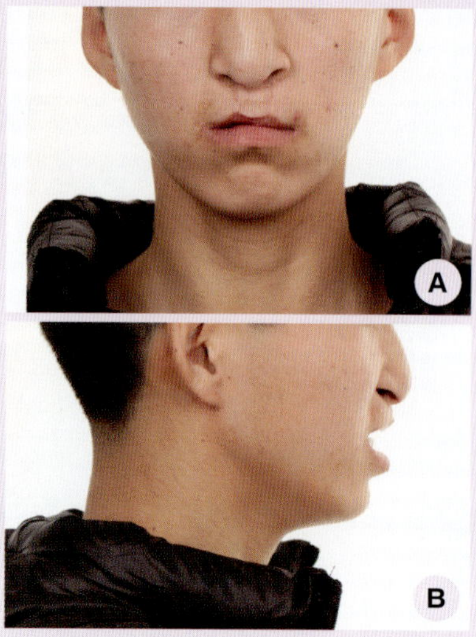

图 7-45 唇肌功能不佳，上唇动度小

（六）前颌骨的异常

完全性唇腭裂尤其是双侧完全性唇腭裂的前颌骨与侧腭段分隔，相对独立且组织相对较小，在唇颊肌的作用下易发生显著的改变。常见的改变有：前颌骨在舌肌作用下前移位，与侧腭段间存在较大的间隙（图 7-46），植骨常不易获得理想的效果；前颌骨在唇裂修复后发生顺时针旋转，导致前牙覆𬌗极深，单纯正畸治疗难于矫正前牙的深覆𬌗，需要通过手术恢复前颌突位置后，再行正畸治疗（图 7-47）。另外，有些双侧唇腭裂的患者前颌骨基底小，其上的前牙常发育很差，严重龋坏常致牙齿难以保留，前颌骨由于缺乏功能刺激而发生萎缩（图 7-48），影响正畸治疗中的牙齿移动及缺失牙的修复治疗。

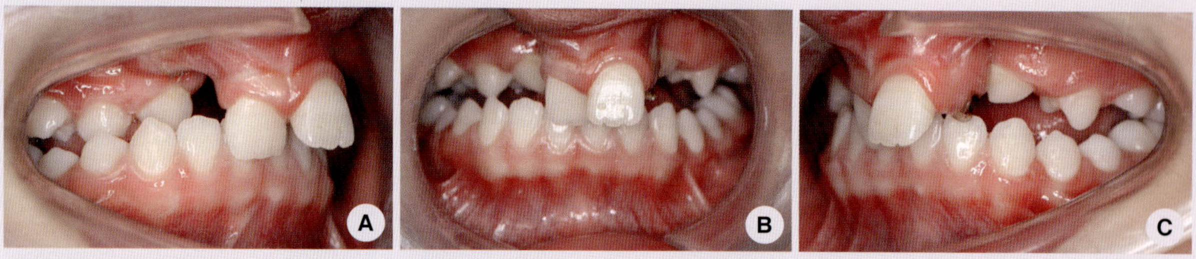

图 7-46 前颌骨前突，侧腭段塌陷，断端间距大（杨欣悦提供）

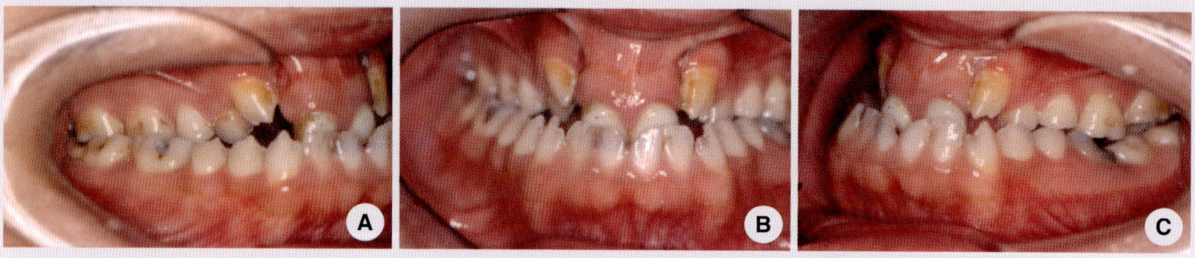

图 7-47 双侧唇腭裂前颌骨顺时针旋转致前牙覆𬌗过深

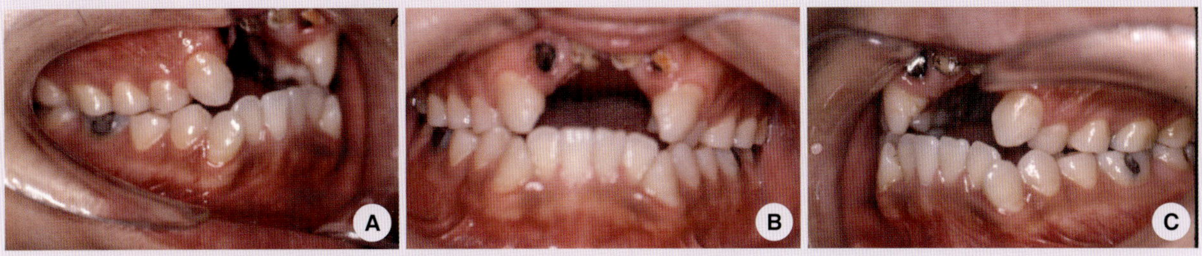

图 7-48　前颌骨上前牙钙化不良并龋坏，致前颌骨萎缩

（七）不对称及牙弓中线的偏斜

唇腭裂患者由于裂隙的存在，颌骨断端易向裂隙旋转，加之瘢痕挛缩，产生牙弓塌陷。唇腭裂患者因此引发的牙弓及颌骨不对称也较常见，在单侧唇腭裂中更为常见。笔者以往的研究也发现（李巍然 等，1998；Lin et al.，2015, 2016），由于代偿作用，患者下颌牙弓的对称性也相应下降。由于颌骨及牙弓塌陷、缺失牙等因素，患者牙弓中线偏斜及上下牙弓中线不一致非常常见（图 7-49 至图 7-51）。

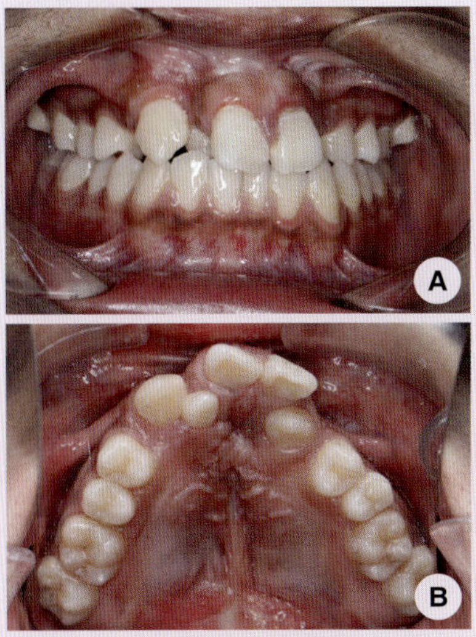

图 7-49　双侧完全性唇腭裂，前颌骨旋转，上颌牙弓中线偏斜，牙弓塌陷

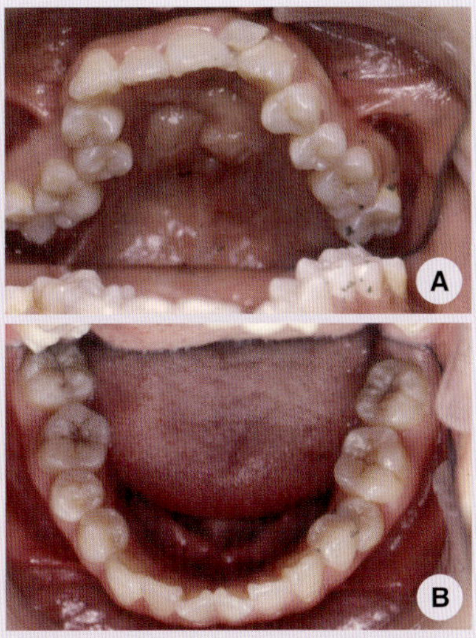

图 7-50　上颌牙弓不对称，中线左偏，非裂侧塌陷；下颌牙弓对称性下降

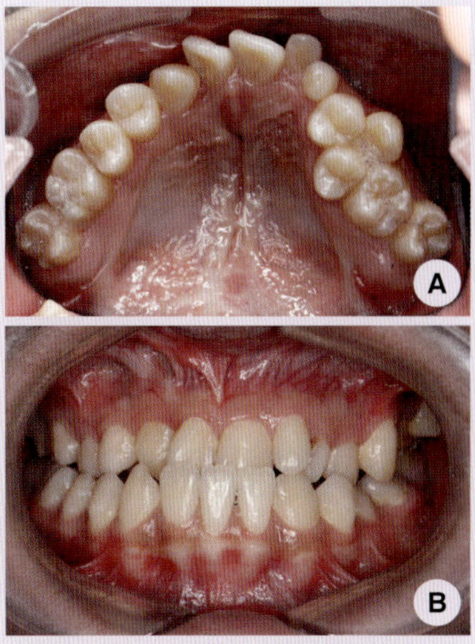

图 7-51　上颌牙弓非裂侧塌陷，不对称，中线向裂侧偏斜

第二节 唇腭裂患者恒牙期错殆畸形的矫治

恒牙期时，唇腭裂继发错殆畸形的发生率极高，错殆的严重程度也较重。先天畸形伴随手术创伤对颌骨、牙弓发育的不良影响，在恒牙期时充分表现出来。即使是经过序列治疗的唇腭裂患者，进入恒牙期后仍会存在一些错殆问题需要矫治。

恒牙期唇腭裂患者的正畸治疗与非裂儿童没有差别。恒牙期之前的几期治疗，可以利用患者的生长发育产生显著的颌骨矫形效果。而在恒牙列阶段，除了恒牙初期仍有可能进行颌骨矫形治疗，产生少量的骨整形效果之外，对于年龄较大的恒牙列患者，治疗仅能通过牙齿移动实现正畸矫治的目标。恒牙期的治疗是唇腭裂患者治疗的关键，患者存在的所有错殆问题均需考虑解决。

一、恒牙期错殆矫治原则

进入恒牙期后，患者存在的所有错殆问题都需要在治疗设计时充分考虑，进行综合治疗。需要与其他学科密切合作，兼顾患者美观改善、功能恢复、健康保证与治疗稳定等。

1. 多学科合作

对于存在错殆畸形的唇腭裂患者，由于先天缺牙及早失牙问题较常见，以及颌骨畸形致颌间关系异常、牙槽骨缺损、软组织异常等问题，正畸医生应形成多学科合作的意识，涉及缺失牙是否需要修复、以何种方式修复，牙槽骨是否需要二次植骨，是否需要正畸-正颌联合治疗，软组织缺陷是否需要在正畸前进行等。在正畸设计时就应形成完整的治疗计划，提高唇腭裂患者整体的治疗效果。

2. 正畸医生应能指导患者进行规范治疗

虽然唇腭裂序列治疗的概念引进我国已经三十余年，但是地区间的差异仍然很大。许多患者并未得到规范的序列治疗。临床中经常看到恒牙期患者已经进行过多次唇、鼻的修复，却从未进行过牙槽突裂植骨。恒牙期患者一般均已进入青春期，对自身的外在形象十分关注，开始寻求对外在形态的改善，所以二期鼻、唇修复的需求很大。正畸医生应该能为患者提供规范序列治疗的指导，以提高疗效，降低不必要的治疗费用。牙槽突裂植骨应在鼻二期修复之前进行，硬组织支撑的建立是鼻翼修复、鼻底情况改善的前提。如果不进行牙槽突裂植骨的修复，则健侧与患侧的鼻底水平不一致，鼻孔很难在视觉上达到对称、等大的效果。唇的二期修复在前牙反殆解除后进行，后者对唇红缘的修整、唇红的厚度都有着不可忽视的影响。

3. 对于严重的骨性畸形，治疗应在生长发育高峰期后进行

对于恒牙期大部分患者，通过矫形治疗矫正颌骨发育异常所致的颌间关系变得较为困难和不确定。除非是较轻的颌骨发育异常，如上颌长度或宽度的轻度发育不足，一般的骨骼畸形及颌间关系异常应适当观察，待患者生长发育高峰期过去后再行矫治。否则，患者在恒牙初期进行的正畸治疗可能会迁延很长时间、中途更改治疗方案，或者治疗后很快发生复发。有一些开始过早的治疗可能由于生长发育高峰期到来后畸形明显加重，而很难获得满意的治疗结果。对于颌间Ⅲ类关系，尤其是伴有下颌发育过度的患者，等待高峰期结束再开始治疗尤为重要。

二、恒牙期错𬌗畸形矫治

唇腭裂患者错𬌗畸形的矫治遵循正畸治疗的一切相关原则与要求，只是因为唇腭裂患者伴有一些特殊的情况，使唇腭裂患者的正畸治疗变得复杂、难度增加。唇腭裂患者在恒牙期常见的错𬌗是以上颌发育不足为主的表现，如前牙反𬌗、后牙反𬌗及牙列拥挤（陶宏慧，1982），加上缺失牙、畸形牙、牙弓形态异常及软组织异常的影响，使患者的错𬌗表现更加复杂。治疗设计需全面考虑患者的所有主要问题及次要问题，做出系统而全面的治疗计划。

另外，由于唇腭裂患者的错𬌗通常很复杂，有些病例在开始正畸治疗时，正畸医生很难立刻做出远期的详细治疗计划，常常需要在治疗中不断加以调整。例如，一颗上颌恒尖牙萌出或埋伏于上腭部较高的位置，这种缺陷究竟是由于上颌骨段被锁于一个内缩的位置而造成的垂直向萌出不足或牙槽骨发育不足，还是由于唇腭裂本身的牙槽发育不足，这是很难确定的。对于这种患者，在确定精确的治疗计划前，一般在开始仅做上颌的腭部开展或牙槽区开展，或用轻力的唇弓排齐整平牙列。在治疗中横向的问题得以减轻，而是否把低位尖牙拉入牙弓成为较显著的问题。在这种“治疗性诊断”的基础上逐渐形成精确的治疗计划。

（一）牙列拥挤

唇腭裂牙列拥挤的矫治同样需要认真评价患者牙量与骨量的差异，兼顾面型、牙齿突度、唇倾度、Spee 氏曲线的深度以及磨牙关系调整需要的间隙等设计治疗方案。减少牙量和增加骨量也是主要的解决方法（图 7-52 和图 7-53）。

由于组织缺损、手术创伤及瘢痕的影响，唇腭裂患者的上颌骨生长发育不足，在恒牙替换后牙齿排列的间隙通常不足而产生拥挤，尤其是上颌牙列。由于上颌骨在 3 个方向均发育不足，上颌牙弓挛缩严重，导致上颌骨量严重不足，约半数患者的拥挤非常严重。考虑到上下颌之间颌骨及牙弓的协调问题，恒牙期正畸治疗中对于上颌牙弓的拔牙应较为慎重。治疗还需同时考虑上下颌间矢状方向及横向关系的匹配和协调，拔牙治

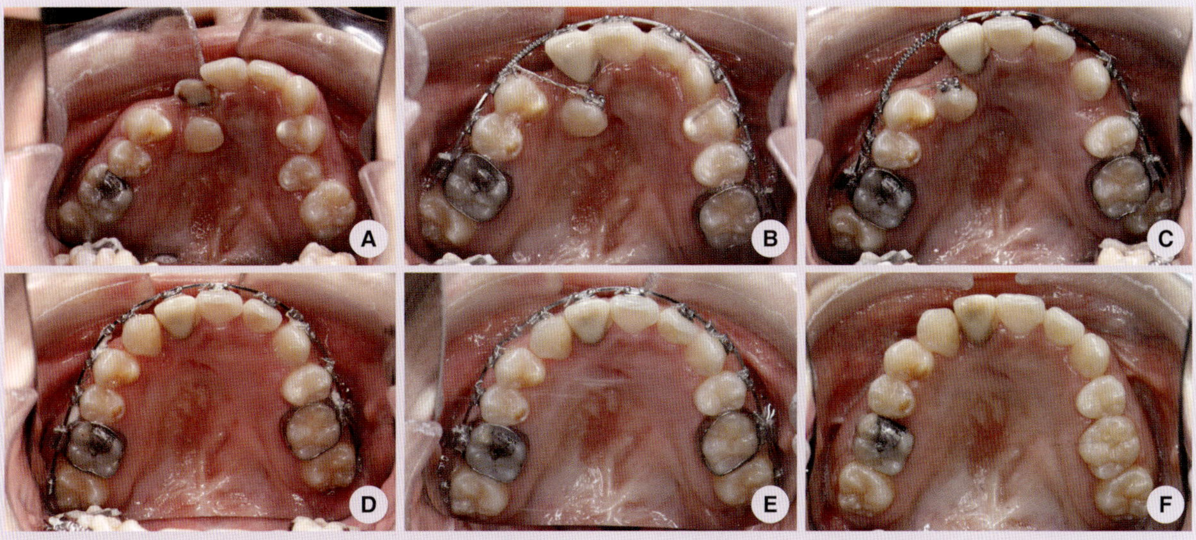

图 7-52　单侧唇腭裂患者牙列拥挤的矫治

A. 腭向错位的 13，牙列拥挤。B. 开拓 13 间隙，将 13 移向牙列中。
C. 拔除 24，调整上颌牙弓间隙。D. 排齐 13。E. 拔牙间隙关闭。F. 正畸治疗后。

疗不利于面部突度的维持及横向宽度的增加。所以，对于唇腭裂患者，即使是中度以上的拥挤，一般也需要先进行上颌牙弓的适当扩弓治疗，以协调颌间横向关系，之后再次评价拥挤情况。随着牙弓的开展，部分拥挤得到缓解，此时需根据情况再决定进一步的治疗方案。唇腭裂患者拥挤治疗的复杂性一般以上颌更为显著。

唇腭裂患者存在的牙列拥挤常是复杂拥挤。患者除了存在显著的拥挤之外，还会存在明显的错位牙（腭向萌出的尖牙、双尖牙）、缺失牙、颌骨发育异常、中线不一致、咬合关系异常等，在治疗设计时要同时考虑予以解决。一些严重拥挤的患者，由于颌骨发育严重不足、牙弓严重短缩，即使拔除两颗上颌牙齿，也无法实现牙列排齐和牙弓关系协调，这时需要考虑通过手术方法如牵引成骨，增加牙弓长度，实现矫治目标。

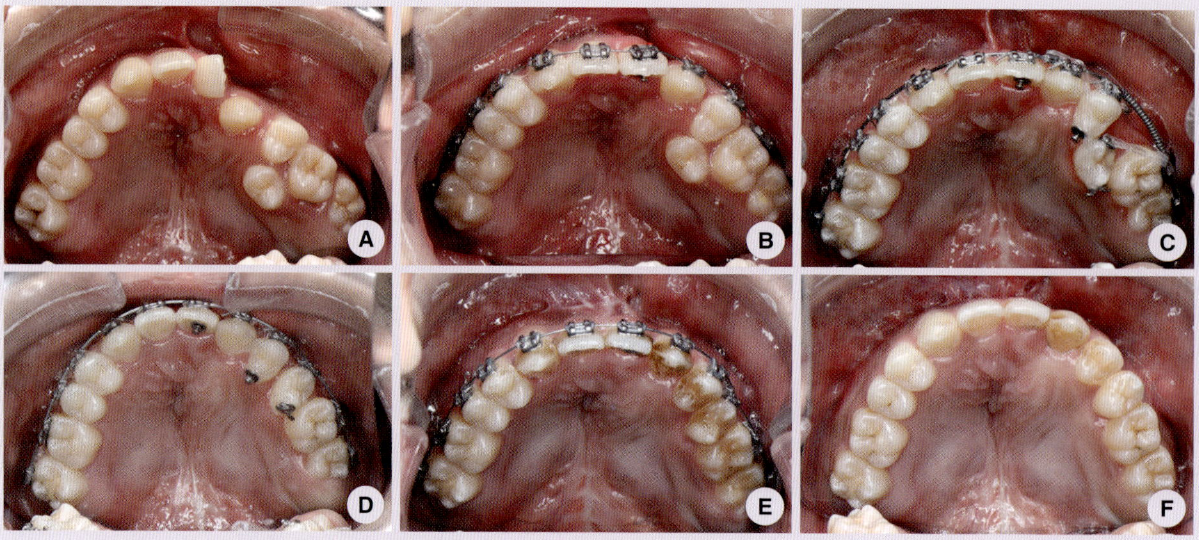

图 7-53 上颌牙列拥挤的治疗，上颌牙弓弓形调整

A. 12、22 缺失，上颌牙列严重拥挤，牙弓塌陷。B. 排齐牙列，顺序更换弓丝。C. 开拓 25 间隙。D. 将 25 排入牙弓。E. 关闭牙弓间隙。F. 正畸治疗后牙弓形态恢复。

唇腭裂患者均存在上颌骨垂直向的发育不足。对于一些牙列拥挤，尤其是乳磨牙早失所致的磨牙前移患者，可以应用口外弓加颈带辅助治疗。在远中移动磨牙的同时，也可以通过牙齿的代偿即磨牙伸长弥补上颌骨垂直向发育不足，改善垂直向关系。

（二）前牙反殆

下颌骨的生长迟于上颌骨，而且生长持续的时间更长。因此，一些即使在替牙期经过正畸治疗的患者，进入恒牙期时也可能再次出现前牙反殆，甚至下颌骨性前突。所以对待上颌发育不足较为明显的唇腭裂患者，尤其是同时伴有下颌发育过度的患者，正畸治疗时机的选择十分重要。对于恒牙期前牙反殆，可根据错殆程度决定治疗开始的时间和治疗方法。

1. 轻中度上颌发育不足、下颌发育正常患者的治疗

根据患者侧貌面型及上下颌牙列的拥挤程度，决定治疗时机及方案。对于面中部发育较差的患者，恒牙初期仍可应用上颌的前方牵引治疗前移上颌及上颌牙弓，改善患者面中部的突度。然后，根据患者上下颌牙列拥挤的程度，决定是否行拔牙治疗。上颌的前方牵引为后续的拔牙治疗提供了一定的条件，降低了拔牙带来的面部突度进一步减小的风险。

2. 中度以上上颌发育异常患者的治疗

此类患者，尤其是下颌发育较好者，可以适当将开始正畸治疗的时间推迟至生长发育高峰期后。男性患者由于青春期持续时间较长且下颌生长量较大，尤其需要注意。对于下颌存在较明显的牙列拥挤，需要进行下颌拔牙的患者，更应仔细评价，预测患者青春期的生长趋势，暂缓拔牙治疗，避免过早的下颌拔牙决定影响最终的治疗结果（图 7-54）。 中度以上的前牙反𬌗患者，常有面中部凹陷，正畸治疗很难彻底改善面部的畸形。正畸掩饰治疗一般通过下前牙的内收及下颌牙弓的远中移动来解决前牙反𬌗问题，而对于上前牙应至少保持治疗前的矢状方向位置。唇腭裂伴前牙反𬌗的患者一般上前牙较直立甚至舌倾，所以正畸治疗也可以通过调整上前牙的唇倾度，适当增大上前牙的唇倾，有助于改善上颌牙列拥挤及前牙反𬌗。对面型有较高要求的该类患者，手术治疗是最好的解决办法。

3. 上颌发育严重不足患者的治疗

由于上颌发育严重不足，颌间关系及面型较差，此类患者需要通过正颌外科手术治疗，方能改善面型及颌间关系。手术治疗通常在 18 岁以后进行，所以术前正畸一般最早在生长高峰期后的 15 或 16 岁开始。在恒牙初期，正畸医生只需要进行必要的口腔卫生指导，不宜过早地开始治疗。

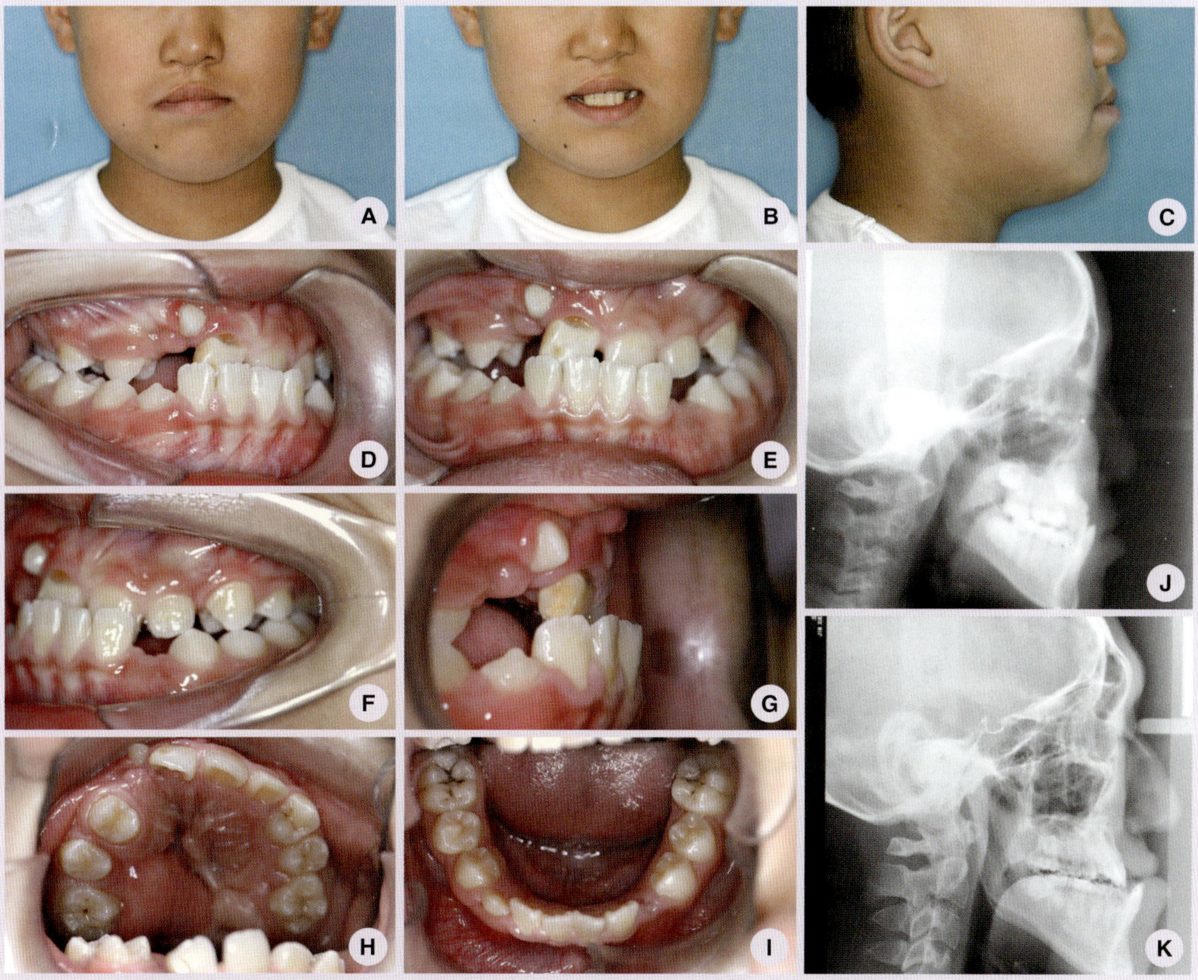

图 7-54 男性患者从青春期生长加速到生长发育完成，下颌生长加速，颌间关系异常加重

A 至 I. 恒牙初期，面中部发育轻度不足，前牙反𬌗 3 mm，面下高略大。

J. 恒牙初期头颅侧位片。K. 青春期结束时头颅侧位片。

L 至 N. 青春期下颌生长量增加，侧貌凹陷加重。O 至 S. 全牙列反𬌗加重。

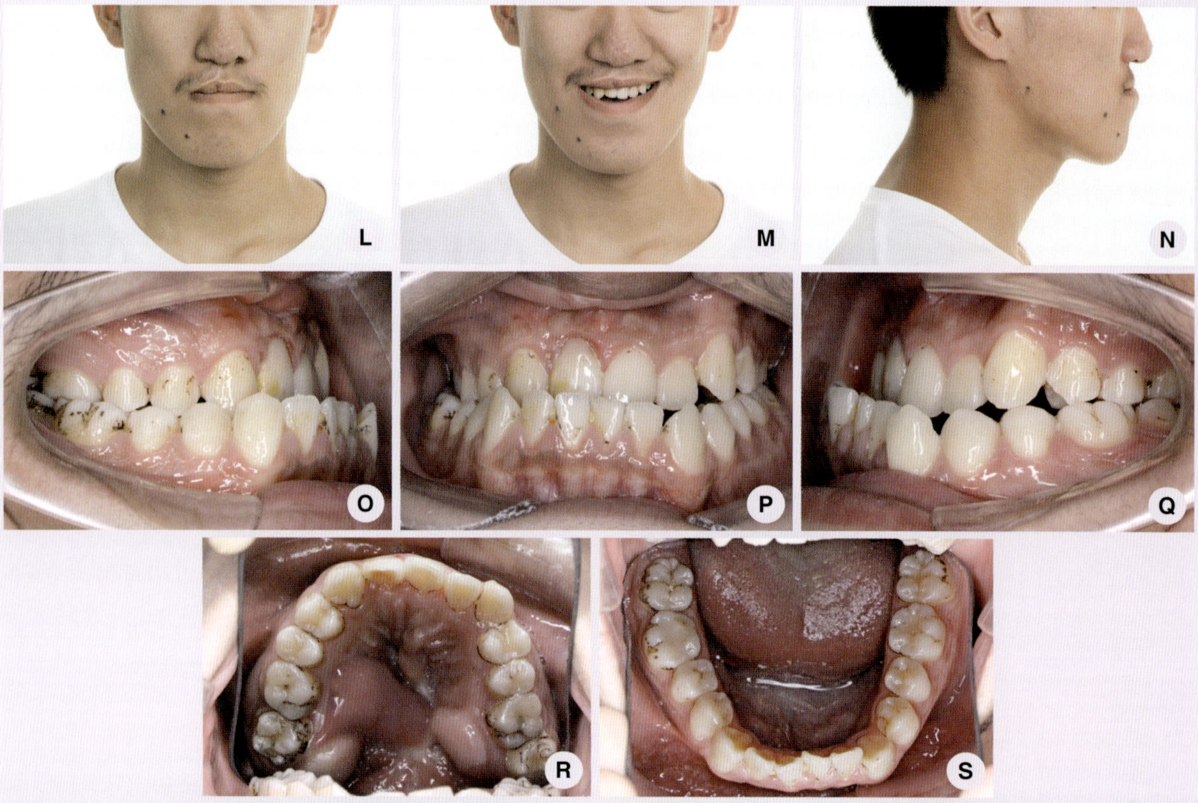

图 7-54 男性患者从青春期加速到生长发育完成，下颌生长加速，颌间关系异常加重（续）

4. 上颌切牙区的控根

唇腭裂患者的上前牙经常表现出直立或舌倾，即使是前牙反𬌗的患者，也较少见到上前牙唇倾的代偿表现。正畸治疗中，上颌切牙经常需要进行根舌向的控根移动。尤其是双侧完全性唇腭裂患者的前颌骨在唇裂修复术后，常向下后旋转，舌倾的前颌骨和严重舌倾萌出的恒上切牙在正畸治疗中常需很大的转矩调整（30°～40°）。一般可先应用弹性较好的细弓丝使明显舌倾的上切牙发生一定程度的唇向倾斜移动，待换至方钢丝后，再分次逐渐添加上颌切牙的根舌向转矩力。注意不能一次在弓丝上加过大的转矩力，避免牙齿受力过大产生根吸收。在治疗中加上根舌向转矩力时，要注意观察根吸收情况及根尖处的牙槽骨情况。对于一些前颌骨较突的双侧唇腭裂患者，上颌切牙舌倾常较严重，有时会出现根尖凸现、露出等情况，常需要配合手术调整前颌骨的位置使之后移，并且辅助牙槽突裂植骨稳定前颌突，随后再进行前牙的控根治疗。

对于恒牙期前牙反𬌗的唇腭裂患者，正畸医生应该在治疗设计之初就考虑到是否需要对患者的畸形进行正颌外科治疗。如果仅需正畸科完成，那么就要努力使上颌牙齿萌出，使舌倾或直立的上切牙唇向倾斜，保持下前牙的直立或舌倾下切牙、下颌向后下旋转，减轻下颌前突。正畸掩饰治疗后，患者的面高可能会有所增加。一些前牙反𬌗的患者需要拔除下颌的牙齿，根据情况可能是下颌切牙、双尖牙或最后的磨牙；上颌拔牙要相对保守，上颌尽量不拔牙或即使拔牙，拔牙后也要保证至少维持上前牙治疗前的突度。但是，对于前牙反𬌗严重、颌间关系严重不调的患者，很难通过单纯的正畸治疗获得满意的矫治效果，常需要正颌外科配合。

(三)后牙反𬌗

尽管有些患者在替牙阶段已经做过牙弓狭窄或后牙反𬌗的矫治，但是随着颌骨尤其是下颌骨生长发育的进行，一些患者在恒牙期还会出现上颌牙弓的相对狭窄和后牙反𬌗而需要矫治。另外，有些患者在替牙期未进行及时治疗而存在上颌狭窄及后牙反𬌗，需扩弓治疗。

唇腭裂患者常表现出单侧反𬌗或单侧较重的双侧后牙反𬌗，一般情况下牙弓前部的反𬌗重于后部。唇腭裂患者后牙反𬌗的治疗多以上颌牙弓的开展为主，下颌有时可以做适当的缩窄调整。唇腭裂患者上颌牙弓的狭窄与非裂者不同，其上颌牙弓常表现为牙弓前部缩窄而牙弓后部尤其是第二磨牙处过宽（图 7-55）。这是由于上颌骨侧段的旋转、外翻及上颌发育严重不足导致磨牙区尤其是第二磨牙区牙齿颊向错位，有些患者甚至出现牙弓后部的锁𬌗(李巍然 等，2003；李巍然，2004；李巍然 等，2005)。

双侧完全性唇腭裂患者两侧上颌牙弓的侧段向内塌陷，而前颌骨却处于前突的位置，使其牙弓呈三角形，尖牙处最窄，一般表现出双侧后牙反𬌗。单侧完全性唇腭裂患者患侧的上颌小段塌陷较对侧明显，患侧后牙反𬌗较对侧严重，但是一半以上的单侧唇腭裂患者会表现出双侧后牙反𬌗。针对唇腭裂患者牙弓的特点，治疗设计需要在前部进行牙弓的开展，而后部需要进行牙弓的缩窄。为了避免先行扩弓后上颌后部过宽而导致后牙锁𬌗或锁𬌗加重，一般会先进行第二磨牙腭向移动以改善后部牙弓过宽的情况，然后再进行上颌的扩弓治疗；或者使用反向的扩弓装置，减轻后牙段的过度开展（图 7-55 至图 7-57）。患者后牙锁𬌗的矫治一般也不用颌间交互牵引，以避免下颌磨牙在矫治中舌向倾斜。后牙锁𬌗可以采用𬌗垫矫治器加引簧，也可以在上颌腭侧植入微螺钉，配合𬌗垫矫治器腭向移动上颌后部磨牙。

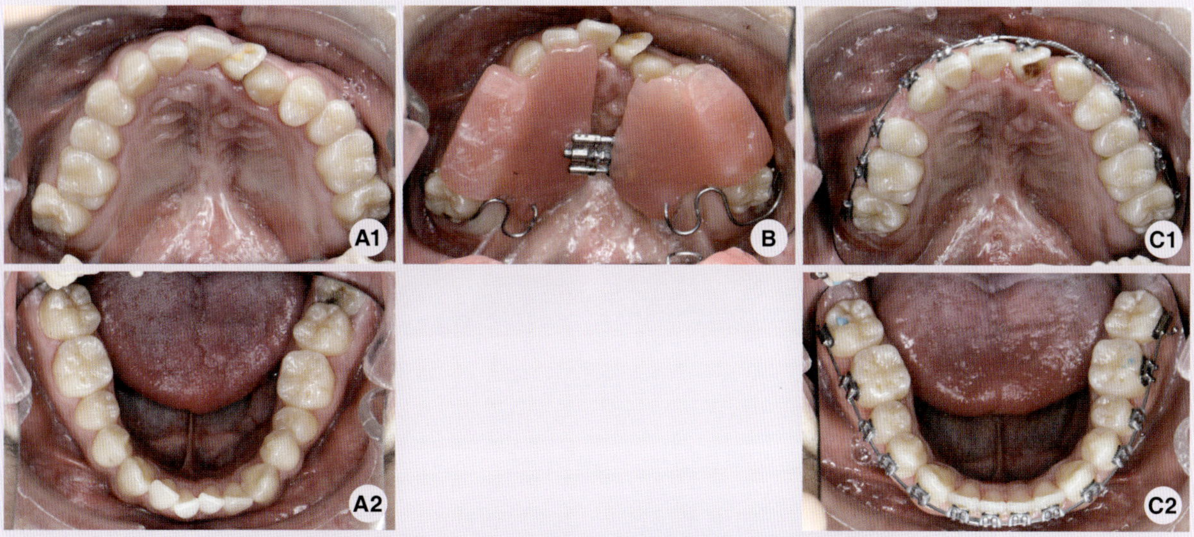

图 7-55 唇腭裂患者上颌牙弓前部狭窄、后部过宽的矫治

A1 和 A2. 唇腭裂患者上颌牙弓前部狭窄、后部过宽，牙弓宽度不协调。B. 治疗时上颌牙弓前部扩弓、后部缩窄。C1 和 C2. 牙弓形态调整至正常。

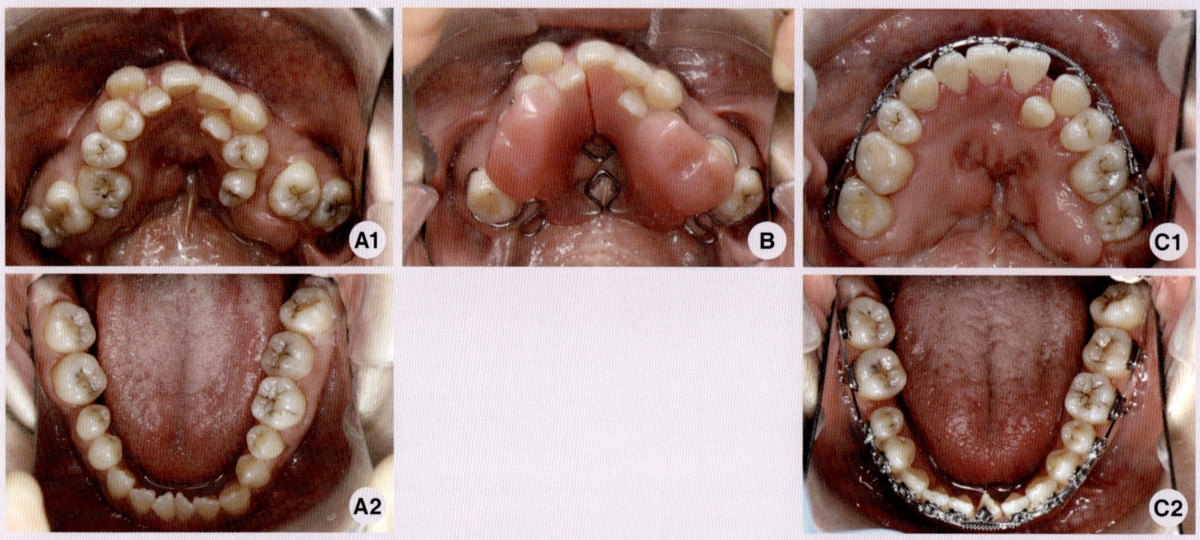

图 7-56 单侧唇腭裂患者上颌牙弓严重狭窄、后段较宽的矫治

A1 和 A2. 单侧唇腭裂患者上颌牙弓显著狭窄、后段较宽。
B. 治疗时上颌牙弓前部扩弓、后部缩窄，调整弓形，匹配上下颌牙弓大小。C1 和 C2. 固定矫治器继续协调牙弓形态。

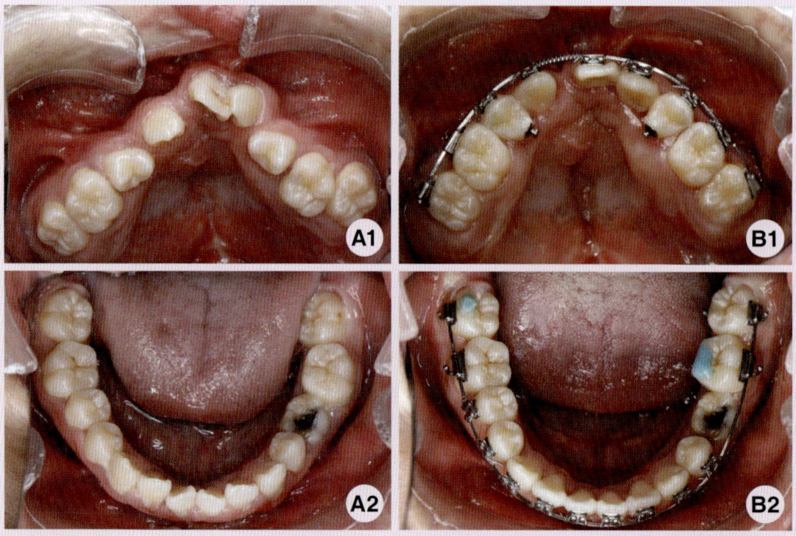

图 7-57 双侧唇腭裂患者上颌牙弓严重狭窄、后牙反骀的矫治

上颌扩弓，调整弓形，匹配上下颌牙弓。

对于上颌牙弓狭窄不严重的恒牙期患者，可以不必在使用常规固定矫治器前先用扩弓装置进行治疗，而是直接在使用固定矫治器的同时应用扩弓辅弓即可。由于唇腭裂的特征常导致上颌内陷、牙弓狭窄，且上颌前部的内陷比后部严重，所以在扩弓矫治中上颌前部常需要较大的开展，可以通过适当改进扩弓矫治器，有针对性地进行扩弓治疗。

另外，有些唇腭裂患者腭部瘢痕较大，致使腭穹隆低平，扩弓矫治器尤其是固定式扩弓矫治器戴入后，有可能影响舌体的位置，产生舌激惹和吞咽困难。矫治器设计时应根据患者腭部情况，尽量将腭开展的固定矫治器贴近腭部黏膜，以免患者戴用困难（图 7-58 和图 7-59 ）。由于唇腭裂患者腭部有瘢痕组织牵引及腭中缝骨组织缺损，扩弓治疗后也需保持较长的时间。当然，替牙期牙槽突裂植骨对治疗效果的稳定具有一定的作用。

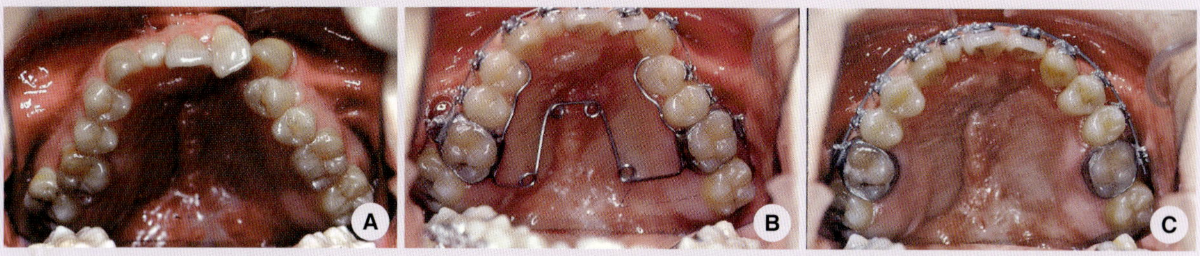

图 7-58　上颌固定的扩弓装置，尽量贴近上颌的腭黏膜

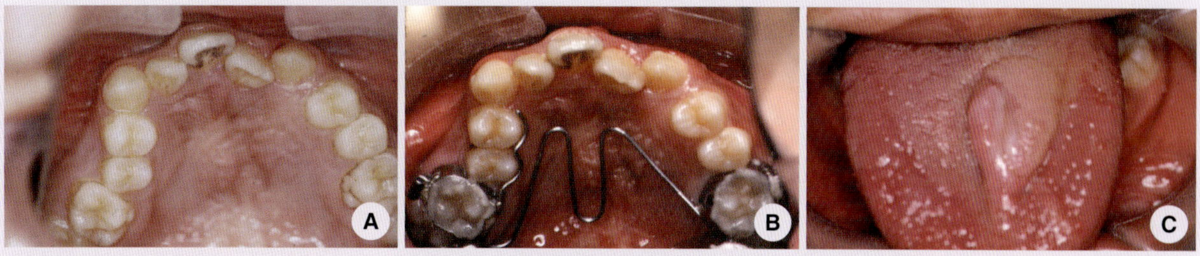

图 7-59　腭部的扩弓装置引起的舌激惹

在扩弓治疗中应注意的是，唇腭裂患者的上颌常需要不对称扩弓，可采用图 7-59B 所示的矫治器。有些患者在扩弓治疗后会出现腭瘘，产生过高鼻音，常使患者及家长感到不安。其实扩弓后发现的腭瘘并不是开展牙弓造成的，一般在治疗前即存在，只是被腭部瘢痕组织皱褶掩盖。所以，在临床检查中，应详细检查唇腭裂患者腭部瘢痕情况，询问患者是否有口鼻分泌物交通的症状，同时应向患者家属提前告知。

由于上颌牙弓的挛缩狭窄，上颌治疗中拔牙需要非常慎重，以免拔牙矫治加重上下颌间宽度及长度关系的不调。这些患者的正畸治疗，尤其是单纯的正畸治疗，一般需要通过上颌扩弓获得间隙以完成牙列的排齐。正畸 - 正颌联合治疗的患者牙弓间宽度不调可通过上下颌骨的移动得到缓解，但是多数患者上颌牙弓明显挛缩，正颌术前的正畸治疗也多需要进行牙弓的开展，解决牙列拥挤问题，同时协调上下颌牙弓宽度。

三、正畸治疗的限度

对恒牙期患者进行矫治时，正畸医生首先应该对唇腭裂正畸治疗的限度有所认识。由于多次手术和牙齿缺失使患者上颌牙弓及颌骨发育不足，唇腭裂患者常有明显的上颌骨异常，与发育基本正常的下颌骨之间匹配程度降低。随着生长发育的进行，恒牙期时常见到患者存在较严重的颌间矢状方向和横向关系不调，表现为前牙、后牙的反𬌗和较严重的牙列拥挤。唇腭裂患者的错𬌗畸形与非裂患者相比具有特殊性，包括上颌骨发育不足、颌间关系较差、瘢痕挛缩、软组织功能异常、缺失牙、牙槽骨异常等。正畸医生面对的恒牙期唇腭裂患者的复杂错𬌗畸形大多包含多种问题，正畸治疗的难度也较大。正畸治疗的设计需要全面考虑患者存在的所有问题，同时需要有多学科治疗的意识。

对于一些颌骨发育较差或同时伴有复杂牙齿问题的患者，单纯的正畸治疗很难解决所有问题，正畸治疗中过度的牙齿代偿还会造成治疗结果不稳定。正畸医生应该认识到在这种情况下患者的正畸治疗限度，以及对修复治疗及正颌外科的需要。有学者提出对这类患者应尽可能少地移动牙齿，如果移动，也是将其移到正常位置即可，为修复治疗创造条件。但是作为正畸医生，对保存天然牙有着较强的意愿。通过正畸治疗恢复牙齿正常的排列和位置，可以使患者避免种植或修复治疗，这对唇腭裂患者更为重要。

1. 矢状方向关系不调的正畸限度

正畸治疗的牙齿移动需在牙槽骨中完成，牙齿在牙槽骨中保持直立状态有利于牙齿的功能与健康。存在矢状方向关系不调，尤其是上颌发育不足的唇腭裂患者，单纯正畸治疗常需要舌倾下前牙和远中移动下颌牙列，适当唇倾上前牙来改善前牙反𬌗及唇间关系不协调。但是，过度舌倾下前牙和唇倾上前牙是不利于健康与稳定的。治疗前应仔细评价患者牙齿的牙轴、牙槽骨形态及厚度，避免过度牙齿代偿带来的牙轴及稳定性风险。另外，矢状方向关系不调严重的患者面部畸形常很明显，尤其是唇间关系常很差，鼻唇角较锐，牙齿过度代偿后面型的改善也有限。加之宽度不调，以及牙量不调、中线偏斜等问题，常需要上颌拔牙治疗，患者对正颌手术的需求更迫切。

2. 宽度不调的治疗与正畸限度

相当比例的完全性唇腭裂患者在正畸治疗中需要进行上颌牙弓形态的调整或扩弓治疗，以改善上下颌间的宽度不调问题。

对于一些牙弓挛缩严重的患者，上颌的正畸开展有时并不能完全解决上下颌间关系的不协调。可以应用外科手段辅助上颌的开展（通过颊侧及腭部骨皮质切开，降低骨皮质的阻力；图 7-60）。但是，由于唇腭裂患者腭部骨组织的缺损，加上瘢痕挛缩，过度的扩弓治疗即使有手术辅助，也可能导致治疗结果的不稳定。一些上颌牙弓特别狭窄的患者同时也会存在上颌矢状方向发育不足，正颌手术前移上颌骨后会使颌间宽度不协调的问题得到部分缓解。因此，对于上颌骨发育不足严重的患者，正颌外科治疗应该是首选。

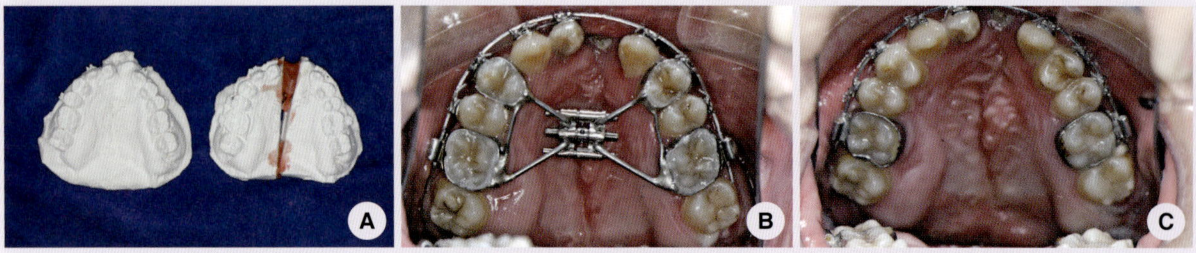

图 7-60　手术辅助的腭开展

3. 牙列拥挤的治疗

一些上颌挛缩严重、牙弓长度及宽度严重不足、牙列拥挤非常严重的唇腭裂患者，即使进行扩弓及拔牙治疗，仍有可能无法解决严重的拥挤问题，过度的扩弓可能造成牙周风险及治疗结果的不稳定。可以考虑通过正颌手术的方法增加牙弓的长度，缓解骨量不足的问题。在正颌手术时可在上颌双尖牙区截骨并进行牵引成骨。这种方式的牵引成骨可以在解决颌间关系不调的同时增加牙弓的有效长度，从而解决牙列严重拥挤的问题，又避免了过度前移上颌骨造成患者语音问题的进一步恶化。需要了解的是，这种处理增加了手术的难度和风险。对于不具备手术条件的患者，有时上颌可能会拔除更多的牙齿才能排齐上颌牙列。

4. 正畸－正颌联合治疗

唇腭裂患者虽然经历了一系列治疗，但恒牙期时仍然有一部分患者会出现较严重的颜面畸形、颌骨关系异常，以及严重的牙量 - 骨量不调等。单纯通过正畸治疗很难彻底解决患者的根本问题，需要正颌外科进行颌骨手术。这是由于较严重的面中部发育不足者仅靠正畸治疗中单纯的牙齿移动很难解决以下问题：①上颌垂直向生长较差，尤其在腭裂区。②在上切牙的根舌向控根运动中，牙根在没有发育好的前颌骨内运动，容易造成骨开窗、牙根暴露或严重的牙根吸收等风险。对于颌骨畸形显著的唇腭裂患者，需要考虑结合正颌外科手术进行治疗，通过上下颌手术改善颌间关系不调。对于上颌发育严重不足的患者，采用牵引成骨的方法较好。近年来，牵引成骨技术的应用给上颌发育严重不足的唇腭裂患者提供了更好的治疗途径，同时减少了对腭咽闭合的挑战。另外，上颌发育严重不足的患者通常还存在严重的牙量 - 骨量不调，传统方法需要较多的牙弓开展才能解决牙齿的排齐问题，常带来治疗后稳定性不佳的担忧。牵引成骨的正颌治疗可以在传统 LeFort Ⅰ型截骨的同时，在牙弓前中段截骨。牵张的新骨产生在双尖牙区，在增加上颌骨长度的同时，有效增加牙弓长度，缓解牙列的严重拥挤；同时，上颌后部位置前移不多，对患者的发音功能起到保护作用。对于一些单侧唇腭裂患者，有时健侧的颌间关系相差不多，反𬌗程度不重，但是患侧的宽度及矢状方向关系却较差，非手术治疗也很难获得满意疗效。正颌外科治疗能很好地改善患侧的颌间不调，获得良好的矫治效果（图 7-61 至图 7-64，表 7-1）。

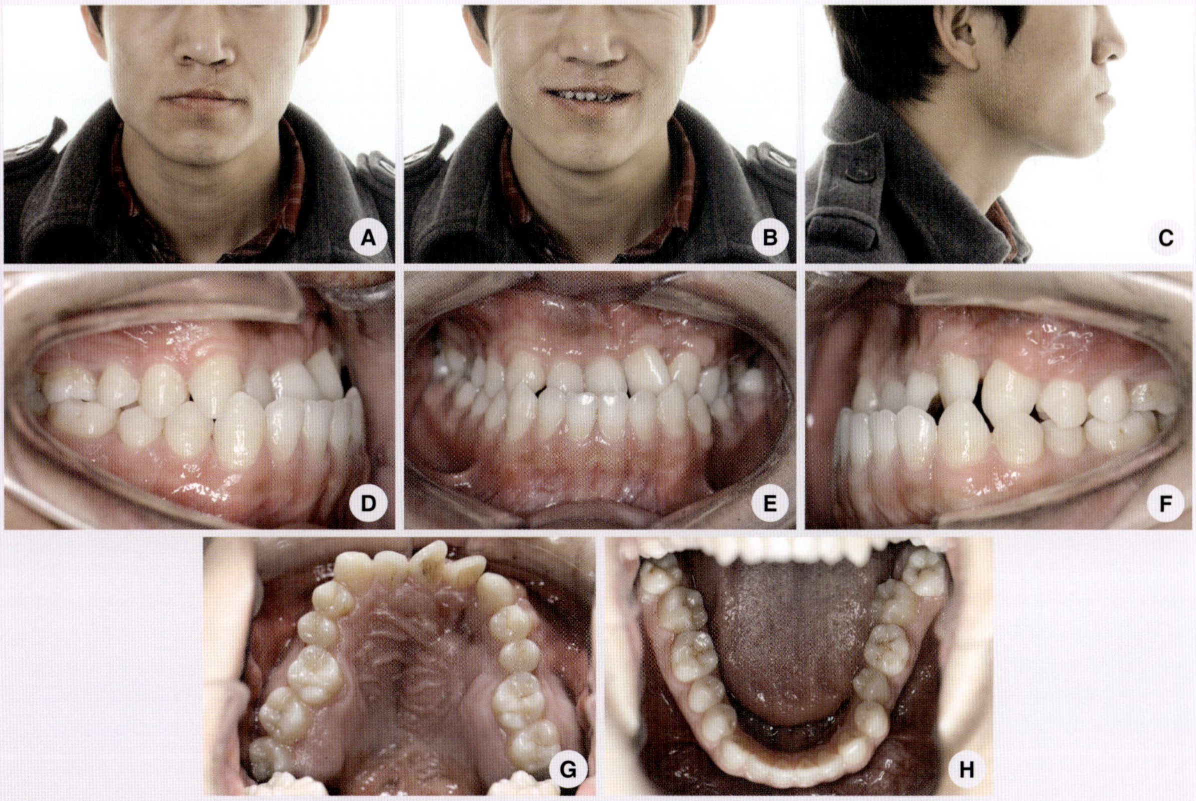

图 7-61 正畸－正颌联合治疗前面相、𬌗相及 X 线片

A 至 C. 治疗前面相，面部略不对称，上唇暴露不足，面中部及鼻旁区凹陷，下颌略前突，下唇外翻。
D 至 H. 左侧磨牙近中关系，右侧磨牙基本中性关系，前牙反𬌗。22 缺失，上颌牙弓中线左偏 4 mm，下颌牙弓中线右偏 2 mm。上颌牙列中度拥挤。上颌牙弓中部狭窄，左侧牙弓略塌陷。

表 7-1 患者治疗前后头影测量结果

测量项目	正常值		测量值	
	均值	标准差	治疗前	治疗后
SNA（度）	82.8	4.0	72.1	77.9
SNB（度）	80.1	3.9	80.2	77.8
ANB（度）	2.7	2.0	−8.1	0.1
FH-NP（度）	88.6	3.0	84.0	81.3
NA/PA（度）	4.9	3.0	−17.8	−1.8
U1/NA（度）	22.8	5.7	26.5	23.3
U1-NA（毫米）	3.5	6.5	7.7	7.2
L1/NB（度）	30.5	5.8	23.7	22.1
L1-NB（毫米）	6.7	2.1	4.7	3.9
U1/L1（度）	124.2	8.2	127.9	134.5
U1/SN（度）	105.7	6.3	108.6	101.2
MP/SN（度）	32.5	5.2	33.7	34.6
MP/FH（度）	31.1	5.6	30.3	32.0
L1/MP（度）	93.9	6.2	89.8	89.7
Y 轴（度）	60.3	3.4	70.0	72.1
Pg-NB（毫米）	1.0	1.5	0.9	1.9

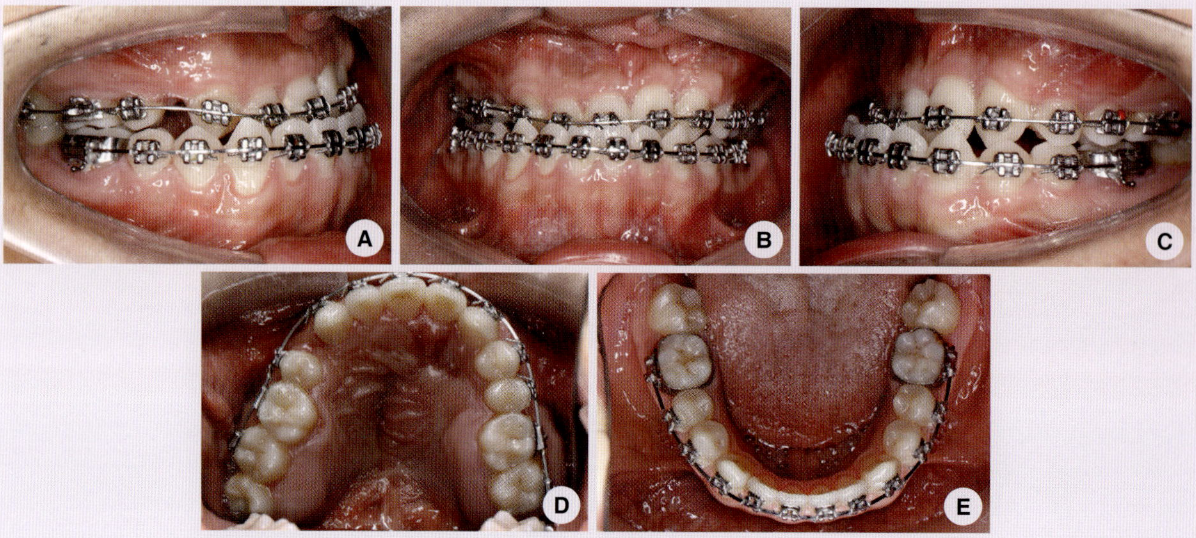

图 7-62 正畸－正颌联合治疗

A 至 E. 拔除 14，提供间隙排齐牙列，矫正上颌牙弓中线，调整上前牙的牙轴唇倾度。
F 至 J. 术前正畸调整牙弓形态，协调上下颌牙弓大小，关闭拔牙间隙。
K 至 O. 正颌外科术后正畸，精细调整牙齿的排列及位置，调整咬合关系。

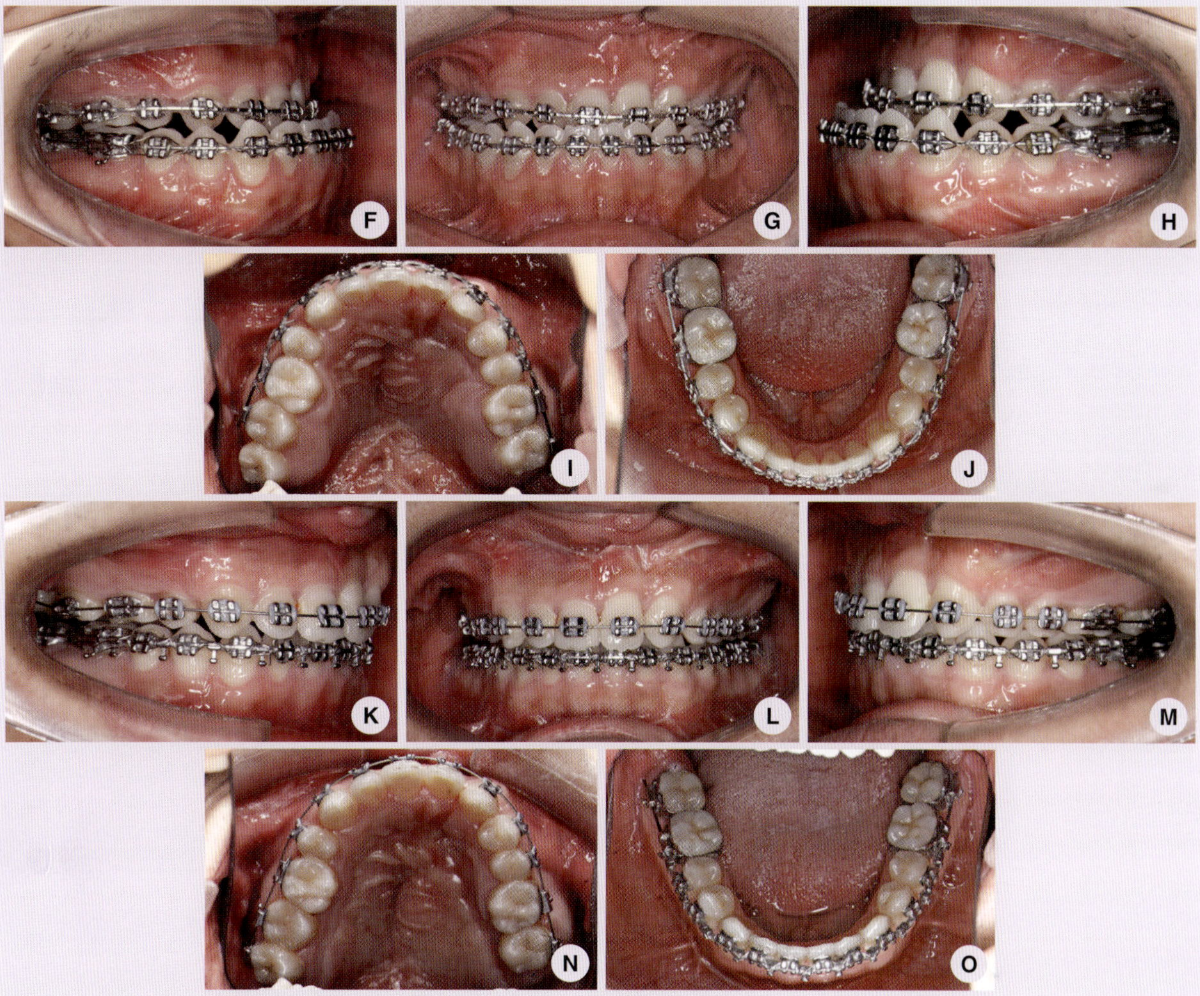

图 7-62　正畸 - 正颌联合治疗（续）

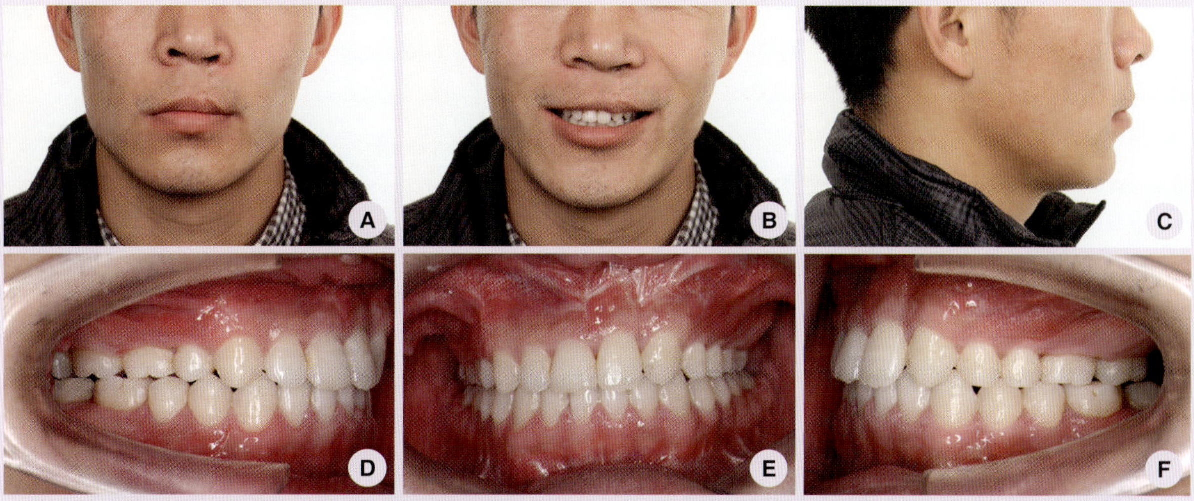

图 7-63　正畸 - 正颌联合治疗后面相、骀相及 X 线片

A 至 C. 正畸治疗后面相，面部基本对称，面部比例正常。唇间关系及唇齿关系正常，侧貌鼻唇颏关系协调。D 至 I. 正畸治疗后骀相，牙齿排列整齐，覆骀、覆盖正常，咬合关系良好，上下颌牙弓中线一致。上下颌牙弓呈卵圆形，牙弓匹配。J. 曲面体层片显示牙齿排列整齐，牙根平行度良好，牙槽骨高度基本维持治疗前水平。K. 治疗后头颅侧位片显示Ⅰ类骨型，颌间关系正常，下颌平面角为均角。

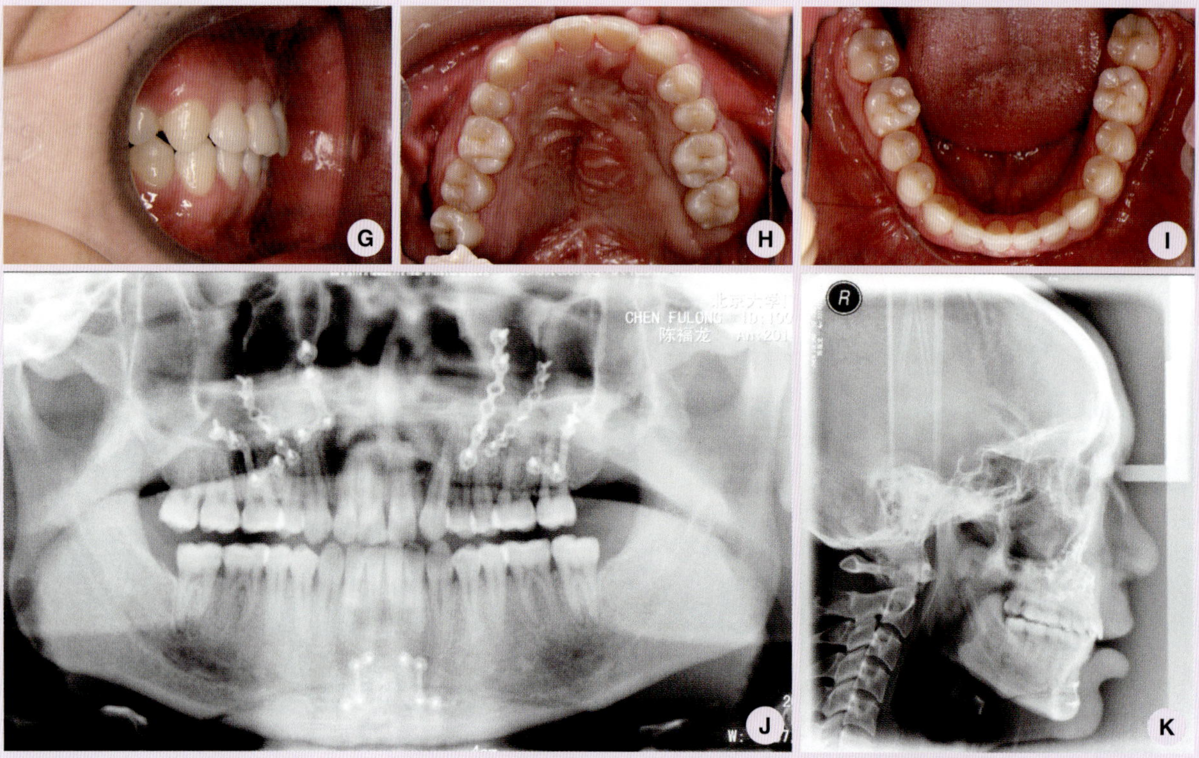

图 7-63 正畸－正颌联合治疗后面相、𬌗相及 X 线片（续）

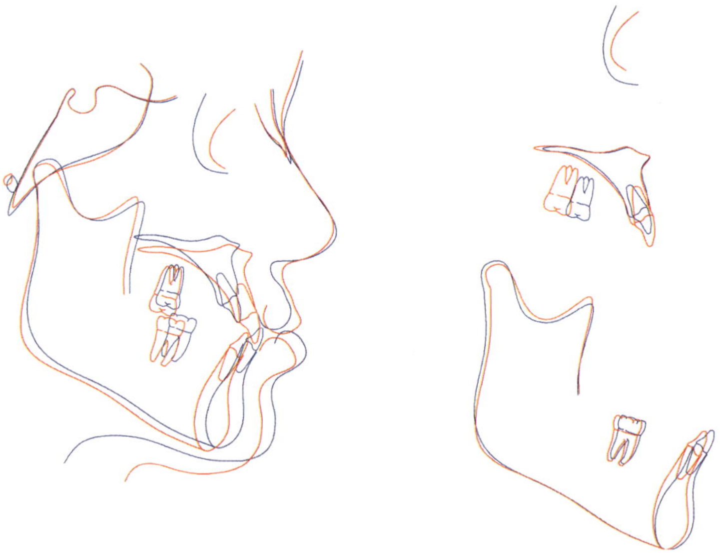

图 7-64 正畸－正颌联合治疗前后 X 线头影测量重叠图

蓝色为治疗前，红色为治疗后。

第三节 唇腭裂患者恒牙期正畸病例与解析

一、伴唇裂的错殆畸形的正畸矫治

病例 7-1 单纯唇裂伴前突

【一般情况】患者，男性，13 岁。

【主诉】牙列不齐。

【病史】右侧唇裂于 5 月龄时手术修复。无既往正畸史。否认家族类似疾病史。

【临床检查】

1. 面部检查：面部基本对称，右上唇唇裂手术瘢痕。上唇短缩，开唇露齿。面部比例正常，侧貌凸面型，颏部略缩（图 7-65 A 至 C）。

2. 口内检查：恒牙殆，磨牙及尖牙中性关系，前牙深覆殆Ⅱ度、深覆盖Ⅰ度，上下颌牙列轻中度拥挤，12 内翻，11 外翻，12 远中牙槽骨凹陷（图 7-65 D 至 H）。

3. 功能检查：唇部略松弛，颞下颌关节检查未见异常。

【X 线检查】

1. 曲面体层片：全部牙齿均存在，4 个第三磨牙发育中。双侧升支及髁突形态对称，未见明显骨质异常（图 7-65 I）。

2. 头颅侧位片：凸面型，下颌发育略不足，前牙Ⅱ类关系，Ⅱ类骨型，下颌平面角为均角。上下前牙略唇倾（图 7-65 J）。

3. 头影测量数据见表 7-2。

【诊断】 单纯唇裂术后，安氏Ⅰ类，毛氏Ⅰ[1]+Ⅳ[1]，Ⅱ类骨型，均角型。

【治疗设计】

1. 拔除 $\frac{4|4}{4|4}$。

2. 直丝弓矫治器。

3. 排齐牙列，内收前牙，中强支抗（图 7-66）。

4. 唇肌训练。

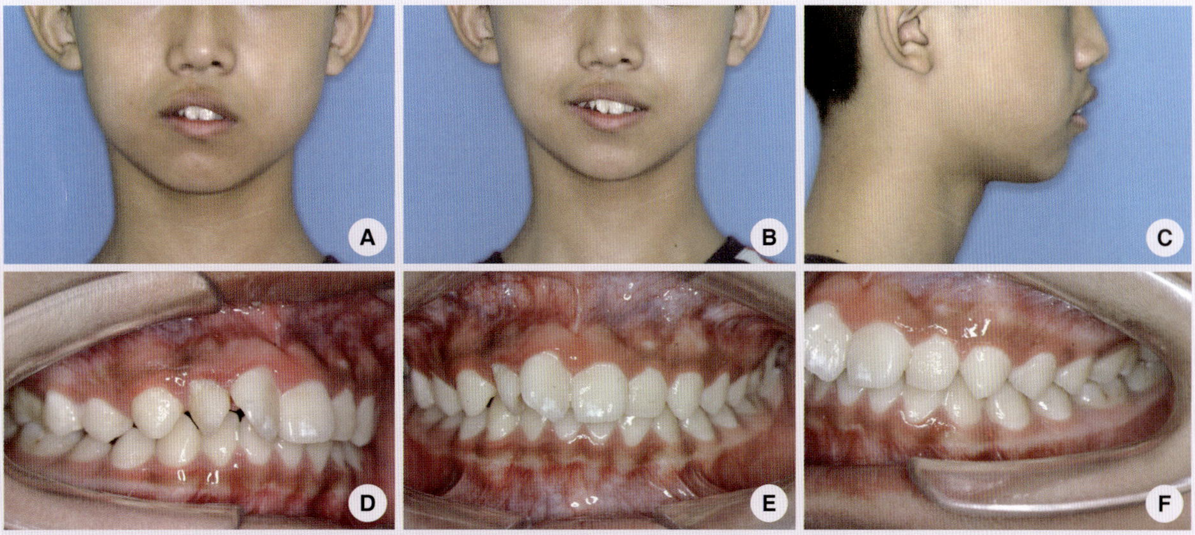

图 7-65 病例 7-1 治疗前面相、殆相及 X 线片

A 至 C. 面部基本对称，右上唇唇裂手术瘢痕。上唇短缩，开唇露齿。面部比例正常，侧貌凸面型，颏部略缩。

D 至 H. 磨牙及尖牙中性关系，上下颌牙列轻中度拥挤，前牙深覆殆Ⅱ度、深覆盖Ⅰ度。

J. 全口曲面体层片显示全部牙齿均存在，12 近远中骨密度较低。双侧髁突未见异常。

K. 头颅侧位片显示面下 1/3 较突，颌间关系Ⅱ类，Ⅱ类骨型，下颌平面角为均角。

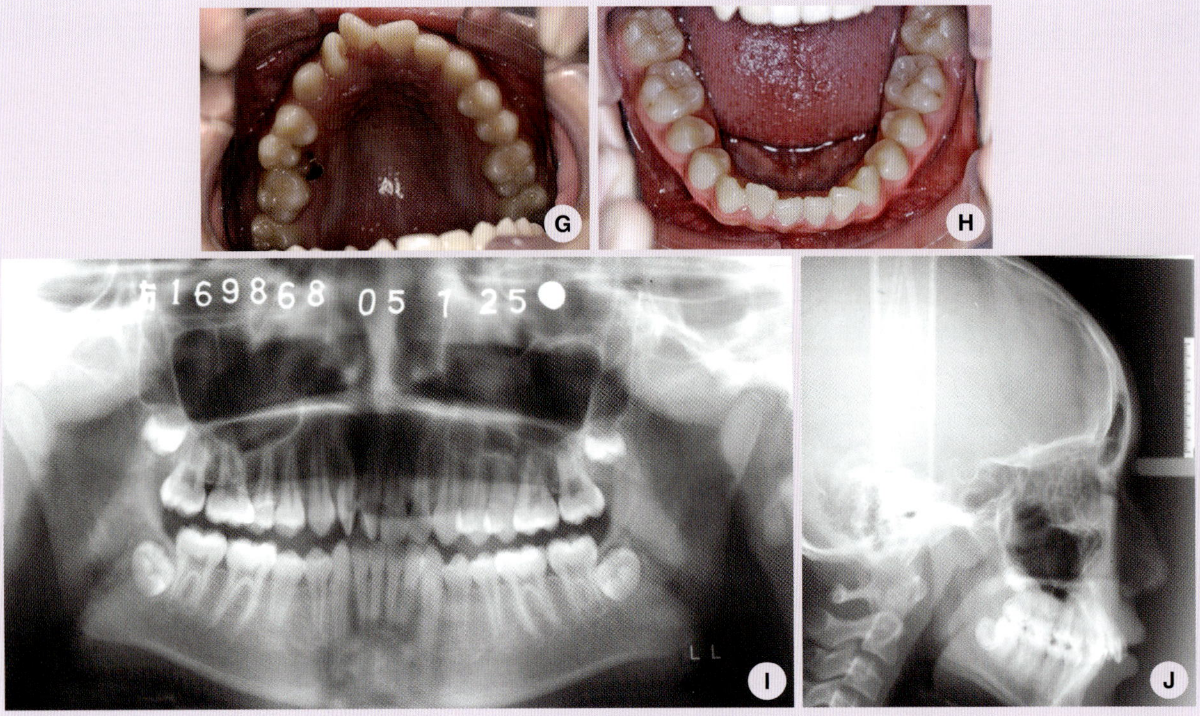

图 7-65 病例 7-1 治疗前面相、𬌗相及 X 线片（续）

表 7-2 病例 7-1 治疗前后头影测量结果

测量项目	正常值		测量值	
	均值	标准差	治疗前	治疗后
SNA（度）	82.8	4.0	83.1	82.5
SNB（度）	80.1	3.9	79.2	79.0
ANB（度）	2.7	2.0	3.9	2.5
FH-NP（度）	88.6	3.0	89.0	87.0
NA/PA（度）	4.9	3.0	5.5	4.6
U1/NA（度）	22.8	5.7	30.5	23.3
U1-NA（毫米）	3.5	6.5	7.7	7.2
L1/NB（度）	30.5	5.8	23.7	22.1
L1-NB（毫米）	6.7	2.1	4.7	3.9
U1/L1（度）	124.2	8.2	120.9	130.5
U1/SN（度）	105.7	6.3	110.6	101.2
MP/SN（度）	32.5	5.2	33.7	33.6
MP/FH（度）	31.1	5.6	30.3	32.0
L1/MP（度）	93.9	6.2	89.8	89.7
Y 轴（度）	60.3	3.4	70.0	72.1
Pg-NB（毫米）	1.0	1.5	0.9	1.9

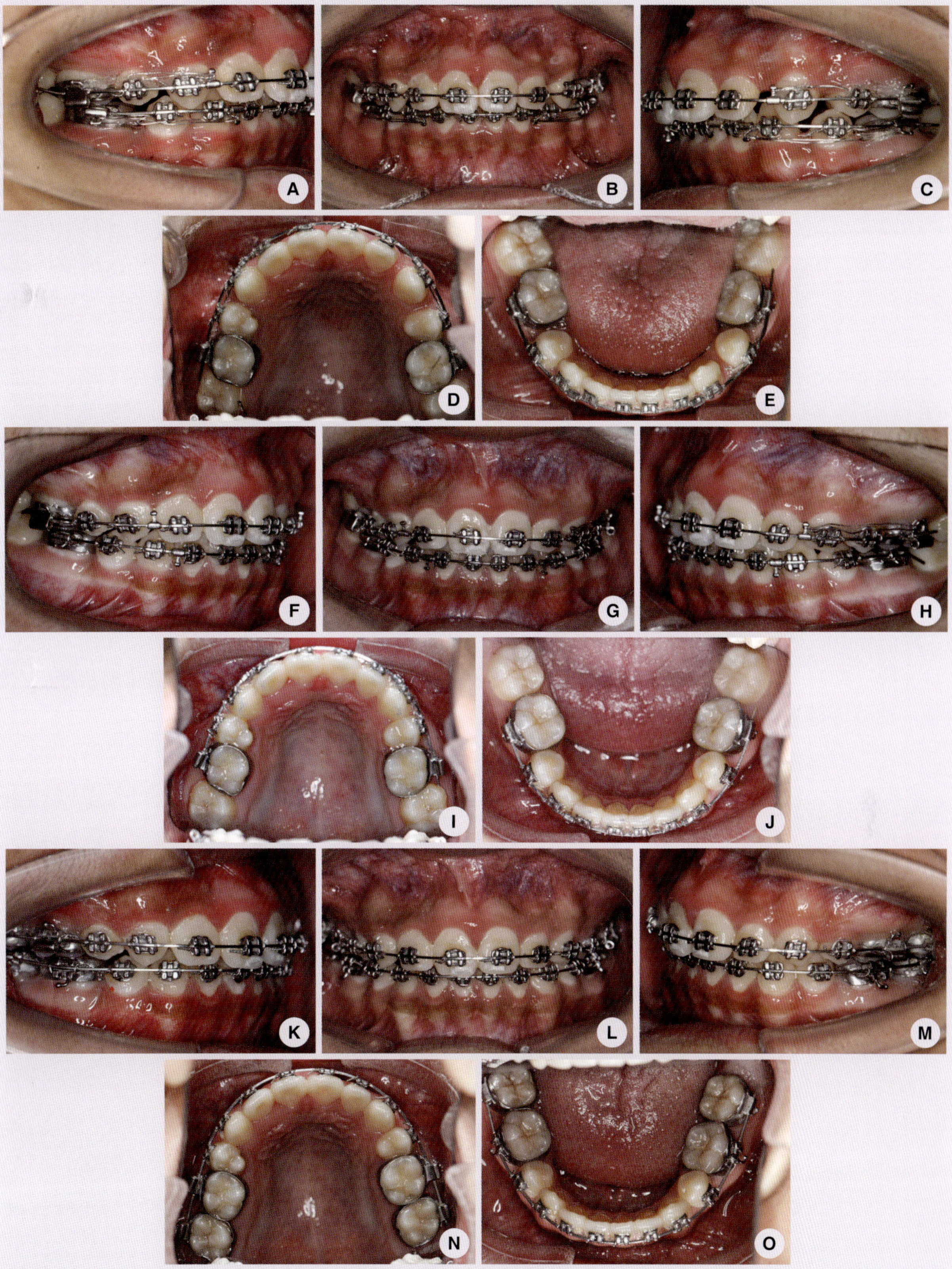

图 7-66 病例 7-1 治疗中𬌗相

A 至 E. 牙齿的排齐与整平，逐渐改善前牙深覆𬌗。

F 至 J. 两步法关闭拔牙间隙，节约后牙支抗，增加前牙的内收。K 至 O. 间隙关闭结束后牙列的精细调整。

【治疗过程及结果】拔牙后，粘接固定矫治器，自 0.012 英寸镍钛弓丝开始逐步更换矫治弓丝至 0.019 英寸 ×0.025 英寸不锈钢弓丝，适当加大上颌补偿曲线及下颌反 Spee 氏曲线整平牙弓，打开前牙的深覆𬌗。尖牙通过远中结扎及主动结扎远中移动，两步法关闭拔牙间隙，减小面下部的突度。

治疗后，患者面部突度减小，唇间关系改善。牙齿排列整齐，前牙覆𬌗、覆盖正常，尖牙及磨牙关系中性，牙弓中线一致。

本例正畸治疗后面相、𬌗相及 X 线片见图 7-67，治疗前后头影测量重叠图见图 7-68。

【病例解析】

1. 单纯唇裂的患者颌骨及牙弓受先天畸形或手术修复治疗的影响较小。部分患者虽不存在牙槽嵴裂，但在牙弓中相应的部分也会存在骨质异常，如牙槽骨局部凹陷、变薄，或骨密度下降等。在正畸治疗中应对此予以关注，避免牙齿在移动与排齐的过程中，移入骨质薄弱区而出现骨开裂所致的部分牙龈退缩及牙根暴露。该病例在 12 区域出现牙槽骨的轻度凹陷，由于 12 牙根的直径不大，移动中未造成明显的牙龈局部不良反应。

2. 患者的主要错𬌗问题是面下部的前突，正畸治疗的重点是后牙支抗的控制及前牙内收中转矩的控制，以实现面下部突度减小和避免前牙过度直立。治疗的排齐整平过程中，通过轻力远中移动尖牙，避免在排齐过程中前牙唇倾造成的牙齿往复移动和对后牙支抗的挑战。通过两步法关闭拔牙间隙，以节省后牙支抗，增加前牙内收。

3. 患者的唇间关系略差，上唇松弛、功能欠佳，单纯正畸治疗很难改善唇肌的功能不良。应建议患者坚持唇肌训练，强化唇肌功能。该患者在唇肌训练上，未能按照医嘱进行，唇肌功能训练不足，所以治疗后虽然其上下前牙内收显著、面下部突度改善明显，但是唇间关系的改善尚有不足。另外，有些唇腭裂患者由于上唇肌的肌纤维发育不足或减少，也会导致唇肌功能不良。患者唇形态不佳或唇功能不良是其正畸治疗后有时软组织改善不显著的主要原因。

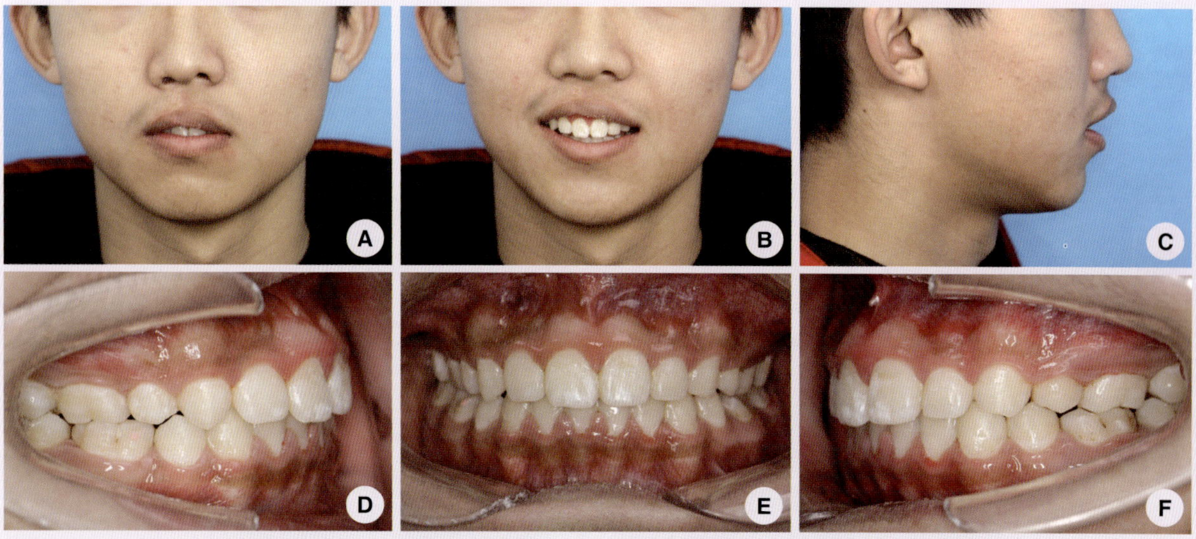

图 7-67 病例 7-1 治疗后面相、𬌗相及 X 线片

A 至 C. 治疗后面相，面部对称，唇间关系改善，唇齿关系正常，侧貌突度降低。D 至 H. 治疗后𬌗相显示牙齿排列整齐，覆𬌗、覆盖正常，磨牙及尖牙中性关系，牙弓形态良好，上下颌牙弓协调。12 远中根尖区域牙槽骨凹陷。

I. 治疗后牙列整齐、牙根平行，双侧髁突形态基本正常。J. 治疗后头颅侧位片显示侧貌突度减小，唇间关系改善，颌间关系基本正常。前牙的唇倾减小。下颌平面角为均角。

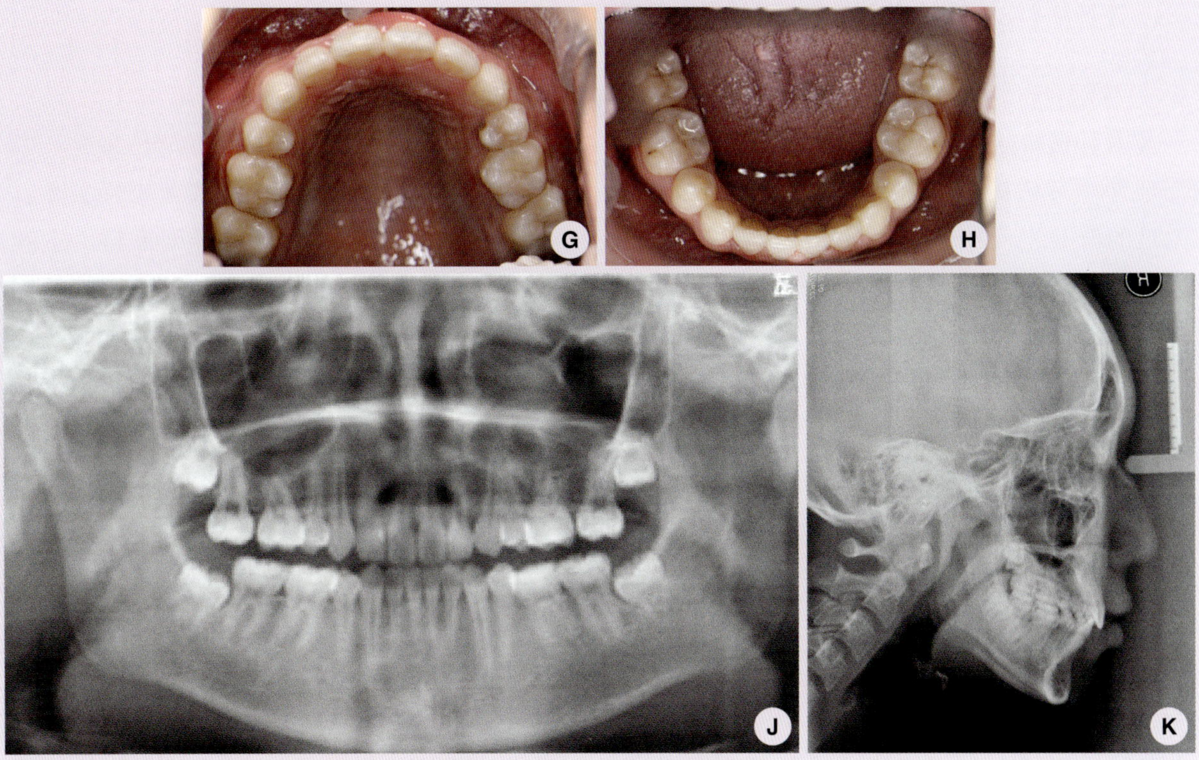

图 7-67　病例 7-1 治疗后面相、殆相及 X 线片（续）

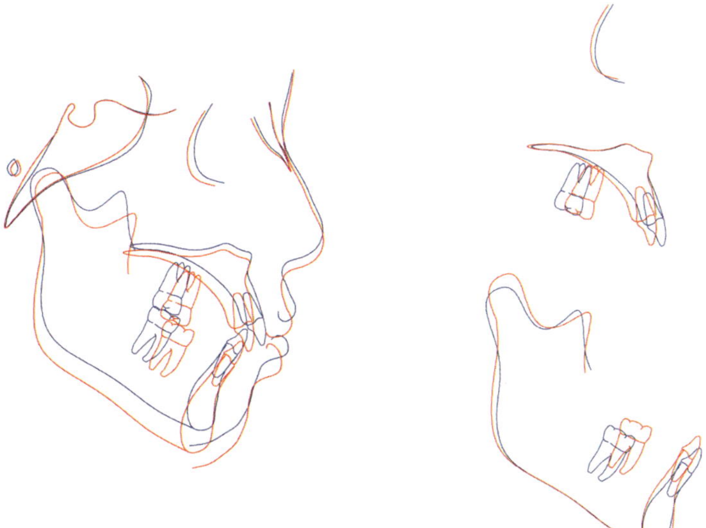

图 7-68　病例 7-1 治疗前后头影测量重叠图

蓝色为治疗前，红色为治疗后。

二、伴唇裂和牙槽裂的错殆畸形的正畸治疗

累及牙槽嵴的唇腭裂经常会存在牙槽嵴裂隙而需要牙槽突裂植骨，同时可能存在牙槽嵴裂隙附近的畸形牙或牙缺失。正畸治疗中应对存在的牙齿问题予以考虑，综合考量治疗的效果。

病例 7–2　唇裂 – 牙槽嵴裂伴随畸形牙

【一般情况】患者，女性，13 岁。

【主诉】牙列不齐。

【病史】左侧唇裂 - 牙槽裂。5 月龄行唇裂修复，牙槽突裂植骨于 9.5 岁进行。无既往正畸治疗史。否认家族相同病史。

【临床检查】

1. 面部检查：面部略不对称，左侧唇裂修复瘢痕，两侧鼻孔略不对称。唇自然闭合，唇间关系及唇齿关系正常。面部比例正常，侧貌直面型，鼻唇颏关系协调（图 7-69 A 至 C）。

2. 口内检查：恒牙列，磨牙中性关系，22 小牙畸形，21 扭转。下牙列轻度拥挤。上颌中线右偏 1.5 mm。前牙深覆殆Ⅲ度。22 与 23 间牙槽突裂植骨术瘢痕可见（图 7-69 D 至 H）。

3. 功能检查：唇动度正常，未见唇功能异常。发音正常。颞下颌关节检查未见异常。

【X 线及 CBCT 检查】

1. 曲面体层片：全部牙齿的存在，2C 滞留，22 小牙畸形，牙根较细，根长度尚可。双侧升支及髁突对称，未见明显骨质异常（图 7-69 I）。

2. 头颅侧位片：颌间关系为Ⅰ类骨型，上前牙略舌倾，下颌平面角正常（图 7-69 J）。

3. CBCT：牙槽突裂植骨区骨的高度与厚度基本正常，骨密度略低（图 7-69 K）。

4. 头影测量数据见表 7-3。

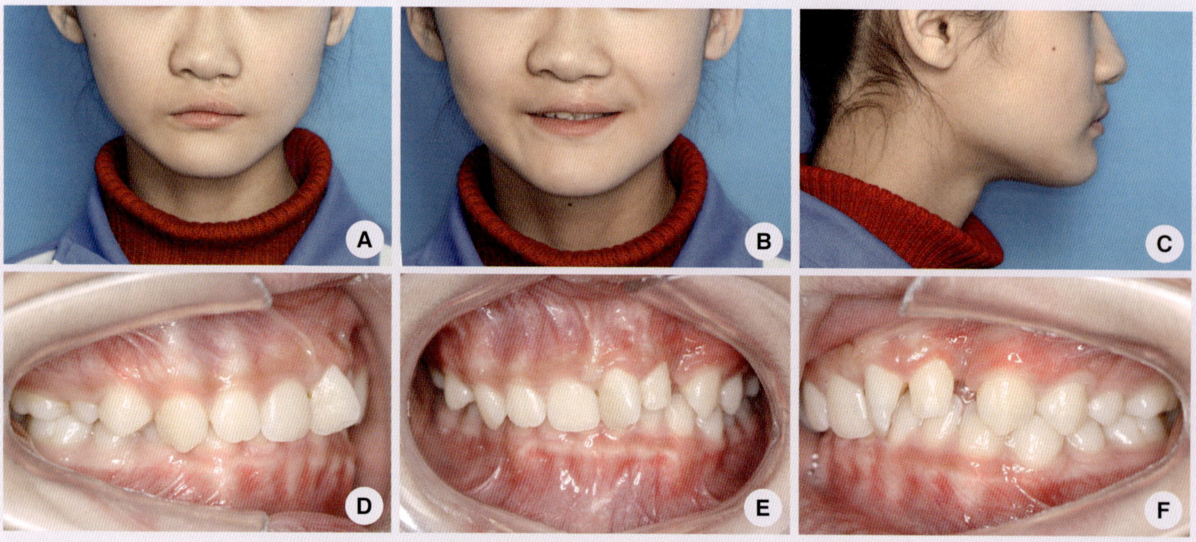

图 7–69　病例 7–2 治疗前面相、殆相及 X 线片和 CBCT

A 至 C. 治疗前面相，面部略不对称，面部比例正常。唇间关系及唇齿关系正常，直面型。鼻唇颏关系协调。

D 至 H. 磨牙中性关系偏近中，上下牙列轻度拥挤，前牙深覆殆Ⅲ度。

I. 治疗前曲面体层片显示 22 小牙畸形，根较细。双侧髁突形态基本对称，未见骨质异常。

J. 治疗前头颅侧位片显示Ⅰ类骨型，上前牙牙轴直立。

K. CBCT 显示左上牙槽突裂植骨区骨高度、厚度尚可，骨密度略低。

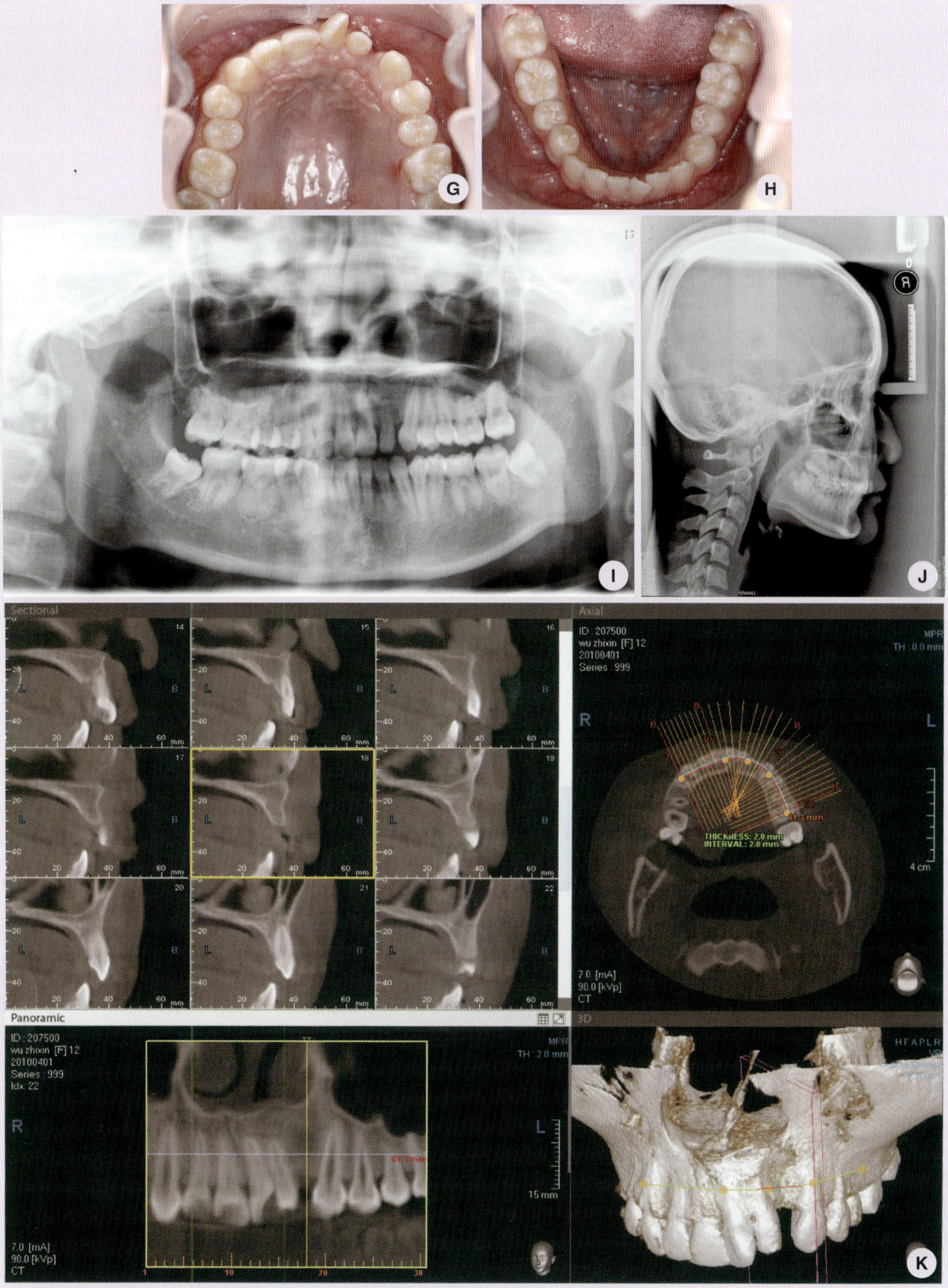

图 7-69　病例 7-2 治疗前面相、殆相及 X 线片和 CBCT（续）

表 7-3 病例 7-2 治疗前后头影测量结果对比

测量项目	正常值		测量值	
	均值	标准差	治疗前	治疗后
SNA（度）	82.8	4.0	82.9	81.6
SNB（度）	80.1	3.9	80.8	79.4
ANB（度）	2.7	2.0	1.9	2.2
FH-NP（度）	88.6	3.0	86.9	86.4
NA/PA（度）	4.9	3.0	-1.0	0.5
U1/NA（度）	22.8	5.7	10.5	17.9
U1-NA（毫米）	3.5	6.5	1.4	4.6
L1/NB（度）	30.5	5.8	10.7	26.2
L1-NB（毫米）	6.7	2.1	0.6	4.5
U1/L1（度）	124.2	8.2	156.8	133.7
U1/SN（度）	105.7	6.3	93.4	99.5
MP/SN（度）	32.5	5.2	24.9	27.7
MP/FH（度）	31.1	5.6	21.3	22.6
L1/MP（度）	93.9	6.2	84.9	99.2
Y 轴（度）	60.3	3.4	66.3	67.2
Pg-NB（毫米）	1.0	1.5	4.0	3.5

【诊断】安氏 I 类，毛氏 $IV^1 + I^1$，I 类骨型，均角。

【矫治设计】

1. 不拔牙矫治。
2. 固定矫治器排齐、整平牙列（图 7-70）。
3. 打开深覆𬌗（图 7-70）。
4. 治疗后修复 22。

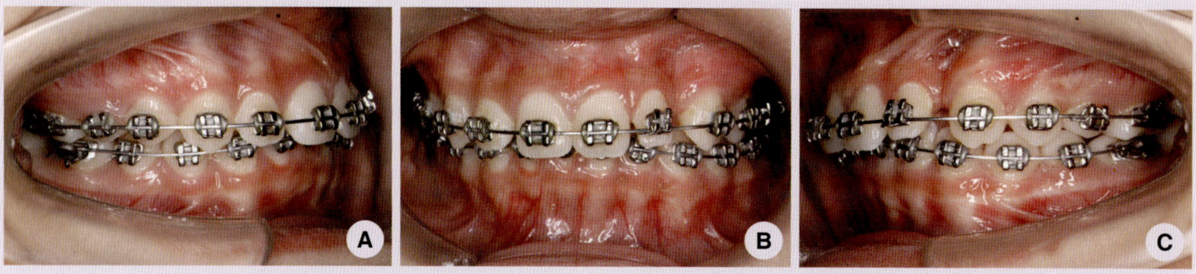

图 7-70 病例 7-2 正畸治疗中𬌗相

A 至 E. 牙列排齐与整平中𬌗相，22 适当远中移动。

F 至 J. 调整 22 位置，增大 22 宽度，正畸治疗后修复。K 至 O. 正畸治疗尾声，精细调整。

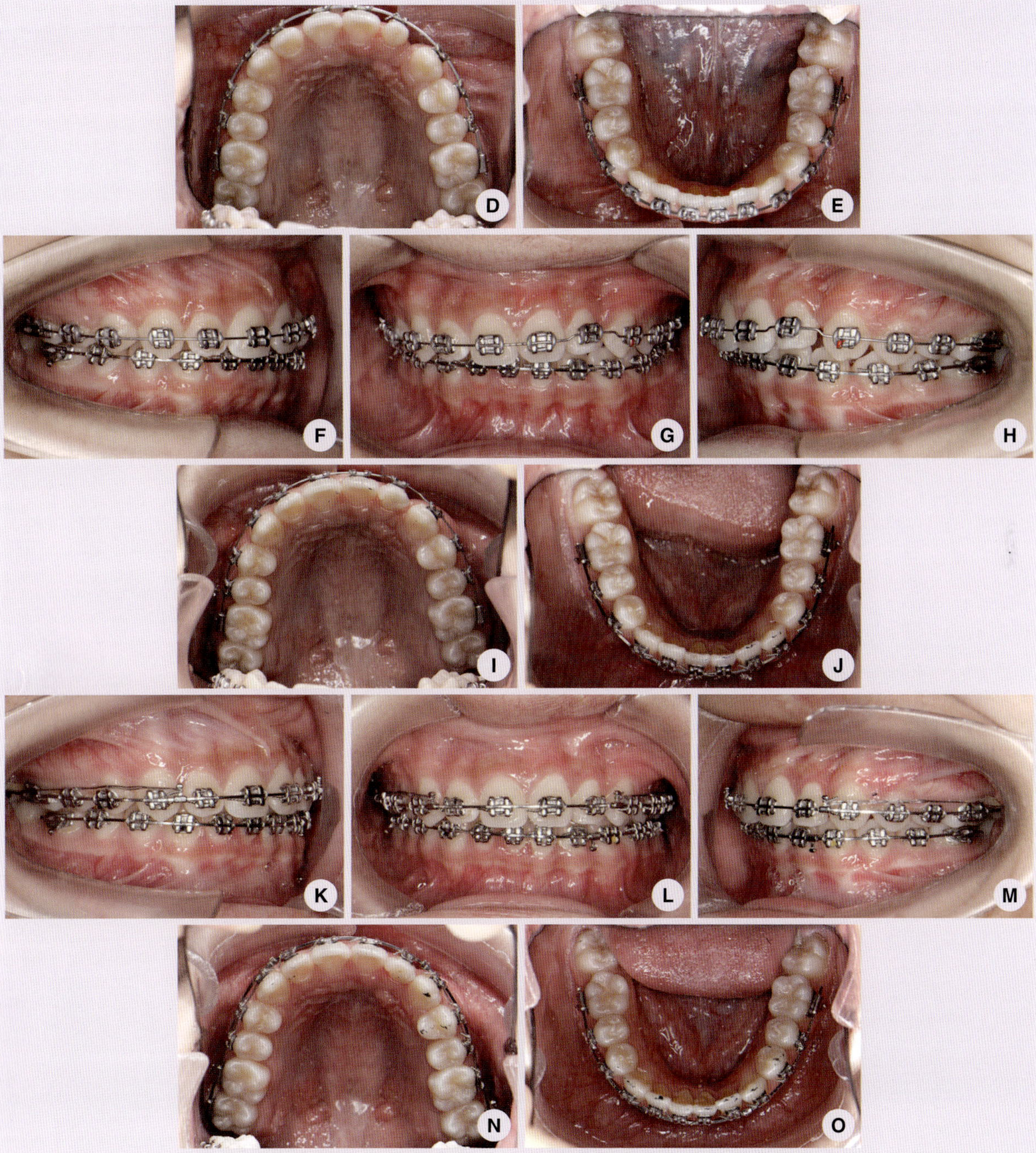

图 7-70　病例 7-2 正畸治疗中𬌗相（续）

【治疗过程及结果】采用直丝弓矫治器，先行上颌矫治，排齐整平过程中，戴用上颌平面导板辅助咬合打开，同时粘接下颌矫治器。0.012 英寸镍钛丝作为起始弓丝，顺序更换弓丝至 0.019 英寸 ×0.025 英寸不锈钢丝。整平牙列，打开咬合。

治疗后患者面部对称，面部比例正常，侧貌突度正常，唇间关系及唇齿关系正常。牙齿排列整齐，覆𬌗、覆盖正常，磨牙及尖牙关系呈中性。

本例正畸治疗后面相、𬌗相及 X 线片见图 7-71，治疗前后头影测量重叠图见图 7-72。

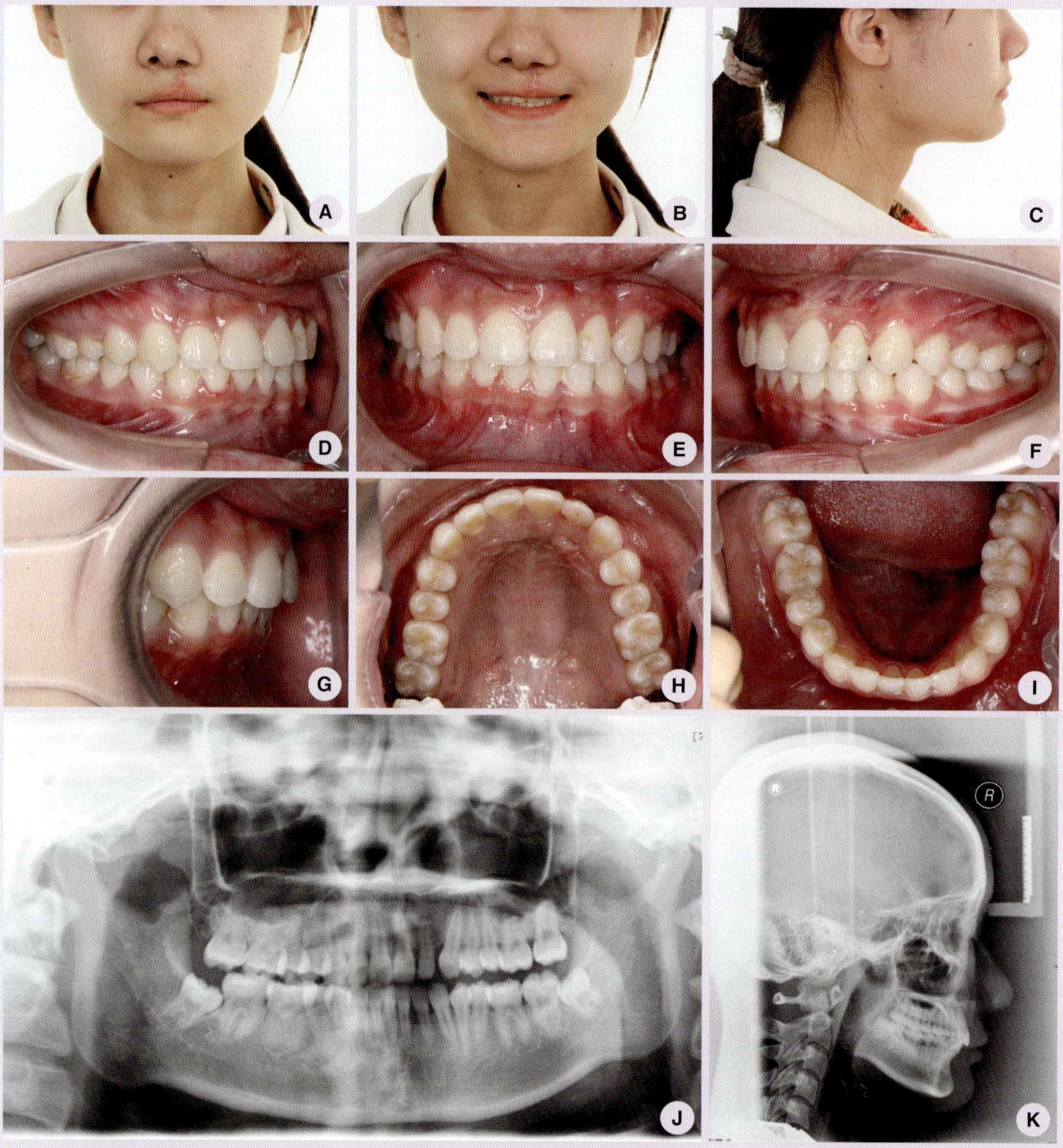

图 7-71 病例 7-2 正畸治疗后面相、殆相及 X 线片

A 至 C. 正畸治疗后面部基本对称，面部比例正常，唇间关系及唇齿关系正常，侧貌直面型，鼻唇颏关系协调。
D 至 I. 治疗后殆相，牙齿排列整齐，磨牙关系中性，前牙覆殆、覆盖正常，牙弓中线一致。牙弓呈卵圆形，上下颌牙弓协调。
J. 治疗后曲面体层片显示牙齿排列整齐，牙根平行度良好，38、48 近中阻生。
K. 治疗后头颅侧位片显示Ⅰ类骨型，颌间关系良好，下颌平面角为均角。

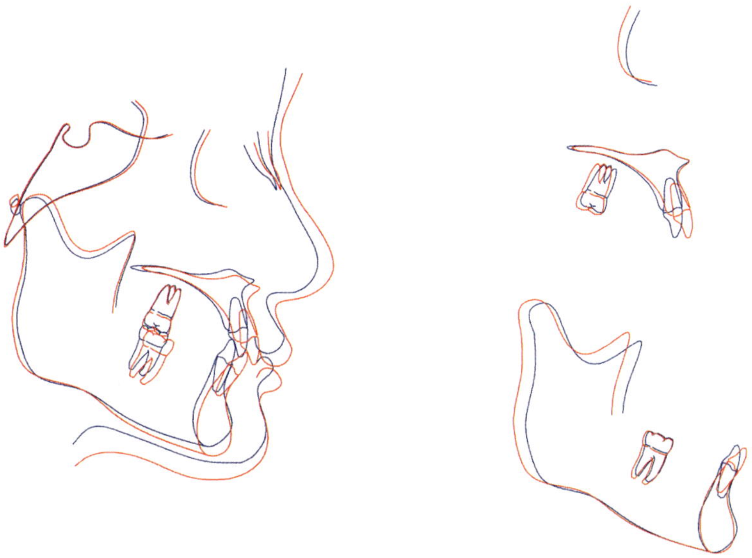

图 7-72　病例 7-2 治疗前后头影测量重叠图
蓝色为治疗前，红色为治疗后。

【病例解析】

1. 唇裂 - 牙槽裂的患者因为不存在腭裂，上颌骨发育受到的影响不大。牙槽嵴裂的存在通常对局部牙齿的发育产生影响，如牙齿缺失、过小牙，还常见牙齿扭转。正畸治疗相对容易，需要解决的问题一般以牙齿排列为主。患者颌骨发育基本正常，患者的牙列拥挤在成功的牙槽突裂植骨后，治疗难度降低。

2. 该患者错𬌗的主要问题是前牙的严重深覆𬌗。患者面型正常，牙列不存在明显的拥挤，同时上下前牙的唇倾度均较小，故治疗不需要拔牙，通过牙齿唇倾度的调整及磨牙的轻度伸长解决前牙的深覆𬌗问题。患者处于生长发育期内，尚有部分生长潜力，磨牙的少量萌出有利于覆𬌗的改善。更换至方丝后，适当加大上颌补偿曲线和下颌反 Spee 氏曲线，在调整前牙唇倾度的同时减轻前牙的深覆𬌗。

3. 伴牙槽嵴裂的患者，裂隙附近牙齿缺失及小牙畸形常见。该患者 22 小牙畸形，为了保证上颌中线居中、咬合关系良好及前牙的美观度，修复 22 是必要的，否则需要接受牙齿排列或咬合关系的折中。对于由于牙齿过小需要正畸治疗后修复的患者，通常需要在牙齿近远中均留出适当的间隙以利于修复，而儿童患者的固定修复一般需要等到接近成人时才能进行，间隙的保持存在一定困难。正畸治疗中用修复树脂在 22 近远中暂时恢复牙齿大小，有助于提高正畸治疗的疗效，避免不必要地重复调整，也有利于正畸治疗后到瓷贴面修复前间隙的保持。

病例 7-3　唇裂 - 牙槽嵴裂伴随拥挤、牙弓中线不一致

【一般情况】患者，女性，12 岁。

【主诉】牙列不齐。

【病史】左侧唇裂 - 牙槽嵴裂，5 月龄行唇裂修复，9 岁行牙槽突裂植骨。未行其他治疗。否认存在类似疾病家族史。

【临床检查】

1. 面部检查：面部对称，左侧唇裂修复瘢痕，鼻翼欠对称，唇间关系及唇齿关系基本正常。面部比例正常，侧貌略突（图 7-73 A 至 C）。

2. 口内检查：恒牙𬌗，磨牙呈中性关系，前牙覆𬌗 I 度、覆盖正常。上颌牙弓中线左偏 2 mm。22 腭侧萌出，小牙畸形。32 缺失。上颌牙列拥挤 Ⅱ 度，下颌牙列轻度拥挤。上腭可见腭

裂及牙槽突裂植骨的手术瘢痕。上颌牙弓前部轻度狭窄（图 7-73 D 至 H）。

3. 功能检查：唇功能正常，无异常语音，颞下颌关节检查未见异常。

【X 线检查】

1. 曲面体层片：22 小牙畸形，32 缺失，第三磨牙发育中。双侧髁突基本对称，形态正常。

2. 头颅侧位片：Ⅰ类骨型，上前牙直立，唇间关系基本正常，唇部略突，下颌平面角为均角。

3. 头影测量数据见表 7-4。

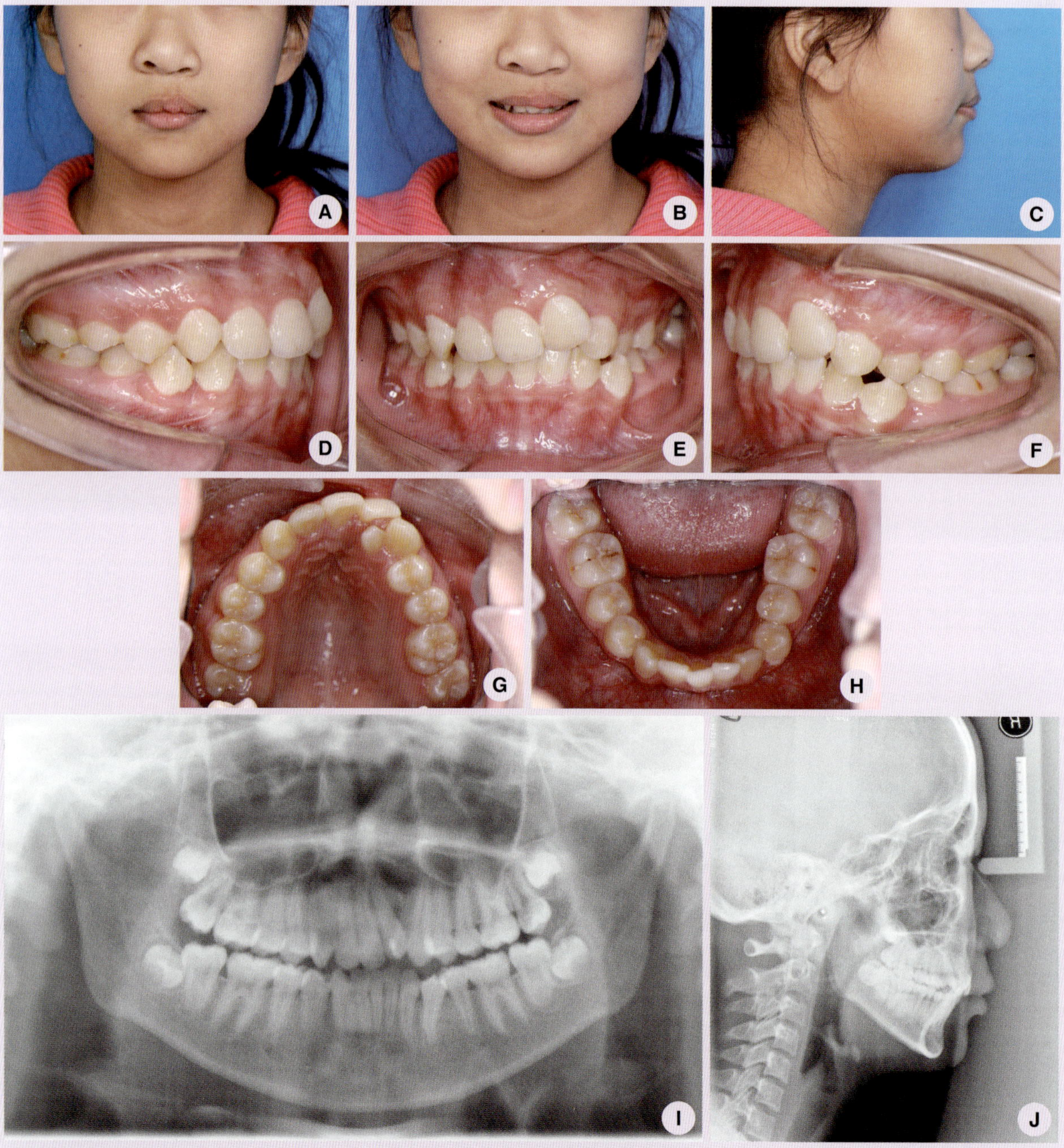

图 7-73　病例 7-3 正畸治疗前面相、殆相及 X 线片

A 至 C. 治疗前面部对称，比例正常，唇间关系正常，侧貌略突。

D 至 H. 治疗前磨牙关系基本呈中性。上颌中线左偏 1.5 mm。22 舌向错位，小牙畸形。上颌中度拥挤，下颌轻度拥挤。

J. 曲面体层片显示 22 为小牙畸形，32 缺失。智齿均在发育中。双侧髁突形态正常，基本对称，未见骨质异常。

K. 患者为Ⅰ类骨型，下颌平面角为均角，上颌前牙较直立。唇间关系基本正常。唇部稍丰满。

表 7-4 病例 7-3 治疗前后头影测量结果

测量项目	正常值		测量值	
	均值	标准差	治疗前	治疗后
SNA（度）	82.8	4.0	78.9	80.1
SNB（度）	80.1	3.9	75.7	76.8
ANB（度）	2.7	2.0	3.2	3.3
FH-NP（度）	88.6	3.0	79.2	80.5
NA/PA（度）	4.9	3.0	6.3	6.0
U1/NA（度）	22.8	5.7	21.0	17.9
U1-NA（毫米）	3.5	6.5	2.8	3.1
L1/NB（度）	30.5	5.8	22.8	26.4
L1-NB（毫米）	6.7	2.1	4.6	5.3
U1/L1（度）	124.2	8.2	133.1	132.4
U1/SN（度）	105.7	6.3	99.9	98.0
MP/SN（度）	32.5	5.2	41.8	38.6
MP/FH（度）	31.1	5.6	38.7	35.4
L1/MP（度）	93.9	6.2	85.3	91.0
Y 轴（度）	60.3	3.4	74.3	73.0
Pg-NB（毫米）	1.0	1.5	0.6	1.1

【诊断】安氏Ⅰ类，毛氏$Ⅰ^1+Ⅳ^1$，Ⅰ类骨型，均角。

【治疗设计】

方案一：

1. 拔除 14、24 和 44。

2. 中度支抗控制，排齐牙列，内收前牙，打开咬合。

3. 调整牙弓中线及尖牙中性关系。

4. 正畸治疗后 22 烤瓷贴面修复。

方案二：

1. 拔除 14、22 和 44。

2. 中度支抗。

3. 排齐牙列，调整中线，内收前牙，调整尖牙关系至Ⅰ类。

患者不接受 22 修复，接受尖牙替代侧切牙的美观效果欠佳。

【治疗过程及结果】固定矫治器戴入后，顺序更换弓丝，至 0.019 英寸 ×0.025 英寸不锈钢丝。通过滑动法关闭拔牙间隙，关闭间隙过程中，配合应用颌间牵引。

本例正畸治疗中𬌗相见图 7-74，

治疗后患者面型协调，侧貌突度改善；牙齿排列整齐，覆𬌗、覆盖正常，咬合关系良好，牙弓中线一致。

本例正畸治疗后面相、𬌗相及 X 线片见图 7-75，头影测量重叠图见图 7-76。

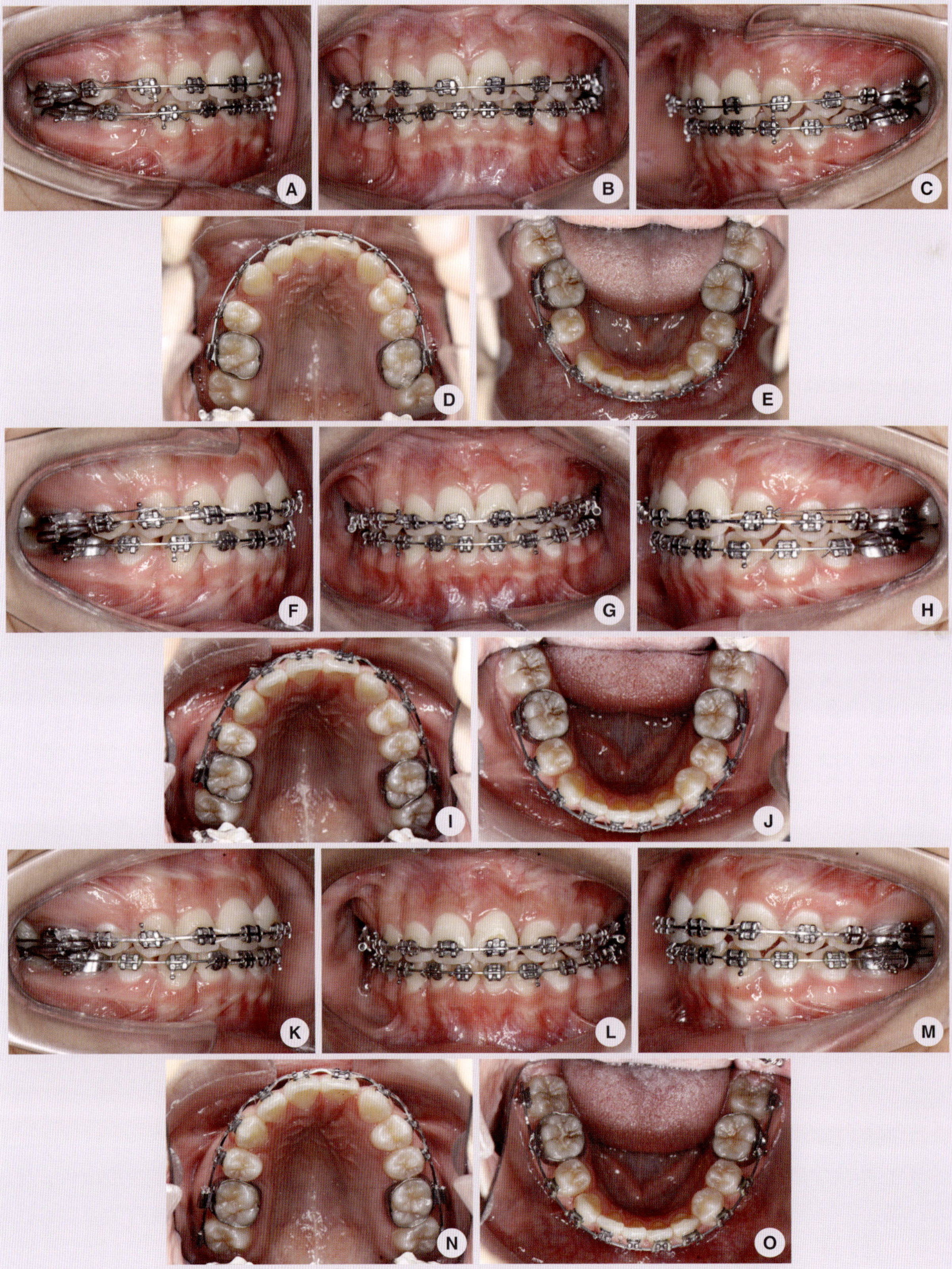

图 7-74 病例 7-3 正畸治疗中𬌗相

A 至 E. 牙列排齐中，通过尖牙向后结扎调整上颌牙弓中线。

F 至 J. 排齐整平牙弓，关闭拔牙间隙，同时调整尖牙关系。

K 至 O. 间隙关闭后粘接第二磨牙托槽，继续排齐整平牙弓后部，进行精细调整。

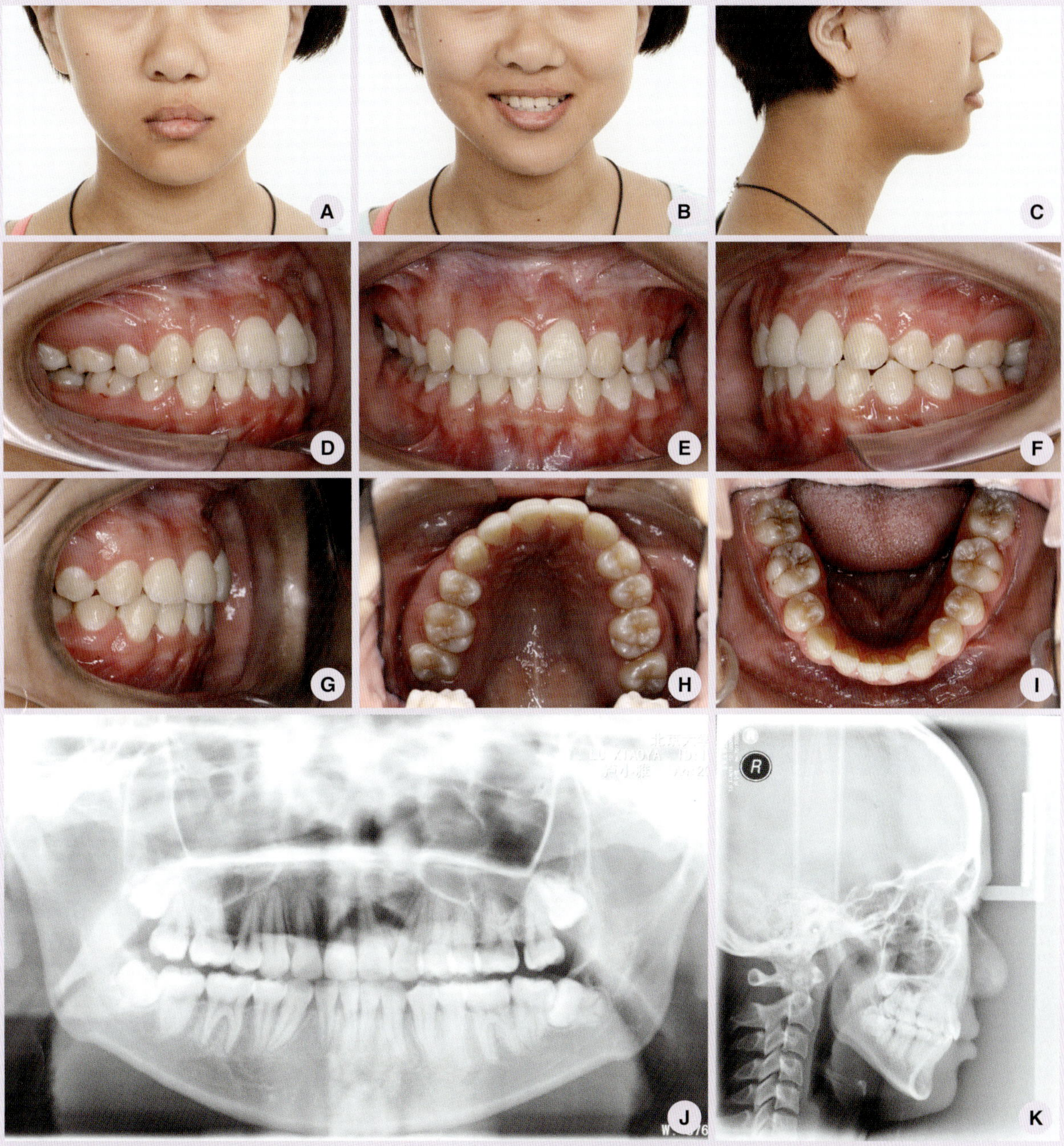

图 7-75 病例 7-3 正畸治疗结束后面相、𬌗相及 X 线片

A 至 C. 正畸治疗后面部对称，面部比例正常，唇间关系及唇齿关系基本正常。侧貌突度正常，鼻唇颏关系协调。

D 至 I. 正畸治疗后𬌗相，牙列整齐，覆𬌗、覆盖正常，咬合关系良好。

J. 治疗后曲面体层片显示牙齿排列整齐，38 水平阻生，48 近中阻生。

K. 头颅侧位片显示Ⅰ类骨型，下颌平面角为均角。

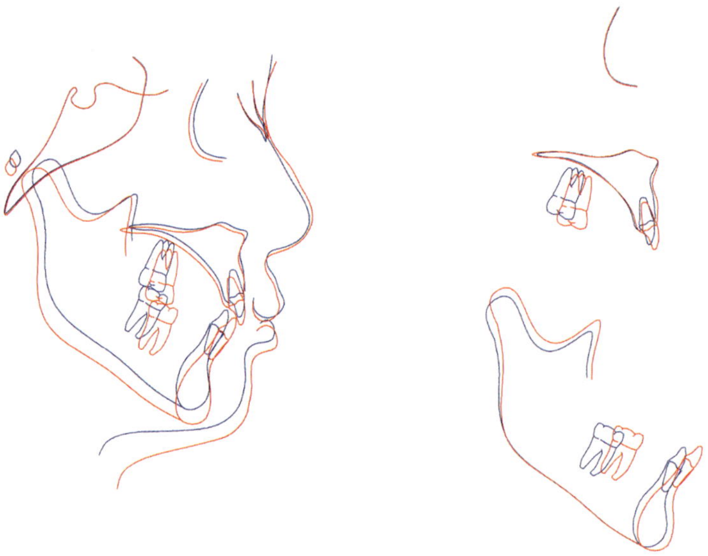

图 7-76 病例 7-3 治疗前后头影测量重叠图
蓝色为治疗前，红色为治疗后。

【病例解析】

1. 关于治疗设计：患者的主要问题是牙列拥挤及牙弓中线不一致。牙弓间的协调性尚好。上颌牙弓形态基本正常，牙弓前段略窄，但是不存在反殆。患者上颌中线偏斜的原因是 22 完全腭向所致的前牙向左侧移动。下颌牙弓由于缺失 32，牙弓的中线也不正。患者侧貌唇部突度略大，需要前牙适当内收以改善突度，所以需要拔牙治疗。如果不存在 22 过小牙，拔牙方案应是拔除 $\frac{4|4}{4|}$，上颌需中度支抗控制。治疗需调整上颌中线，内收前牙以减小唇部的突度。因 32 缺失，33 将替代 32。下颌存在牙量相对过大的问题，可能致左侧后牙治疗后偏远中关系。或者需要通过下颌前牙的邻面去釉协调上下颌牙弓的牙量不调。但是，由于 22 牙齿过小，如果常规拔除第一双尖牙，则需要对 22 进行瓷贴面或冠修复。该方案的优点是前牙区美观性及对称度较好，但是 22 需长期佩戴修复体。如果拔除 22，则消除了 22 治疗后修复的可能，以 23 替代 22，接受美观略折中的效果，避免前牙的修复治疗。患者 23 牙齿外形尚可，无过大的牙尖，患者能够接受用其替代侧切牙对美观的不利影响。故选择拔除 14、22 和 43。

2. 关于治疗控制：正畸治疗中的非典型拔牙需要在治疗中注意控制。拔牙间隙的不对称致使操作存在一定困难。治疗设计时应考虑间隙的分配和利用。14、22 和 43 的拔除使拔牙后间隙均存在于上下颌牙弓的右侧。拔牙获得的间隙主要用于解决上下颌牙弓的中线不一致问题。上下颌牙弓的中线均需要向右侧移动 3 ~ 4 mm。牙弓左侧获得的间隙可以用来进行前牙的内收。由于患者唇部突度略大，前牙需要适当内收，故上下牙在右侧的支抗应为中强支抗。治疗中需要尽可能节省支抗。关闭间隙时采用两步法，节省后牙的支抗，保持右侧上下尖牙同步后移，维持尖牙的中性关系。由于上下颌牙弓中线均需向右侧移动，治疗中不能应用中线牵引，主要用支抗控制完成牙弓向右侧的移动。治疗中需要关注右侧后牙支抗问题，在间隙关闭早期实现牙弓中线与人体中线一致 。该患者治疗成功的关键是右侧后牙的控制及尖牙有效的远中移动。

3. 关于非典型拔牙后牙量的协调：缺失一个下切牙的拔牙治疗常会使患者存在上下颌牙量的不协调，下颌牙量一般会较上颌牙量大 2 mm 左右。为了建立良好的覆殆、覆盖关系或良好的尖牙关系，有时需要对下前牙进行少量的邻面去釉。

该患者上颌拔除了 22，以 23 替代 22，23 的牙冠宽度与对侧侧切牙宽度基本相当，在上下颌牙弓牙量的协调上无贡献。治疗中患者未进行牙齿的邻面去釉。治疗后患者的 I 类尖牙关系及正常的前牙覆𬌗、覆盖均得到保证。对于该类患者，治疗前对牙量及牙量协调的分析十分重要。

病例 7–4 唇裂–牙槽裂伴随上颌侧切牙缺失及中线偏斜、牙列拥挤，可见扭转牙、阻生牙

【一般情况】 患者，女性，14 岁。

【主诉】 牙列不齐。

【病史】 左侧唇裂 - 牙槽裂。唇裂于 4 月龄修复，9 岁行牙槽突裂植骨，无其他手术史及正畸史。否认家族类似疾病史。

【临床检查】

1. 面部检查：面部基本对称，左侧唇部瘢痕，左侧鼻翼塌陷。唇间关系及唇齿关系正常，笑线正常。面部比例正常，鼻唇颏关系协调（图 7-77 A 至 C）。

2. 口内检查：恒牙𬌗，右侧磨牙呈中性关系偏远中，左侧磨牙呈中性关系。22、23 未萌，21 呈 90° 扭转，13 颊倾，前牙对刃。上颌牙弓中线左偏 4mm。上下颌牙列中度拥挤。后牙覆盖较浅。左侧中切牙远中可见牙槽突裂植骨瘢痕。牙弓呈卵圆形，上下颌牙弓基本协调（图 7-77 D 至 H）。

3. 功能检查：唇肌功能未见异常，无腭裂语音表现，颞下颌关节检查未见异常。

【X 线检查】

1. 曲面体层片：22 缺失，23 根尖发育完成，未萌。智齿发育中。21 远中牙槽高度略差。

2. 头颅侧位片：I 类骨型，上下前牙略直立，下颌平面角为高角，CS6 期。

3. 头影测量数据见表 7-5。

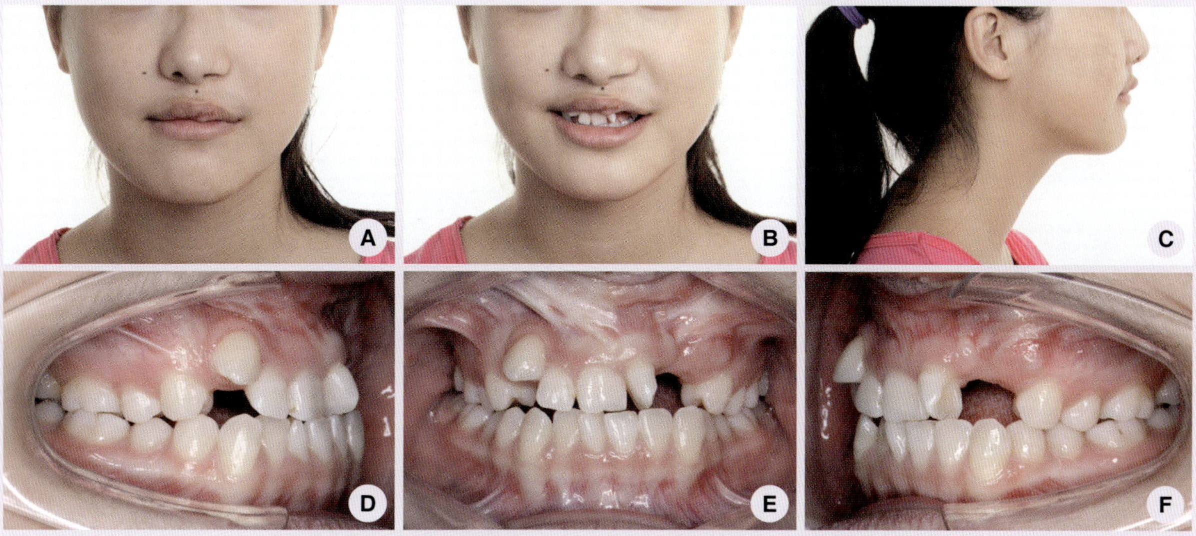

图 7–77 病例 7–4 治疗前面相、𬌗相及 X 线片

A 至 C. 面部基本对称，左侧唇部瘢痕，左侧鼻翼塌陷。唇间关系及唇齿关系正常，笑线正常。面部比例正常，鼻唇颏关系协调。D 至 H. 恒牙𬌗，右侧磨牙呈中性关系偏远中，左侧磨牙呈中性关系。22、23 未萌，21 呈 90° 扭转，13 颊倾。前牙对刃。上颌牙弓中线左偏 4 mm。上下颌牙列中度拥挤。后牙覆盖较浅。左侧中切牙远中可见牙槽突裂植骨瘢痕。牙弓呈卵圆形，上下颌牙弓基本协调。I. 曲面体层片显示 22 缺失，23 根尖基本发育完成，牙尖接近牙槽嵴顶。21 扭转，21 远中牙槽高度略差。智齿全部存在，发育中。J. 头颅侧位片显示患者生长发育已完成，I 类骨型，颌间关系正常，下颌平面角为高角。上下前牙略直立。

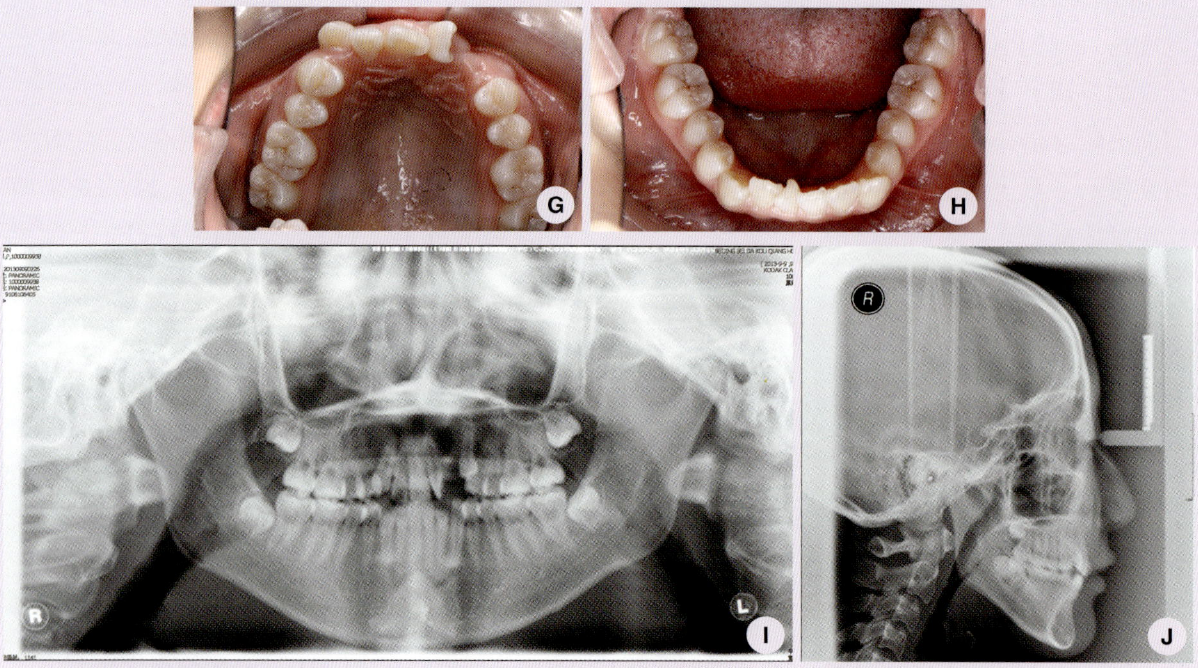

图 7-77 病例 7-4 治疗前面相、骀相及 X 线片（续）

表 7-5 病例 7-4 治疗前后头影测量结果

测量项目	正常值		测量值	
	均值	标准差	治疗前	治疗后
SNA（度）	82.8	4.0	77.0	78.0
SNB（度）	80.1	3.9	74.4	75.1
ANB（度）	2.7	2.0	2.6	2.9
FH-NP（度）	88.6	3.0	84.7	85.2
NA/PA（度）	4.9	3.0	3.2	4.0
U1/NA（度）	22.8	5.7	26.8	21.0
U1-NA（毫米）	3.5	6.5	1.3	1.9
L1/NB（度）	30.5	5.8	14.8	22.3
L1-NB（毫米）	6.7	2.1	2.1	3.2
U1/L1（度）	124.2	8.2	135.8	133.9
U1/SN（度）	105.7	6.3	103.8	99.7
MP/SN（度）	32.5	5.2	47.0	46.5
MP/FH（度）	31.1	5.6	38.0	38.0
L1/MP（度）	93.9	6.2	73.4	79.9
Y 轴（度）	60.3	3.4	76.0	75.6
Pg-NB（毫米）	1.0	1.5	2.6	2.2

【诊断】安氏Ⅰ类，毛氏Ⅰ[1]+Ⅱ[3]，Ⅰ类骨型，高角。

【治疗设计】

1. 23未萌，根尖基本发育完成。可能存在牙齿问题，暂时观察23萌出，半年后视情况开始治疗（图7-78）。

2. 23萌出后，牙齿未见异常。拔除15、35、45，采用固定矫治器排齐牙列，调整中线，略内收下前牙。调整中线及咬合关系。

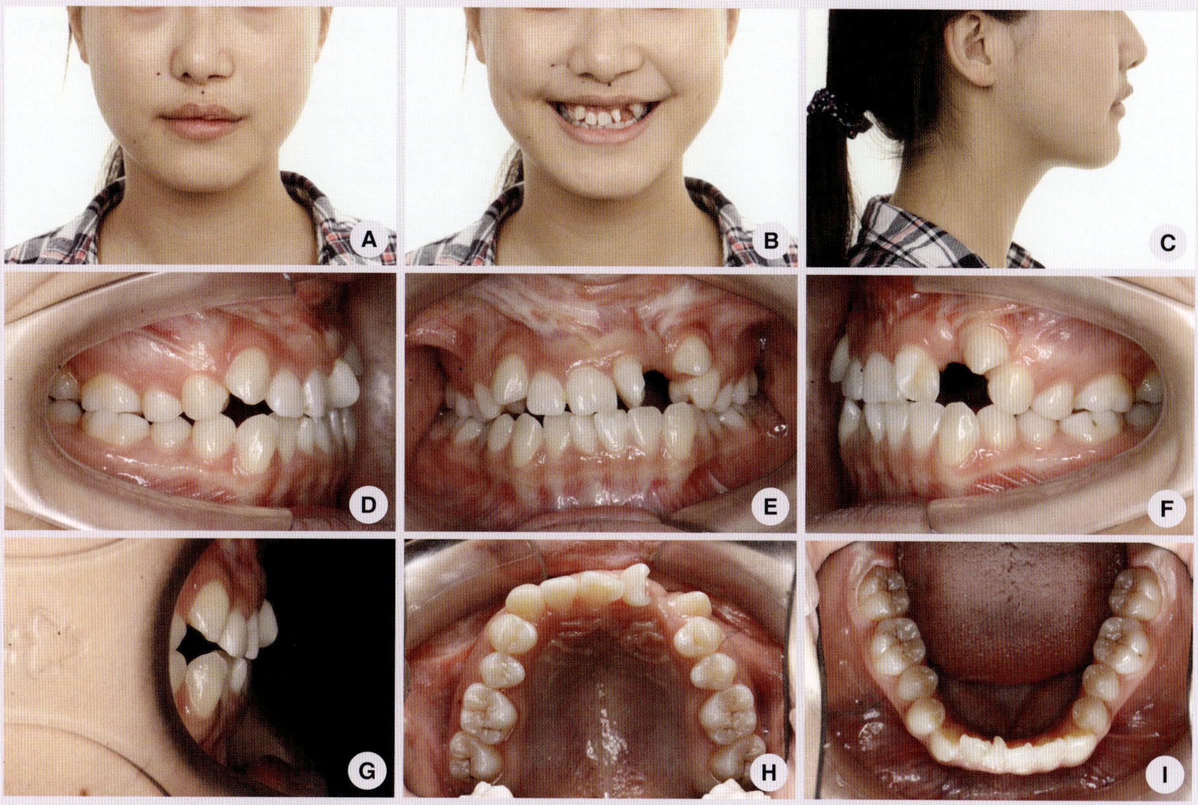

图7-78 病例7-4观察8个月后面相（A至C）和㖞相（D至I）

23萌出，13继续萌出，颏倾改善。其余面部及牙㖞情况同前。

【治疗过程及结果】 上下颌矫治器分步粘接，诊断性治疗21，后行拔牙治疗。顺序更换矫治弓丝至0.019英寸×0.025英寸不锈钢方丝，开拓间隙排齐21。关闭拔牙间隙，调整牙弓中线及咬合关系（图7-79）。患者于正畸治疗过程中进行了二期唇鼻修复手术。

治疗后患者面部对称，手术后唇鼻瘢痕减轻，鼻翼的塌陷改善，鼻孔的对称性改善。唇间关系及唇齿关系良好，侧貌突度正常，鼻唇颏关系协调。患者对治疗结果满意。

本例正畸治疗后面相、㖞相及X线片见图7-80，治疗前后头影测量重叠图见图7-81。

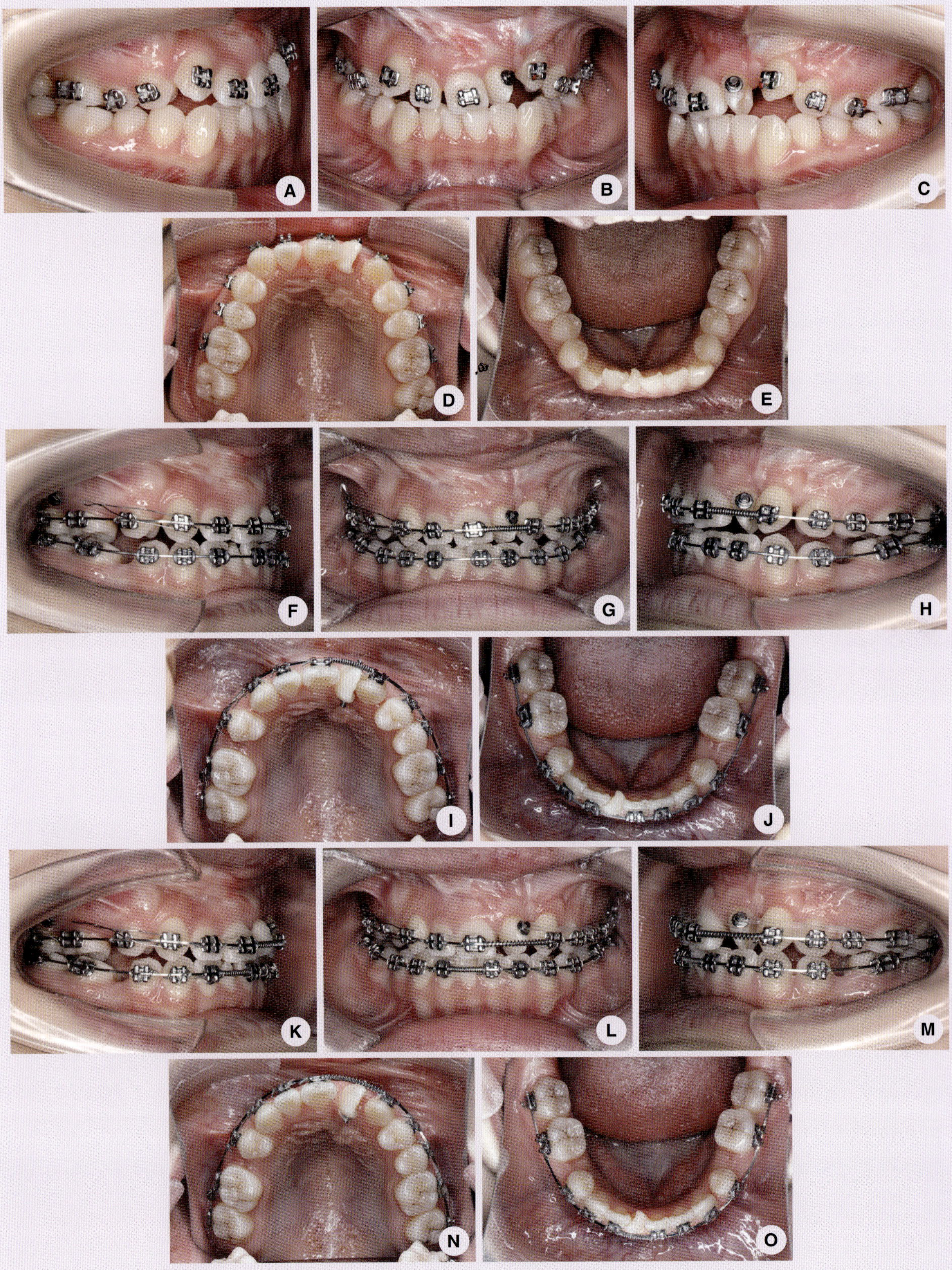

图 7-79 病例 7-4 治疗中𬌗相

A 至 E. 固定矫治器戴入上颌，先行 21 的扭转矫治。F 至 J. 应用力偶矫治扭转的 21。
K 至 O. 拔除 15、35 和 45，戴入下颌矫治器，创造排齐 21 的间隙。
P 至 T. 21 扭转矫治中，上下颌牙列的排列逐渐改善。U 至 Y. 关闭拔牙间隙，同时调整上下颌牙弓中线。

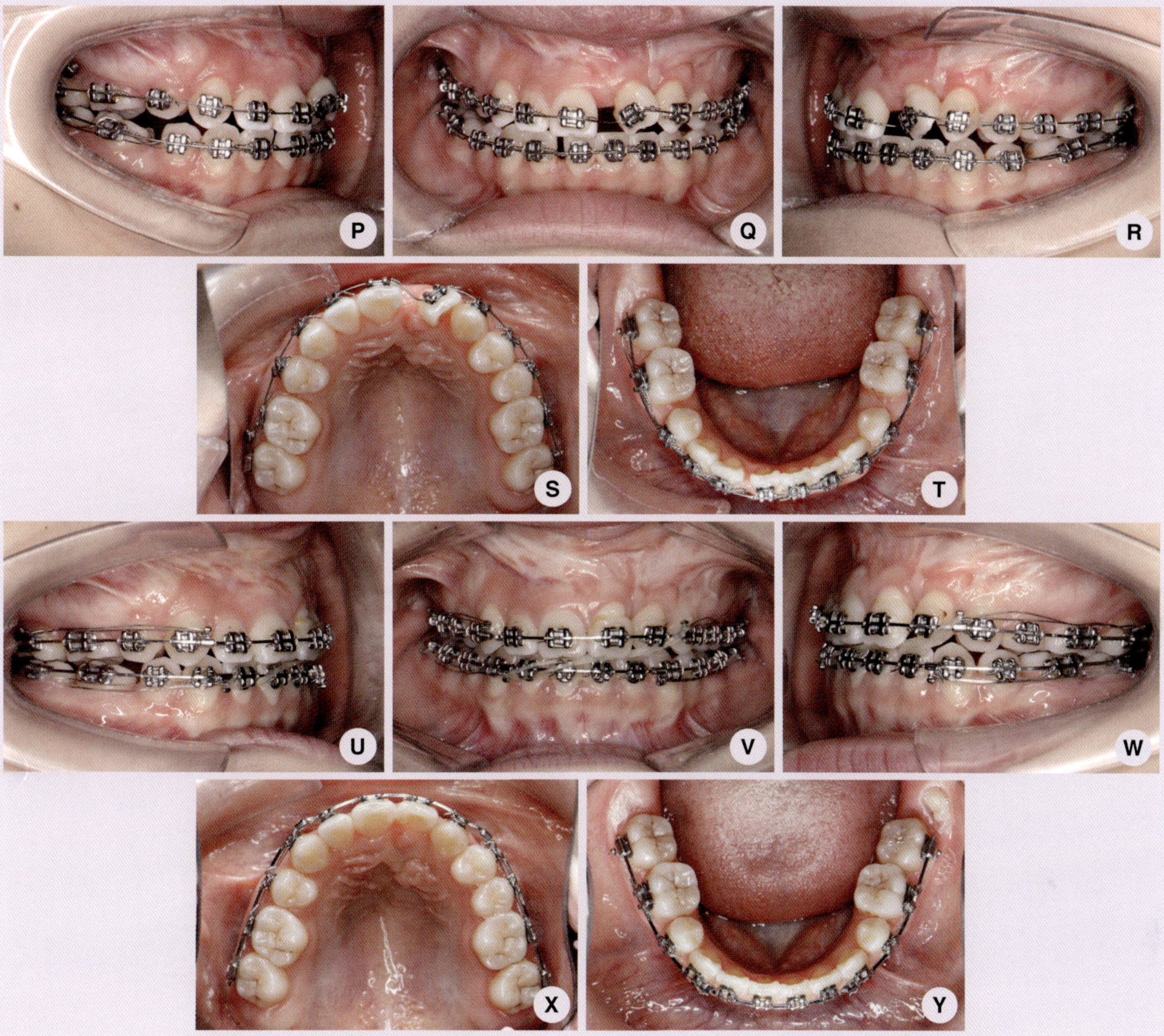

图 7-79　病例 7-4 治疗中𬌗相（续）

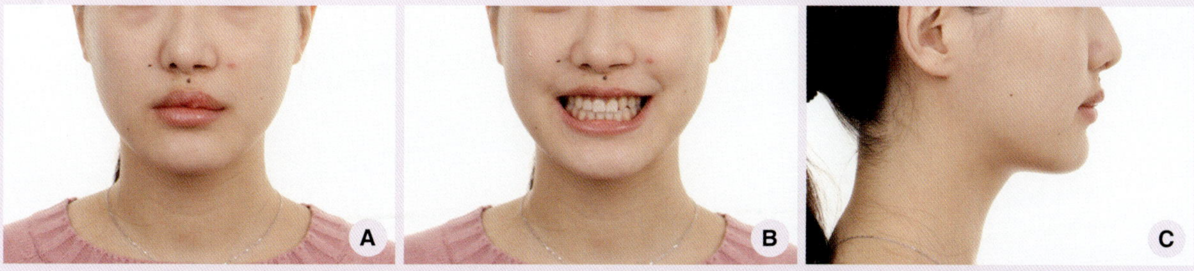

图 7-80　病例 7-4 正畸治疗后面相、𬌗相及 X 线片

A 至 C. 正畸治疗后面部对称、比例正常，唇间关系及唇齿关系正常，侧貌直面型，鼻唇颏关系正常。

D 至 I. 正畸治疗后牙齿排列整齐，覆𬌗、覆盖正常，磨牙关系呈中性。上下颌牙弓中线一致，形态和大小协调。

J. 治疗后曲面体层片显示牙齿排列整齐，牙根平行。双侧颞下颌关节髁突形态正常，对称。

K. 治疗后头颅侧位片显示颌间关系为Ⅰ类骨型，下颌平面角为均角。

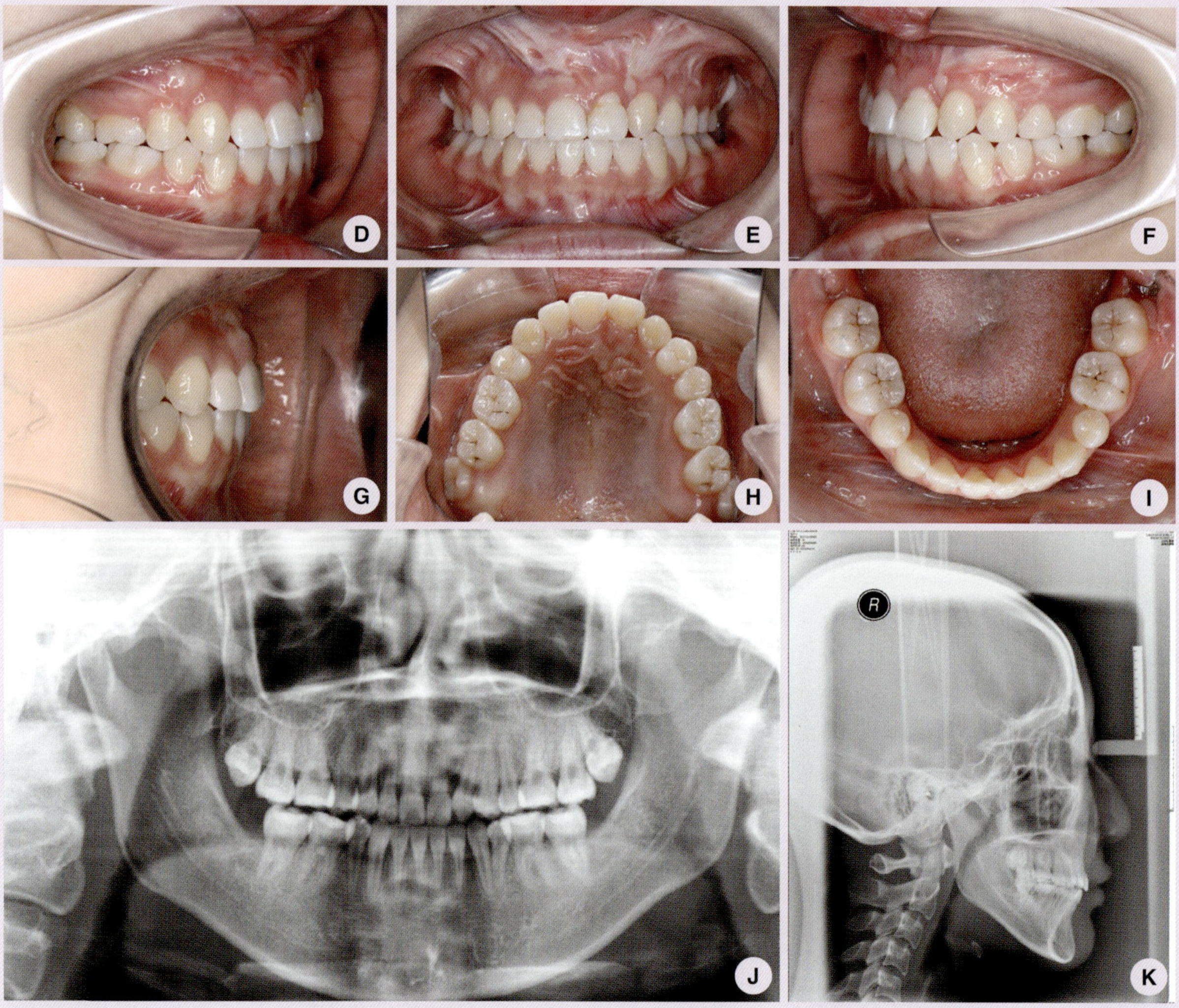

图 7-80 病例 7-4 正畸治疗后面相、骀相及 X 线片（续）

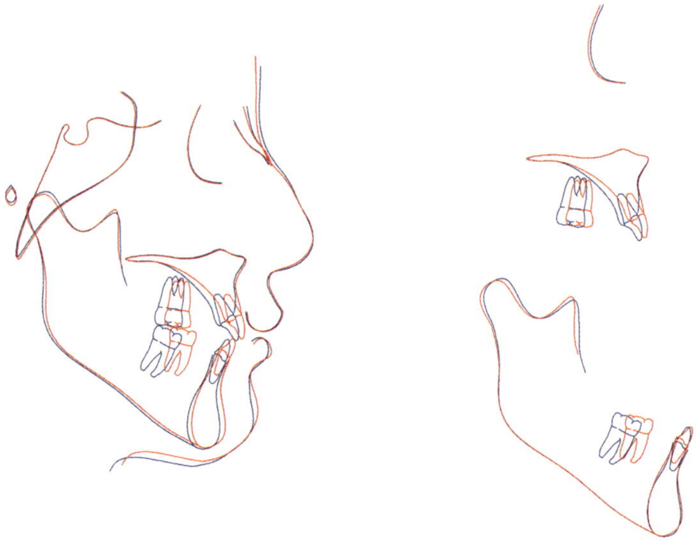

图 7-81 病例 7-4 治疗前后头影测量重叠图
蓝色为治疗前，红色为治疗后。

【病例解析】

1. 存在牙槽嵴裂的唇腭裂患者，在正畸综合治疗前需要进行牙槽突裂植骨手术，手术的成功是正畸治疗获得良好结果的保证。但是，手术也可能带来一些不利的影响，如术后感染等可能造成植骨区内牙齿的损伤、炎症，从而继发根骨固连，影响牙齿的移动。该女性患者首诊时，曲面体层片显示 23 牙根已经发育完成但未萌。23 牙齿情况需给予关注，存在牙齿萌出障碍、阻生及根骨固连可能性。首诊暂不进行治疗，建议观察一定时间后，评价 23 萌出的反应。一般来讲，自然萌出牙齿的牙龈状况优于开窗牵引的牙齿，而且开窗也增加了创伤及风险、费用等。患者观察 8 个月后 23 萌出，治疗开始，从而避免了治疗设计的诸多不确定性。如果发生根骨固连，23 区域存在再次手术可能或需要种植修复。治疗前医生需了解风险，并告知患者。

2. 患者面型为高角型，侧貌突度正常，前牙对刃伴随上中线严重偏斜。治疗设计需要考虑在纠正中线问题、牙列拥挤及前牙对刃的同时，避免前牙过度内收造成面部突度降低，从而影响侧貌美观。该患者的治疗设计应该是基本保持治疗前上前牙的位置与突度，下前牙稍内收，改善前牙的对刃情况。由于上颌牙弓中线左偏 4 mm，但是 15 牙体较小，为了协调上下颌牙量，患者的治疗设计是拔除 15、35 和 45。上颌支抗是中等支抗，下颌支抗为中弱支抗。上颌拔除 15 之后，该侧的支抗需要稍加强，故在右上后牙区域加了一个种植钉，便于右侧尖牙及磨牙偏远中关系的矫治。对于该病例，治疗控制的重点在于上前牙位置的保持，避免过度内收，以免破坏面型。

3. 本病例治疗中 21 呈 90° 扭转，牙釉质发育不全，位于牙槽嵴裂隙近中，也存在一定不确定性。治疗开始时先进行了诊断性治疗，发现 21 无固连后开始拔牙矫治，避免拔牙后 21 失牙干扰治疗。对于扭转牙齿的矫治，需要应用力偶实现，矫治力应控制为轻力。下颌牙列拥挤较轻，下颌治疗的重点是前牙略内收时建立正常的覆𬌗、覆盖，排齐后即开始整体内收关闭拔牙间隙，同时注意避免 21 扭转治疗过程中产生𬌗干扰。

4. 左上象限由于 22 缺失，23 萌出间隙足够，15 拔除后上前牙需向右移动 3 ~ 4 mm，所以在治疗中，左上象限出现的多余间隙需要磨牙的近中移动填补，实现上前牙位置基本不动，从而维持治疗前面型。上颌牙列治疗中需小心控制前牙移动，治疗前半段主要是右侧前牙远中移动 3 mm，完成中线调整及为 21 扭转提供间隙，牙列排齐后关闭上颌剩余间隙时，前牙适当增加根舌向转矩，以磨牙前移为主。

病例 7-5　单侧唇裂伴前牙对刃、牙列拥挤、中线偏斜和缺失牙

【一般情况】患者，女性，15 岁。

【主诉】牙列不齐。

【病史】左侧唇裂，于 7 月龄行唇裂修复，11 岁行牙槽突裂植骨术。无其他相关手术史，无既往正畸史。否认家族类似疾病史。

【临床检查】

1. 面部检查：面部基本对称，鼻尖左偏，鼻孔欠对称。唇自然闭拢，面部比例基本正常。侧貌突度正常，唇间关系及唇齿关系正常，鼻唇颏关系协调（图 7-82 A 至 C）。

2. 口内检查：恒牙𬌗，磨牙呈中性关系，尖牙呈远中关系。前牙对刃，上颌牙弓中线左偏 4 mm, 22 缺失，21 斜轴。21 远中可见牙槽突裂植骨瘢痕，牙槽骨略凹陷。下颌牙列轻度拥挤。上下颌牙弓呈卵圆形，基本协调（图 7-82 D 至 I）。

3. 功能检查：唇肌功能正常，无异常语音，颞下颌关节检查未见异常。患者存在舌体位置低下，以及发音时的舌习惯。

【X 线检查】

1. 全口曲面体层片：22 缺失，4 个第三磨牙均未见，21、23 斜轴。双侧髁突形态、大小基本一致，未见骨质异常（图 7-82 J）。

2. 头颅侧位片：颌间关系为Ⅰ类骨型，下颌平面角为均角。上前牙直立，下前牙牙轴基本正常（图 7-82 K）。

3. 头影测量数据见表 7-6。

【诊断】安氏Ⅰ类，毛氏Ⅰ¹+Ⅳ²，Ⅰ类骨型，均角。

【治疗设计】

1. 拔除$\frac{5|}{5|5}$。

2. 排齐牙列。矫正中线。

3. 内收下切牙。

4. 矫治尖牙关系。

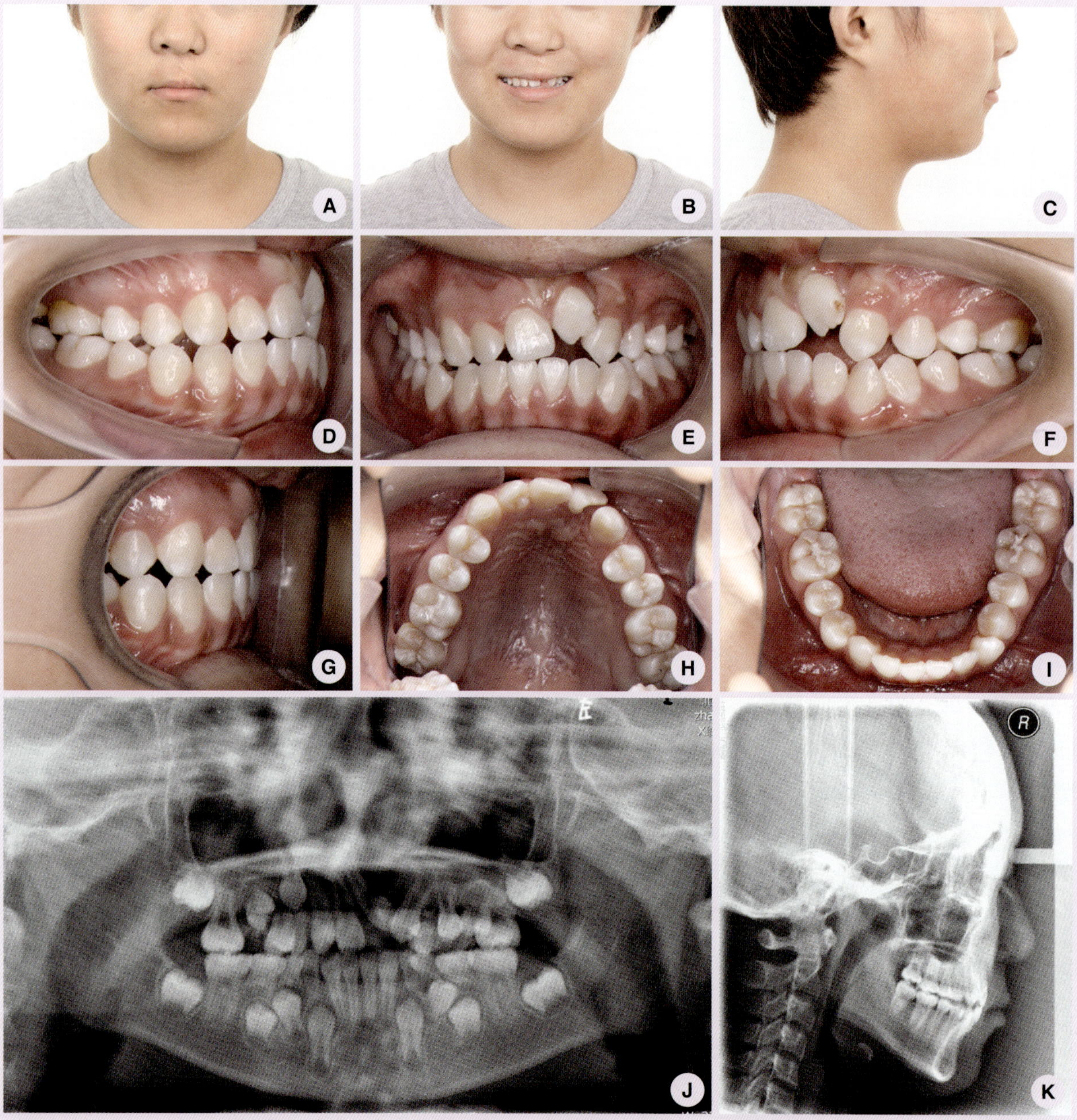

图 7-82　病例 7-5 治疗前面相、殆相及 X 线片

A 至 C. 面部基本对称，鼻尖左偏，鼻孔欠对称。唇自然闭拢，面部比例基本正常。侧貌突度正常，唇间关系及唇齿关系正常，鼻唇颏关系协调。D 至 I. 恒牙殆，磨牙呈中性关系，尖牙呈远中关系。前牙对刃，上颌牙弓中线左偏 4 mm，22 缺失，21 斜轴。21 远中可见牙槽突裂植骨瘢痕，牙槽骨略凹陷。下颌牙列轻度拥挤。上下颌牙弓呈卵圆形，基本协调。J. 全口曲面体层片显示 22 缺失，4 个第三磨牙均未见，21、23 斜轴。双侧髁突形态、大小基本一致，未见骨质异常。K. 头颅侧位片显示颌间关系为Ⅰ类骨型，下颌平面角为均角。上前牙直立，下前牙牙轴基本正常。

表 7-6 病例 7-5 治疗前后头影测量结果

测量项目	正常值		测量值	
	均值	标准差	治疗前	治疗后
SNA（度）	82.8	4.0	78.6	78.0
SNB（度）	80.1	3.9	75.7	75.6
ANB（度）	2.7	2.0	2.8	2.4
FH-NP（度）	88.6	3.0	79.0	80.1
NA/PA（度）	4.9	3.0	5.3	2.0
U1/NA（度）	22.8	5.7	15.7	26.0
U1-NA（毫米）	3.5	6.5	2.8	5.0
L1/NB（度）	30.5	5.8	27.6	21.2
L1-NB（毫米）	6.7	2.1	6.8	3.6
U1/L1（度）	124.2	8.2	133.8	131.4
U1/SN（度）	105.7	6.3	94.3	103.1
MP/SN（度）	32.5	5.2	37.4	36.8
MP/FH（度）	31.1	5.6	34.4	32.7
L1/MP（度）	93.9	6.2	94.5	88.8
Y 轴（度）	60.3	3.4	73.6	74.8
Pg-NB（毫米）	1.0	1.5	0.7	0.9

【治疗过程及结果】 粘着矫治器后逐渐更换弓丝，由 0.012 英寸镍钛弓丝到 0.019 英寸 × 0.025 英寸不锈钢丝。推簧开大 21 间隙并逐步调整上颌牙弓中线，下前牙略内收。上前牙基本维持原来位置。正畸治疗中𬌗相见图 7-83。

治疗后患者面部对称、比例正常，唇间关系及唇齿关系正常，侧貌突度正常，鼻唇颏关系协调。牙列排齐，磨牙及尖牙关系呈中性，前牙覆𬌗、覆盖正常，牙弓中线一致。

本例正畸治疗后面相、𬌗相及 X 线片见图 7-84，治疗前后头影测量重叠图见图 7-85。

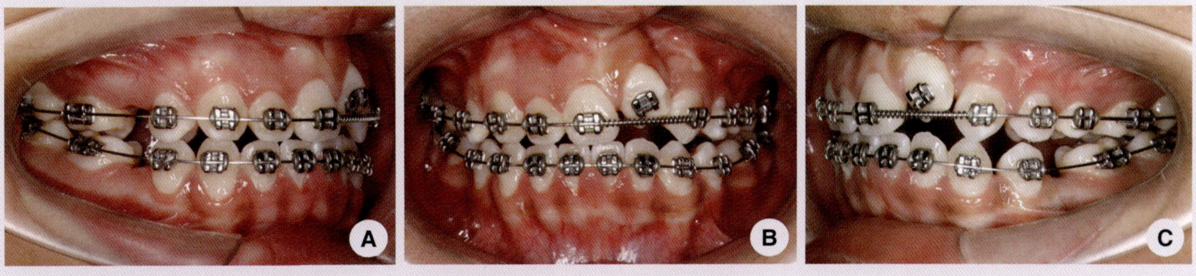

图 7-83 病例 7-5 治疗中𬌗相

A 至 E. 排齐整平阶段，逐渐开展出排齐 21 的间隙，同时矫治上颌牙弓中线。

F 至 J. 排齐后可以利用中线牵引协助矫治中线问题。K 至 O. 关闭拔牙间隙。P 至 T. 间隙关闭后，精细调整。

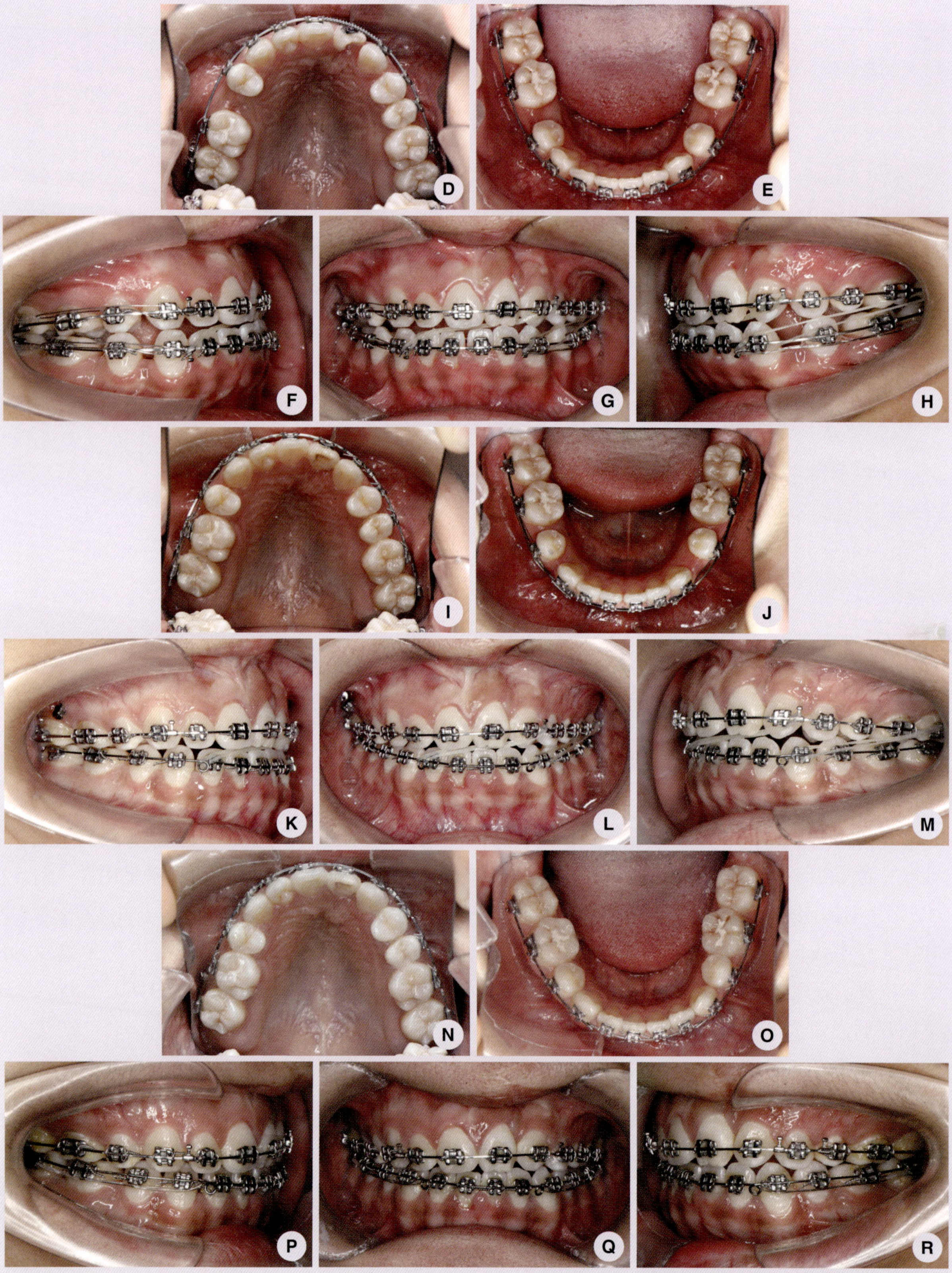

图 7-83　病例 7-5 治疗中𬌗相（续）

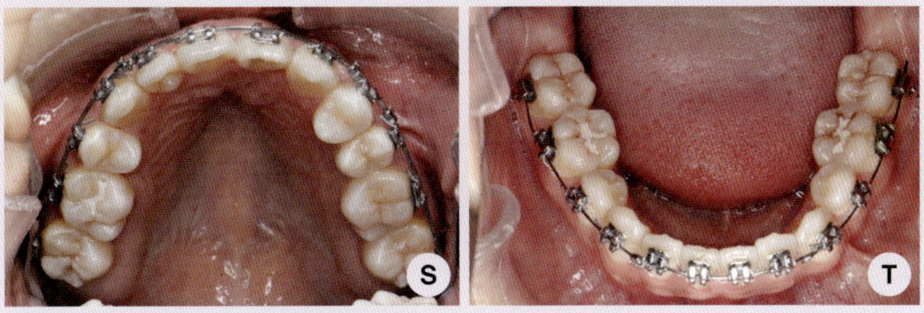

图 7-83 病例 7-5 治疗中𬌗相（续）

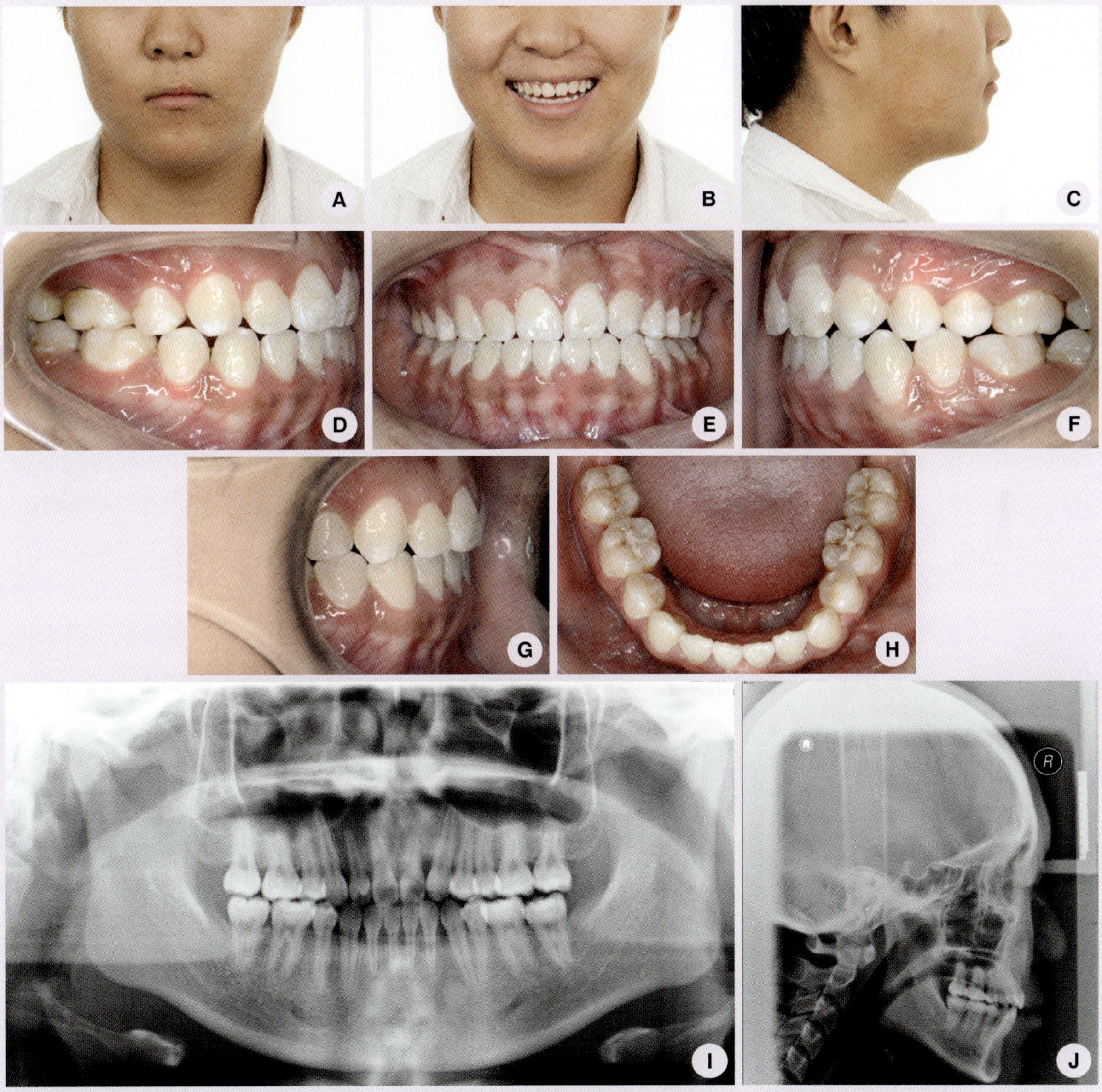

图 7-84 病例 7-5 治疗后面相、𬌗相及 X 线片

A 至 C. 治疗后面部对称、比例正常，唇自然闭拢，唇间关系及唇齿关系正常，侧貌突度正常，鼻唇颏关系协调。
D 至 H. 治疗后牙齿排列整齐，前牙覆𬌗、覆盖正常，磨牙及尖牙关系呈中性。牙弓中线一致，牙弓形态、大小协调。
I. 治疗后曲面体层片显示牙齿排列整齐，牙根平行度良好。髁突形态、大小对称，未见骨质异常。
J. 头颅侧位片显示Ⅰ类骨型，下颌平面角为均角。上下前牙唇倾度正常，侧貌突度良好。唇间关系协调。

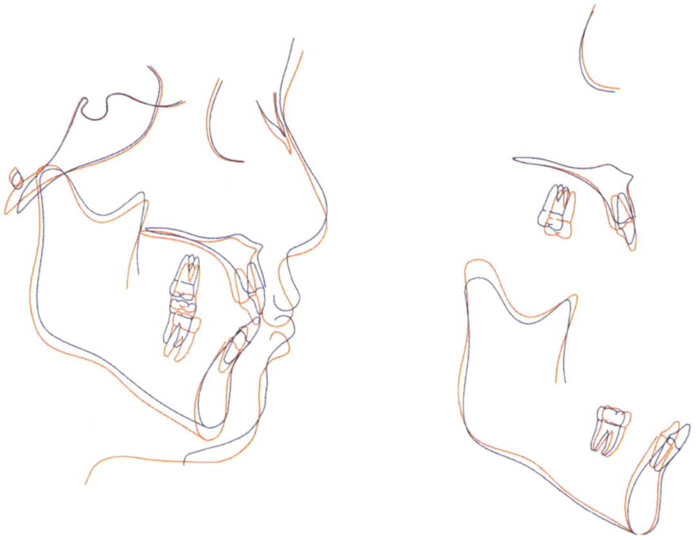

图 7-85 病例 7-5 治疗前后头影测量重叠图
蓝色为治疗前，红色为治疗后。

【病例解析】

1. 关于矫治设计：患者上颌发育基本正常，前牙对刃关系的主要原因是 22 缺失造成的前牙舌向移动。上颌中线明显左偏也是 22 缺失所致。中线问题及上前牙排列不齐的矫治是该患者正畸治疗的主要问题。中线矫治需要在中线偏斜的对侧提供相应的间隙，故而上颌右侧需要拔除一枚双尖牙。由于患者面部突度正常，所以前牙尽量不要内收，以避免破坏现有的面型。前牙在治疗前为对刃状态，但是下颌牙弓拥挤不重，所以整体设计为拔除 3 颗第二双尖牙，用于上颌调整中线，下颌适当内收，建立前牙覆盖关系。上下颌支抗均需在中度支抗以下。

2. 由于右侧尖牙在治疗前为远中关系，拔牙后尖牙需要远中移动 3～3.5 mm，该侧的后牙支抗还需稍有控制，避免正畸治疗早期即发生右侧上颌磨牙的近中移动而使尖牙关系及中线的矫治变得困难。尖牙关系及中线调整完成后，应使上颌磨牙近中移动。对于下颌的拔牙间隙，除需要下前牙内收 2 mm 左右、排齐占用 2 mm 外，需要下颌磨牙较多地近中移动。下前牙的内收可以用一步法关闭间隙，同时中线的矫治及尖牙关系的调整应用了短期的Ⅱ类及中线牵引，也有助于消耗下颌支抗，避免前牙过多地内收。

3. 治疗前患者的前牙区呈对刃及开殆状态是由于上颌前部的垂直向发育略差。另外，对于此类患者，不应忽视对舌位置、舌功能及舌习惯的检查。

三、伴单侧完全性唇腭裂的错殆畸形的正畸治疗

单侧完全性唇腭裂患者，由于唇腭裂畸形累及唇、牙槽、硬腭及软腭，修复手术包括唇裂、腭裂修复及牙槽突裂植骨。各种手术对上颌的损伤较大，上颌发育受到较大影响，包括上颌在长度、宽度及高度三维方向上发育受限，因而出现较严重的错殆表现。

病例 7-6 单侧完全性唇腭裂伴缺失牙、牙列拥挤、反殆

【一般情况】患者，男性，14 岁。

【主诉】前牙反殆，牙列不齐。

【病史】右侧完全性唇腭裂。唇裂于 5 月龄修复，腭裂于 10 月龄修复，牙槽突裂植骨于 10 岁进行。未经其他手术治疗，无继往正畸史。否认家族类似病史。

【临床检查】

1. 面部检查：正面检查，面部基本对称，面部比例正常，唇自然闭拢。低笑线，唇齿关系异常。微笑时，露下前牙。侧面检查，侧貌略突，下唇略外翻，唇间关系异常（图 7-86 A 至 C）。

2. 口内检查：恒牙列，前牙反殆，磨牙呈中性偏远中关系，12、22 缺失。下颌中度拥挤，覆殆基本正常。上下颌牙弓中线居中、一致（图 7-86 D 至 I）。

3. 功能检查：无语音异常，唇肌功能正常，未见颞下颌关节异常。

【X 线检查】

1. 曲面体层片：12、22 缺失，第三磨牙发育中。双侧髁突基本对称，12 远中牙槽骨密度较低。

2. 头颅侧位片：轻度Ⅲ类关系，下唇外翻，下颌平面角为均角。

3. 头影测量数据见表 7-7。

【诊断】安氏Ⅰ类，毛氏Ⅱ^3+Ⅰ^1 Ⅲ类骨型，均角。

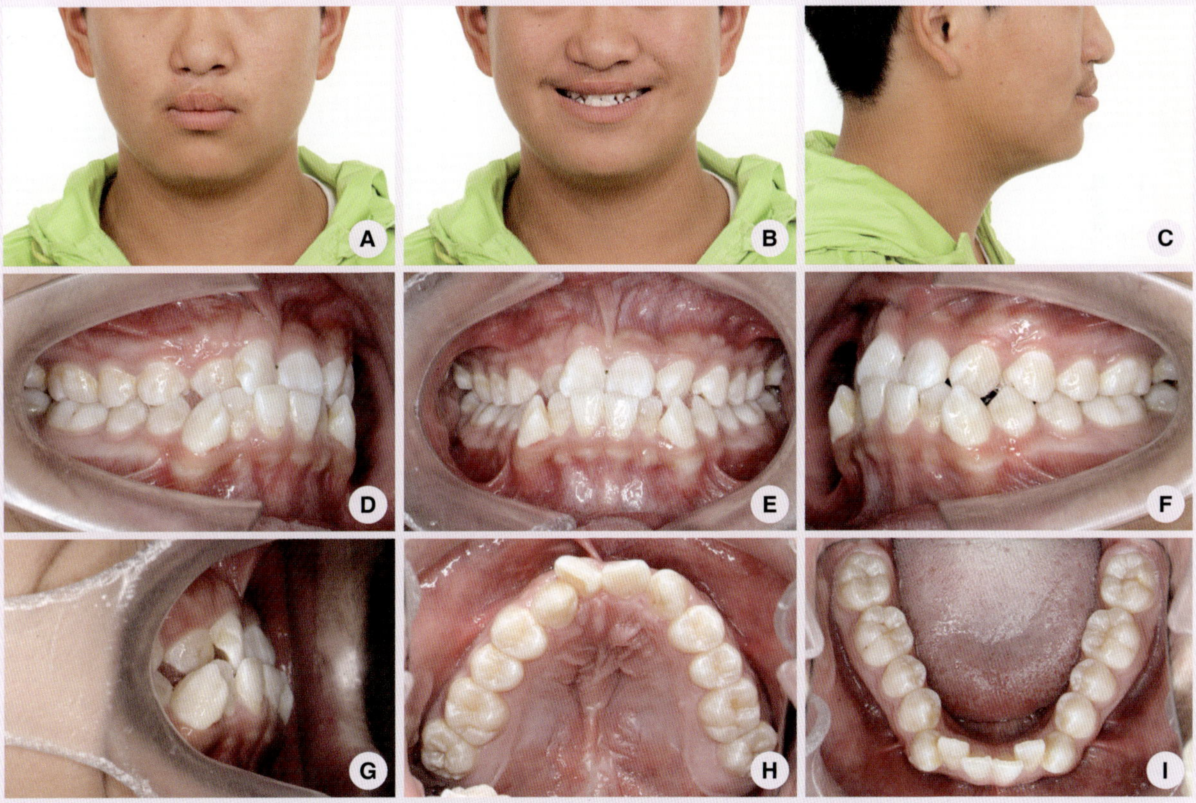

图 7-86 病例 7-6 正畸治疗前面相、殆相及 X 线片

A 至 C. 治疗前面相，面部基本对称，面部比例正常，侧貌略突，下唇略外翻。

D 至 I. 磨牙呈中性偏远中关系，12、22 缺失，前牙反殆，下颌牙列拥挤。上颌牙弓不对称。

J. 曲面体层片显示 12、22 缺失，智齿均发育中。双侧髁突形态对称，未见骨质异常。

K. 头颅侧位片显示颌间关系Ⅲ类，下颌平面角为均角，下唇外翻。

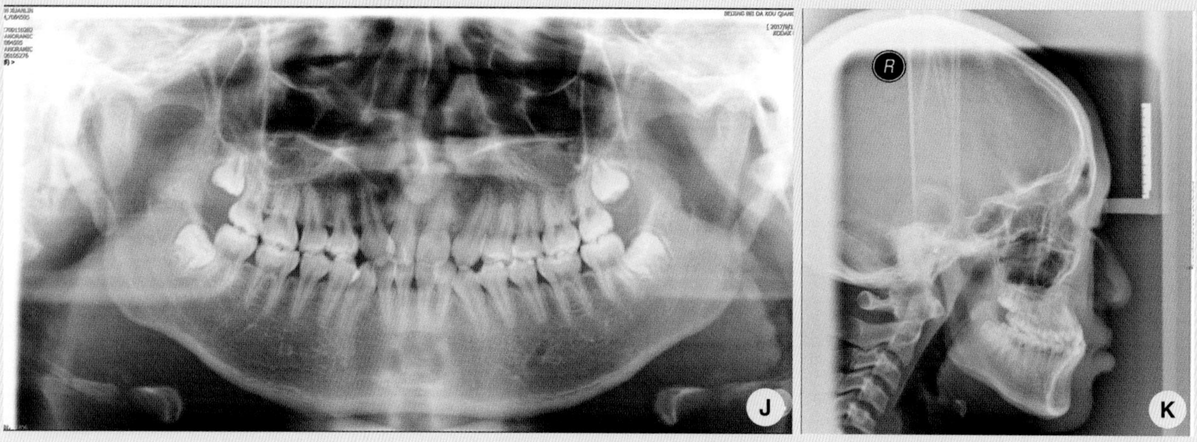

图 7-86 病例 7-6 正畸治疗前面相、𬌗相及 X 线片（续）

表 7-7 病例 7-6 治疗前后头影测量结果

测量项目	正常值		测量值	
	均值	标准差	治疗前	治疗后
SNA（度）	82.8	4.0	78.2	79.1
SNB（度）	80.1	3.9	80.8	80.6
ANB（度）	2.7	2.0	–2.5	–1.5
FH-NP（度）	88.6	3.0	84.4	83.1
NA/PA（度）	4.9	3.0	–5.7	–4.1
U1/NA（度）	22.8	5.7	34.8	30.3
U1-NA（毫米）	3.5	6.5	6.6	7.7
L1/NB（度）	30.5	5.8	26.9	19.9
L1-NB（毫米）	6.7	2.1	5.0	1.7
U1/L1（度）	124.2	8.2	120.7	131.4
U1/SN（度）	105.7	6.3	113.1	109.3
MP/SN（度）	32.5	5.2	36.3	34.9
MP/FH（度）	31.1	5.6	32.9	32.9
L1/MP（度）	93.9	6.2	89.8	84.4
Y 轴（度）	60.3	3.4	70.3	70.2
Pg-NB（毫米）	1.0	1.5	0.3	0.9

【治疗设计】

1. 拔除 34、44。

2. 固定矫治器排齐牙列，内收下前牙，解除反𬌗，改善磨牙关系。

【治疗过程及结果】患者的主要问题是下颌牙列拥挤、前牙反𬌗及磨牙关系偏远中。下颌拔牙后顺序更换弓丝至 0.019 英寸 ×0.025 英寸不锈钢方丝，排齐牙列后开始关闭拔牙间隙。上颌牙弓不对称，由矫治弓丝逐渐调整。正畸治疗中𬌗相见图 7-87。

治疗结束后患者前突面型改善，唇间关系及唇齿关系恢复正常。牙齿排列整齐，前牙反𬌗解除，磨牙关系呈中性，咬合关系良好，前牙覆𬌗、覆盖正常。

本例正畸治疗后面相、𬌗相及 X 线片见图 7-88，治疗前后头影测量重叠图见图 7-89。

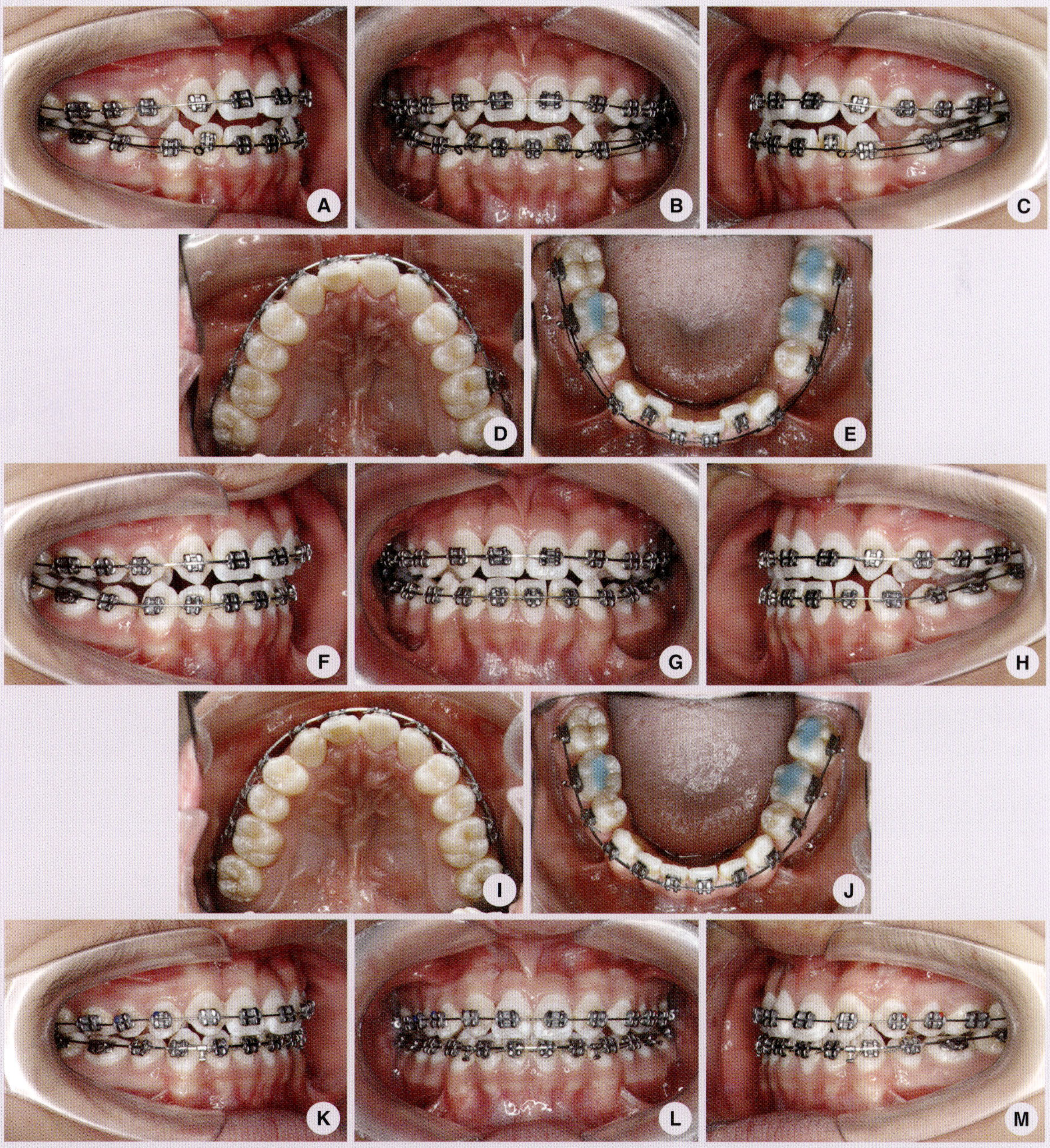

图 7-87 病例 7-6 正畸治疗中𬌗相

A 至 E. 牙齿排齐，部分结扎牙齿，避免排齐中的牙齿唇倾。
F 至 J. 牙齿排齐整平完成，准备关闭拔牙间隙。
K 至 O. 关闭拔牙间隙，调整颌间关系。

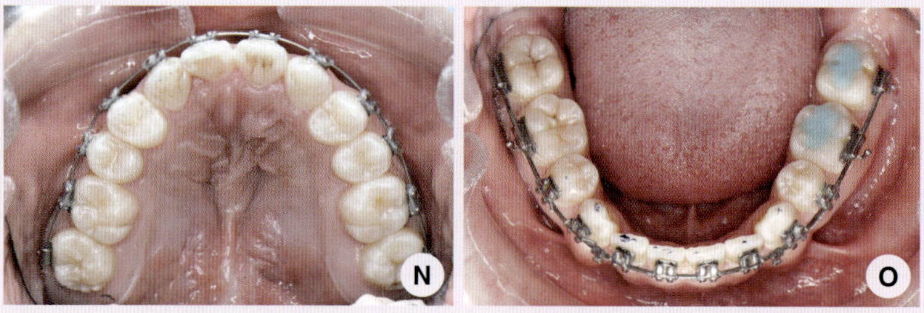

图 7-87 病例 7-6 正畸治疗中𬌗相（续）

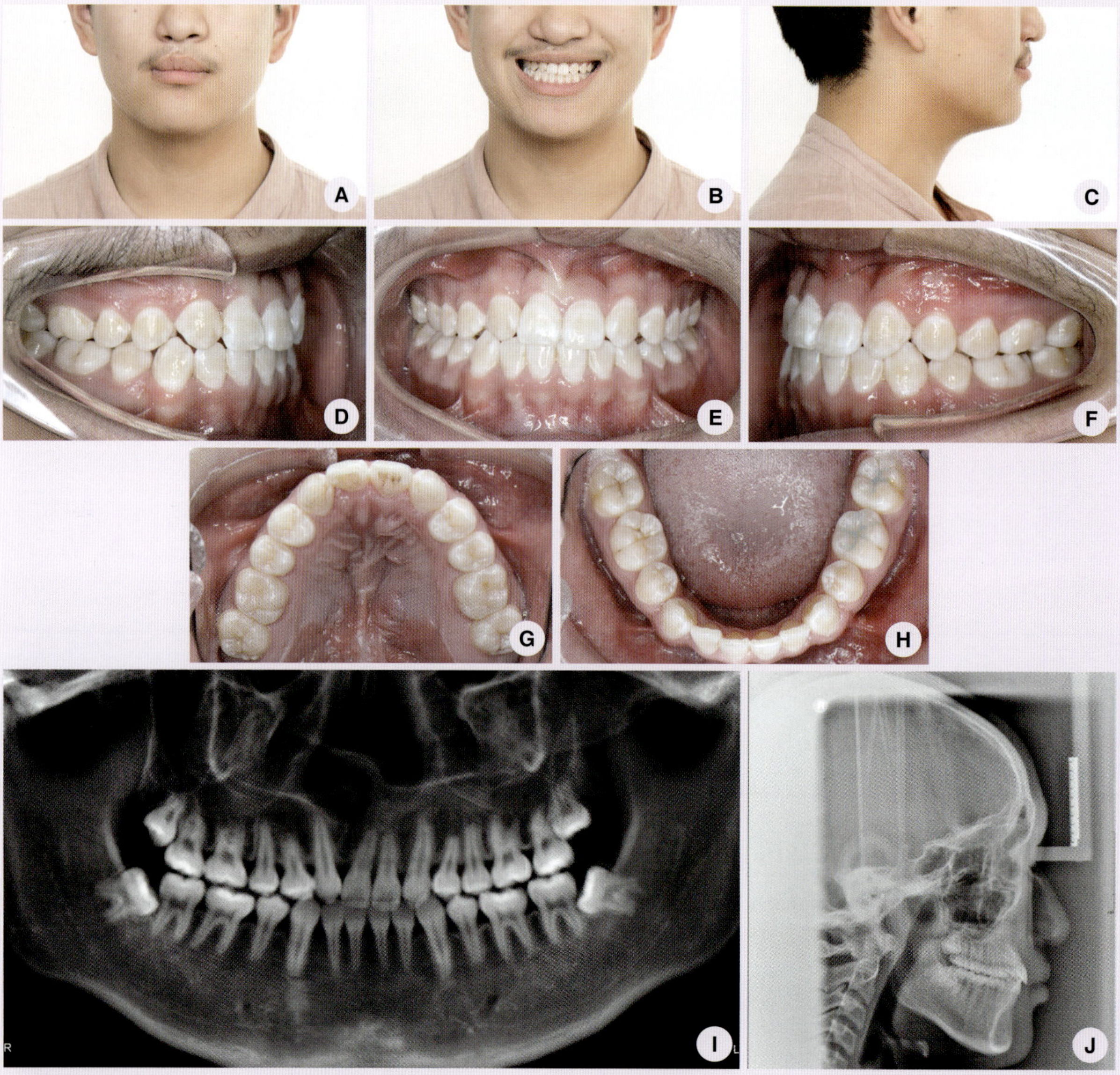

图 7-88 病例 7-6 治疗后面相、𬌗相及 X 线片

A 至 C. 面部对称，面部比例正常，唇自然闭拢，唇间关系和唇齿关系正常。侧貌直面型，上下唇关系正常，下唇外翻改善。D 至 H. 治疗后𬌗相，牙齿排列整齐，磨牙关系呈中性，前牙覆𬌗、覆盖正常，上下颌牙弓中线一致。上下颌牙弓呈卵圆形，对称，牙弓关系协调。I. 治疗后曲面体层片显示牙齿排列整齐，牙根平行。由于植骨区骨质略差，13，11 牙根略远离植骨区。双侧髁突形态正常、对称。J. 治疗后头颅侧位片显示颌间关系Ⅰ类，Ⅰ类骨型，下颌平面角为均角，鼻唇关系正常。

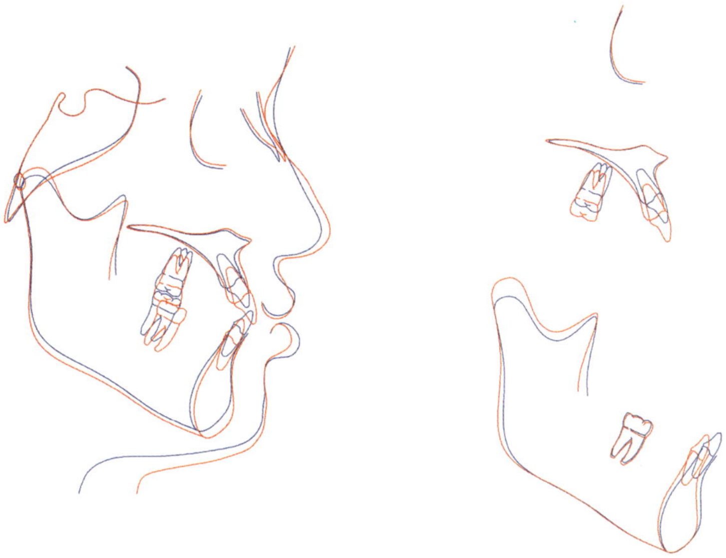

图 7-89　病例 7-6 治疗前后头影测量重叠图
蓝色为治疗前，红色为治疗后。

【病例解析】

1. 对于上颌缺失侧切牙的患者，用尖牙代替侧切牙，下颌尖牙在治疗后需与上颌第一双尖牙建立关系。对于这类病例，需注意下颌功能运动中上颌第一双尖牙舌尖的干扰。治疗中需不断检查是否存在干扰及早接触，需要对上颌第一双尖牙的舌尖进行适当的调磨，消除干扰。由于直丝弓上尖牙的轴倾角较大，而双尖牙托槽预制的轴倾角较小，建议在第一双尖牙上粘接尖牙的托槽，以便治疗中获得更好的尖牙轴倾及转矩。按照下尖牙与上颌第一双尖牙建立关系的标准，该患者治疗前的尖牙关系是比较严重的近中关系，需要较多的调整，因此也是治疗的重点。下颌尖牙需要较大量的远中移动，下颌支抗需求也较大，注意控制下颌支抗。下前牙内收时，配合应用Ⅲ类牵引以节省下颌磨牙支抗。

2. 对于侧切牙缺失的患者，能够替代侧切牙的尖牙形态一般不突出，应该没有过尖的牙尖和过突的颊面，尖牙的颜色也不宜过深，否则对美观的影响较大。该病例的上颌尖牙牙体较小，小于中切牙，同时外形不突出，替代侧切牙美观性相对较好。正畸中需要注意的是对尖牙转矩的调整，将其根颊向转矩调整成根舌向转矩，以更好地增加美观性。对于尖牙外形太差者，替代侧切牙时可以考虑牙齿的改形及辅助修复治疗。

3. 患者为Ⅲ类骨型，同时有前牙反殆，正畸治疗拔除下颌第一双尖牙进行掩饰治疗时，一般需要下颌牙列远中移动、下切牙舌倾进行掩饰。尖牙是牙弓中最重要的牙齿之一，建立尖牙的中性关系是正畸治疗的目标之一。该患者尖牙关系在治疗前相差太多，应尽早调整建立Ⅰ类尖牙关系。治疗中在牙齿排列及尖牙调整的早期，下颌应用 0.018 英寸的澳大利亚钢丝结合Ⅲ类颌间牵引解除前牙反殆及建立中性尖牙关系。下颌圆丝的应用去除了方丝对下牙倾斜移动的限制，可以使用较轻的力使牙齿较快移动，解除反殆。应用Ⅲ类牵引时，上颌一般应使用较硬的方丝，支撑上颌牙弓，避免上前牙在Ⅲ类牵引的作用下发生明显的唇向倾斜。

四、伴双侧完全性唇腭裂的错𬌗畸形的正畸矫治

病例 7-7 双侧完全性唇腭裂伴牙弓狭窄、反𬌗、拥挤、缺失牙

【一般情况】患者，男性，13 岁。

【主诉】牙列不齐。

【病史】双侧完全性唇腭裂。唇裂于 8 月龄时修复，腭裂于 1.5 岁时修复，牙槽突裂植骨约 10 岁时完成，二期唇鼻修复于 11 岁时进行。无既往正畸治疗史。未进行婴儿期矫形治疗。否认家族类似疾病史。

【临床检查】

1. 面部检查：面部基本对称，可见唇鼻手术瘢痕，唇间关系正常，低笑线，唇齿关系尚可。面部垂直比例正常，侧貌直面型，下唇略突。鼻唇角略钝，上唇后缩（图 7-90 A 至 C）。

2. 口内检查：恒牙𬌗，磨牙呈远中关系。前牙覆𬌗、覆盖正常。上颌牙弓前部严重狭窄，呈三角形；下颌牙弓呈卵圆形，中度拥挤。12 缺失，22 小牙畸形，11、21 牙釉质发育不良。上颌中度拥挤。双侧后牙段反𬌗（图 7-90 D 至 I）。

3. 功能检查：无明显语音问题，颞下颌关节检查未见异常，唇动度正常。

【X 线检查】

1. 曲面体层片：12 缺失，22 小牙畸形，双侧髁突基本对称，第三磨牙发育中，植骨区骨质基本正常。

2. 头颅侧位片：Ⅰ类骨型，上下切牙直立，下颌平面角为高角。

3. 头影测量数据见表 7-8。

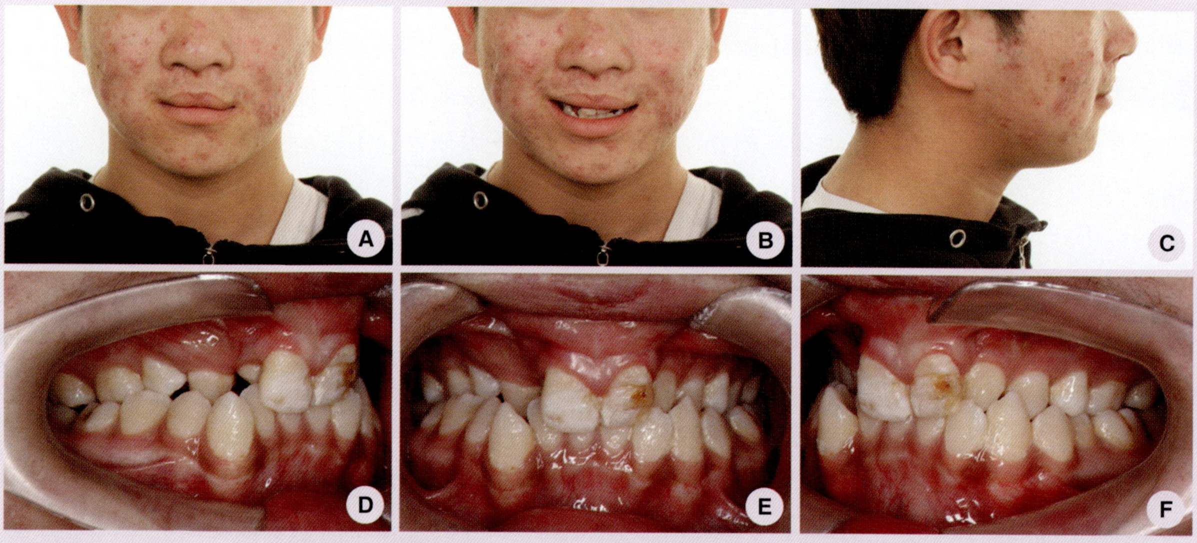

图 7-90 病例 7-7 正畸治疗前面相、𬌗相及 X 线片

A 至 C. 治疗前面相。D 至 I. 治疗前𬌗相，磨牙呈远中关系，上颌牙弓呈三角形，双侧颊段反𬌗。

J. 曲面体层片显示双侧髁突形态基本对称，未见骨质异常。12 缺失，智齿均存在。

K. 头颅侧位片显示颌间关系为Ⅰ类，Ⅰ类骨型，下颌平面角为高角。上前牙舌倾，下唇略外翻。

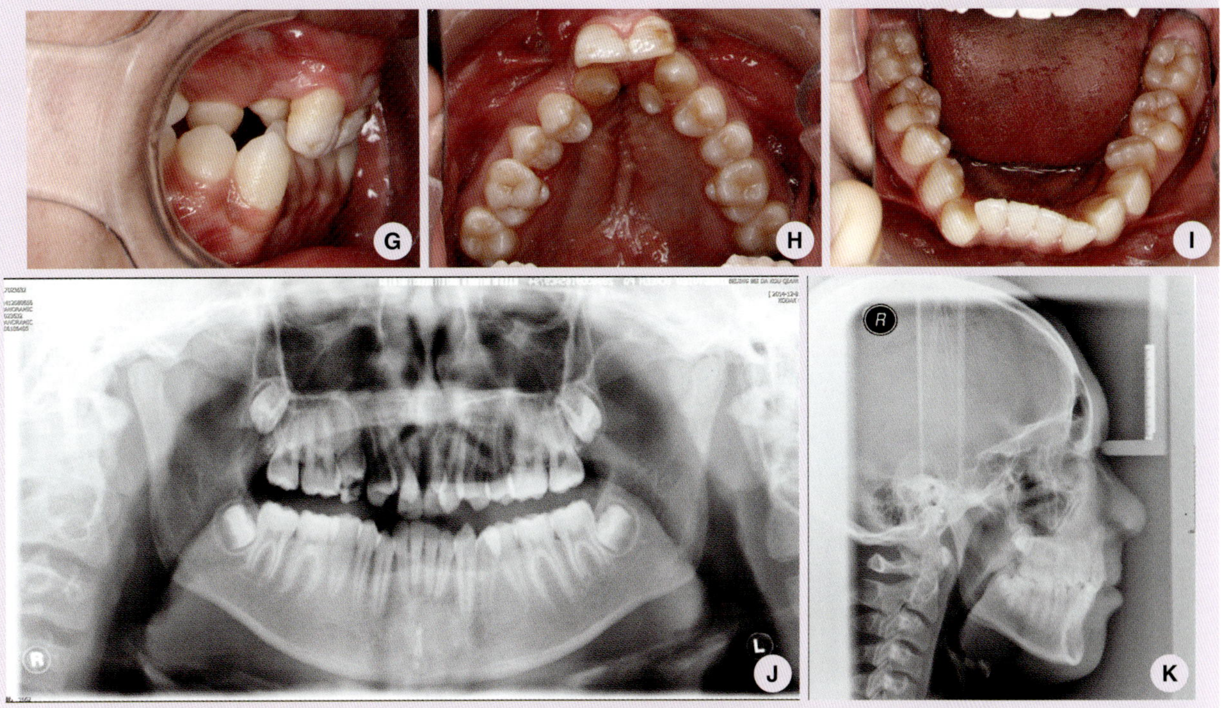

图 7-90 病例 7-7 正畸治疗前面相、殆相及 X 线片（续）

表 7-8 病例 7-7 治疗前后头影测量结果

测量项目	正常值		测量值	
	均值	标准差	治疗前	治疗后
SNA（度）	82.8	4.0	82.2	82.0
SNB（度）	80.1	3.9	75.5	75.8
ANB（度）	2.7	2.0	6.7	6.2
FH-NP（度）	88.6	3.0	86.0	84.5
NA/PA（度）	4.9	3.0	14.3	13.5
U1/NA（度）	22.8	5.7	–9.1	19.0
U1-NA（毫米）	3.5	6.5	–3.4	1.1
L1/NB（度）	30.5	5.8	20.5	31.8
L1-NB（毫米）	6.7	2.1	4.8	6.7
U1/L1（度）	124.2	8.2	161.9	123.1
U1/SN（度）	105.7	6.3	73.1	96.9
MP/SN（度）	32.5	5.2	38.7	39.0
MP/FH（度）	31.1	5.6	28.9	30.0
L1/MP（度）	93.9	6.2	86.3	98.2
Y 轴（度）	60.3	3.4	72.9	73.4
Pg-NB（毫米）	1.0	1.5	1.2	1.8

【诊断】 安氏Ⅱ类，毛氏Ⅰ¹+Ⅲ²，Ⅰ类骨型，均角。

【治疗设计】

1. 拔除22、35和45。

2. 上颌扩弓，调整牙弓形态，匹配上下颌牙弓，调整上前牙轴倾度。

3. 固定矫治器排齐牙列，保持治疗前下前牙位置。

【治疗过程及结果】 上颌牙弓严重狭窄，前牙区较重，上颌应用四角舌弓先行扩弓，4个月后开始粘直丝弓矫治器。顺序更换矫治弓丝，由软至硬。下颌第一双尖牙向后结扎，逐渐为尖牙提供间隙，然后结扎尖牙。上颌更换至不锈钢方丝后使用镍钛弹簧开拓尖牙间隙，逐渐将尖牙排列至牙弓中。下颌更换至硬丝后关闭拔牙间隙。Ⅱ类牵引协助前移下颌磨牙，将磨牙关系矫治至中性。本例正畸治疗中𬌗相见图7-91。

治疗后牙齿排列整齐，覆𬌗、覆盖正常，磨牙呈中性关系，咬合关系良好。患者面型改善，侧貌唇间关系改善，下唇外翻显著改善，鼻唇角减小，上唇倾角减小，鼻唇关系改善。

本例正畸治疗后面相、𬌗相及X线片见图7-92，治疗前后头影测量重叠图见图7-93。

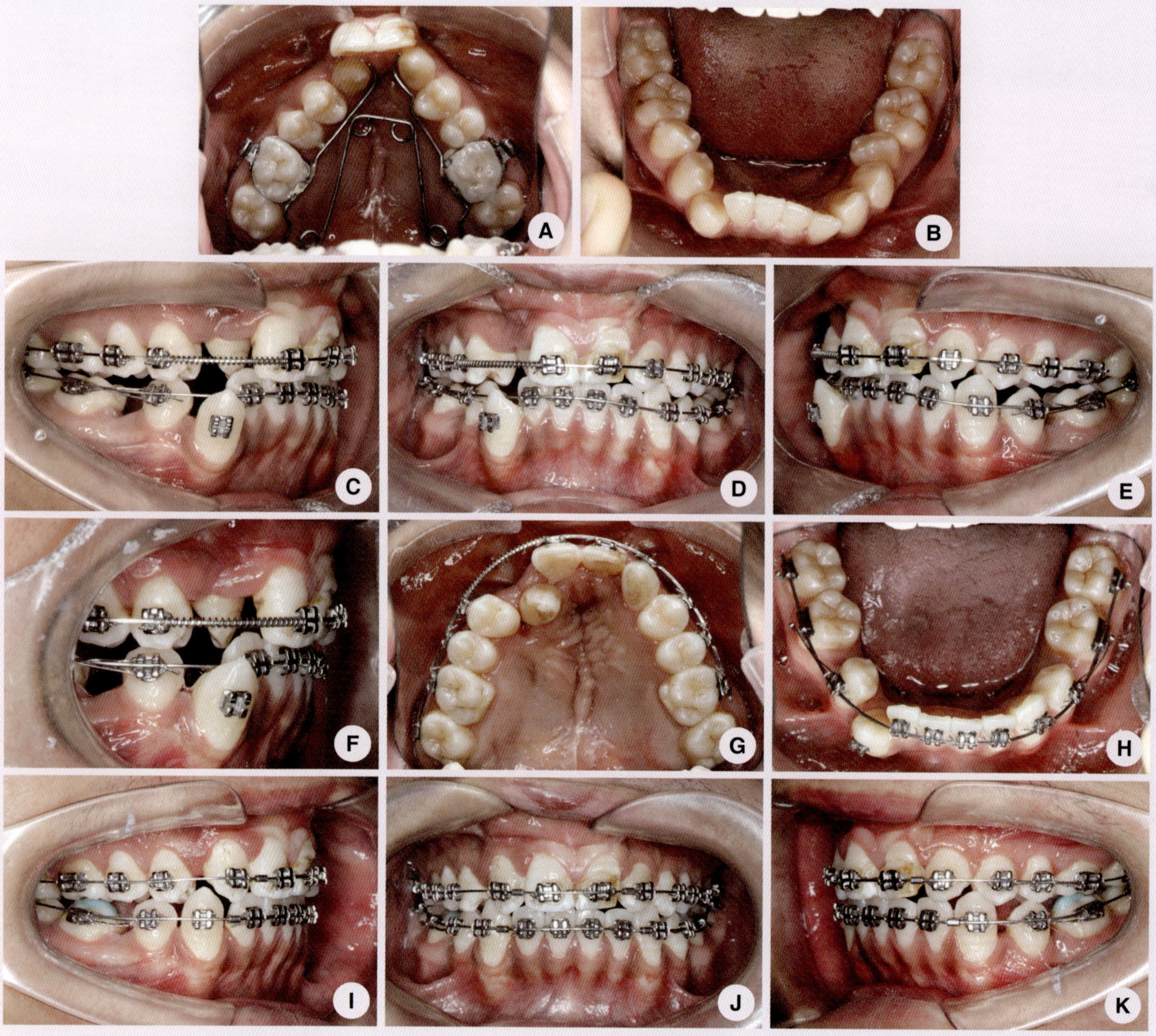

图7-91 病例7-7治疗中𬌗相

A和B. 治疗中上颌四角舌弓开展上颌牙弓，调整牙弓形态。C至H. 分配牙弓间隙，排齐牙列。I至M. 关闭下颌拔牙间隙，近中移动下颌磨牙。N至R. 调整上前牙转矩，精细调整咬合关系。

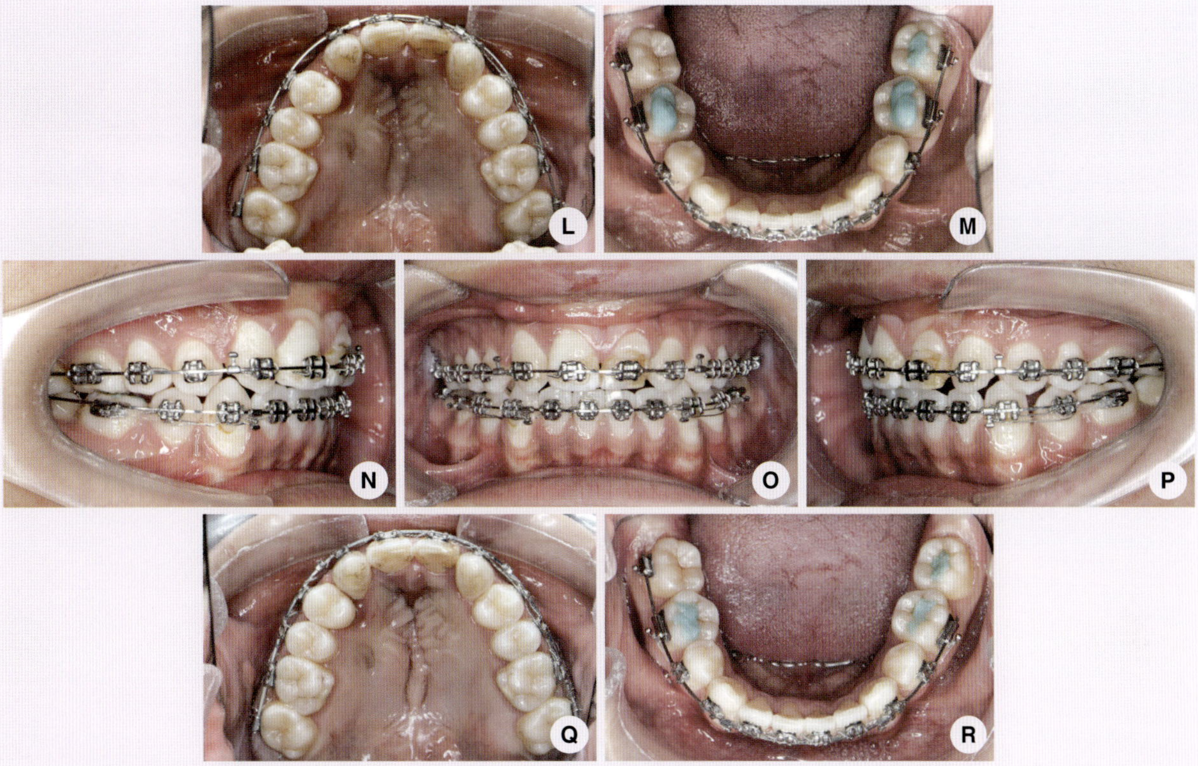

图 7-91　病例 7-7 治疗中𬌗相（续）

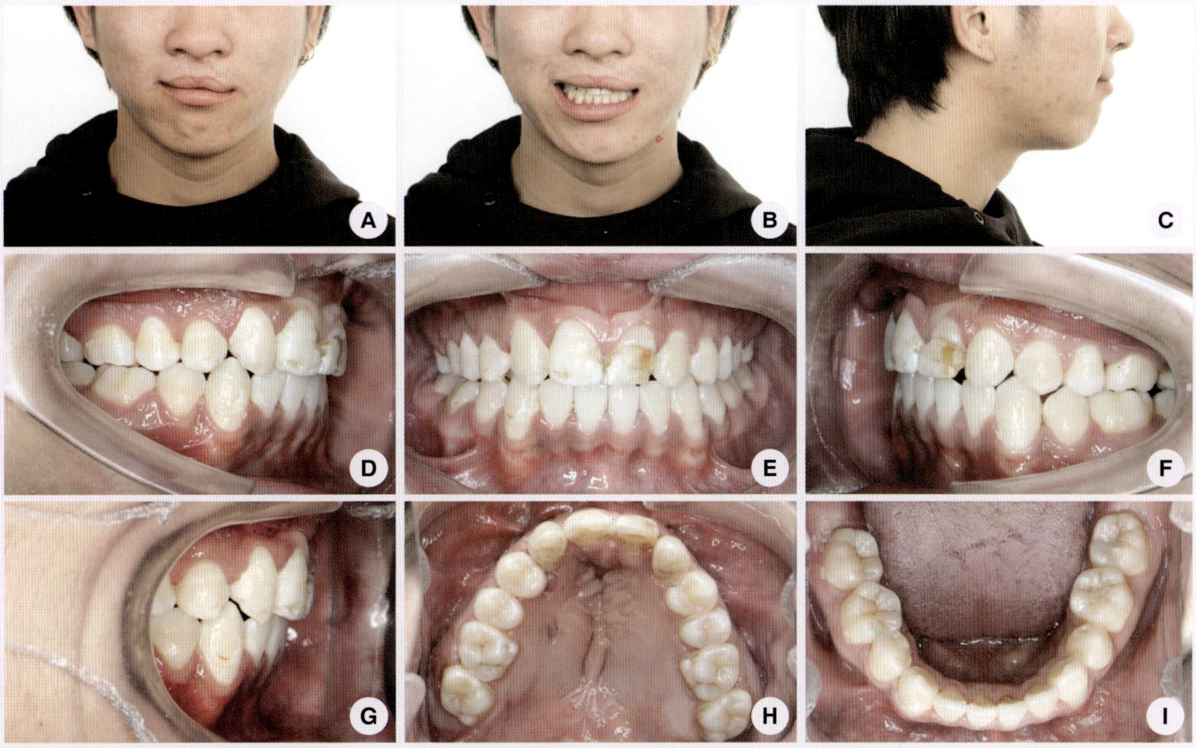

图 7-92　病例 7-7 治疗后面相、𬌗相及 X 线片

A 至 C. 治疗后面相，面部对称，面部比例正常，唇间关系及唇齿关系正常。侧貌唇间关系基本正常，下唇外翻改善。D 至 H. 治疗后𬌗相，牙齿排列整齐。J. 治疗后曲面体层片显示牙齿排列整齐，牙根平行，38、48 近中阻生。K. 治疗后头颅侧位片显示颌间关系为Ⅰ类，Ⅰ类骨型，下颌平面角为高角，上下前牙牙轴正常。

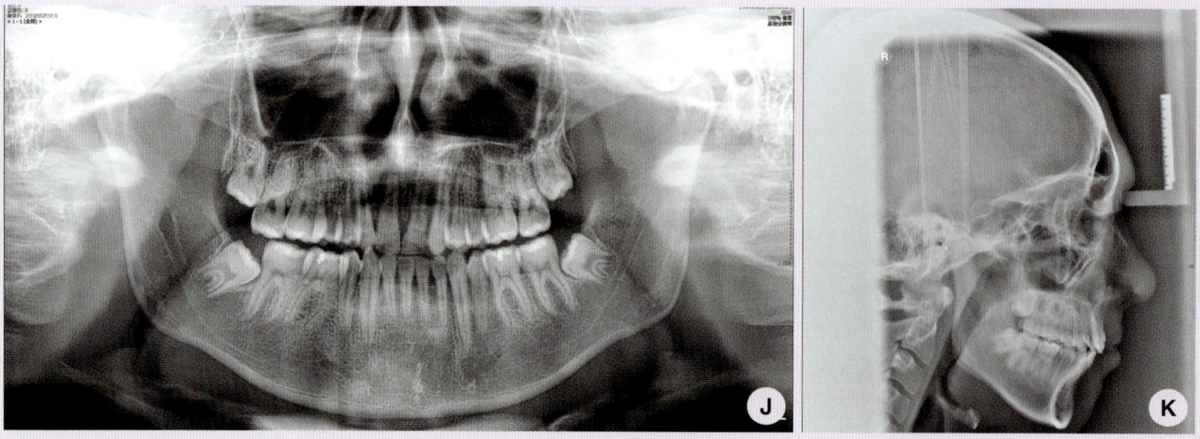

图 7-92　病例 7-7 治疗后面相、𬌗相及 X 线片（续）

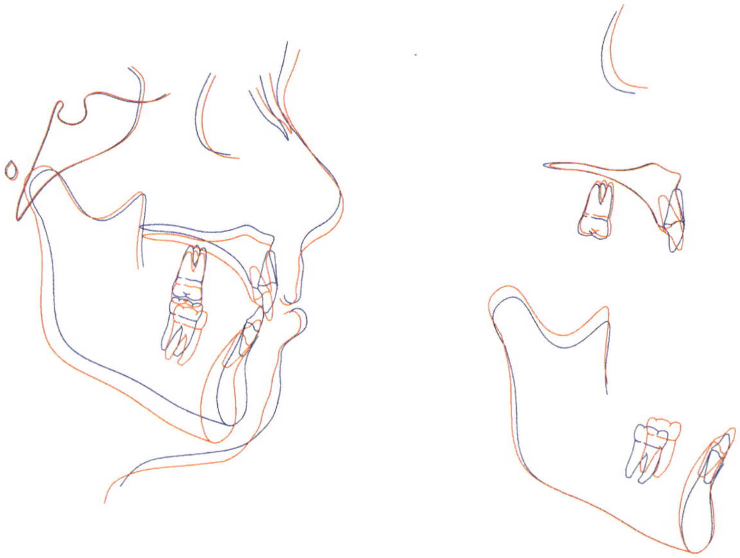

图 7-93　病例 7-7 治疗前后头影测量重叠图

蓝色为治疗前，红色为治疗后。

【病例解析】

1. 双侧完全性唇腭裂患者最常见的错𬌗畸形是上颌牙弓严重狭窄及塌陷所致的后牙反𬌗，牙弓的弓形经常呈三角形，因此牙弓前段的扩弓需求较大。多数患者需要进行上颌的扩弓治疗。四角舌弓矫治器对于唇裂患者扩弓效果较好，因为有可以调整的游离弓丝，其另一个优点是可以同时粘结唇侧固定矫治器，可以等唇侧更换至较硬的弓丝后再拆除。四角舌弓扩弓后会存在一些后牙的牙性反应，如颊倾或舌尖下垂等，需要通过在方丝上加适当的根颊向转矩调整。

2. 患者下颌牙列拥挤较重，尤其是尖牙颊向错位显著。下颌牙列排齐中需注意避免排齐中的下前牙唇倾及反𬌗加重。排齐之初，颊向错位的尖牙不进行结扎，第一双尖牙持续向后结扎，待尖牙获得足够的排齐间隙后，方能将尖牙结扎入槽沟。而后顺序更换弓丝排齐整平牙弓。

3. 虽然下颌牙弓拥挤为中度，但是患者面型较直，鼻唇角钝，拔牙后前牙不能内收。相反，上下前牙在治疗中应略唇向调整，以增加对唇的支撑，改善面型。下颌牙弓的尖牙向后结扎有助于后牙支抗的消耗，同时利于Ⅱ类磨牙关系的矫正。患者治疗前上下前牙的牙轴均较舌向倾斜，牙齿排齐后上下前牙都需进行适当的轴倾度调整，即加大前牙的根舌向转矩，通过转矩调整增加对上唇的支撑。

4. 患者治疗前磨牙为远中尖对尖关系，下颌拔牙后下前牙的内收需要控制。下颌的拔牙间隙除了解决下牙的拥挤之外，均需磨牙近中移动来关闭。颌间Ⅱ类牵引的应用有助于在控制下前牙内收的前提下关闭下颌拔牙间隙，并同时前移下颌磨牙调整磨牙的远中关系。

五、恒牙早期单侧和双侧完全性唇腭裂患者的正畸治疗

病例 7-8　单侧完全性唇腭裂伴前牙反𬌗，22 缺失

【一般情况】患者，男性，10 岁。

【主诉】前牙反𬌗。

【病史】单侧完全性唇腭裂。唇裂修复于 6 月龄进行，腭裂修复于 12 月龄进行，牙槽突裂植骨于 10 岁完成。无其他手术史，无既往正畸治疗史。否认家族类似疾病史。

【临床检查】

1. 面部检查：颏右偏，面部比例基本正常。唇自然闭拢，唇间关系基本正常，左侧唇裂手术瘢痕。鼻尖左偏，鼻翼对称度略差，低位笑线。侧貌鼻旁区略凹陷（图 7-94 A 至 C）。

2. 口内检查：替牙晚期，磨牙近中关系，全牙弓反𬌗。上颌牙弓塌陷，22 缺失，上颌中线左偏 4 mm，上颌牙列拥挤 4 mm。下颌牙列排列整齐。前牙Ⅱ度深覆𬌗，前牙覆盖 –3 mm（图 7-94 D 至 I）。

【X 线检查】

1. 全口曲面体层片：12、22 缺失，21、23 斜轴，18、17、27、28、38、48 发育中。左侧颏结节略小，髁突略长，未见明显骨质异常（图 7-94 J）。

2. 头颅侧位片：上颌发育略差，颌间Ⅲ类关系，Ⅲ类骨型，下颌略能后退。上下牙轴较直（图 7-94 K）。

3. 头影测量数据见表 7-9。

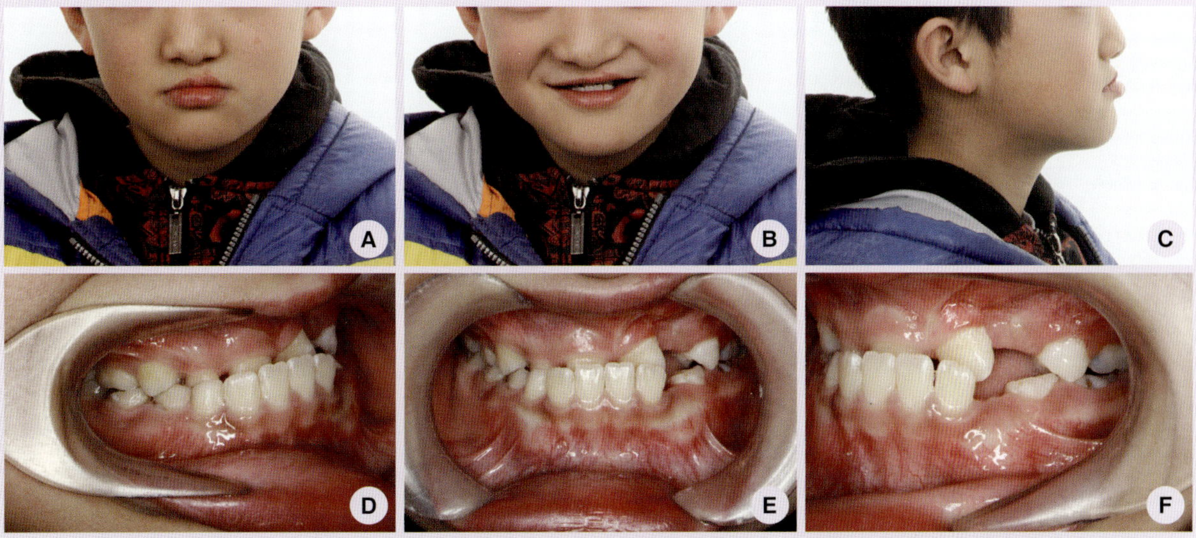

图 7-94　病例 7-8 治疗前面相、𬌗相及 X 线片

A 至 C. 治疗前面部基本对称，面部比例基本正常，上唇暴露不足，下唇外翻前突，侧貌面中部及鼻旁区凹陷。D 至 I. 替牙𬌗，磨牙近中关系，前牙反𬌗，21 扭转。J. 曲面体层片显示 12、22 缺失，双侧升支及髁突基本对称，未见骨质异常。L. 头颅侧位片显示上颌发育不足，Ⅲ类骨型，下颌平面角为高角。

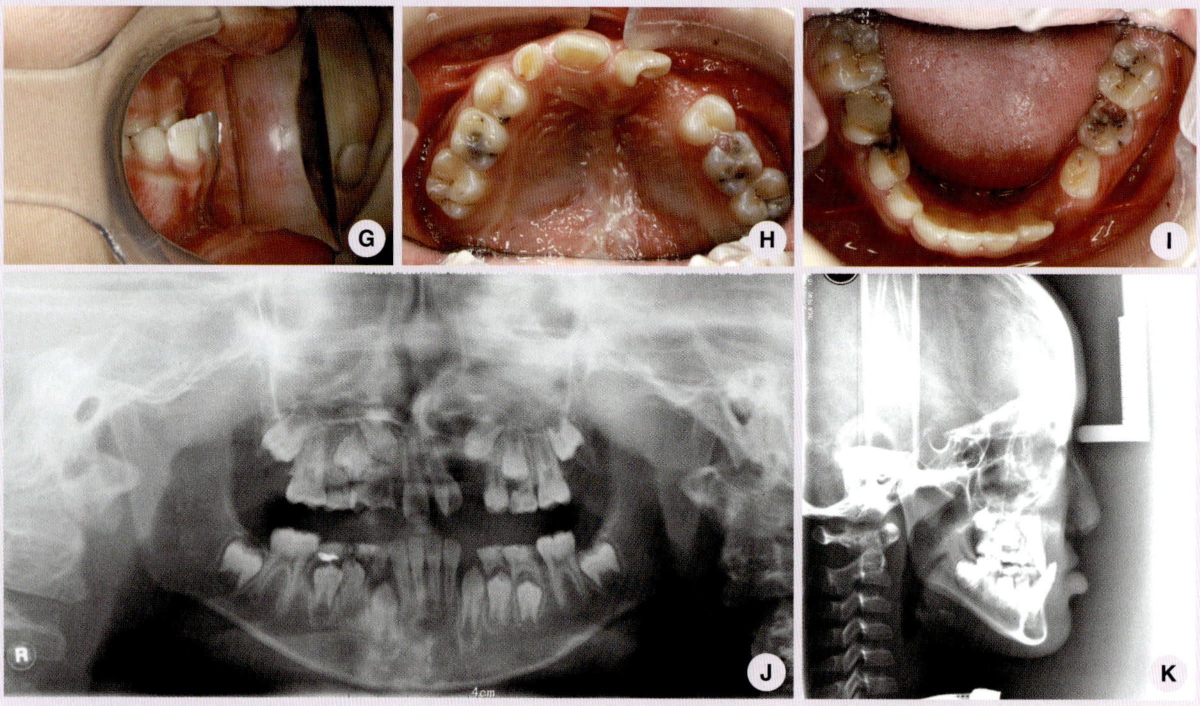

图 7-94 病例 7-8 治疗前面相、𬌗相及 X 线片（续）

表 7-9 病例 7-8 治疗前后头影测量结果

测量项目	正常值		测量值	
	均值	标准差	治疗前	治疗后
SNA（度）	82.8	4.0	74.4	76.8
SNB（度）	80.1	3.9	77.2	76.1
ANB（度）	2.7	2.0	−2.8	0.7
FH-NP（度）	88.6	3.0	76.7	80.3
NA/PA（度）	4.9	3.0	−5.4	−10.3
U1/NA（度）	22.8	5.7	28.3	26.7
U1-NA（毫米）	3.5	6.5	4.2	5.1
L1/NB（度）	30.5	5.8	12.7	15.1
L1-NB（毫米）	6.7	2.1	0.2	1.8
U1/L1（度）	124.2	8.2	139.8	141.1
U1/SN（度）	105.7	6.3	103.7	103.8
MP/SN（度）	32.5	5.2	39.6	40.0
MP/FH（度）	31.1	5.6	34.7	35.0
L1/MP（度）	93.9	6.2	76.9	74.6
Y 轴（度）	60.3	3.4	72.5	70.4
Pg-NB（毫米）	1.0	1.5	3.0	3.6

【诊断】 安氏Ⅲ类，毛氏Ⅱ[1]+Ⅳ[1]+Ⅲ[2]+Ⅰ[1]，Ⅲ类骨型，均角。

【治疗设计】

1. 上颌前方牵引治疗解除前牙反殆及颌间关系不调。

2. 观察生长，待高峰期过后综合治疗。

3. 如果面型变化不大，采取非拔牙治疗；如果下颌生长量较大，不排除正颌外科治疗的可能。

【治疗过程及结果】 应用上颌前方牵引配合殆垫治疗颌间关系不调。反殆解除后，待生长发育高峰过去，再开始固定矫治。发育高峰期后，前牙未出现反殆，应用固定矫治器，顺序更换弓丝至不锈钢方丝。为保证面型，对于12、22缺牙间隙，采用后牙前移的方式关闭。

本例正畸治疗过程中面相与殆相见图7-95。

治疗后患者面部基本对称，唇间关系及唇齿关系基本正常，侧貌为直面型，鼻唇颏关系协调，面下高略大。牙齿排列整齐，前牙覆殆、覆盖正常，磨牙关系为完全远中关系，咬合关系良好。上下颌牙弓中线一致，弓形大小协调。

本例正畸治疗后面相、殆相及X线片见图7-96，治疗前后头影测量重叠图见图7-97。

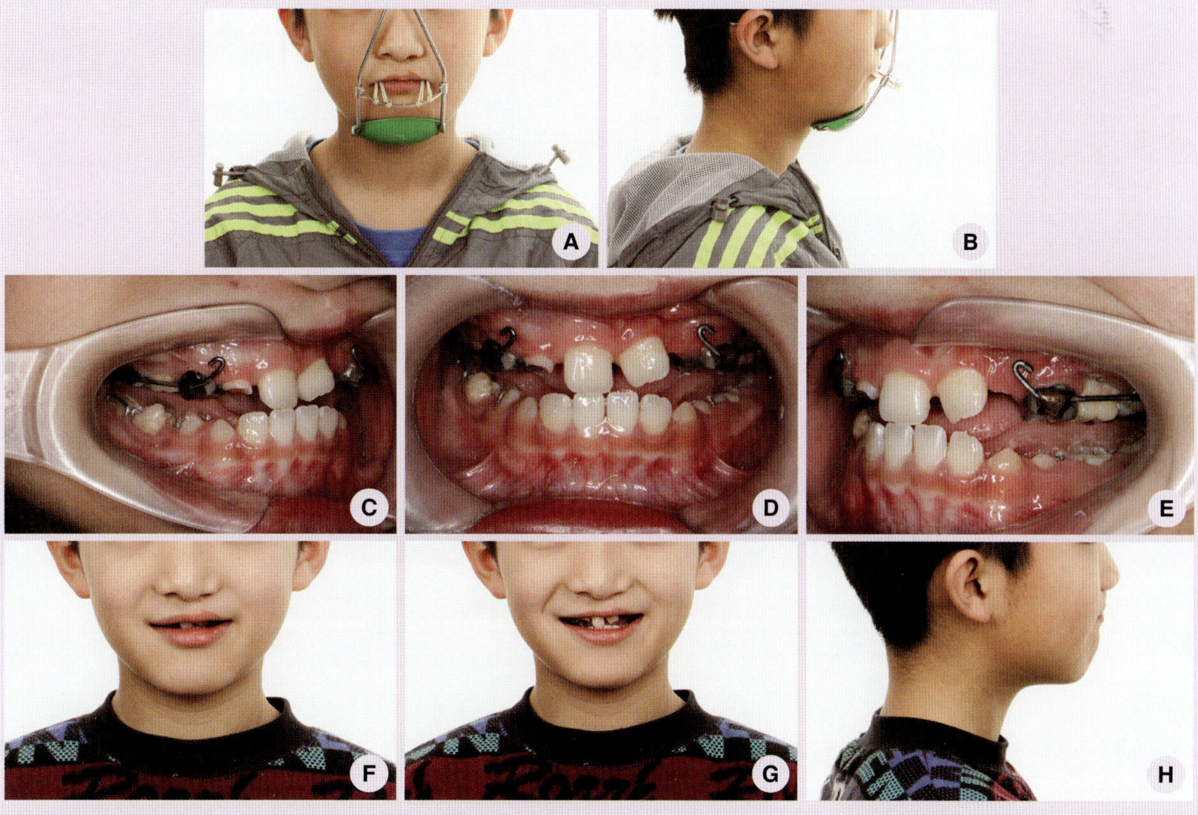

图7-95 病例7-8治疗中面相与殆相

A至E. 前方牵引治疗中，上颌戴用Hyrax矫治器，下颌戴用殆垫。

F至H. 前方牵引治疗后，上唇红暴露增加，下唇外翻及前突改善，唇间关系协调。

I和J. 前方牵引治疗后3年，发育高峰期后，患者面型为直面型，未见下颌异常生长。

K至P. 开始固定矫治，逐步排齐牙列。Q至U. 下颌殆垫辅助上颌牙列排齐。

V至Z. 牙列排齐整平。A2至G2. 维持面型，逐次前移上颌后牙。

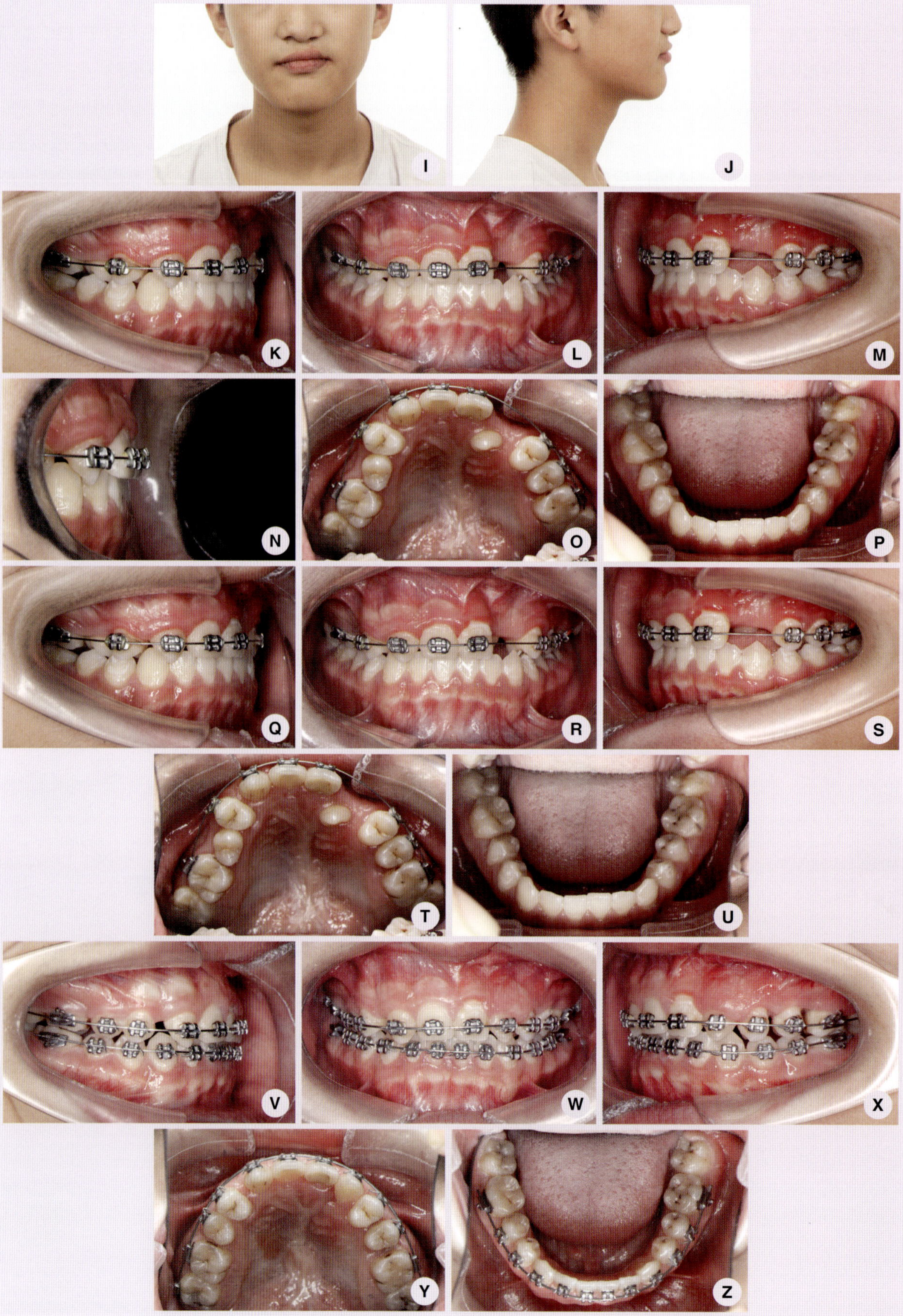

图 7-95 病例 7-8 治疗中面相与𬌗相（续）

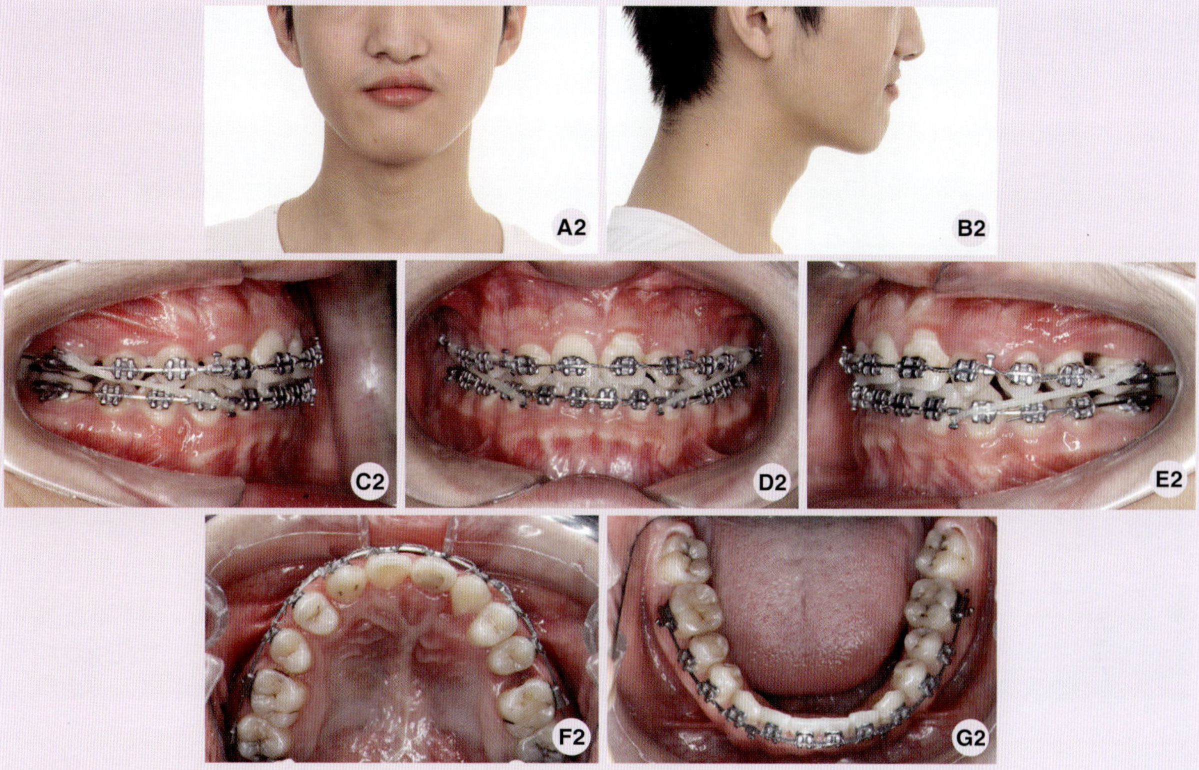

图 7-95　病例 7-8 治疗中面相与𬌗相（续）

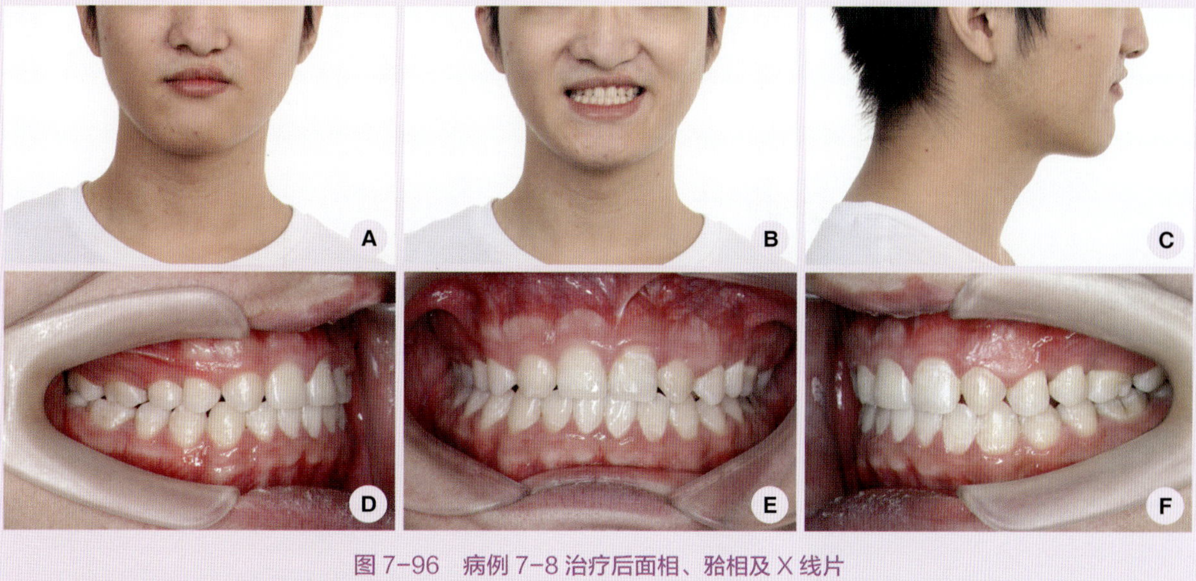

图 7-96　病例 7-8 治疗后面相、𬌗相及 X 线片

A 至 C. 治疗后面部基本对称，唇间关系及唇齿关系基本正常，侧貌为直面型，鼻唇颏关系协调，面下高略大。

D 至 I. 治疗后牙列整齐，前牙覆𬌗、覆盖正常，中线一致，磨牙关系为完全远中关系，咬合关系良好，上下颌牙弓匹配。

J. 治疗后曲面体层片显示牙齿排列整齐，牙根平行度良好，18、28、48 存在，48 近中阻生。

K. 治疗后头颅侧位片显示面部基本协调，前牙关系正常，Ⅰ类骨型，下颌平面角为高角。

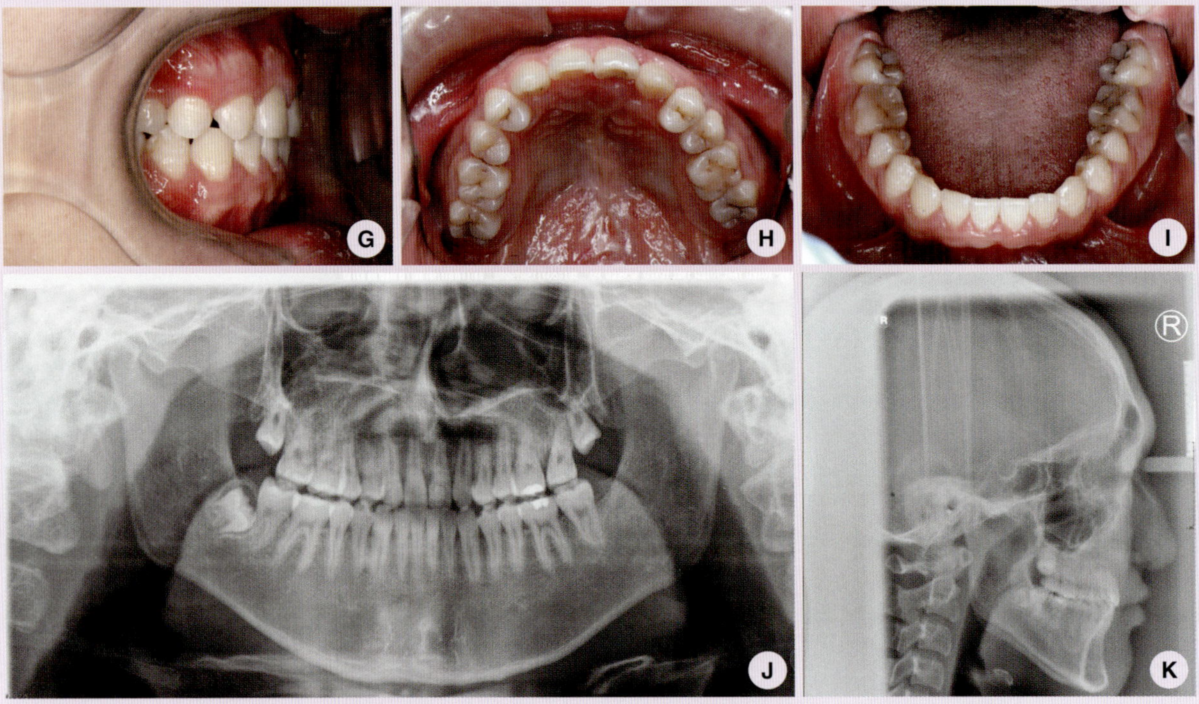

图 7-96 病例 7-8 治疗后面相、殆相及 X 线片（续）

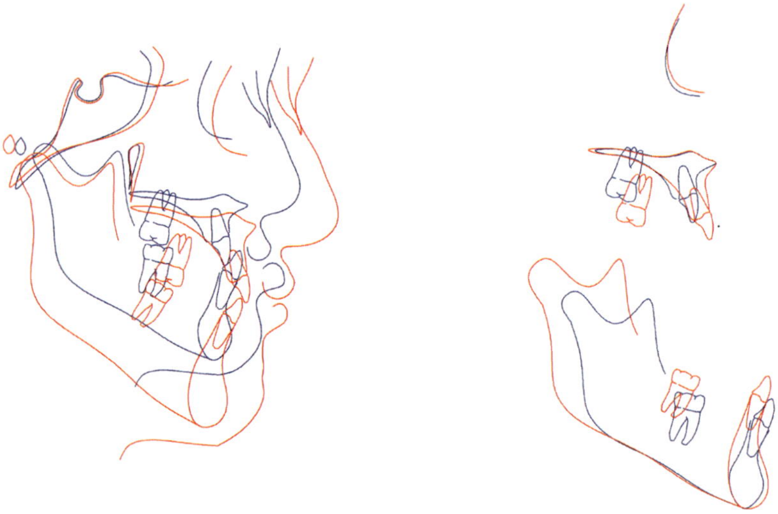

图 7-97 病例 7-8 治疗前后头影测量重叠图

蓝色为治疗前，红色为治疗后。

【病例解析】

1. 患者在替牙中期进行了上颌的前方牵引治疗，改善了颌间关系，使患者有可能在生长发育高峰期后避免正颌外科手术治疗，而采用单纯的正畸掩饰治疗。前方牵引治疗后，需要观察患的者生长发育情况，高峰期后再行正畸综合治疗可以避免患者过长的治疗时间，以及由于下颌生长发育过度造成的治疗不确定性。开始综合治疗的时间可以通过患者的身高变化或颈椎发育等加以判断。治疗不急于在恒牙初期开始。

2. 生长发育高峰期后，患者面型并未发生明显的变化，前方牵引治疗的效果基本保持。

患者的面型属于直面型，鼻唇颏的关系基本协调。综合治疗的目的是解决牙齿排列问题及调整咬合关系。因为12、22缺失，上颌牙弓存在一定的间隙，虽然存在牙齿的排列不齐，但是牙量相对较少，预测牙齿排齐后牙弓中会存在一定的间隙。为了维持患者良好的面型，间隙关闭中不能内收前牙。在更换至0.019英寸×0.025英寸不锈钢方丝后，通过将上颌前牙连续结扎、增加前牙根舌向转矩的方式增加前牙支抗，逐次前移双尖牙、磨牙来关闭上颌间隙，并且利用颌间Ⅲ类牵引辅助上颌后牙前移，同时节省上颌前牙支抗，达到保持上颌前牙不后移的目的。

病例 7-9　双侧完全性唇腭裂伴上颌发育不足、全牙弓反殆

【一般情况】患者，男性，12岁。

【主诉】前牙反殆，牙列不齐。

【病史】双侧完全性唇腭裂。8月龄行唇裂修复，14月龄行腭裂修复，10岁行牙槽突修复。无其他手术史，无既往正畸治疗史。否认家族类似病史。

【临床检查】

1. 面部检查：面部基本对称，面部比例基本正常。唇自然闭拢，上唇红暴露不足，下唇外翻，笑线低位。唇部双侧可见唇裂修复瘢痕。侧貌鼻旁区及面中部凹陷，鼻唇角基本正常（图7-98 A至C）。

2. 口内检查：恒牙初期，磨牙远中尖对尖关系，全牙弓反殆。12、22缺失。上颌双侧中切牙远中可见牙槽突裂植骨术瘢痕，牙槽骨略凹陷。上颌牙列中度拥挤，下颌牙列轻度拥挤。前牙覆殆正常（图7-98 D至H）。

3. 功能检查：上唇动度正常，唇肌功能正常。颞下颌关节检查未见异常。

【X线及CBCT检查】

1. 曲面体层片：12、22缺失，23远中斜轴，17、27、37、47发育中，未见18、28、38、48牙胚。双侧升支及髁突基本对称，未见明显骨质异常（图7-98 I）。

2. 头颅侧位片：面中部凹陷，下唇前突及外翻，前牙反殆，Ⅲ类骨型，下颌平面角为均角，上前牙直立（图7-98 J）。

3. CBCT：上颌牙槽突裂植骨区骨密度略低，牙槽骨厚度略薄，植骨区牙槽骨高度基本正常。

4. 头影测量数据见表7-10。

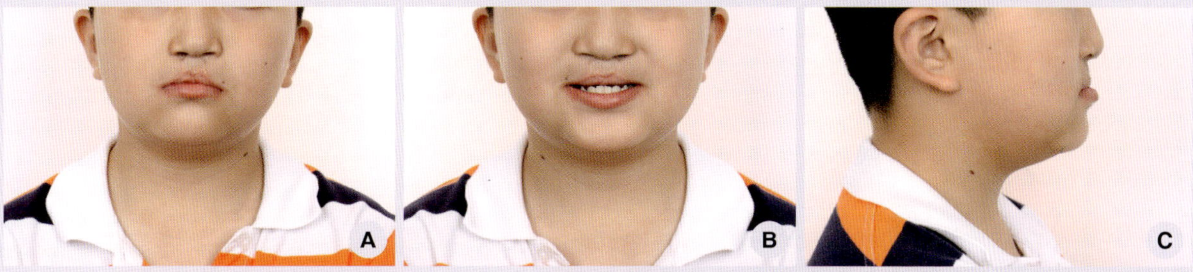

图7-98　病例7-9治疗前面相、殆相及X线片

A至C. 面部基本对称，面部比例基本正常。唇自然闭拢，下唇外翻，笑线低位。侧貌鼻旁区及面中部凹陷。
D至H. 磨牙远中尖对尖关系，全牙弓反殆。12、22缺失。上颌牙列中度拥挤，下颌牙列轻度拥挤。
I. 治疗前曲面体层片显示12、22缺失，23远中斜轴，17、27、37、47发育中，未见18、28、38、48牙胚。
J. 治疗前头颅侧位片显示面中部凹陷，下唇前突及外翻，前牙反殆，Ⅲ类骨型，下颌平面角为均角，上前牙直立。

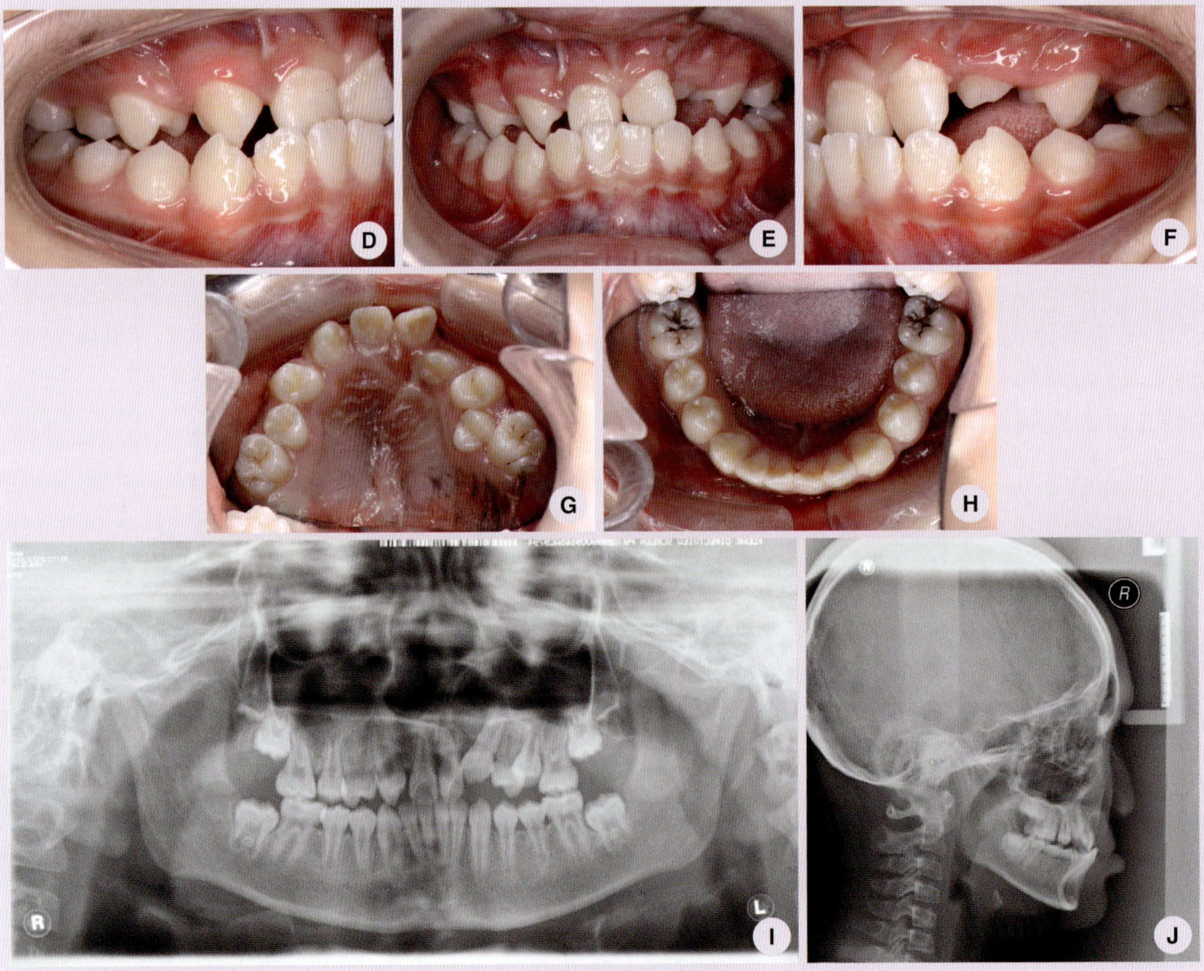

图 7-98　病例 7-9 治疗前面相、𬌗相及 X 线片（续）

表 7-10　病例 7-9 治疗前后头影测量结果

测量项目	正常值		测量值	
	均值	标准差	治疗前	治疗后
SNA（度）	82.8	4.0	76.4	78.0
SNB（度）	80.1	3.9	77.2	76.8
ANB（度）	2.7	2.0	–0.8	1.2
FH-NP（度）	88.6	3.0	76.7	80.3
NA/PA（度）	4.9	3.0	–5.4	–10.3
U1/NA（度）	22.8	5.7	28.3	26.7
U1-NA（毫米）	3.5	6.5	4.2	5.1
L1/NB（度）	30.5	5.8	12.7	15.1
L1-NB（毫米）	6.7	2.1	0.2	1.8
U1/L1（度）	124.2	8.2	139.8	141.1

（续表）

测量项目	正常值		测量值	
	均值	标准差	治疗前	治疗后
U1/SN（度）	105.7	6.3	103.7	103.8
MP/SN（度）	32.5	5.2	34.6	35.0
MP/FH（度）	31.1	5.6	28.7	29.0
L1/MP（度）	93.9	6.2	76.9	74.6
Y 轴（度）	60.3	3.4	72.5	70.4
Pg-NB（毫米）	1.0	1.5	3.0	3.6

【诊断】 安氏Ⅱ类，毛氏Ⅲ²+Ⅰ¹，Ⅲ类骨型，下颌平面角为均角。

【治疗设计】

1. 上颌扩弓＋前方牵引治疗改善颌间关系不调。

2. 待生长发育高峰期后综合治疗（正畸掩饰治疗）。

3. 如果生长发育高峰期下颌生长量过大，则不排除正颌外科手术治疗可能。

【治疗过程及结果】 上颌扩弓＋前方牵引治疗改善面中部发育不足及反𬌗问题，上颌适当扩弓，协调牙弓间关系。待生长发育高峰期后，观察颌间关系异常程度较轻，开始固定矫治。顺序更换弓丝，排齐整平牙列，调整咬合关系，建立完全远中𬌗关系。

本例正畸治疗中面相与𬌗相见图 7-99。

患者治疗后面部对称，面部比例正常。唇自然闭拢，上下唇间关系改善，但下唇突度略大。侧貌面中部及鼻旁区凹陷改善。磨牙完全远中关系，尖牙中性关系，牙列整齐，覆𬌗、覆盖基本正常。牙弓呈卵圆形，上下颌牙弓大小及形态匹配。

本例正畸治疗后面相、𬌗相及 X 线片见图 7-100，治疗前后头影测量重叠图见图 7-101。

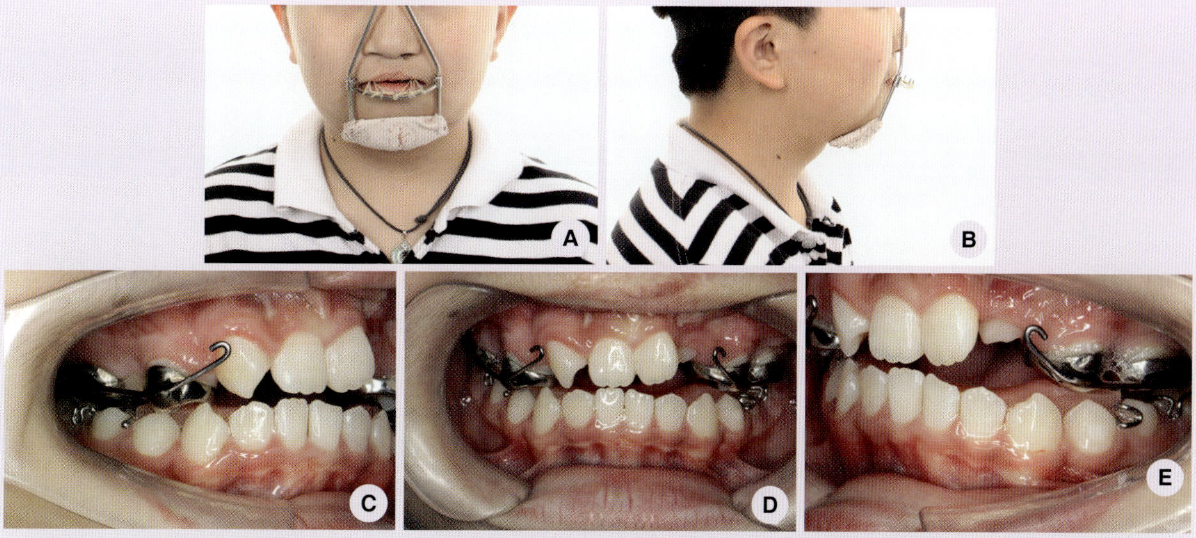

图 7-99 病例 7-9 治疗中面相与𬌗相

A 至 H. 前方牵引治疗，上颌 Hyrax 矫治器配合下颌𬌗垫。

I 至 K. 前方牵引治疗 14 个月后侧貌协调性增强，唇间关系改善。L 至 P. 前方牵引治疗后前后牙反𬌗解除。

Q 和 R. 生长发育高峰期后，未见明显异常的下颌生长。S 至 X. 固定矫治器治疗调整牙齿排列及咬合关系。

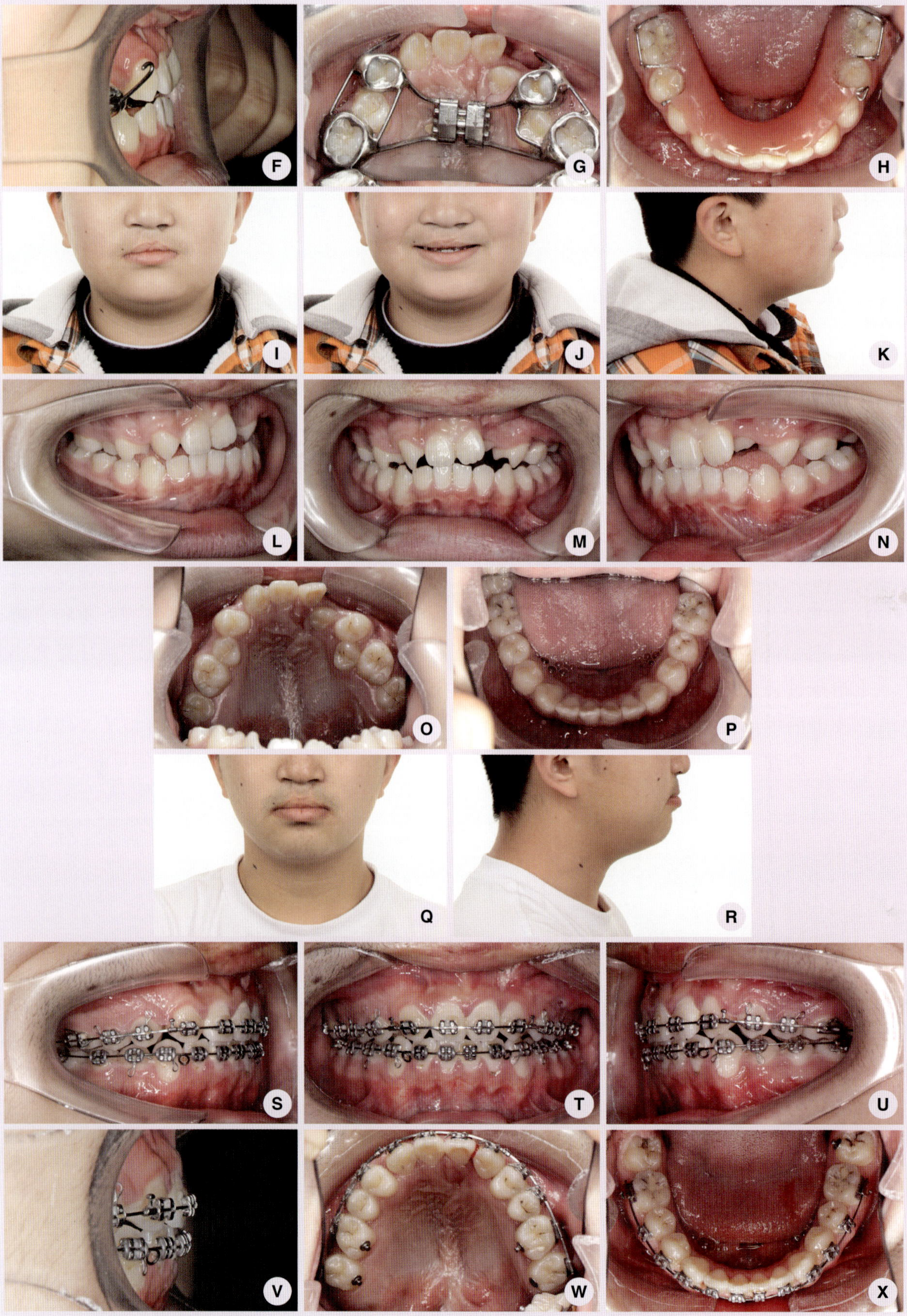

图 7-99 病例 7-9 治疗中面相与聆相（续）

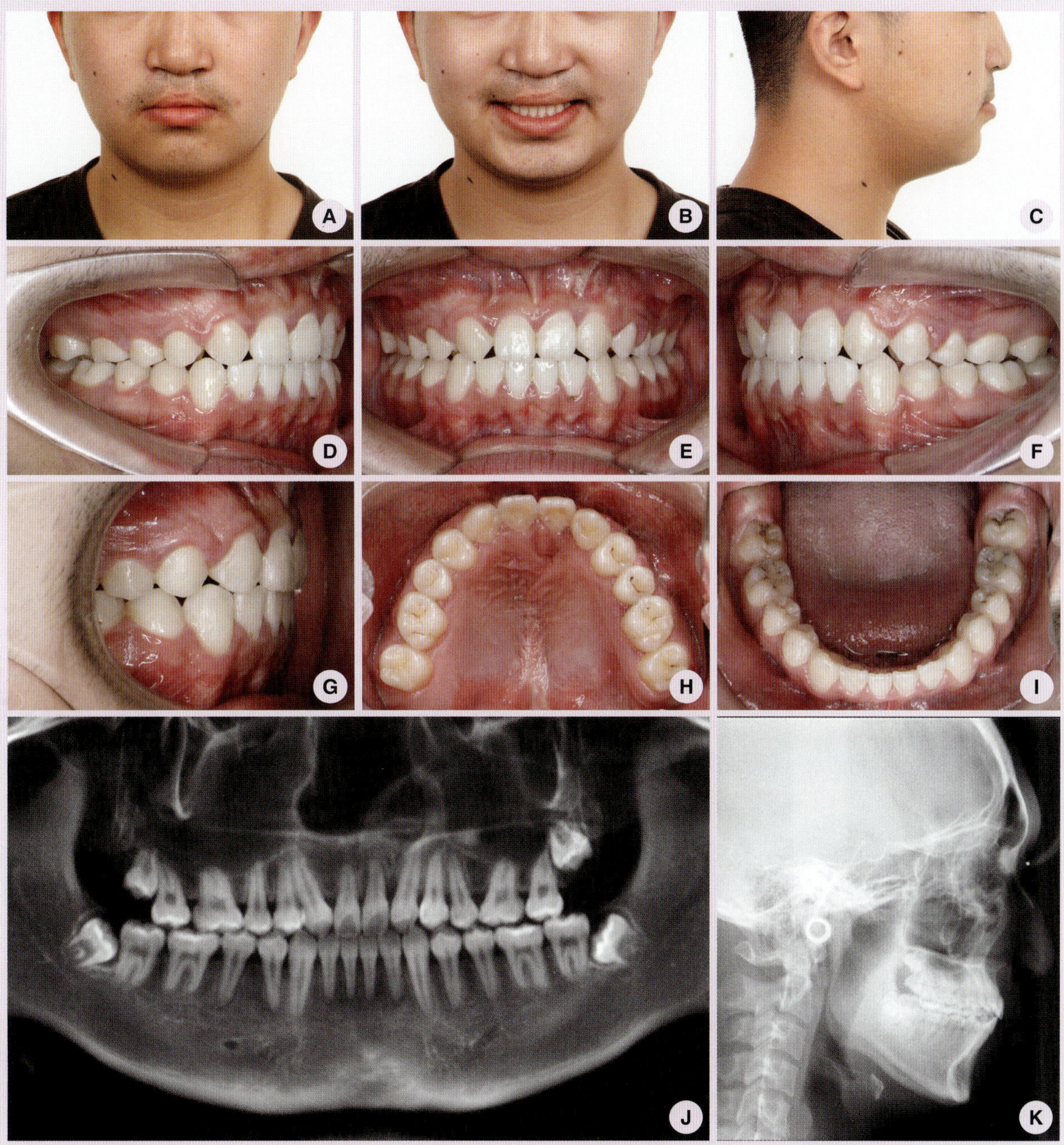

图 7-100 病例 7-9 治疗后面相、骀相及 X 线片

A 至 C. 治疗后面相。D 至 I. 牙列整齐，覆骀、覆盖正常，咬合关系良好。

J. 治疗后曲面体层片显示牙齿排列整齐，13 牙根略偏远中，余牙根平行度良好。18、28、38、48 存在，38、48 近中阻生。

K. 治疗后头颅侧位片显示前牙覆骀、覆盖正常，颌间关系正常，Ⅰ类骨型。

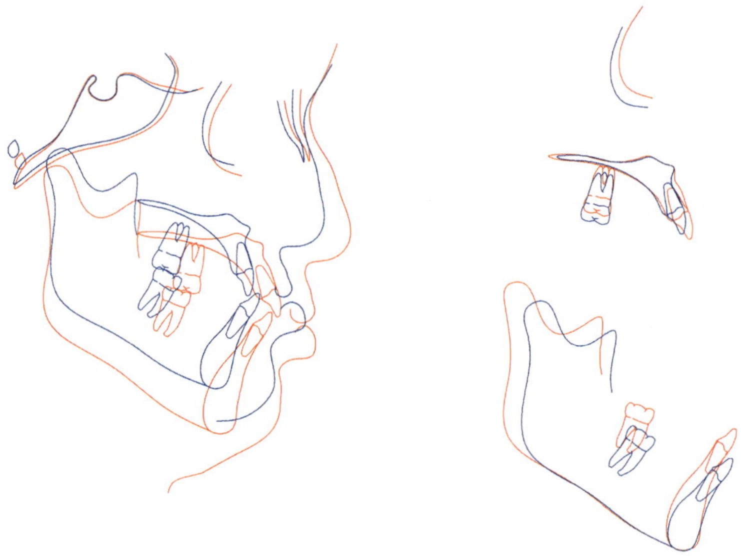

图 7-101　病例 7-9 治疗前后头影测量重叠图

蓝色为治疗前，红色为治疗后。

【病例解析】

1. 关于治疗设计：患者就诊时为恒牙初期，第二恒磨牙尚未萌出，颈椎分期约在生长发育加速期。如果上颌能够适当前移，可以较好地改善患者面型。另外，上颌拥挤不严重，12、22 已经缺失，下颌轻度拥挤，牙轴相对直立。上颌前移后，可以避免下颌掩饰治疗中的拔牙。当然，由于患者处于生长发育的加速期，下颌的后续生长较难预测，需要告知患者，如果下颌生长量较大，后续的治疗不排除下颌拔牙或正颌外科手术治疗可能。当然，由于患者上颌发育不足，颌间关系及软组织侧貌较差，如果患者对侧貌形态的改善要求较高，该患者也可以此时暂不进行治疗，等待生长发育高峰期后进行正畸-正颌联合治疗。

2. 该患者治疗前上颌牙弓相对狭窄，存在一定的拥挤，前方牵引前需要进行适当的扩弓治疗，在提供间隙的同时协调上下颌牙弓大小。由于唇腭裂患者存在上颌瘢痕，前方牵引相对于非裂儿童需要较长的时间。治疗中需要患者良好地配合，医生也需要增强患者治疗的信心，保证治疗效果。

3. 前方牵引治疗后，暂时不要急于开始综合治疗，可以根据身高变化评价生长高峰期，待高峰期过去，开始固定矫治器治疗，从而避免治疗中途因患者下颌骨的大量生长而改变治疗方案，延长正畸治疗时间。该患者在后续的生长发育加速期，下颌也有较多向前下方的生长，但是生长方向基本正常。在固定矫治器的治疗中，应用一定的前牙代偿，使患者最终能够建立良好的前牙关系并维持稳定。

4. 固定矫治器治疗中，仍需协调上下颌牙弓。由于之前的前方牵引治疗已经完成上颌牙弓的扩弓，应用矫治弓丝及颌间交互牵引即可以完成颌间宽度关系的调整。因为 12、22 缺失且后牙基本为完全远中关系，下颌也无明显拥挤，故下颌不采用拔牙矫治。治疗结果以磨牙的完全远中关系结束治疗。为了获得良好的完全远中关系，上颌磨牙可以通过调整托槽的粘结位置适当外翻。

六、恒牙期唇腭裂患者正畸治疗的折中与考虑

病例 7-10 正畸治疗的折中方案，以及与其他学科的合作

【一般情况】患者，女性，13 岁。

【主诉】前牙反𬌗，上前牙缺失。

【病史】右侧完全性唇腭裂。唇裂修复于 6 月龄进行，11 月龄行腭裂修复，9 岁进行牙槽突裂植骨。未进行其他手术治疗，无继往正畸史。

【临床检查】

1. 面部检查：面部基本对称，唇间关系正常。中位笑线，唇齿关系较差。鼻孔对称性较差。面中部略凹陷（图 7-102 A 至 C）。

2. 口内检查：恒牙𬌗，磨牙远中尖对尖关系。11、12 缺失。上颌牙弓中线右偏 3 mm。$\dfrac{43\,|\,456}{432\,|\,456}$反𬌗。上颌牙弓狭窄，右侧牙弓略塌陷。17、27、37 尚未萌出。下颌牙列拥挤 4 mm。上颌牙列现存间隙 3 mm（图 7-102 D 至 H）。

3. 功能检查：无明显语音异常，颞下颌关节检查未见异常。存在舌习惯。

【X 线检查】

1. 曲面体层片：治疗前曲面体层片显示 11、12 缺失，17、27、37 未萌，18、28、38、48 发育中。双侧髁突基本对称，未见明显骨质异常（图 7-102 I）。

2. 头颅侧位片：Ⅰ类骨型，下颌平面角为均角。前牙反𬌗，上前牙牙轴直立，下前牙略唇倾。面中部略凹陷（图 7-102 J）。

3. 头影测量数据见表 7-11。

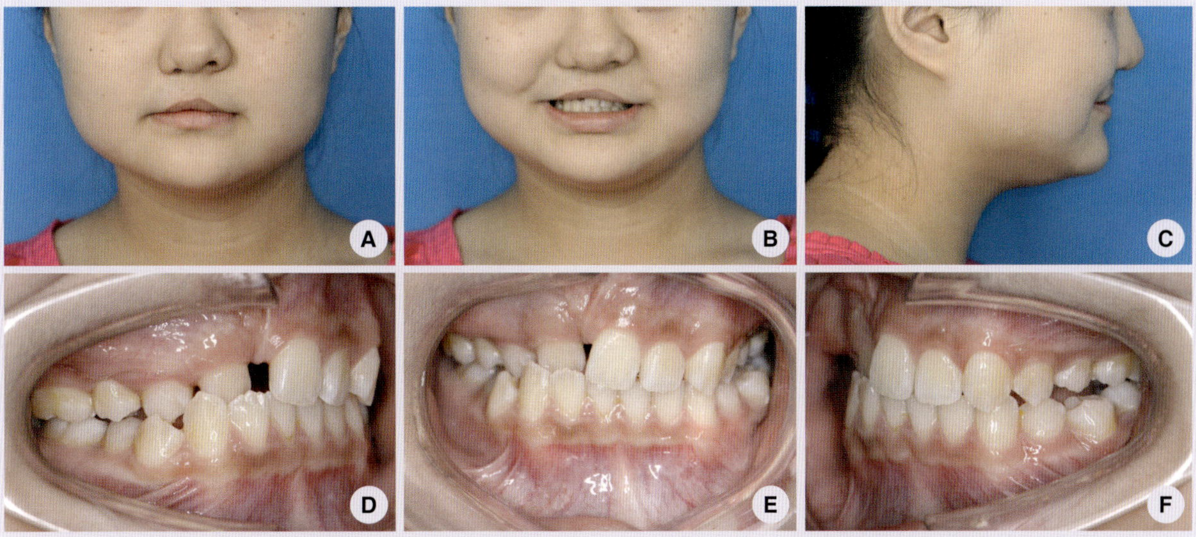

图 7-102 病例 7-10 治疗前面相、𬌗相及 X 线片

A 至 C. 面部基本对称，右侧唇裂术后，鼻部欠对称。唇间关系基本正常。侧貌面中部鼻旁区略凹陷。
D 至 H. 恒牙初期，磨牙远中尖对尖关系。11、12 缺失，13、14、24、25、26 反𬌗。上下颌牙弓不对称，前部牙弓狭窄，上颌中线右偏 3 mm。下颌牙列中度拥挤。
I. 治疗前曲面体层片显示 11、12 缺失，17、27、37 未萌，18、28、38、48 发育中，双侧髁突基本对称。
J. 治疗前头颅侧位片显示前牙反𬌗，Ⅰ类骨型，下颌平面角为均角。

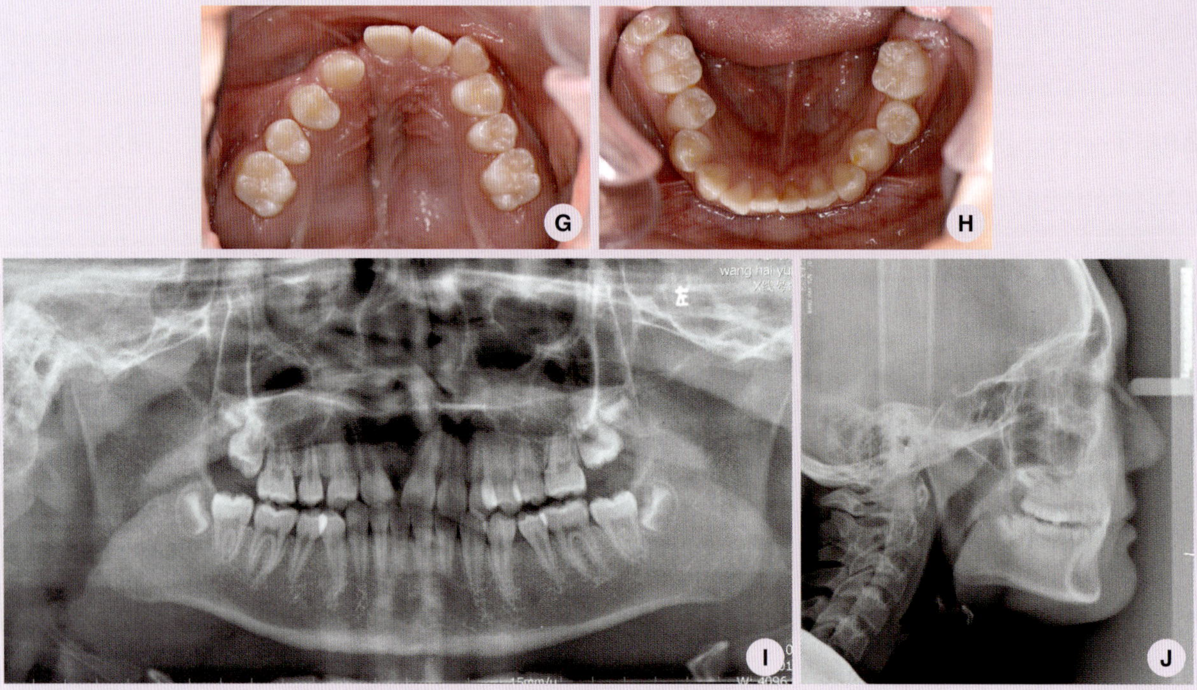

图 7-102 病例 7-10 治疗前面相、𬌗相及 X 线片（续）

表 7-11 病例 7-10 治疗前后头影测量结果

测量项目	正常值		测量值	
	均值	标准差	治疗前	治疗后
SNA（度）	82.8	4.0	74.8	79.2
SNB（度）	80.1	3.9	74.3	76.6
ANB（度）	2.7	2.0	0.5	2.6
FH-NP（度）	88.6	3.0	84.6	86.5
NA/PA（度）	4.9	3.0	−1.8	4.5
U1/NA（度）	22.8	5.7	33.3	29.5
U1-NA（毫米）	3.5	6.5	5.4	2.9
L1/NB（度）	30.5	5.8	28.3	25.7
L1-NB（毫米）	6.7	2.1	4.4	2.6
U1/L1（度）	124.2	8.2	117.9	122.2
U1/SN（度）	105.7	6.3	108.0	108.7
MP/SN（度）	32.5	5.2	23.5	22.0
MP/FH（度）	31.1	5.6	14.4	13.0
L1/MP（度）	93.9	6.2	110.6	109.3
Y 轴（度）	60.3	3.4	71.5	69.3
Pg-NB（毫米）	1.0	1.5	2.3	1.6

【诊断】安氏Ⅱ类，毛氏Ⅲ²+Ⅰ¹，Ⅰ类骨型，均角。

【治疗设计】

方案一：

1. 暂不开始正畸治疗，3～4年后再开始治疗。

2. 正畸＋正颌外科治疗，拔除24，调整上颌牙弓中线，双颌手术，治疗后11种植修复。

方案二：

1. 正畸掩饰治疗，开展上颌牙弓，视上颌前方牵引效果进行固定矫治。

2. 若前方牵引效果不佳，需接受折中治疗结果。尽可能调整上颌中线，11种植修复，下颌补偿性拔除一颗切牙。

【治疗过程及结果】患者先行上颌扩弓及前方牵引治疗，16个月后宽度关系改善，上颌前移效果不佳。开始固定矫治器治疗，顺序更换弓丝，调整上下颌弓形及匹配上下颌牙弓。下颌补偿性拔除41后下前牙略内收，为11种植创造条件。本例正畸治疗中𬌗相见图7-103。

治疗后患者面部协调，面部比例正常。上唇红厚度增加，唇间关系及唇齿关系正常。牙齿排列整齐，覆𬌗、覆盖正常。左侧咬合关系为中性关系，右侧咬合关系偏远中，11完成种植修复。

本例正畸治疗后面相、𬌗相及X线片见图7-104，治疗前后头影测量重叠图见图7-105。

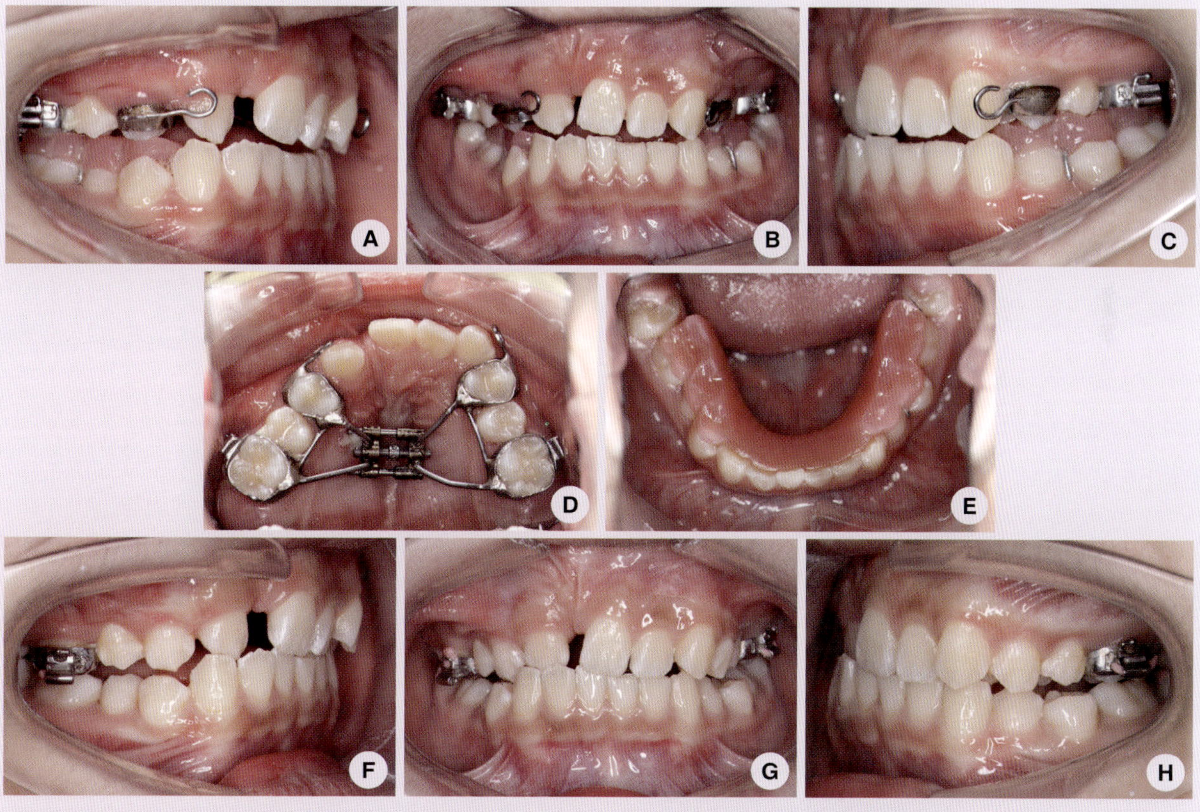

图7-103 病例7-10正畸治疗中𬌗相

A至E. Hyrax矫治器戴入上颌，配合应用下颌𬌗垫，行上颌扩弓＋前方牵引治疗。

F至J. 上颌牙弓开展完成，后牙的反𬌗解除，前方牵引效果不佳。

K至O. 开始直丝弓矫治器治疗，排齐牙列，创造11修复间隙，调整牙弓形态。

P至T. 下颌补偿性拔除一颗切牙，内收前牙，整平𬌗曲线。

U至Y. 调整11间隙大小，调整咬合关系，完成种植体植入。

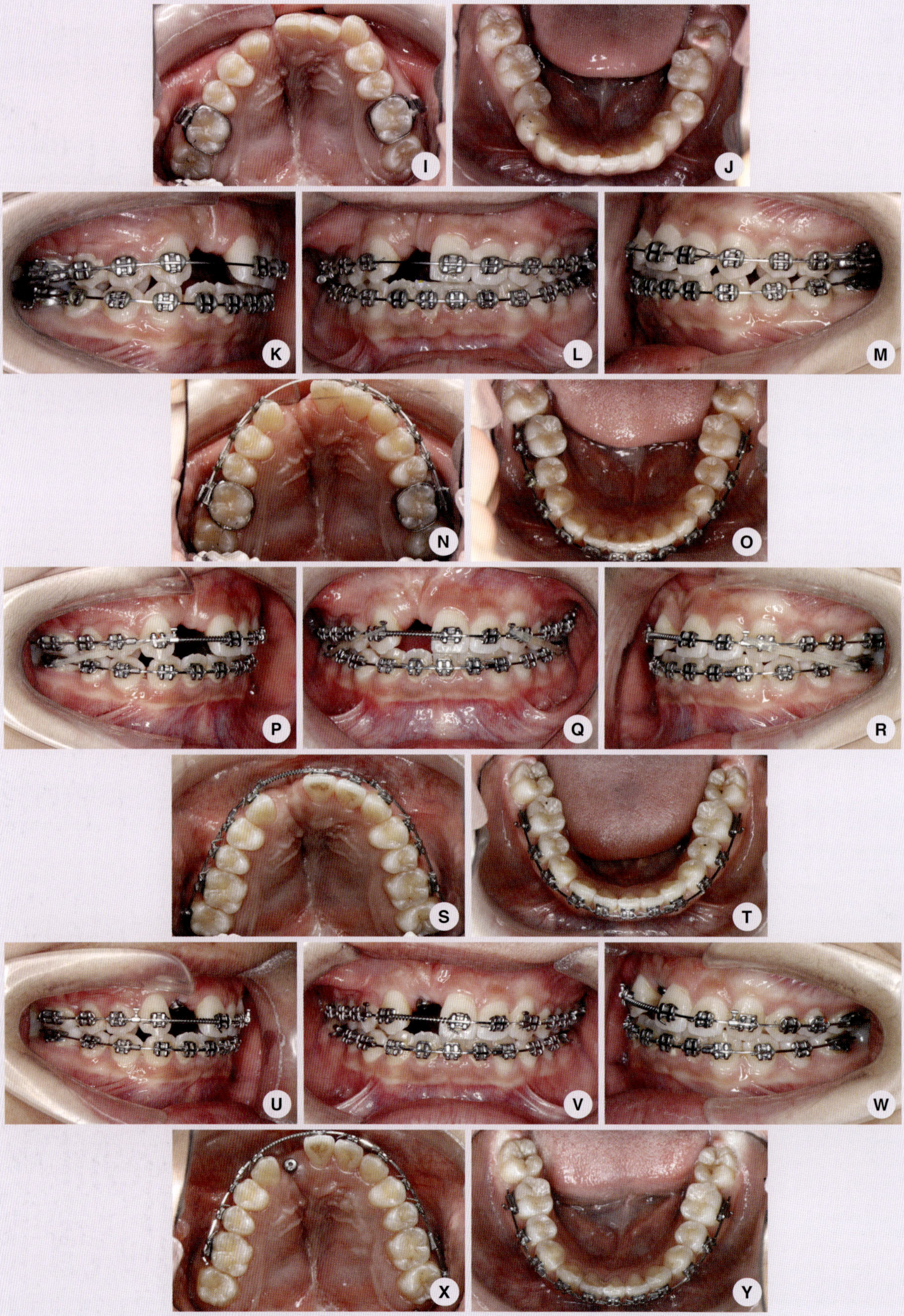

图 7-103　病例 7-10 正畸治疗中𬌗相（续）

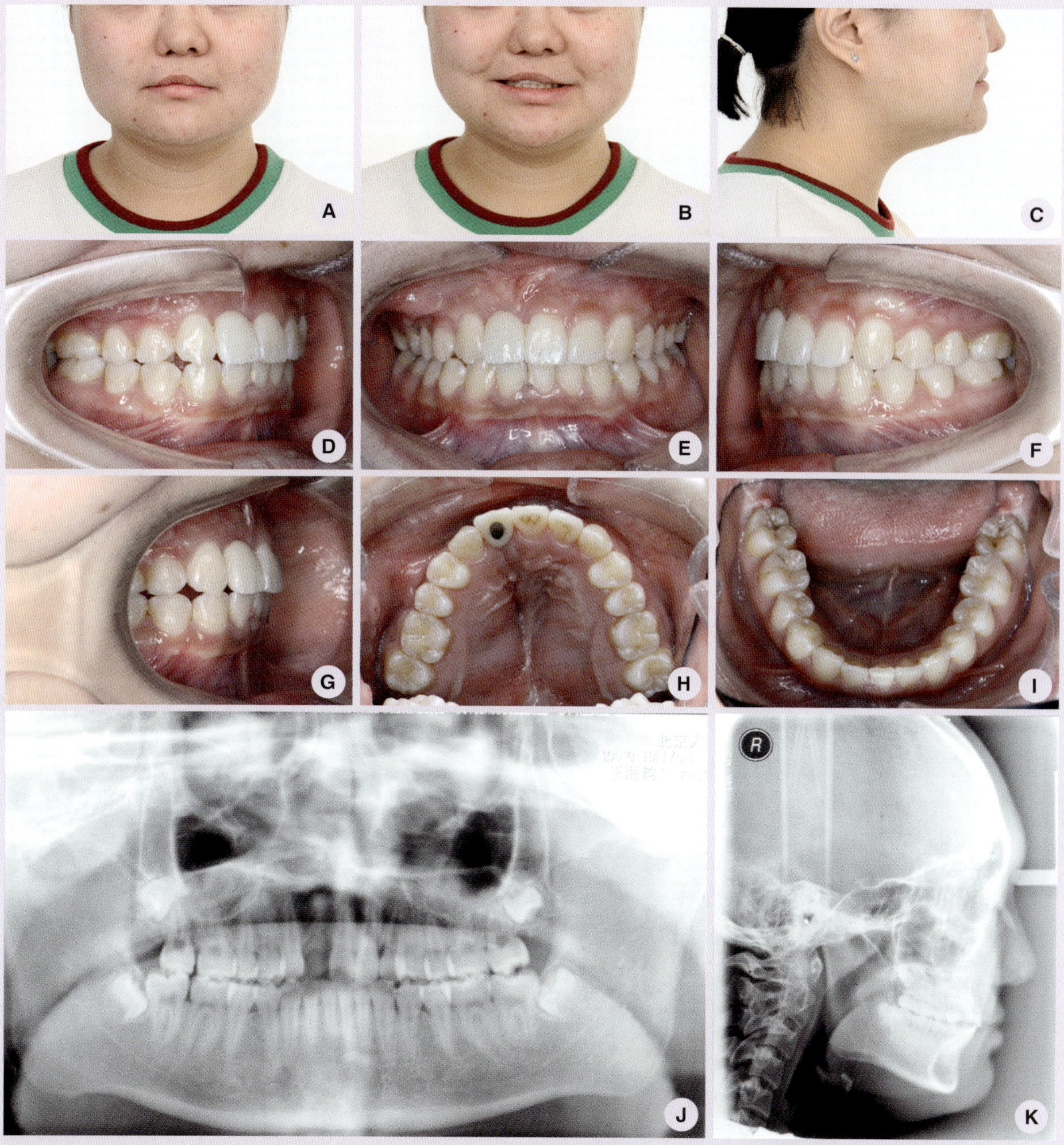

图 7-104 病例 7-10 正畸治疗后面相、殆相及 X 线片

A 至 C. 正畸治疗后面相，面部对称，上唇红暴露增加，唇间关系协调，唇齿关系正常。侧貌面中部丰满度不足。D 至 I. 治疗后上下颌牙列整齐，覆殆、覆盖正常，左侧咬合为良好的Ⅰ类关系，右侧咬合为偏远中关系。上下颌牙弓均为卵圆形，牙弓对称。11 完成种植修复。J. 治疗后曲面体层片显示牙齿排列整齐，种植修复完成。K. 正畸治疗后头颅侧位片显示前牙关系正常，下前牙略唇倾。侧貌直面型，唇部略凹陷，Ⅰ类骨型。

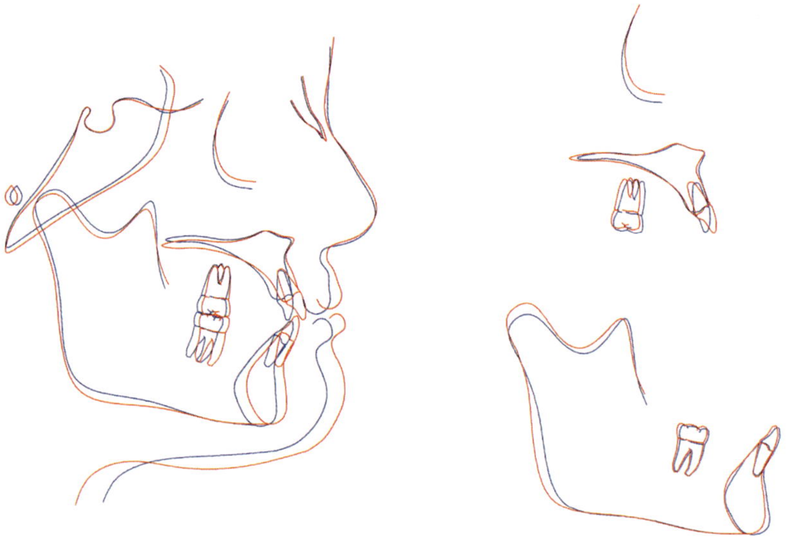

图 7-105 病例 7-10 正畸治疗前后头影测量重叠图
蓝色为治疗前，红色为治疗后。

【病例解析】

1. 关于治疗设计：患者面中部发育略差，上唇红暴露不足，颏部发育良好，上下唇突度均不足。加之上颌 11、12 缺失，上颌中线偏斜显著。左上后牙的拔除能够更好地矫治牙弓的中线，增加牙弓对称度并调整牙弓间的咬合关系。但是，需要注意的是，前牙内收对于该病例应为禁忌。为了增加面中部的突度及上唇的丰满度，改善现有的唇齿关系，可行正颌外科 LeFort Ⅰ型手术前移上颌骨。如果选择正畸 - 正颌联合治疗，应拔除 24，调整上颌中线，同时为 11 的种植修复提供足够的间隙，而又避免造成前牙唇向倾斜，有利于美观及治疗的稳定性。但是，患者拒绝接受正颌外科手术，故只能选择单纯的正畸治疗方案。

2. 由于患者面中部凹陷明显，唇暴露不足，增加面中部突度或维持现有的突度是非常重要的，所以正畸治疗后前牙的目标位置不能后移。因此，拔牙选择需要非常谨慎，治疗后牙齿关系及面型的问题需认真权衡。所以，治疗设计不考虑上颌拔牙，通过扩弓获得 11 的修复间隙及改善上颌牙弓中线问题。由于不能拔牙，上颌中线不能完全得到矫治，右侧的咬合关系不能达到理想的尖窝交错关系，需提前向患者说明。由于下颌牙弓存在拥挤及治疗前反𬌗，需要考虑补偿性拔牙，以免下前牙唇倾明显而影响 11 的种植修复。

3. 患者首诊年龄为 13.5 岁，已过生长发育高峰期，上颌的前方牵引治疗效果不佳。上颌不能前移限制了上颌左侧的拔牙选择，故接受治疗效果的折中。

4. 对于唇腭裂患者上颌侧切牙缺失，经常以尖牙代替侧切牙，前牙区的美观会受一定影响。由于直丝弓矫治器上尖牙预制的转矩为根颊向转矩，与侧切牙应有的根舌向转矩相反，故需要在治疗开始就进行调整。可以通过尖牙托槽的倒粘和逐渐加在弓丝上的转矩调整，改善尖牙的颊舌向倾斜度。当然，尖牙的形态及大小与侧切牙也存在较大的差异，增进美观的考虑还有尖牙改形和修复以及龈缘的调整，需要注意评价风险及获益。

病例 7-11 单侧完全性唇腭裂伴全牙列反𬌗、缺失牙、牙弓狭窄

【一般情况】患者，女性，13 岁。

【主诉】前牙反𬌗及牙列不齐。

【病史】单侧完全性唇腭裂。唇裂于 8 月龄

修复，腭裂于 14 月龄修复，牙槽突裂植骨于 11 岁进行。无其他手术史，无既往正畸史。

【临床检查】

1. 面部检查：面部基本对称，面部比例基本正常。唇自然闭拢，唇间关系略差。左侧鼻翼塌陷，双侧口角不在同一水平高度。左侧可见唇裂修复瘢痕。侧貌凹面型，鼻旁区凹陷(图 7-106 A 和 B)。

2. 口内检查：恒牙列，磨牙中性偏远中关系。除右侧尖牙及第一双尖牙之外，全牙弓反殆。22 缺失，15、25 小牙畸形。上颌牙弓塌陷，上颌中线左偏 4 mm。下颌牙列轻度拥挤（图 7-106 C 至 G）。

3. 功能检查：唇肌动度正常，唇功能正常。颞下颌关节检查未见异常。

【X 线检查】

1. 曲面体层片：22 缺失。双侧升支基本对称，左侧髁突略小，未见骨质异常（图 7-106 H）。

2. 头颅侧位片：侧貌凹面型，下唇外翻。颌间关系Ⅲ类，Ⅲ类骨型，下颌平面角为均角（图 7-106 I）。

3. 头影测量数据见表 7-12。

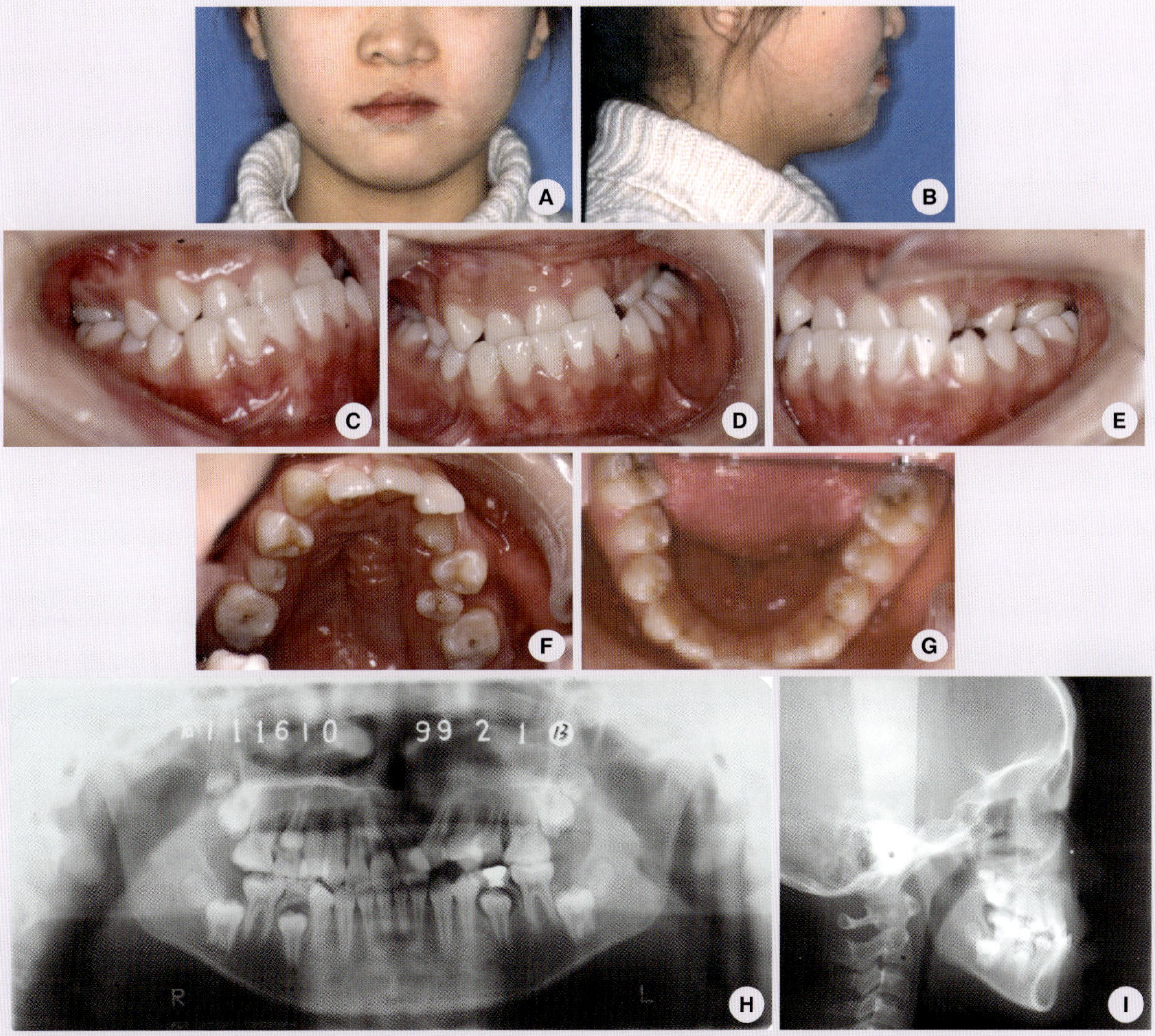

图 7-106 病例 7-11 治疗前患者面相、殆相及 X 线片

A 和 B. 治疗前面相。C 至 G. 治疗前殆相，磨牙中性偏远中关系，几乎全牙弓反殆。
H. 全口曲面体层片显示 22 缺失，余牙均存在。21、23 斜轴。
I. 头颅侧位片显示下唇外翻，颌间关系Ⅲ类，下颌平面角为均角。

表 7-12　病例 7-11 治疗前后头影测量结果

测量项目	正常值		测量值	
	均值	标准差	治疗前	治疗后
SNA（度）	82.8	4.0	73.0	75.6
SNB（度）	80.1	3.9	73.2	73.4
ANB（度）	2.7	2.0	–0.2	2.2
FH-NP（度）	88.6	3.0	87.9	84.1
NA/PA（度）	4.9	3.0	2.0	3.8
U1/NA（度）	22.8	5.7	19.3	34.1
U1-NA（毫米）	3.5	6.5	1.1	7.8
L1/NB（度）	30.5	5.8	21.0	24.2
L1-NB（毫米）	6.7	2.1	6.2	8.6
U1/L1（度）	124.2	8.2	139.0	119.4
U1/SN（度）	105.7	6.3	96.3	109.7
MP/SN（度）	32.5	5.2	41.7	44.0
MP/FH（度）	31.1	5.6	29.8	33.9
L1/MP（度）	93.9	6.2	83.1	86.8
Y 轴（度）	60.3	3.4	75.4	75.6
Pg-NB（毫米）	1.0	1.5	–0.3	1.2

【诊断】 安氏Ⅰ类， 毛氏Ⅱ^{3}+ Ⅰ^{1}+ Ⅲ^{2}，Ⅲ类骨型，均角。

【治疗设计】

方案一：

1. 拔除 15，固定矫治器调整上颌牙弓形态，排齐牙列，调整上颌中线。关闭拔牙间隙，下颌去代偿。

2. 正颌外科双颌手术，相对移动上下颌骨，解决颌间关系不调。

方案二：

1. 正畸掩饰治疗。

2. 上颌扩弓，开展 22 间隙，正畸后种植或修复治疗。

3. 颌间牵引矫治前牙反𬌗及颌间关系不调。

4. 存在的问题：治疗后上前牙较唇倾，面部凹陷问题不能彻底解决。

由于患者强烈拒绝手术治疗，故采取方案二，接受治疗结果的折中。

【治疗过程及结果】 上颌采用 W 形弓开展牙弓，协调上下颌弓形。粘结固定矫治器排齐牙列，顺序更换弓丝，待换至方丝后，去除 W 形弓。开拓 25 间隙及 22 间隙，适当Ⅲ类牵引矫治颌间关系（图 7-107）。

治疗后唇间关系基本正常，唇部略丰满。牙列排齐，覆𬌗、覆盖正常，𬌗关系良好（图 7-108）。保持两年后，效果稳定（图 7-109）。治疗前后头影测量重叠图见图 7-110。

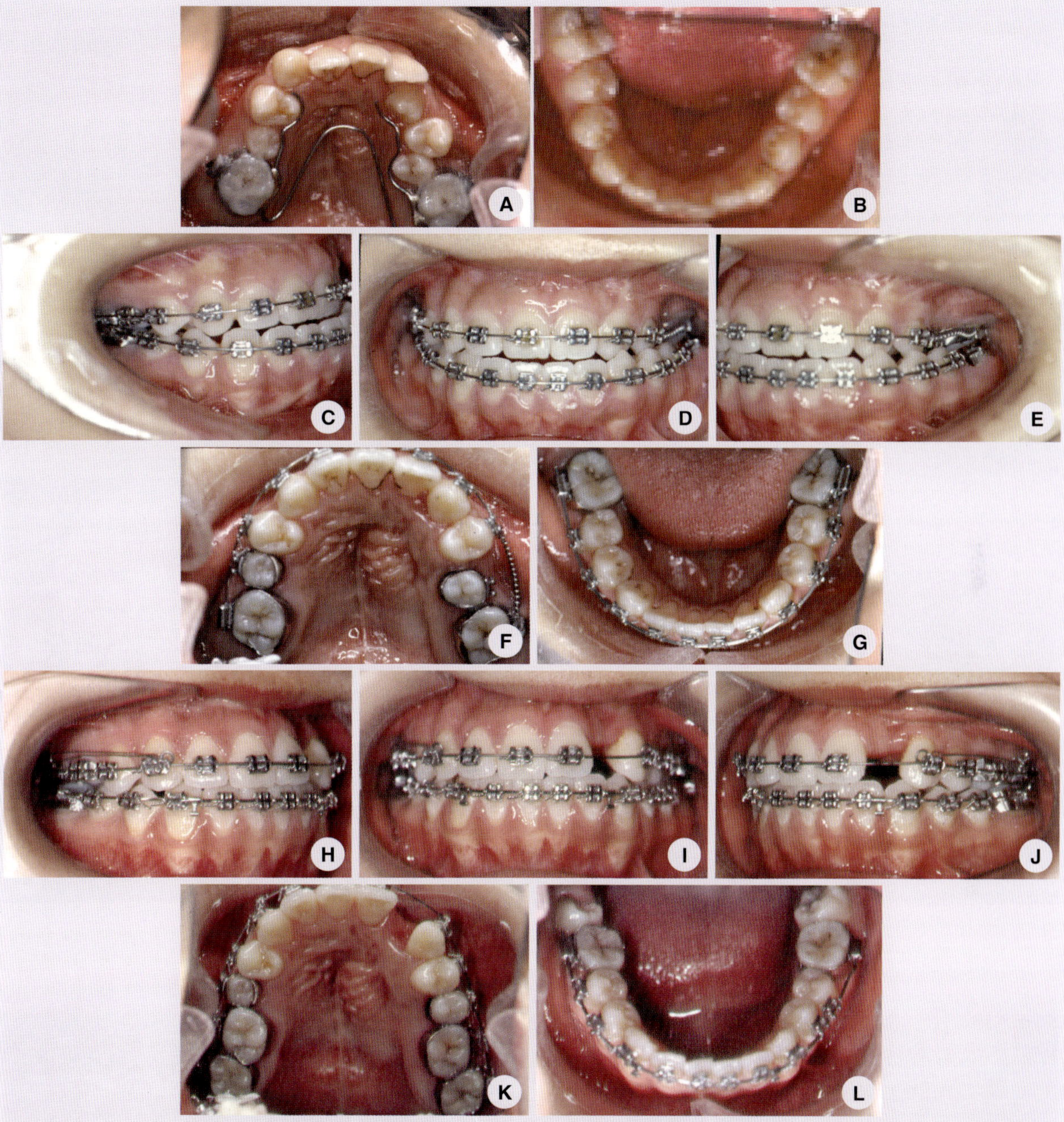

图 7-107 病例 7-11 治疗中殆相

A 和 B. 固定矫治器治疗前，上颌 W 形弓进行扩弓治疗，协调上下颌宽度关系。

C 至 G. 固定矫治器排齐牙列，调整牙弓形态。H 至 L. 开拓 22 缺牙间隙，协调上下颌牙弓。

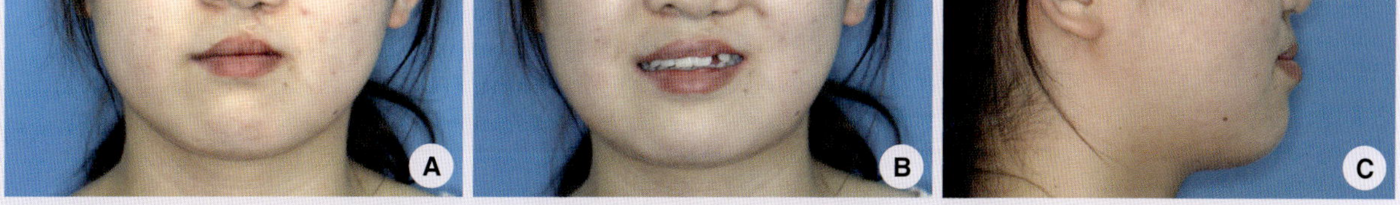

图 7-108 病例 7-11 治疗后面相、殆相及 X 线片

A 至 C. 治疗后面部基本对称，唇间关系改善，唇齿关系协调，侧貌突度改善。

D 至 I. 治疗后殆相，牙齿排列整齐，磨牙中性关系，上下中线一致。暂时保持 22 缺牙间隙，待成年后修复。

J. 治疗后曲面体层片显示牙齿排列整齐，牙根平行度良好。18、28、38、48 发育中。

K. 治疗后头颅侧位片显示前牙覆盖、覆殆正常，下颌平面角为均角。上前牙略唇倾。

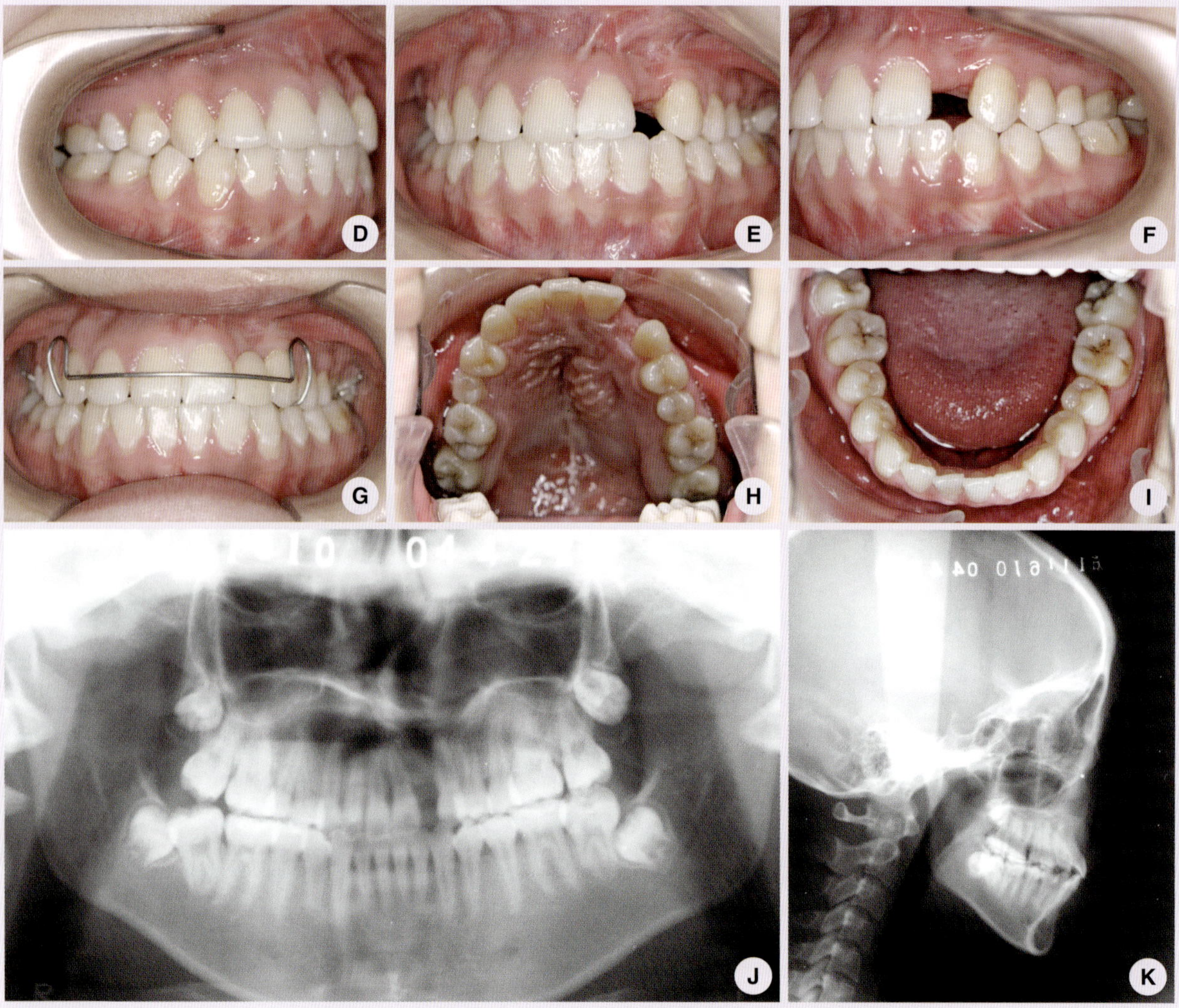

图 7-108　病例 7-11 治疗后面相、殆相及 X 线片（续）

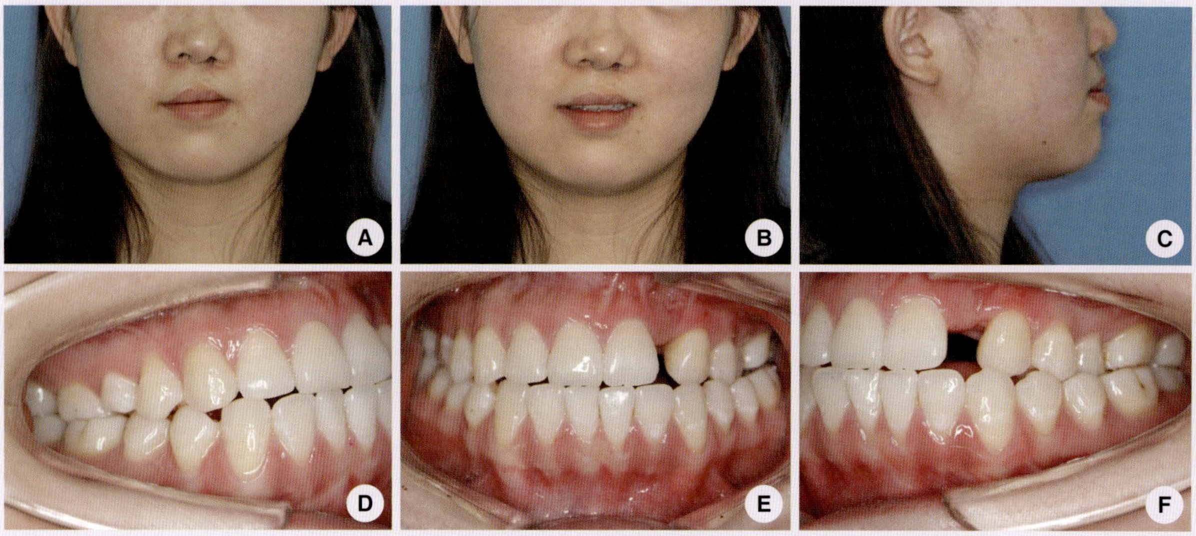

图 7-109　病例 7-11 保持两年后面相与殆相

A 至 C. 保持两年后患者面部对称，面部比例正常，唇间关系良好，唇齿关系正常，唇部及鼻翼对称性改善。
D 至 I. 保持两年后殆相，牙齿排列基本整齐，咬合关系正常，前牙覆殆、覆盖略浅。

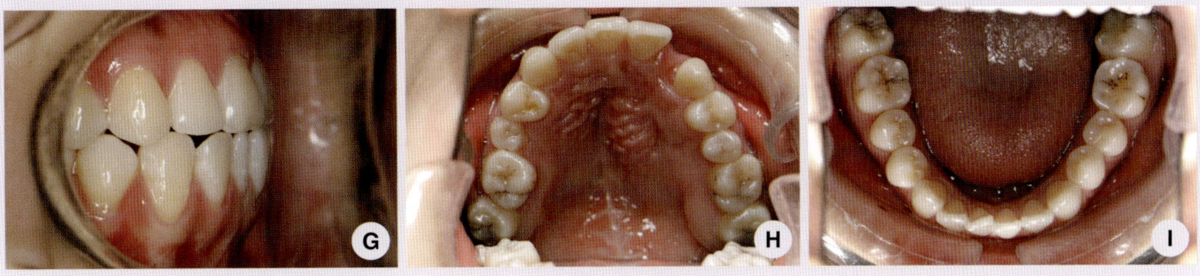

图 7-109　病例 7-11 保持两年后面相与殆相（续）

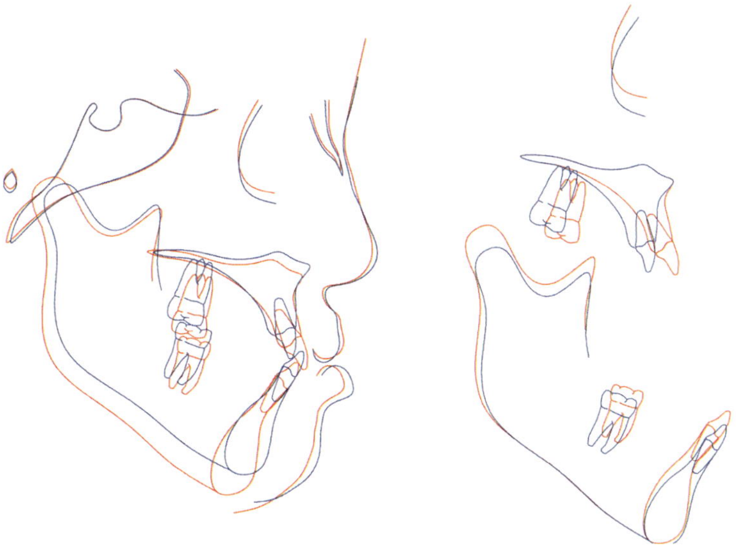

图 7-110　病例 7-11 正畸治疗前后头影测量重叠图
蓝色为治疗前，红色为治疗后。

【病例解析】

1. 关于治疗设计：患者上颌发育不足为中度，鼻旁区及面中部凹陷明显，颌间关系为反殆，下唇外翻也较为明显，同时下前牙的舌倾代偿也显著。为了解决中线问题，单纯的正畸治疗需要上颌拔牙，而为了治疗前牙反殆，需要下颌拔牙和下颌牙列继续舌倾，但拔牙矫治可能会使面部凹陷加重或不能改善。而正畸 - 正颌联合治疗却可以通过手术前移上颌骨，治疗后在恢复面部美观的同时，保持正常的牙齿位置、角度。患者由于经历多次手术治疗，不愿意再接受一次正颌外科全麻手术。为了解决前牙的反殆问题，改善面部凹陷，采取了不拔牙矫治，治疗目标是牙齿排列整齐、中线一致，以及前牙正常覆殆、覆盖。治疗后需要恢复缺失的 22。由于牙弓的开展，上前牙治疗后略唇倾。保持需较长时间。

2. 对于治疗设计时即明确的折中治疗方案，正畸医生需要谨慎考虑方案的利与弊，兼顾美观和功能，同时不应忽视牙齿及口颌系统的健康。患者中线偏斜约 4 mm，若前牙唇向开展 4 mm，唇倾度约增大 8° ~ 10° ，而患者治疗前上前牙较为直立，所以前牙唇倾度的增加不会过度。同时，患者上颌牙弓较窄，通过牙弓开展也可以获得部分间隙，提供修复 22 的间隙。

3. 该患者的治疗主要为牙弓的横向及唇向开展，从而完成反殆矫治及获得 22 修复间隙。通过Ⅲ类牵引治疗，下颌也发生了一定程度的顺时针旋转，有利于前牙反殆及颌间矢状关系不调的矫治。牙弓开展尤其是较多的牙弓开展，以及下颌的旋转对治疗的稳定性提出了挑战，值得关注。患者治疗后的保持需格外强调。该患者需要长期戴用 Hawley 保持器，维持牙弓的稳定。治疗结束后两年，治疗结果基本稳定，牙弓的唇向开展有一定的复发。

七、严重颌骨畸形及拥挤的正畸治疗

病例 7-12　单侧完全性唇腭裂伴牙弓严重拥挤、反𬌗及牙弓狭窄

【一般情况】患者，男性，15 岁。

【主诉】前牙反𬌗，牙列不齐。

【病史】单侧完全性唇腭裂。6 月龄行唇裂修复，12 月龄行腭裂修复，牙槽突裂植骨术于 10 岁完成。未进行婴儿期整形治疗，既往无正畸治疗，无其他手术治疗史。否认家族类似疾病史。

【临床检查】

1. 面部检查：面部基本对称，颏部略左偏，面下 1/3 较大。唇自然闭拢，左侧可见唇裂修复瘢痕，上唇较薄，唇红暴露不足，口角水平不等高，笑线较低。侧貌凹陷（图 7-111　A 至 C）。

2. 口内检查：恒牙𬌗，右侧磨牙近中关系，左侧磨牙远中尖对尖关系，全牙弓反𬌗。12、22 缺失。上颌牙弓前部狭窄，呈三角形。25 腭侧萌出，上颌牙列Ⅲ度拥挤。21、23 唇侧，可见牙槽骨略凹陷和牙槽突裂植骨瘢痕。上下前牙均较直立（图 7-111　D 至 I）。

3. 功能检查：唇动度正常，唇肌功能正常。颞下颌关节检查未见异常。

【X 线及 CBCT 检查】

1. 曲面体层片：12、22 缺失，18、28、38、48 牙胚发育中，21 远中牙槽突裂植骨区骨质略低。右侧髁突略长，未见明显骨质异常（图 7-111　J）。

2. 头颅侧位片：患者侧貌显著凹陷，鼻唇角较锐，颌间关系Ⅲ类，下颌平面角为高角。上下前牙直立（图 7-111　K）。

3.CBCT：牙槽突裂植骨区骨密度略低，骨厚度略低于邻牙牙根直径（图 7-111　L 至 N）。

4. 头影测量数据见表 7-13。

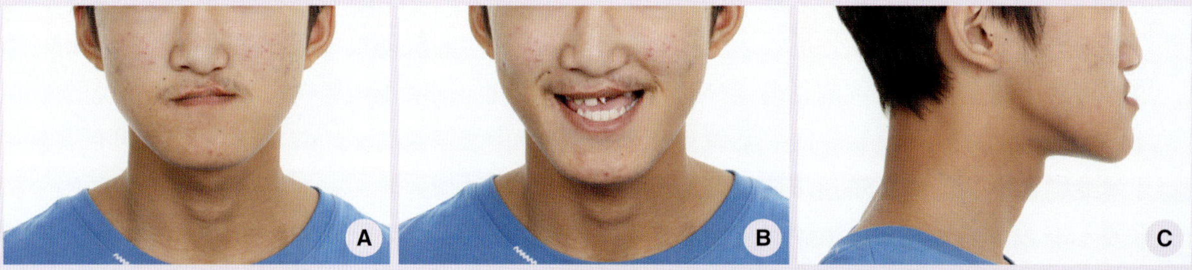

图 7-111　病例 7-12 治疗前患者面相、𬌗相及 X 线片和 CBCT

A 至 C. 治疗前面相，面部基本对称，面下 1/3 较大。唇自然闭拢，上唇较薄，唇红暴露不足，口角水平不等高，笑线较低。侧貌凹陷。D 至 I. 治疗前𬌗相，右侧磨牙近中关系，左侧磨牙远中尖对尖系关，全牙弓反𬌗。12、22 缺失。上颌牙弓前部狭窄，呈三角形。J. 治疗前曲面体层片显示 12、22 缺失，18、28、38、48 牙胚发育中，右侧髁突略长，未见明显骨质异常。K. 治疗前头颅侧位片显示侧貌显著凹陷，鼻唇角较锐，颌间关系Ⅲ类，下颌平面角为高角。上下前牙直立。L 至 N. CBCT 显示牙槽突裂植骨区骨密度略低，骨厚度略低于邻牙牙根直径。

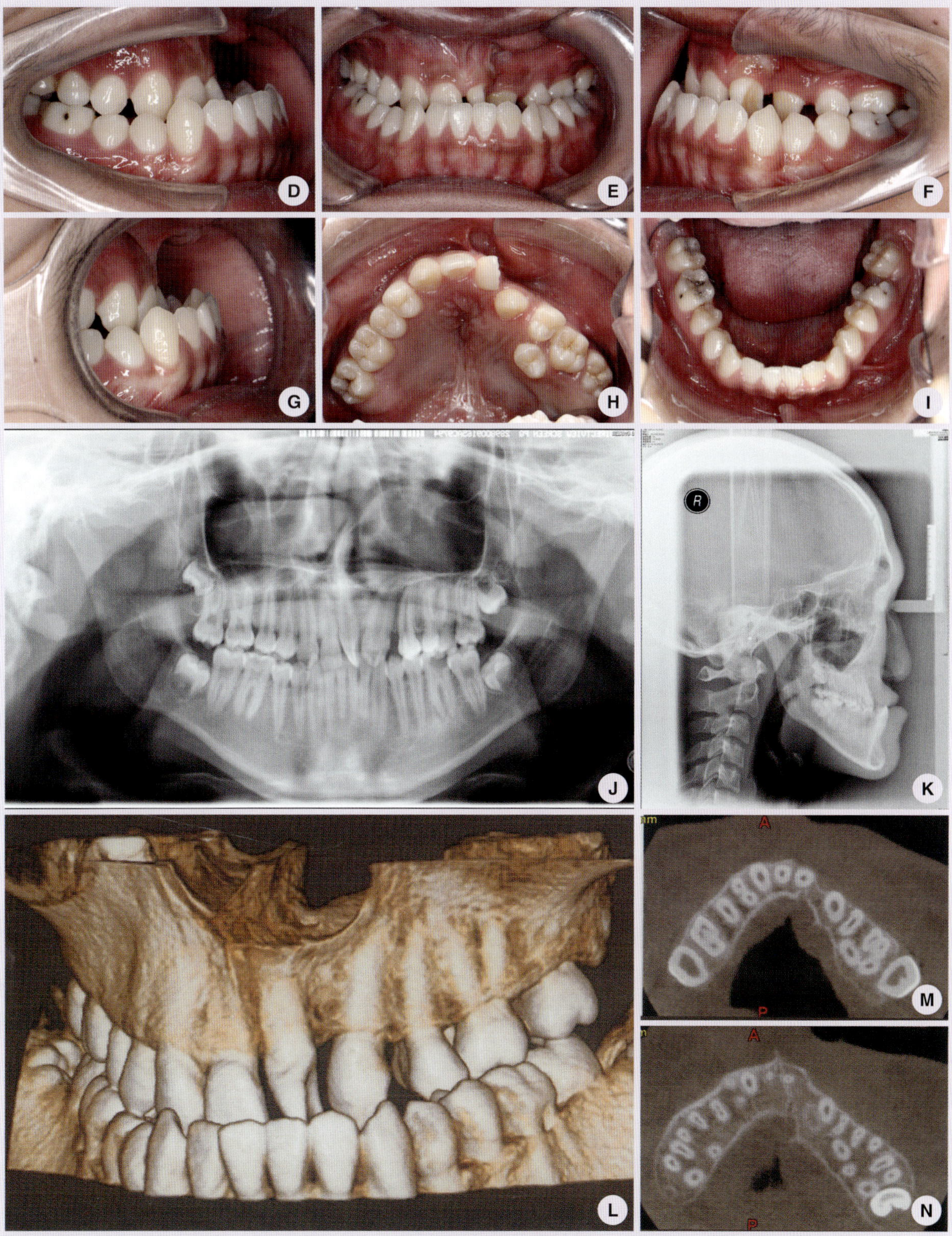

图 7-111 病例 7-12 治疗前患者面相、𬌗相及 X 线片和 CBCT（续）

表 7-13 病例 7-12 治疗前后头影测量结果

测量项目	正常值		测量值	
	均值	标准差	治疗前	治疗后
SNA（度）	82.8	4.0	75.9	81.0
SNB（度）	80.1	3.9	83.5	82.1
ANB（度）	2.7	2.0	−7.6	−1.1
FH-NP（度）	88.6	3.0	85.1	83.5
NA/PA（度）	4.9	3.0	−21.5	−7.9
U1/NA（度）	22.8	5.7	30.8	28.2
U1-NA（毫米）	3.5	6.5	3.9	6.7
L1/NB（度）	30.5	5.8	16.1	20.3
L1-NB（毫米）	6.7	2.1	2.8	3.1
U1/L1（度）	124.2	8.2	140.7	132.6
U1/SN（度）	105.7	6.3	106.7	109.2
MP/SN（度）	32.5	5.2	36.3	36.6
MP/FH（度）	31.1	5.6	36.9	37.6
L1/MP（度）	93.9	6.2	76.3	81.6
Y 轴（度）	60.3	3.4	65.7	66.7
Pg-NB（毫米）	1.0	1.5	4.1	4.6

【诊断】 安氏Ⅲ类，毛氏 $Ⅱ^1$+ $Ⅲ^2$+ $Ⅰ^1$+ $Ⅳ^1$，Ⅲ类骨型，高角。

【治疗设计】

1. 不拔牙矫治。

2. 固定矫治器调整牙弓形态及宽度，开拓 25 间隙，排齐牙列，下颌去代偿，整平牙弓，调整 21、23 牙齿轴倾度。

3. 正颌外科双颌手术前移上颌骨，后移下颌骨，改善颌间关系。

【治疗过程及结果】 固定矫治器粘结后，自 0.012 英寸镍钛弓丝开始逐步更换矫治弓丝至 0.019 英寸×0.025 英寸不锈钢丝。自 0.016 英寸×0.022 英寸镍钛丝开始调整弓丝形态，协调上下颌牙弓。至不锈钢丝后应用开大螺簧开大 25 间隙，排齐牙列。正颌外科手术后进一步调整咬合的尖窝关系，至咬合良好。本例正畸治疗中殆相见图 7-112。

治疗后患者面部基本对称，侧貌直面型，唇向关系协调，牙列整齐，覆殆、覆盖正常，咬合关系良好。

本例正畸治疗后面相、殆相及 X 线片见图 7-113，治疗前后头影测量重叠图见图 7-114。

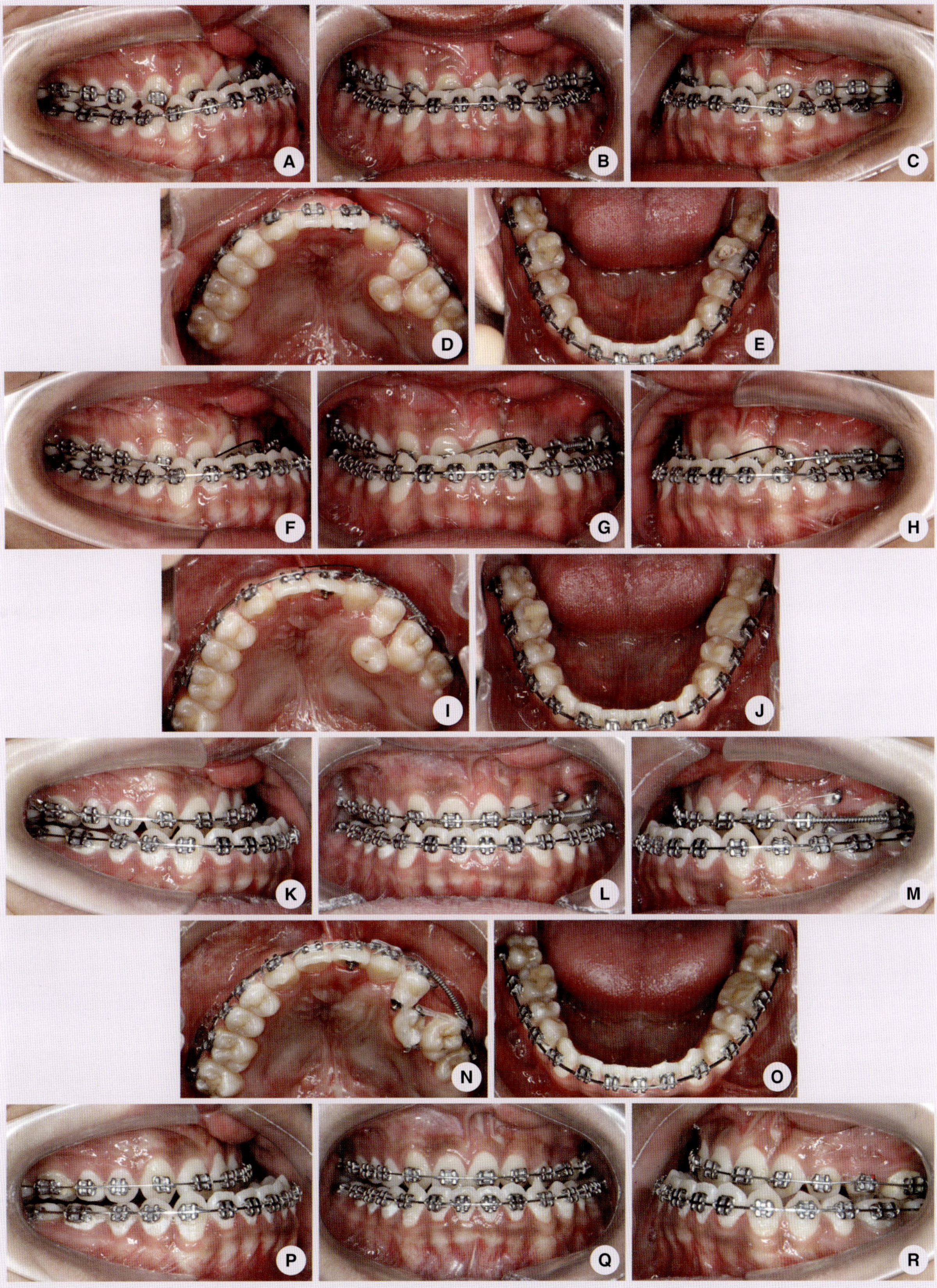

图 7-112 病例 7-12 治疗中𬌗相

A 至 E. 固定矫治器治疗中牙列的排齐及牙弓形态的调整。F 至 J. 上颌前牙牙轴的调整（应用正轴簧）。K 至 O. 种植体辅助开展 25 间隙，矫治扭转。P 至 T. 正颌外科术前调整牙齿的排列及转矩。U 至 Y. 正颌外科手术后，覆𬌗、覆盖正常，咬合关系良好。

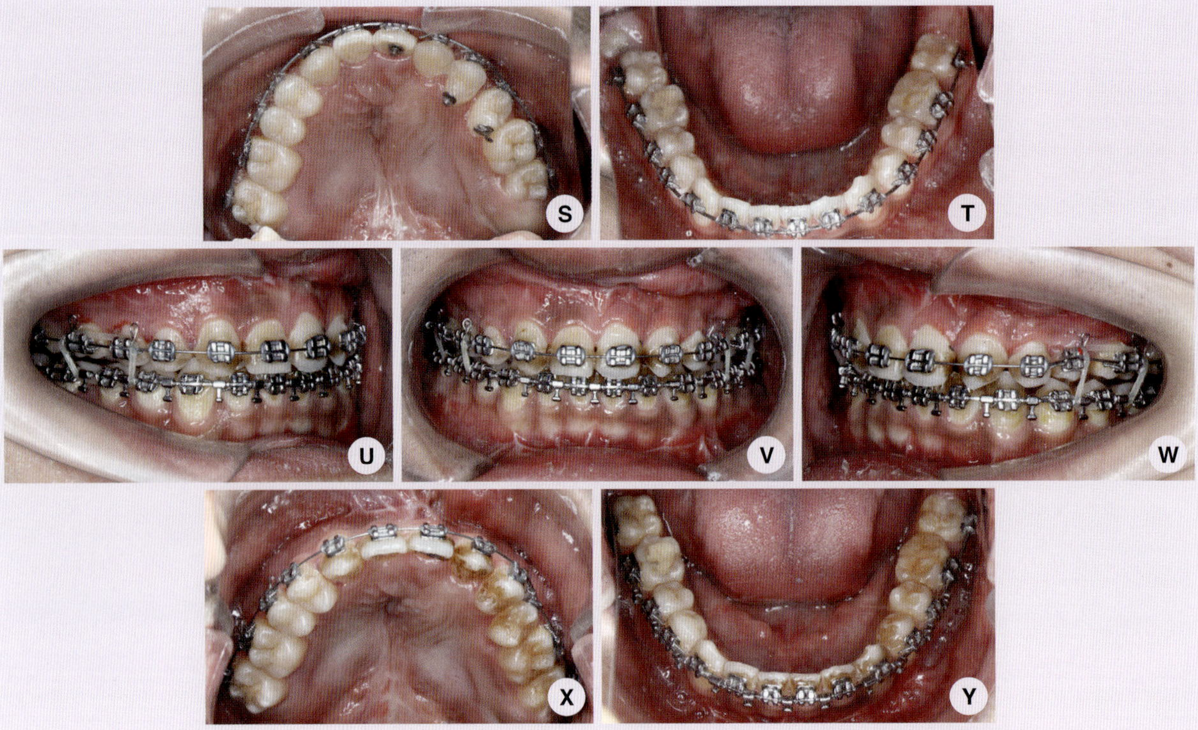

图 7-112　病例 7-12 治疗中殆相（续）

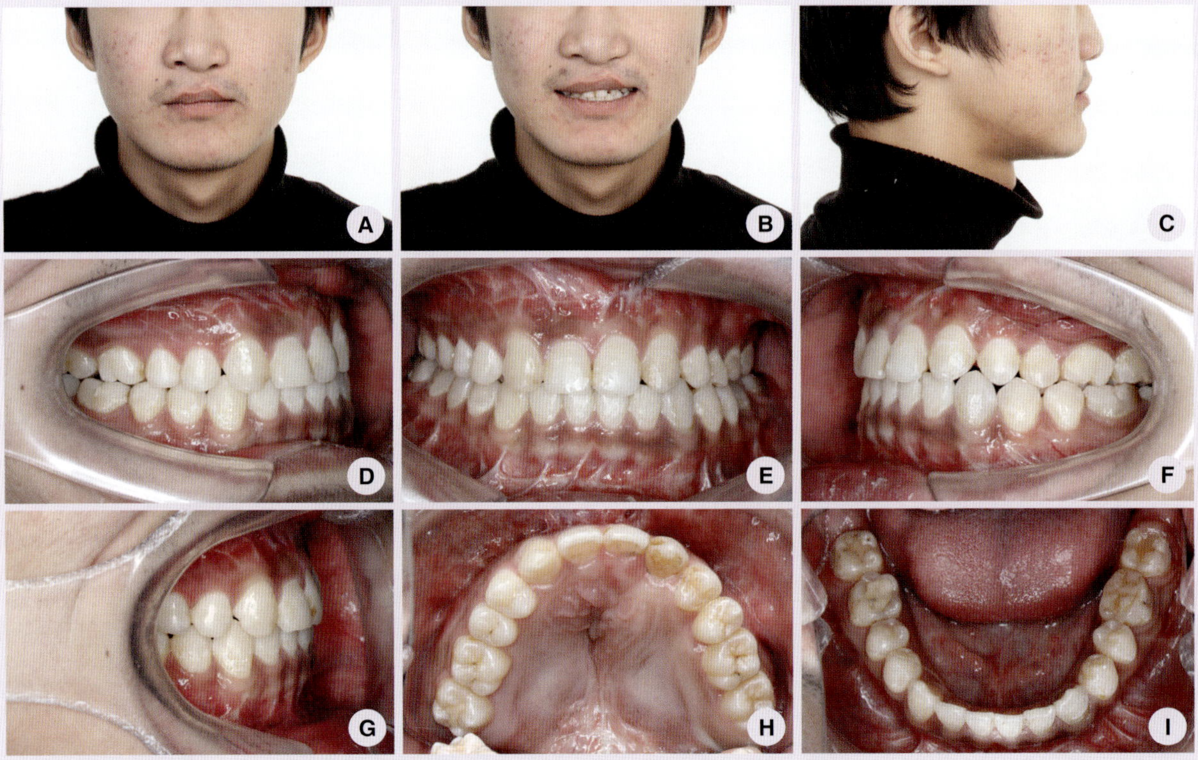

图 7-113　病例 7-12 正畸治疗后面相、殆相及 X 线片

A 至 C. 治疗后患者面相，面部基本对称，唇间关系及唇齿关系正常。侧貌直面型。

D 至 I. 治疗后殆相，牙齿排列整齐，覆殆、覆盖正常，咬合关系良好。上下颌牙弓中线一致。

J. 治疗后曲面体层片显示牙齿排列整齐，牙根平行度良好，牙槽骨高度基本维持。

K. 治疗后头颅侧位片显示患者Ⅰ类骨型，颌间关系正常，唇部突度正常，鼻唇颏关系协调。

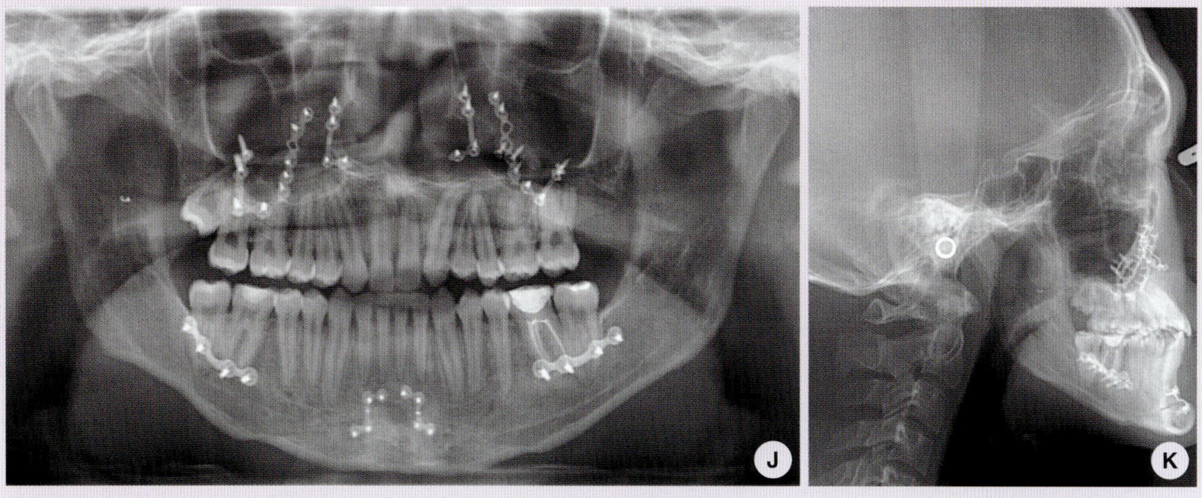

图 7-113 病例 7-12 正畸治疗后面相、𬌗相及 X 线片（续）

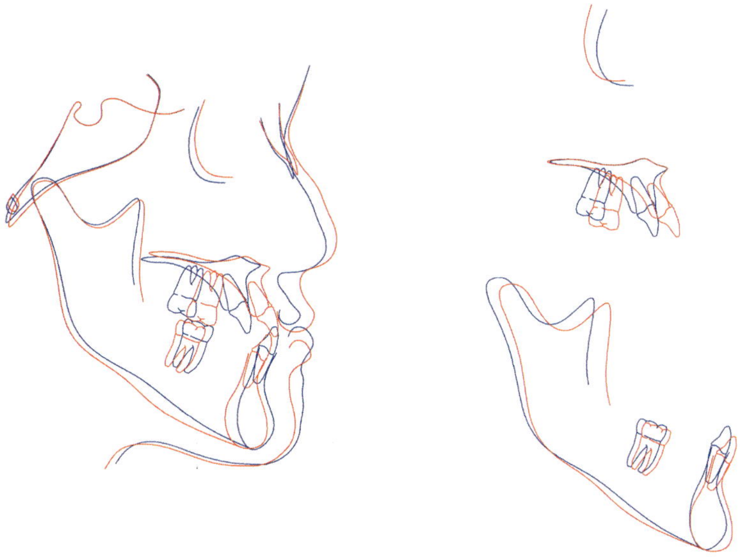

图 7-114 病例 7-12 正畸治疗前后头影测量重叠图

蓝色为治疗前，红色为治疗后。

【病例解析】

1. 患者牙弓塌陷较轻，主要在尖牙区，上颌牙弓后部宽度基本正常，所以患者没有应用其他扩弓装置进行扩弓，而是通过应用弓丝进行弓形调整及上下弓形匹配。

2. 患者颌间关系异常由正颌手术纠正。上颌行 LeFort Ⅰ型截骨向前下移动上颌骨，下颌行双侧下颌矢状劈开术（bilateral sagittal split ramus osteotomy, BSSRO）后退下颌骨，行颏成形术改善面部的侧貌及比例关系。

3. 患者的治疗难点是上颌牙列拥挤的解除及 25 扭转的矫治。25 完全腭侧错位，间隙严重缺乏。25 的排列需要先行创造足够的间隙。由于上颌牙弓中线偏斜较轻，25 间隙的获得需要同侧磨牙远中移动，所以在上颌左侧第一磨牙近中放置了种植钉以增加支抗，远中移动该侧磨牙。另外由于 25 发生 90° 扭转，需要先进行扭转的矫治，再将其移动至牙弓中。如果先移动牙齿进入牙弓，则扭转的矫治比较困难。在扭转牙的矫治中，需要应用力偶实现。

4. 对于存在牙槽嵴裂隙的唇腭裂患者，牙槽突裂植骨十分重要。植骨区的骨质应有足够的高度及厚度，否则牙齿移入牙槽骨比较薄弱的植骨区会引起牙根的部分暴露，甚至牙齿松动。该患者植骨区骨高度良好，厚度略差。尖牙排列过程中应适当注意，避免过度调整尖牙牙轴。对于以尖牙替代侧切牙的患者，由于尖牙牙根略远中倾斜，也有助于使尖牙避免过多地进入植骨后欠丰满的牙槽骨区域，减小尖牙风险。以尖牙替代侧切牙的患者，在前牙的美观方面略有不足。

通过上述病例的解析，我们可以看到唇腭裂患者的各种错𬌗畸形在恒牙期均完全表现出来。其错𬌗畸形复杂多变，正畸治疗的设计需全面系统，并且通过密切的多学科合作，使患者获得良好的治疗效果。

（李巍然）

参考文献及推荐阅读

李巍然 , 2004. 单侧完全性唇腭裂术后患者牙弓间宽度不调的矫治 . 中华口腔医学杂志 , 39:53-55.

李巍然 , 2014. 唇腭裂正畸治疗新进展 . 北京大学学报（医学版）, 46:1-4.

李巍然 , 2018. 唇腭裂的正畸治疗及长期稳定性 . 中华口腔医学杂志 , 53:585-589.

李巍然 , 等 , 1998. 单侧完全性唇腭裂术后患者颅面结构非对称性的研究 . 口腔正畸学杂志 , 5:58-60.

李巍然 , 等 , 2003. 单侧完全性唇腭裂术后牙弓间横向关系的不调及正畸矫治后变化的探讨 . 口腔正畸学杂志 , 10：109-111

李巍然 , 等 , 2005. 双侧完全性唇腭裂牙弓宽度的研究 . 口腔正畸学杂志 , 12:49-51.

林久祥 , 2011. 口腔正畸学 . 北京：人民卫生出版社 .

陶宏慧 , 1982. 唇腭裂术后恒牙期错𬌗症状及其机制的研究 . 北京：北京医科大学 .

王光和 , 1995. 唇腭裂的序列治疗 . 北京：人民卫生出版社 .

Kernahan DA, et al.， 1990 Cleft Lip and Palate: A System of Management. Baltimore: Williams & Wilkins.

Li WR , et al.， 2007. Dental arch width stability after a quad-helix followed by Edgwise treatment in complete UCLP patients. Angle Orthodontist, 77:1067.

Li WR, et al.， 1998. Electromyographic investigation of masticatory muscles in unilateral cleft lip and palate patients with crossbite. Cleft Palate-Cranioficial J, 34：415-418.

Lin YF, et al.， 2016. CBCT-synthesized cephalometric study of operated unilateral cleft lip and palate and non-cleft children with skeletal class Ⅲ malocclusion. AJODO, 150：802-810.

Lin YF， et al.， 2015. Cone-beam computered tomography assessment of condylar-fossa relationships and mandibular asymmetries between operated unilateral cleft lip and palate and non-cleft children with skeletal class Ⅲ . PLOS ONE, 10(8):e0130235.

Shen CA , et al.， 2019. Enamel defects in permeant teeth of patients with cleft lip and palate :a cross-sectional study. J of Inter Med Res, 47:2084-2096.

So LL, 1991. Orthodontic treatment and demand of a cleft lip and palate patient. Angle Orthodotist, 61:307-310.

Zhou W, et al.， 2013. Tooth lengths of the permanent upper incisors in patients with cleft lip and palate determined with cone beam computed tomography. Cleft Palate-Cranioficial J, 50:(1):88-95.

第八章

唇腭裂患者正畸－正颌联合治疗

唇腭裂患者寻求正畸 - 正颌联合治疗的比例较非唇腭裂患者高。有相当比例的唇腭裂患者有明显的上颌骨发育不足，而且伴有严重的咬合关系异常，常见的有：上颌牙弓牙齿严重拥挤，上颌牙弓塌陷，裂隙旁牙齿倾斜、扭转明显，面中部凹陷等。正颌手术主要是通过截骨后移动骨块来矫治异常的颌骨位置关系（Bennett, 1995）。但是，由于不良的牙齿位置妨碍正颌手术对颌骨位置的矫治，因此需要正畸医师配合（Baik, 2009），消除影响正颌手术顺利进行的殆干扰，从而在改善唇腭裂患者面形的同时，使其获得良好的咬合关系和口颌系统功能。由于唇腭裂患者较非唇腭裂患者的错殆畸形表现更加严重，在正颌手术前与手术后，更加需要强调正畸医师参与，从而完成整个治疗（Brignardello-Petersen, 2017）。

正畸医师在正畸 - 正颌联合治疗中，不只是配合正颌外科医师粘着正畸附件排齐牙列，还应该深入了解正颌手术的全部过程；不但要明确错殆畸形的诊断和矫治设计，也要对正颌手术的设计了然于胸，这样才能正确进行术前正畸治疗，包括如何排齐牙齿、调整牙弓关系、决定去代偿的程度等。只有在良好的术前正畸的基础上，才可以更好地降低正颌手术的难度，减少或避免颌骨分块截骨，进而减少正颌术后由于分块截骨引起的骨块坏死、截骨线旁牙齿损伤等并发症，缩短手术时间，减少患者出血，增加术后的稳定性，减小手术后的复发趋势。

需要进行正颌治疗的唇腭裂患者绝大多数为成年患者。但是，对于上颌骨发育极度不足的患者，由于传统正颌手术上颌骨前移量过大，无法获得稳定的疗效，或容易对患者术后的发音造成不良影响，因此需要进行骨牵张手术治疗（Chua et al.，2010）。此类患者不同于儿童期的唇腭裂患者，也有别于非唇腭裂的成年患者。唇腭裂正颌治疗是正畸 - 正颌联合治疗中的一种特殊类型（Herber et al.，1993），因此对正畸医师提出了更高的要求。正畸医师不仅要掌握成人正畸治疗的技巧与方法，还要掌握正颌外科的矫治方案，同时结合唇腭裂患者的特殊性，才能运用正畸治疗技术，并与正颌医师密切合作，获得满意的治疗结果。

第一节 唇腭裂患者骨骼畸形的特点

一、唇腭裂患者骨骼畸形的表现

唇腭裂畸形与颅面生长发育关系密切，唇腭裂患者由于先天畸形及多次手术等原因，上颌骨的生长发育普遍受到影响。评价唇腭裂患者的颅面及牙殆生长发育对于畸形的诊断和制订治疗计划具有重要的意义。上颌骨发育不足既影响唇腭裂患者的美观，也影响患者的殆关系、咀嚼、牙齿排列以及语音。面中部的生长发育对于唇腭裂患者最终的美观至关重要。

颌骨生长发育的个体变异很大。评价颌骨生长发育的方法很多，主要通过对比唇腭裂患者与正常生长发育个体的正常值，了解唇腭裂患者颌骨发育的状况。临床上最为常用的方法是头影测量，将个体测量结果与相应年龄对照组的资料进行对比，可以明确患者畸形的机制与程度。头影测量方法种类繁多，可以根据需要进行选择。头影测量主要用于评价颌骨的长度和垂直向的生长发育情况。临床上最常用的指标是代表上颌骨基骨前后向位置的 SNA 角、代表下颌骨基骨前后向位置的 SNB 角，以及代表上下颌基骨前后相对位置的 ANB 角。唇腭裂患者 ANB 角及 SNA 角多存在不同程度的减小，这是因为唇腭裂患者上颌骨发育受到不同程度的影响，而下颌骨发育基本正常。一般情况下，ANB 角在 $-2° \sim 0°$ 为轻度骨性Ⅲ类畸形，ANB 角在 $-4° \sim -2°$ 为中度骨性Ⅲ类畸形，ANB 角 $< -4°$ 为重度骨性Ⅲ类畸形。而头影测量确定某一个体颌骨生长发育最好的方法之一是评价序列头影测量片，当生长变化很小或停止时表明颌骨骨骼趋于成熟。每半年或一年对患者进行头影测量比较，能够了解是否存在显著的颌骨生长变化。

唇腭裂患者历经序列治疗的多个治疗过程，手术创伤及瘢痕挛缩常使患者在生长发育基本完成后，表现出上颌发育不足。一部分患者上颌发育不足较为严重，表现出面中部的凹陷、上下颌骨间关系异常、前牙或全牙弓的反殆或开殆等。许多患者同时表现出长、宽、高关系的异常，很难通过单纯的正畸治疗得以改善，需要进行正畸 - 正颌联合治疗。

二、唇腭裂患者正畸 - 正颌联合治疗的适应证

对于生长发育基本完成，具有严重骨性错殆畸形（常见的是上颌发育不足，包括长、宽、高 3 个方向的关系异常），畸形严重程度较大，难以通过正畸治疗建立良好的咬合关系并改善面部畸形的唇腭裂患者，需要正畸 - 正颌联合治疗。对于唇腭裂患者，临床上最常见的是伴有上颌骨发育严重不足的骨性Ⅲ类错殆。

对于上颌发育严重不足，颌间矢状方向不调极其严重，颜面畸形明显的青春期患者，考虑到颜面畸形对患者心理发育的不良影响，以及传统正颌手术前移上颌骨过多会带来稳定性及语音风险，可以在青春期进行上颌骨的牵引成骨治疗。

三、诊断分析

1. 畸形形成的机制分析

唇腭裂与多种颅面发育畸形有关，临床常见的是骨性Ⅲ类畸形。众多有关唇腭裂患者颅面发育特点的研究提示，唇腭裂患者以上颌骨发育不足为主，多数唇腭裂患者的下颌骨发育正常。当然，唇腭裂患者的颅面形态同时还受到家族颅面生长发育型的影响，也会存在双颌后缩或下颌发育过度的情况。因此，对于唇腭裂患者，首先应该仔细分析骨骼畸形的形成机制，这对确定正畸-正颌联合治疗的治疗方案十分重要，不同机制所致的错𬌗畸形其手术的部位和方法不同。考虑到单侧唇腭裂患者可能存在面部不对称的问题，患者治疗前应该拍摄 X 线头颅正位及侧位片，进行 X 线头影测量分析，以确定唇腭裂患者骨骼畸形的形成机制，为制订治疗计划做好准备。

2. 确定治疗计划

唇腭裂患者的正畸 - 正颌联合治疗计划需要由正畸医生与正颌外科医生同时参与制定。正畸医生需要考虑牙列排齐、牙轴调整、中线一致、牙弓形态、上下牙弓匹配等问题。外科医生需要兼顾患者面部畸形的情况、颌间关系的改善等问题。前牙去代偿程度及量需要两个专业的医生共同决定，因为术前正畸去代偿的程度直接影响上下颌骨相对移动的距离，同时需要兼顾牙轴、反覆盖及牙根与牙槽骨的关系等。治疗计划中最重要的是上下颌骨相对移动的距离，特别是前后向的相对移动距离，这决定着患者治疗后面型的改善程度，另外还应该确定手术的方法、截骨的位置及截骨量。经过 X 线头影测量分析得出骨骼畸形形成的机制，确定上下颌骨的相对位置关系，并进一步进行可视化治疗目标（visual treatment objective，VTO）分析和模型外科分析。

第二节　唇腭裂患者正畸 - 正颌联合治疗方法

由于正畸治疗对骨骼形态的影响十分有限，因此对于中度以上的骨骼畸形，特别是伴有严重后牙反𬌗的骨性Ⅲ类畸形以及严重的骨性Ⅱ类畸形的唇腭裂患者 [例如 Pierre-Robin 综合征和颅面短小（craniofacial microsomia）的患者]，仅采用正畸治疗无法达到建立正常咬合关系及改善面型的目的，应该进行正畸 - 正颌联合治疗。一般情况下，正颌手术应该在 18 岁以后进行。由于生长发育的原因，女孩正颌手术的时间可以适当提前。

一、传统正畸 - 正颌联合治疗与牵引成骨治疗

唇腭裂患者由于先天畸形及手术等因素的影响，多表现出以上颌发育不足为主的错𬌗畸形，可能伴有下颌前突、下颌后缩及开𬌗或深覆𬌗等问题。中度以上的骨性畸形需要通过手术治疗改善面型及颌间关系；对于骨性畸形严重的唇腭裂患者，还可以采用正畸 - 牵引成骨手术治疗的方式。

（一）传统正畸 - 正颌联合治疗

对于多数唇腭裂患者，常规的正畸 - 正颌联合治疗较为常用（Posnick et al.，2004; Posnick, 1996; Saltaji et al.，2012）。患者一般需要进行较为全面的术前正畸及短期的术后正畸。术前正畸解决牙列拥挤、牙弓形态异常、牙弓不匹配等问题，以及去除牙齿代偿等；术后正畸进一步调整咬合关系。上颌骨手术一般采用 LeFort Ⅰ型截骨术完成，根据患者颜面畸形的矢状方向及垂直向关系，前移及垂直向移动上颌骨（Roy et al.，2019）。当然，截骨位置更高的 LeFort Ⅱ型及Ⅲ型截骨术对唇腭裂患者面中上部发育不足也能有很好的改善，但手术更为复杂，手术风险也较大。对于上颌骨发育严重不足的唇腭裂患者，则需要使用上颌骨牵引成骨术进行矫治（Kanzaki et al., 2017）。根据患者下颌位置、长度及面部形态，多数患者也需要同时进行下颌手术，一般会采用双侧下颌升支矢状劈开术（bilateral sagittal split ramus osteotomy, BSSRO）调整下颌突度及对称度，多数患者还要进行颏成形术。

（二）正畸 - 牵引成骨联合治疗

在治疗唇腭裂修复术后继发重度上颌骨发育不全患者时，上颌骨需较大距离地前徙才能获得满意的颌骨畸形矫治效果。传统的正颌外科手术方法难以达到这样的前徙量，畸形的治疗效果不佳且复发率较高。另外，大量前移上颌骨易造成唇腭裂患者腭咽闭合不全，加重患者的语音问题。牵引成骨（distraction osteogenesis，DO）技术可以克服颌骨周围瘢痕组织对上颌骨移动的限制，使其充分前徙，以矫正重度的上颌骨发育不足畸形（Kim et al.，2015）。此外，有少数唇腭裂患者上颌前后向发育严重不足，牙弓短缩并伴有上颌牙列重度拥挤，而上颌骨宽度基本正常。对此类患者进行治疗时，既要矫正颌骨的畸形，又要尽可能保留患者的牙齿，从而保证患者具有较高的口颌系统功能，因此可以采取上颌前部骨段牵引治疗方案，在矫正上颌骨畸形的同时增加了上颌骨量，减少了拔牙的可能。还有一些上颌发育严重不足的唇腭裂患者，常规的正颌外科手术中较大距离前徙上颌骨势必会使软腭附着产生较大距离的前移，可能加重患者的腭咽闭合不全，影响腭裂的语音治疗效果，此时也可采用上颌前部骨段牵引治疗方案（Wang et al.，2009），使上颌前部骨段充分前移，矫治上颌骨发育不足所致的畸形，而上颌骨的后部保持原位，软腭附着不前移，将正颌手术对语音治疗结果的影响降到最低。

牵引成骨手术治疗的患者属于手术优先的病例，手术后需尽快开始正畸治疗，避免术后患者没有稳定的咬合关系而导致治疗效果不稳定及复发。另外，手术后尽快开始正畸治疗也能利用正颌手术骨皮质切开后的牙齿移动加速效应缩短正畸治疗的时间。进行牵引成骨手术治疗的患者一般是上颌严重发育不足、下颌基本正常的患者，对于同时存在较明显的下颌前突的患者，也需要进行双侧下颌升支纵劈（BSSRO）手术。

二、正颌外科术前正畸

（一）唇腭裂患者术前正畸的重要性

多数唇腭裂患者颌骨畸形及错𬌗畸形的程度均较非唇腭裂患者严重，通常存在严重的牙列拥挤、上颌牙弓形态异常及狭窄、牙轴异常等，致使正颌手术难度增加。唇腭裂患者正颌外科术前正畸十分重要（Yen et al.，2020），通常术前正畸治疗需要的时间也较长，充分的正颌外科术前正畸是正畸 - 正颌联合治疗成功的关键。绝大多数唇腭裂患者不宜选择手术优先的方式进行正颌治疗，没有完善的正颌外科术前正畸，难以在正颌外科手术后建立稳定的咬合关系，甚至会出现术后咬合关系较术前进一步恶化，导致正颌手术失败。

1. 术前正畸可以消除𬌗干扰，保证正颌手术中骨段的顺利移动

正颌手术主要通过将上颌骨和（或）下颌骨截断，重新改变位置来矫正颌骨畸形，而正颌手术在获得正常面型的同时，也应该保证患者的咬合关系良好。牙齿错位、牙列拥挤，以及前牙的过度代偿性唇倾或舌倾，都影响正颌手术中上下颌骨的重新定位，使正颌手术无法进行。通过术前正畸治疗，排齐牙齿，去除牙齿代偿，将牙齿在错位的颌骨上排列到正确的位置，然后通过移动上下颌骨的位置，达到矫治颌骨及错𬌗畸形的目的。通常 Spee 氏曲线过深会影响正颌手术，特别是影响上下颌骨前后向的相互移动。术前正畸中应该整平 Spee 氏曲线，压低下前牙，保证正颌手术顺利进行。

2. 术前正畸可以简化正颌手术过程，减少或避免颌骨分块

由于上颌发育不足，许多唇腭裂患者上颌牙弓过度拥挤，错𬌗畸形的严重程度较非裂儿童更甚。当正颌手术改变上下颌骨的相对位置时，会受到错位牙齿的干扰与阻挡，从而无法达到预计的位置或者术后无法使患者获得可以接受的咬合关系。对于术前正畸不够完善的非唇腭裂患者，可以通过颌骨分块，减少错𬌗牙齿对颌骨移动的干扰。唇腭裂患者由于上颌腭裂畸形，在腭裂修复术后上颌腭侧存在大量的瘢痕组织，软组织量不足，上颌骨分块手术易因供血不足产生组织坏死，增加治疗的风险。唇腭裂患者的上颌骨前移手术最好采用整体前移，避免分块（one piece surgery）的手术方式，因此，为了获得良好的治疗结果，完善的术前正畸治疗非常重要。术前正畸能够消除所有影响正颌手术的𬌗干扰，为正颌手术创造良好的条件，这样才能保证正颌手术中将颌骨矫正到理想的位置。正畸医师与正颌医师的密切配合是使唇腭裂患者获得理想的咬合关系及侧貌的基础。

（二）唇腭裂患者术前正畸治疗

1. 唇腭裂患者与非裂患者术前正畸的共性

唇腭裂患者上颌骨普遍发育不足，因此绝大多数患者为Ⅲ类骨型。唇腭裂患者正颌术前正畸治疗与非裂骨性Ⅲ类畸形患者正颌术前正畸治疗相似，固定矫治器到目前为止仍然是效能最高的矫治器，广泛应用于唇腭裂患者的术前正畸治疗。术前正畸的目的同样是消除𬌗干扰，去除牙齿代偿。由于多数唇腭裂患者的上颌前牙代偿性唇倾，下颌前牙代偿性舌倾，术前正畸多需要内收上前牙，唇倾下前牙。应该指出的是：前牙的去代偿是有限度的，特别是下颌前牙去代偿时不能过度前倾，术前正畸结束时，下颌前牙应该直立于基骨上，确保去代偿后患者牙齿的健康。具体包括排齐牙齿、整平牙弓，对于需要拔牙的患者，术前正畸需要关闭拔牙间隙，调整上下颌牙弓宽度，

使之能够在正颌手术后配合良好，争取在不分块的情况下完成正颌手术。

2. 唇腭裂患者的特点

（1）牙槽突裂：对于存在牙槽突裂的唇腭裂患者，在正颌手术前应该完成牙槽突裂植骨。当然，牙槽突裂植骨的理想时机是在患者 9~11 岁尖牙尚未萌出时。到正颌术前正畸时，如果牙槽突裂已经消除，那么正畸治疗与非裂患者正颌术前的治疗类似。对于正颌术前正畸时未曾进行牙槽突裂植骨或植骨失败的患者，应该在术前正畸前进行牙槽突裂植骨，待植骨成功后再进行正颌手术前正畸治疗（Jia et al.，2002；Liu et al.，2016）。

（2）畸形牙与先天牙齿缺失：许多唇腭裂患者上颌侧切牙缺失或畸形（见图 8-1 F）。由于唇腭裂患者多需要减数拔牙以缓解拥挤，减数时可以考虑拔除畸形的上颌侧切牙，而非拔除上颌双尖牙，这样可以尽可能保留唇腭裂患者的自然牙齿，避免修复。假如患者一侧上颌侧切牙缺失（Jamilian et al.，2016），也可以考虑拔除对侧的侧切牙（见图 8-2D），这样牙弓两侧均缺少侧切牙，牙齿排列较为对称，有利于美观。

（3）上颌牙弓宽度不足：唇腭裂患者普遍存在上颌牙弓宽度不足。唇腭裂患者上颌宽度的开展相对容易，但是由于腭裂修复后瘢痕组织的存在及部分患者腭部缺乏骨组织支撑，开展后的牙弓非常容易回缩。因此，仅靠开展上颌宽度解决唇腭裂患者上颌牙弓狭窄的问题很不稳定。另一方面，绝大多数上颌牙弓狭窄的唇腭裂患者都同时存在上下颌骨前后向不调，因此，对于上下颌牙弓宽度不调，应该尽可能通过正颌手术前移上颌骨间接解决（见图 8-2 F 至 H 和图 8-3 A 至 C），而不是过度开展上颌牙弓宽度，从而获得稳定的治疗结果。对于一些唇腭裂患者，虽然矢状方向不调仅为轻中度，但是如果同时伴有上颌牙弓的显著狭窄，进行正畸 - 正颌联合治疗也是最佳的选择。

3. 术前正畸拔牙的重要性

许多唇腭裂患者正颌术前正畸需要拔牙矫治，但是拔牙的目的与非手术正畸患者拔牙的目的有所区别。例如，对于Ⅲ类骨型非手术正畸患者，正畸拔牙除了缓解拥挤之外，更关注的是为内收下前牙提供间隙，拔牙的方式可以是上颌拔除第二双尖牙，下颌拔除第一双尖牙，正畸治疗通过维持或适当唇倾上前牙，同时内收下前牙，从而进一步代偿骨骼畸形，建立前牙正常的覆𬌗、覆盖关系。而对于需要正颌手术的唇腭裂患者，拔牙的目的在缓解拥挤方面与非手术正畸患者一样，但更重要的是利用拔牙间隙内收唇倾的上前牙，而对于下颌牙弓，拔牙提供的间隙可以用于整平 Spee 氏曲线，特别是避免下颌前牙的过度去代偿，即下前牙的过度唇倾。因此，拔牙的方式多为上颌拔除畸形的侧切牙或第一双尖牙，下颌不拔牙或拔除第二双尖牙。术前正畸应该将上下颌前牙的轴倾度矫治到尽可能正确的位置。当术前正畸结束时，反覆盖会加大，增加前牙的反覆盖有利于正颌手术中移动上下颌骨的位置，从而改变Ⅲ类骨型，并获得理想的咬合关系。

4. 术前正畸的步骤

（1）排齐及整平牙列：唇腭裂术前正畸治疗与常规术前正畸治疗一样，首先需要排齐牙列，然后将牙列整平。唇腭裂术前正畸将错位牙齿排齐的过程中，要考虑前牙与牙槽骨之间的位置关系，以及牙弓的形态与宽度。由于唇腭裂患者上颌前牙多代偿性唇倾，而下颌前牙代偿性舌倾，在排齐过程中应该采取措施避免上颌前牙的进一步唇倾，而下颌前牙则应该适当唇倾，恢复下颌前牙正常的轴倾度。为了恢复患者上下颌前牙正常的轴倾度，多需要在术前正畸中采用拔牙矫治。排齐用的初始弓丝最好使用 0.012 英寸的镍钛丝，进行轻力矫治，然后逐渐增加弓丝的尺寸，将牙列排齐。对于拥挤明显的患者，应该首先进行尖牙结扎，为拥挤的牙齿创造间隙，然后排齐拥挤的牙齿，避免牙齿的往复运动，减少牙根吸收的可能性。

唇腭裂患者牙列整平常见于下颌牙弓，主要是整平Spee氏曲线。学者们为减小Spee氏曲线发明出许多方法，包括多用途弓、片段弓、平面导板、反Spee氏曲线的方丝，以及近年来发展起来的种植支抗。对于唇腭裂患者，术前正畸治疗最常使用的是反Spee氏曲线的方丝。由于患者需要正颌手术，因此整平阶段的重点是压低前牙，打开咬合，其他骨性垂直向问题可以通过手术截骨解决。

（2）关闭间隙：对于行正颌手术的唇腭裂患者，切牙的轴倾度与牙齿的位置非常重要。由于唇腭裂患者上前牙唇侧，而下前牙通常舌倾明显，术前正畸的一个重要目的就是去除上下前牙代偿，加大前牙的反覆盖，以利于正颌手术矫正Ⅲ类骨骼畸形，建立正常的咬合关系。术前正畸中拔牙间隙的关闭可以使用关闭曲法或滑动法，目前更常用的是滑动法。临床上多采用0.022英寸的托槽，主弓丝使用0.019英寸×0.025英寸的不锈钢方丝，利用全牙弓弹力链状橡皮圈或在方丝侧切牙与尖牙之间夹牵引钩，从磨牙牵引钩与弓丝牵引钩使用弹力橡皮圈或螺旋弹簧进行弹力牵引，关闭间隙。在关闭间隙的过程中，注意前牙的转矩控制，根据前牙需要考虑控根与否，适当增加或减少弓丝前部的转矩。另外，采用滑动法关闭间隙时，一定要在牙列完全排齐的前提下进行，这样可以减小弓丝后段滑动关闭间隙时的摩擦力，缩短关闭间隙所需的时间。在关闭拔牙间隙时，要特别注意下前牙与下颌基骨的关系，恢复牙齿正常的轴倾度。关闭多余的间隙往往需要后牙前移，有时可以配合Ⅱ类牵引，促进下颌后牙前移。要保证下前牙在间隙关闭后牙根位于牙槽骨中。

（3）协调上下颌牙弓形态与宽度：唇腭裂患者术前正畸中，需要特别注意上下颌牙弓的协调性。由于唇腭裂患者上颌牙弓狭窄非常常见，而且形态异常（图8-1 F），术前正畸的目的并不是解除后牙反𬌗，而是恢复牙弓的形态以及使上下颌牙弓匹配。唇腭裂患者上颌牙弓双尖牙区段多狭窄，牙弓形态较尖（图8-1 F），而下颌牙弓形态较为正常（图8-1 G）。对于多数唇腭裂患者，可以通过改变弓丝的形状达到恢复上颌牙弓的目的，例如：上颌牙弓排齐后，在尖圆的上颌牙弓使用0.019英寸×0.025英寸的不锈钢卵圆形弓丝，将牙弓的形状调整为与下颌牙弓形态相互匹配。后牙反𬌗则通过正颌手术上下颌骨的相对移动〔前移上颌骨和（或）后退下颌骨〕解除。对于上颌牙弓塌陷明显的唇腭裂患者，可以使用四角舌弓调整上颌牙弓形态（见第七章）。

（4）正颌手术颌间弹力牵引时使用口内弓丝：正颌手术中颌骨的固定一般均采用钛板式的坚固内固定，同时采用颌间弹力牵引增加稳固与引导，以增加术后颌骨的稳定性。术前正畸结束后，应用0.022英寸系统矫治器的唇腭裂患者进行颌间牵引时，上下颌牙弓的弓丝最常采用0.019英寸×0.025英寸的不锈钢方丝，在牙齿的托槽之间夹装成品牵引钩（图8-3 D至F），进行颌间牵引。成品牵引钩目前在正畸临床应用得很广泛，而且使用非常方便，夹装牵引钩时不必取下固定弓丝，还可以夹装在所需要的任何位置。夹装牵引钩时不要用力过大，谨防弓丝变形，进而可能影响牙齿位置。牵引钩既可以用于颌间弹力牵引，也可以将𬌗板结扎固定在牙弓上。

术前正畸完成后，应该制作研究模型，检查上下颌模型在正颌手术后预计的咬合关系。理想的术前正畸结束时，上下颌牙弓应该具有良好的磨牙关系，覆𬌗、覆盖正常，牙齿尖窝关系良好。在此模型的基础上，进行模型外科操作，制作𬌗板，作为正颌手术中固定颌骨位置的依据。因此，术前正畸是保证正颌手术成功所必需的。

术前正畸不同于非手术正畸治疗，其治疗目的是使正颌手术能够按照VTO的要求将上下颌骨移动到理想的位置，避免𬌗干扰，而精细调整应该在术后正畸治疗中进行。

5. 𬌗板

𬌗板是正颌手术中必不可少的一种辅助装置，能够帮助上下颌骨固定在术前设计好的理想咬合状态，增加术后咬合的稳定性。𬌗板是在模型外科的基础上制作的。模型外科是正颌医师按照术后的咬合关系，配合 VTO 测量预测的数据，在模拟颌架上进行的精确的模拟手术。而在正颌外科手术时，手术医师完全依照模型外科提供的参数进行手术，因此，根据模型外科制作的𬌗板是术后获得理想咬合关系的基础。

𬌗板分为中间𬌗板和终末𬌗板两种。单颌手术只需要终末𬌗板，而双颌手术除需要终末𬌗板外，还需要一个中间𬌗板。对于双颌手术，一般先进行上颌截骨术，通过中间𬌗板利用下颌来确定上颌骨手术后的位置，并借助颌间结扎，用坚固内固定的方式固定上颌骨，然后解除颌间结扎，进行下颌截骨，最终以终末𬌗板确定下颌骨的位置，并在戴入终末𬌗板时进行颌间弹力牵引。如果术前正畸治疗质量高，手术后咬合关系良好，在上下颌骨坚固内固定完成后，也可以拆除终末𬌗板，进行颌间弹力牵引，这样能够避免𬌗板对咬合关系的影响。

三、正颌外科术后正畸及保持

正颌手术后，由于肌肉和韧带的牵拉以及颞下颌关节的不稳定性，下颌常常会偏离预定的位置。即便是在坚固内固定的情况下，拆除终末𬌗板后，仍然很难避免由于下颌移位造成咬合关系偏离模型外科预定的位置。另外，正颌手术中，不可避免地会有个别托槽脱落，也会造成个别牙齿错位。因此，正颌术后正畸是正畸 - 正颌联合治疗的重要组成部分。术后正畸需要进一步排齐牙列，调整颌间的咬合关系。

（一）术后正畸治疗的时间

目前正颌手术普遍采用坚固内固定方式，颌骨稳定性较好，𬌗板根据正颌手术的种类，一般在术后 4 ~ 8 周拆除。术后正畸应该在骨骼愈合基本完成，患者开口度基本恢复正常时开始，时间多为术后 8 ~ 12 周。

（二）正颌术后的颌间牵引

正颌术后的颌间弹力牵引由正颌医生开始，从正颌手术结束到𬌗板拆除，均在正颌外科进行。𬌗板拆除前，要进行颌间弹力牵引固定。𬌗板去除后，患者一般会转回正畸科继续进行术后正畸治疗。正畸医生首先应该检查𬌗关系。如果术后𬌗关系与术前正畸结束时的预期𬌗关系一致，术后正畸便非常简单，一般不需要或很少需要进行颌间牵引，只进行𬌗关系的精细调整即可，通常术后半年以内可以完成治疗，但此类患者较为少见。而更多的患者在正颌手术后由于种种原因，例如瘢痕组织或肌肉的牵拉或其他原因，造成术后𬌗关系与术前正畸结束时的预期𬌗关系不一致，即相当于正颌手术后遗留了轻度的骨性错𬌗畸形，术后正畸只能通过移动牙齿代偿术后存在的轻度骨骼畸形，建立良好的咬合关系，这种情况下术后正畸时间将会大大延长。对于此类患者，正畸医生应该首先根据患者的具体情况，进行相应的颌间牵引，例如 Ⅲ类骨型的患者有复发的趋势，正颌医生就会进行Ⅲ类牵引。而有开𬌗趋势的患者，则应该进行垂直牵引等，恢复模型外科预定的上下颌的咬合关系。

（三）术后正畸的排齐与整平

正颌手术后，常常会有个别托槽松动或脱落，托槽松动的牙齿常常会出现错位。术后正畸应该重新粘着松动或脱落的托槽，换用镍钛圆丝重新排齐牙齿，待牙齿基本排齐后，换用镍钛方丝继续排齐。正颌术后多数患者覆𬌗正常，但是有些患者术后出现前牙深覆𬌗或后牙轻度开𬌗的现象，则应该重新整平牙弓，并配合使用相应的颌间牵引。常用的牵引方式有垂直牵引、匣形牵引、短Ⅱ类或Ⅲ类牵引等。

（四）𬌗关系的精确调整与牙齿定位

唇腭裂患者术后正畸的精确调整与单纯正畸患者类似，但是有些唇腭裂患者术后上颌牙弓有缩小的趋势，对于这些患者，应该调整上颌弓丝的形态，必要时进行上下颌交互牵引，恢复后牙正常的覆盖关系。术后正畸结束时，患者应该获得良好的覆𬌗、覆盖及尖窝锁结关系（图 8-4 C 至 E）。

（五）唇腭裂患者的保持

唇腭裂患者经过正畸 - 正颌联合治疗后，保持尤为重要。为了维持牙𬌗关系的稳定，患者需要戴用保持器。唇腭裂患者戴用保持器的时间应该较非裂正畸患者长，一般应戴用 2 年以上，尤其是对于上颌牙弓开展的患者，保持时间更应延长，有些患者甚至需要终生保持。保持是唇腭裂患者矫治后非常重要的一个阶段，忽视治疗后的保持会导致不同程度的错𬌗畸形复发。唇腭裂患者的保持器多使用可摘式，有利于口腔卫生的维护。Hawley 保持器是临床上常用的一种经典的保持器，但是近年来，Hawley 保持器的使用明显减少，压膜保持器应用得越来越广泛。热压膜保持器具有许多优点：体积小，戴用舒适，美观，保持效果好。当然，压膜保持器也存在耐久性差，对治疗后牙齿的自行调整特别是牙齿的垂直向移动有限制作用等缺点。因此，压膜保持器一定要在良好的咬合关系的基础上使用，这对术后正畸治疗提出了更高的要求。

四、唇腭裂正畸 – 正颌联合治疗病例及解析

病例 8–1　单侧完全性唇腭裂传统正畸 – 正颌联合治疗（贾绮林完成治疗）

【一般情况】患者，女性，17 岁，右侧唇腭裂术后。

【主诉】地包天。

【临床检查】

1. 面部检查：面部基本对称，颏部居中，右上唇唇裂修复手术瘢痕，鼻翼略塌陷。鼻旁区凹陷，面中部发育不足，下颌前突，下唇前突。面下部高度增加（图 8-1 A 和 B）。

2. 口内检查：恒牙列，双侧磨牙完全近中关系，牙槽突裂植骨后，牙槽突完整，12 缺失，27 颊向错位，其余牙齿均呈反𬌗状态。前牙反覆盖 5 ~ 6 mm，反覆𬌗不深。腭裂修复瘢痕，上颌牙弓双尖牙区狭窄明显（图 8-1 C 至 G）。

【X 线检查】上下颌骨关系为Ⅲ类骨型。下前牙较直立，上前牙略唇倾。下颌平面角偏大，面下 1/3 高度增加。12 缺失（图 8-1 H 和 I）。

【治疗设计】

1. 正畸 - 正颌联合治疗。

2. 拔除 22。

3. 调整牙弓形态。

4. 双颌手术 + 颏成形。

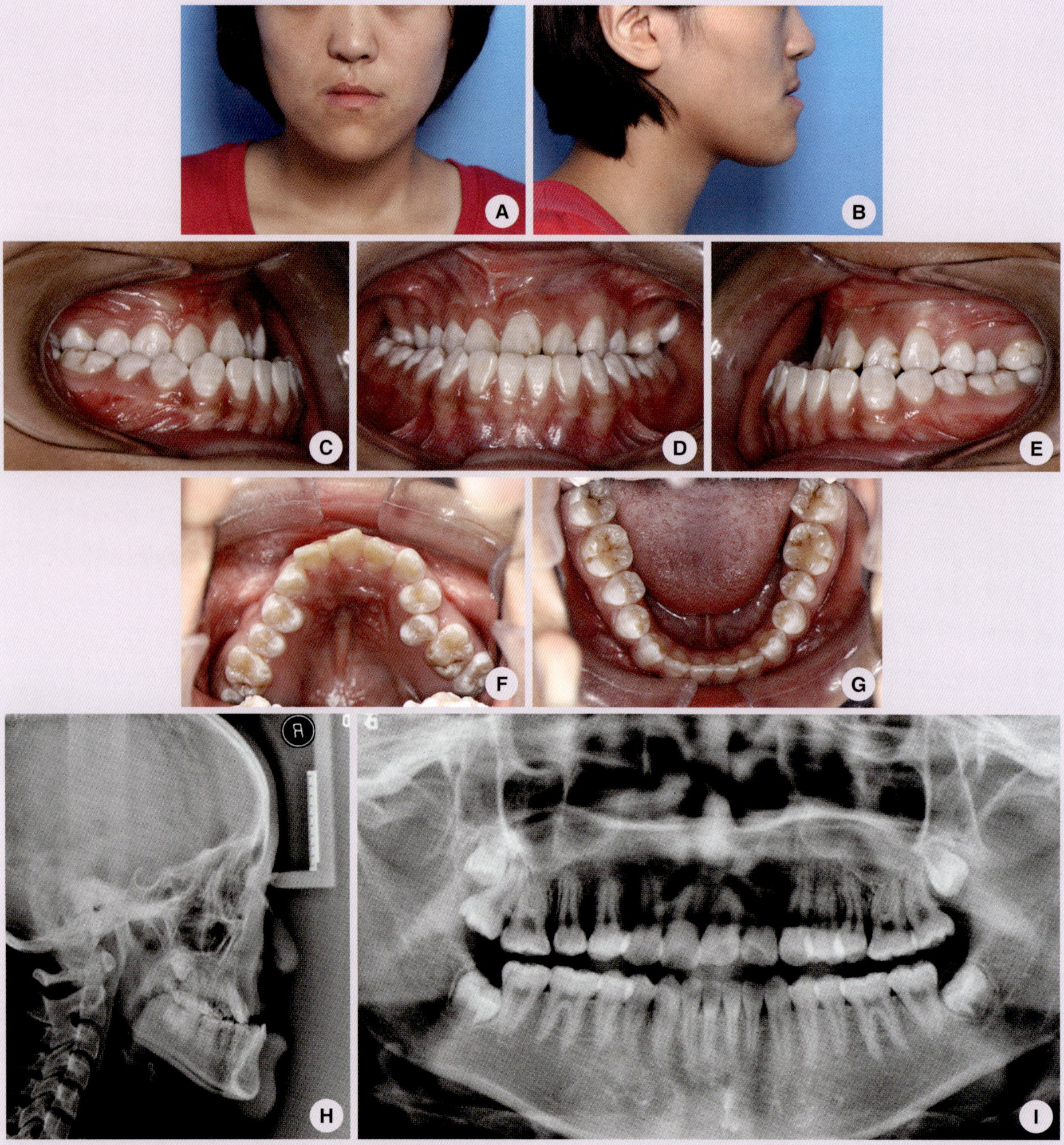

图 8-1 病例 8-1 正畸-正颌联合治疗前面相、𬌗相及 X 线片

A 和 B. 治疗前面相。C 至 G. 治疗前𬌗相。

H 和 I. 治疗前头颅侧位片及曲面体层片，显示Ⅲ类骨型，下颌平面角偏大，上前牙唇倾，下前牙直立。

【病例解析】

1. 关于矫治设计：患者上颌牙列存在明显拥挤，同时上前牙略唇倾，上颌中线右偏。上颌需要拔牙提供间隙解决存在的问题。患者下颌前突明显，面中部凹陷，颌间Ⅲ类关系严重。患者的面部畸形及颌间关系异常需要通过正畸 - 正颌联合治疗才能有效矫治。由于患者右侧上颌侧切牙缺失（图 8-1 F），故拔除左侧上颌侧切牙（图 8-2 D），以保持上颌牙弓牙齿的对称性，避免拔除上颌双尖牙。

2. 术前正畸治疗：该患者需要完善的正颌外科术前正畸治疗。正畸治疗的目的是解决牙列拥挤问题，调整偏斜的中线，协调上下颌牙弓宽度，以及去除上下前牙的代偿。上颌支抗为中度即可，下前牙舌倾并不严重，所以去除代偿的风险也不大。治疗过程中注意评价以上治疗目标，可通过研究模型评价牙弓协调性及牙齿的移动是否符合预期。当研究模型显示预期手术后上下颌咬合关系良好（图 8-3 A 至 C）时，可以进行正颌手术。

3. 正颌手术：患者同时存在上颌发育不足及下颌发育过度，正颌手术采用双颌手术。上颌采取 LeFort Ⅰ型截骨，前移上颌骨；下颌采取双侧下颌升支纵劈（BSSRO）法后退，同时进行颏成形手术。虽然术前研究模型的拼对显示颌间关系良好，但是正颌手术后，咬合关系会由于种种原因，例如肌肉的牵拉等，不一定能够达到术前正畸结束时的咬合关系（图 8-3 D 至 F），需要进行术后正畸治疗调整咬合关系。

4. 术后正畸治疗：术后正畸首先应该重新粘着手术中脱落的托槽，重新进行必要的排齐和颌间牵引，达到良好的尖窝接触关系，最后进行精细调整，获得理想的治疗结果（图 8-4 A 至 G）。

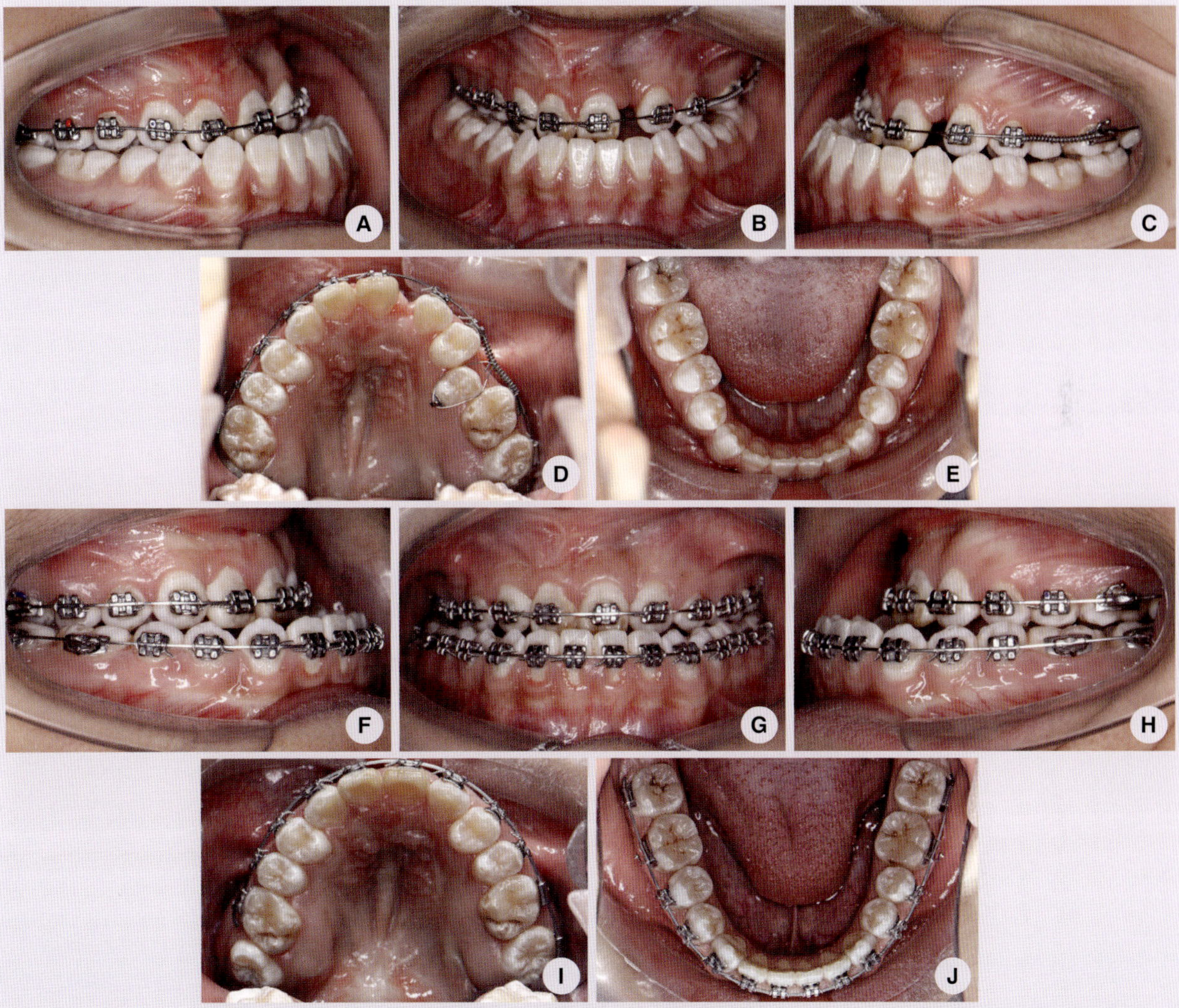

图 8-2　病例 8-1 正颌外科术前正畸治疗中殆相

A 至 D. 正颌外科术前，排齐牙列。

F 至 J. 正颌外科术前，关闭拔牙间隙，调整牙弓形态。

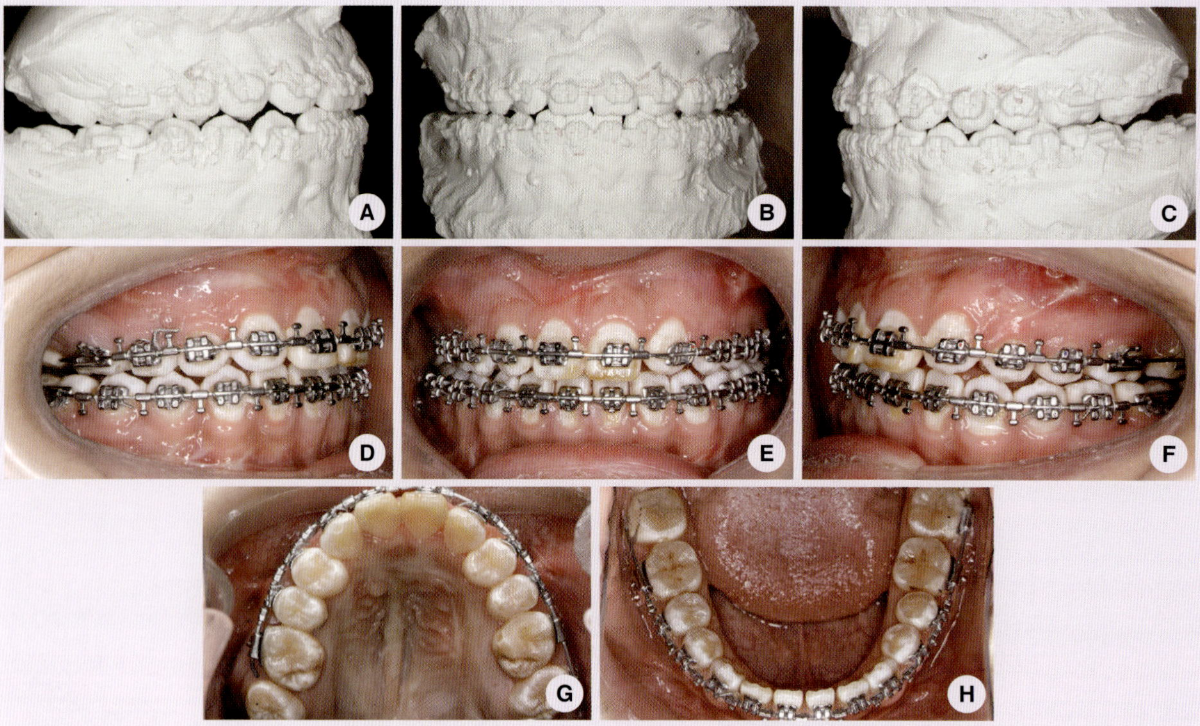

图 8-3 病例 8-1 正颌外科治疗后骀相

A 至 C. 正颌外科术前研究模型拼对，覆骀、覆盖关系正常，咬合关系良好。
D 至 H. 正颌外科术后，覆骀、覆盖基本正常，上下颌牙弓宽度基本协调，咬合关系与术前正畸结束时有一定差异，中线有少量偏斜。

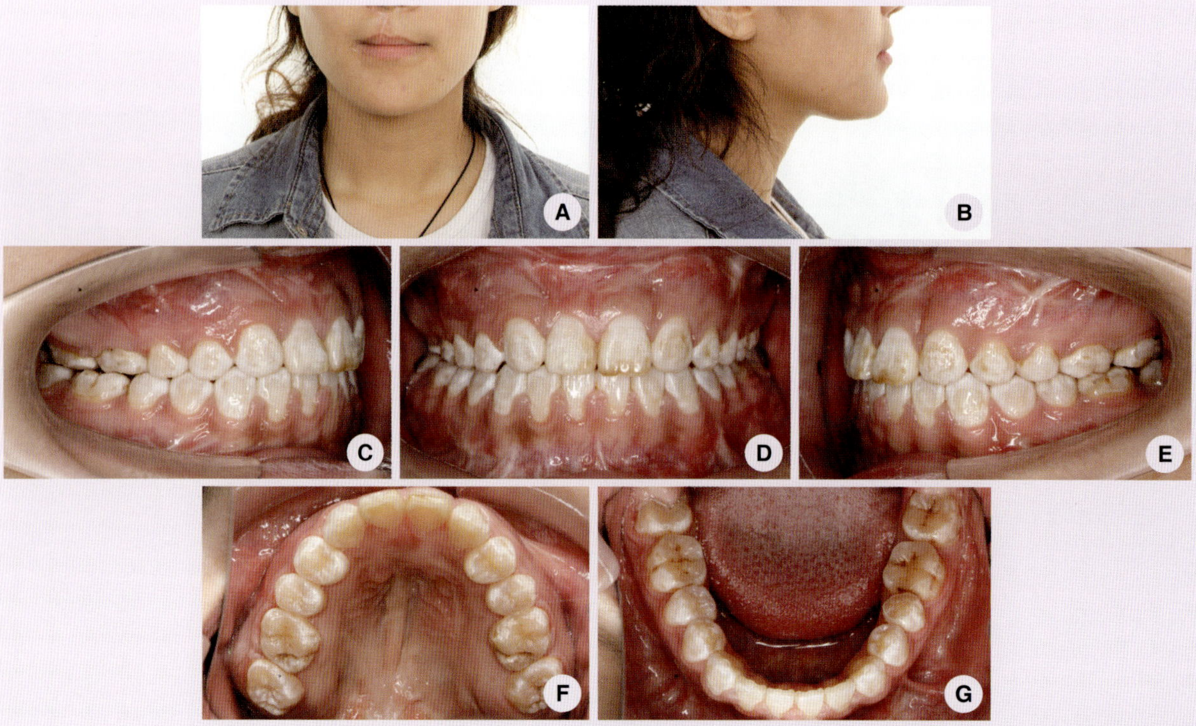

图 8-4 病例 8-1 正畸-正颌联合治疗后面相、骀相及 X 线片

A 和 B. 治疗后面相。C 至 G. 治疗后骀相。H 和 I. 治疗后头颅侧位片及曲面体层片。

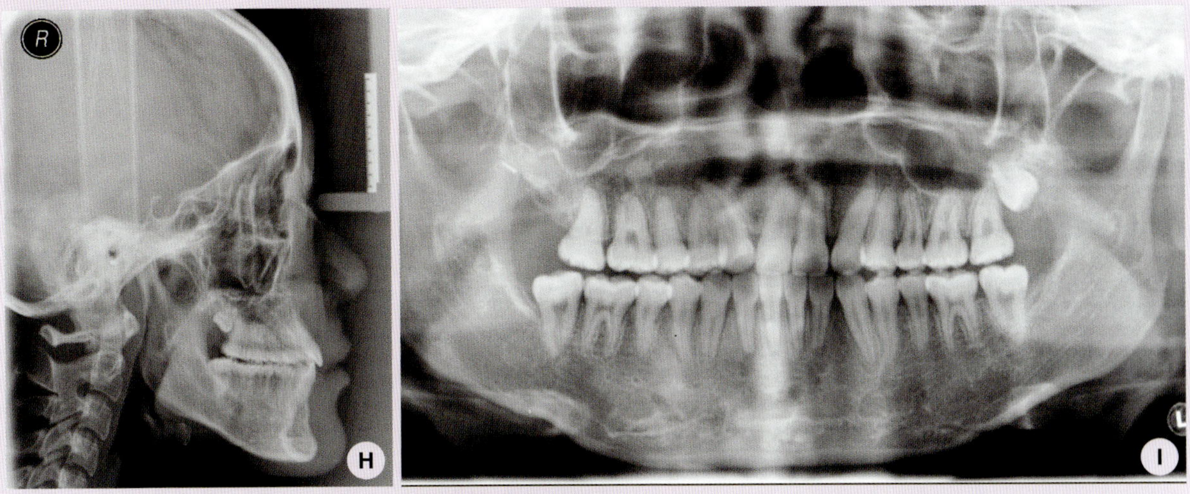

图 8-4 病例 8-1 正畸-正颌联合治疗后面相、骀相及 X 线片（续）

病例 8-2 单纯腭裂、上颌发育不足、上颌牙列严重拥挤患者的正畸 + 牵引成骨（贾绮林完成治疗）

【一般情况】患者，女性，17 岁，不完全性腭裂术后。

【主诉】牙列不齐，地包天。

【临床检查】

1. 面部检查：面部基本对称，面部比例正常，面中部及鼻旁区略凹陷，下唇轻度外翻（图 8-5 A 和 B）。

2. 口内检查：不完全性腭裂（软腭裂及部分硬腭裂）。上颌严重拥挤，15 完全腭向错位，右上中切牙及上颌两个尖牙完全位于牙弓唇向。牙槽突完整，右侧磨牙远中尖对尖关系，左侧磨牙中性系关。除磨牙外，其余牙齿均呈对骀或反骀状态（图 8-5 C 至 G）。

【X 线检查】颌间矢状方向为Ⅲ类骨型。上颌发育不足，上下前牙较直立。下颌平面角均角偏高（图 8-5 H 至 I）。

【治疗设计】

1. 正畸 - 牵引成骨联合治疗 。

2. 上颌前部牵引成骨。

3. 拔除 15，正畸治疗矫正牙列拥挤及配合骨牵引治疗颌间关系异常。

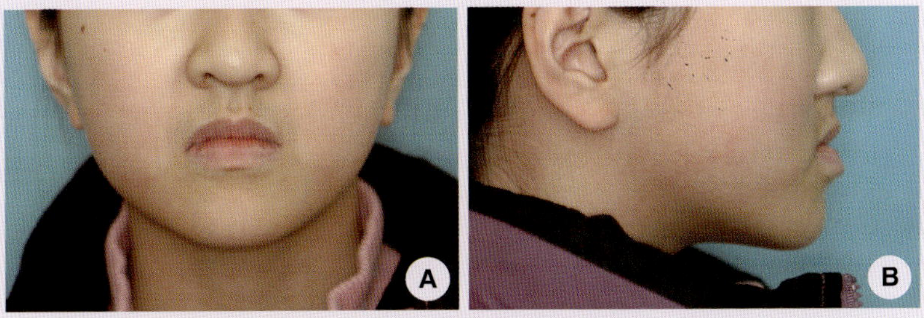

图 8-5 病例 8-2 治疗前面相、骀相及 X 线片

A 和 B. 治疗前面相。C 至 G. 治疗前骀关系。H 至 I. 治疗前头颅侧位片及曲面体层片。

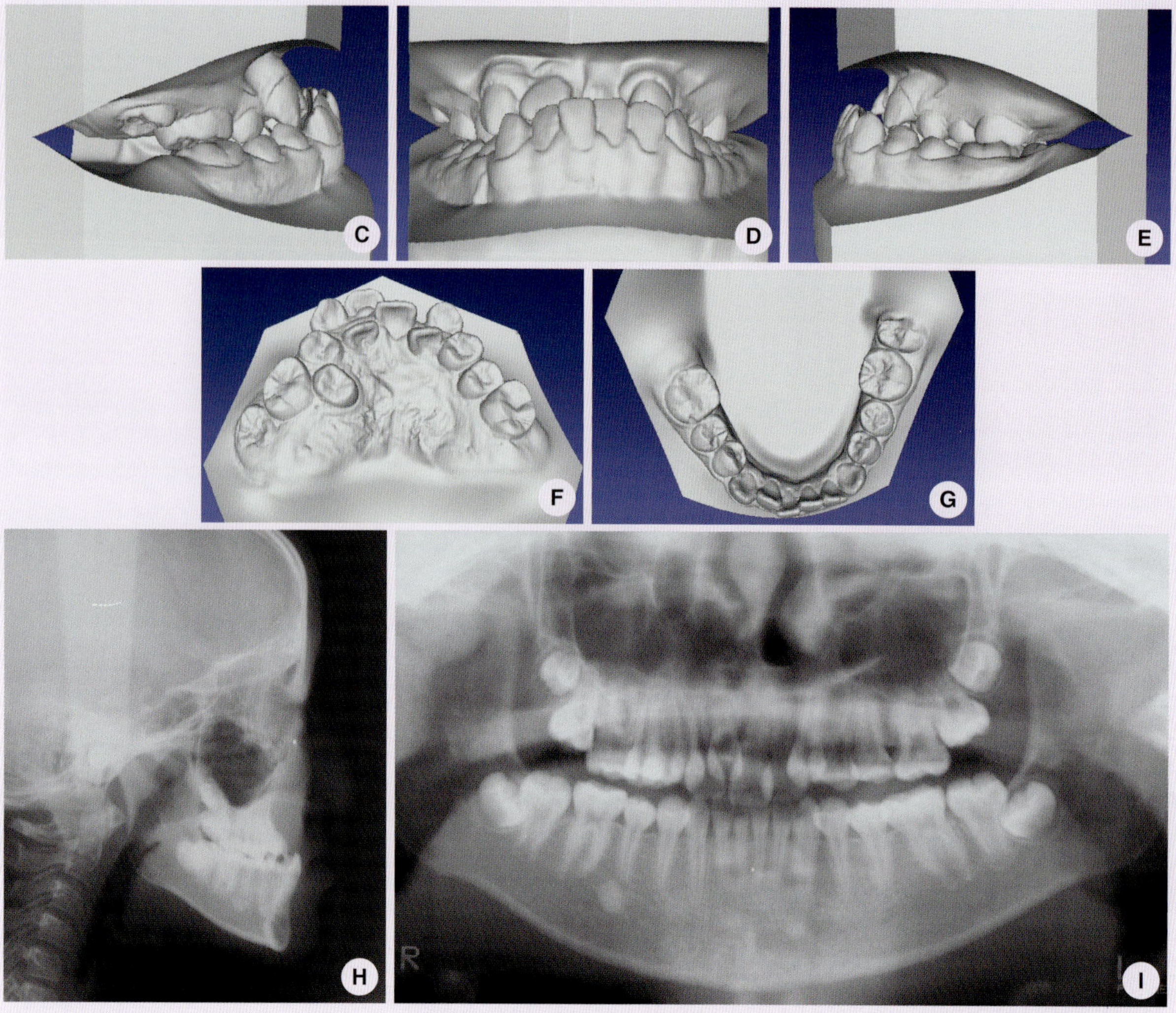

图 8-5 病例 8-2 治疗前面相、殆相及 X 线片（续）

【病例解析】

1. 关于矫治设计：患者上颌前部发育不足明显，上颌牙弓拥挤极其严重。如果排齐上颌牙齿，需要至少拔除 4 颗牙齿，这样上颌牙齿与下颌牙齿数目差异过大，治疗后下颌第二磨牙将失去对殆牙，也会由于缺失牙齿过多造成患者咀嚼功能的降低。因此，解决该患者严重拥挤及颌间关系不调的问题需要另辟蹊径，采用增加上颌骨骨量的方法为缓解上颌牙弓拥挤创造条件。本人首次提出上颌骨前部部分骨牵引的想法，与颌面外科伊彪教授合作设计了上颌骨部分骨牵引成骨的治疗方案。牵引成骨手术在上颌骨双尖牙区截骨，骨牵引在磨牙与双尖牙间进行。在该病例进行正畸 - 正颌联合治疗时经过 Medline 检索，此方法还未见报道。通过这种设计，在牙弓的中段牵引成骨，可以增加有效牙弓的长度，解决患者牙列严重拥挤、牙弓严重短缩的问题。由于右侧上颌牙列拥挤更重，所以拔除了 15，而左侧并未拔牙，配合上颌前部骨牵引创造的间隙排齐上牙弓并改善咬合关系。该患者下颌发育基本正常且不存在明显的牙列拥挤，所以下颌并未设计拔牙治疗及 BSSRO 手术。

2. 牵引成骨治疗：上颌骨前部牵引成骨治疗前首先进行分牙，为放置骨牵引器的口内部分做准备（图 8-6 D）。手术截骨采取 LeFort Ⅰ型截骨以及在磨牙与双尖牙间分块的方法，骨牵引手术采用口外骨牵引器进行。牵引成骨每天牵引1 mm并进行适当的过矫正。骨牵引治疗后，面中1/3明显前移，上颌骨得到水平向延长，牙弓长度增加，当然前方牵引的力量也导致患者牙弓前部拥挤更加明显（图8-6G）。

3. 术后正畸治疗：牵引成骨手术治疗的唇腭裂患者，要获得理想的治疗效果，需要正畸医生具有高超的正畸技能。上颌牵引成骨治疗患者相当于手术优先的治疗病例，而且难度极高。骨牵引手术后，患者的牙列拥挤及颌间关系不调会变得更加严重，对正畸医生提出了挑战。治疗的难点在于严格控制好支抗以矫治严重的拥挤及调整上下颌间关系，同时需要解决唇腭裂患者上颌宽度发育不足、上下颌牙弓不协调的问题。牵引成骨手术主要解决了牙弓长度不足及前牙反𬌗的问题，对于仍然存在的极其严重的前部牙列拥挤、前牙大覆盖及咬合关系不良等问题，需要依靠正畸医生解决。术后正畸治疗中，要特别注意对上颌磨牙支抗的控制。该病例的治疗中，在患者牵引成骨结束后安装上颌的Nance弓增加上颌支抗，内收前牙，排齐上颌牙弓，调整上下颌牙弓关系（图8-7）。对于上下颌牙弓宽度的不协调，在术后的正畸治疗中使用了四角舌弓对上颌进行适当的扩弓。通过术后正畸治疗及精细调整，患者侧貌良好。由于右上第二双尖牙拔除，右侧磨牙完全远中关系，左侧磨牙中性关系，覆𬌗、覆盖正常，尖窝关系良好（图8-8）。

（贾绮林）

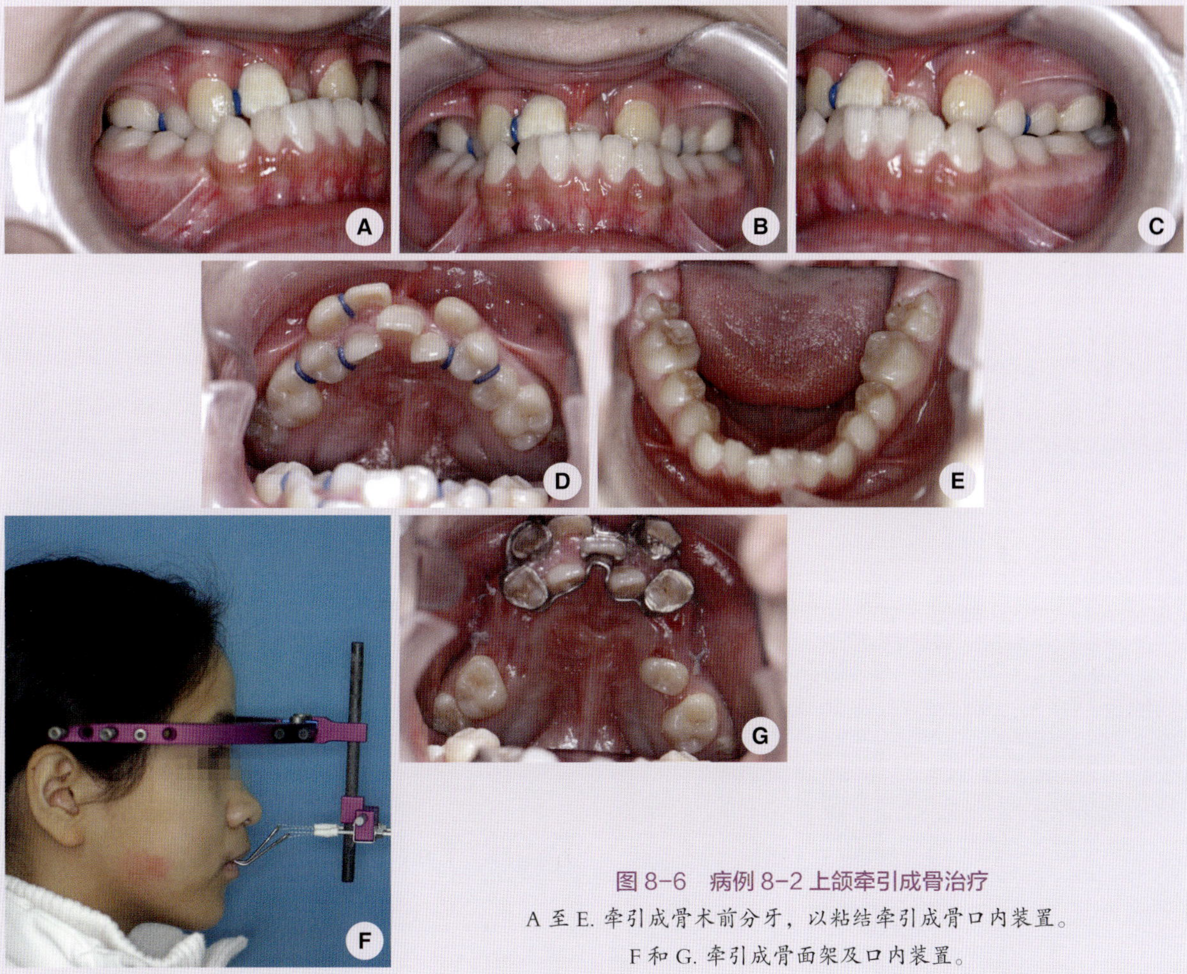

图8-6　病例8-2上颌牵引成骨治疗

A至E. 牵引成骨术前分牙，以粘结牵引成骨口内装置。

F和G. 牵引成骨面架及口内装置。

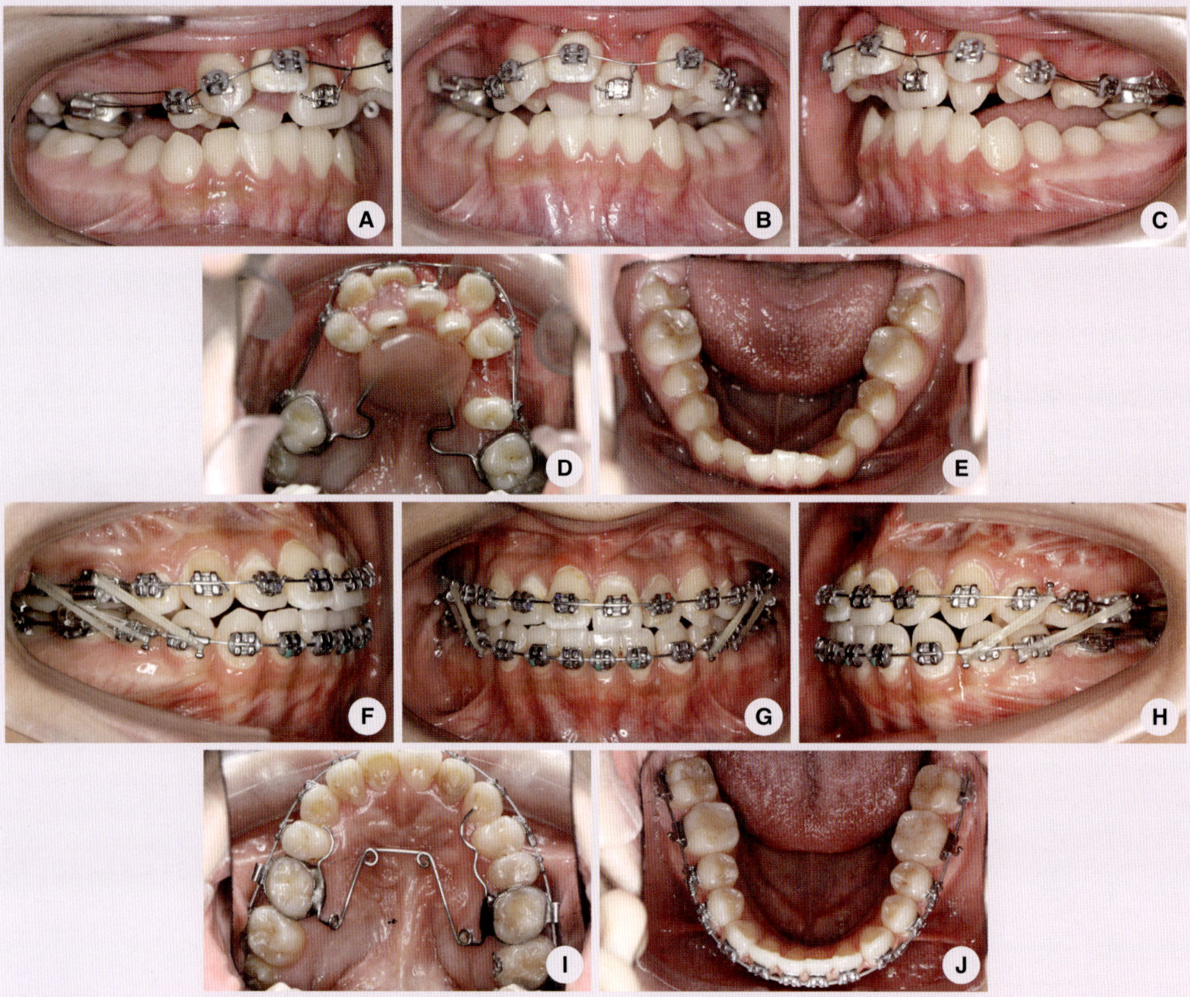

图 8-7 病例 8-2 上颌牵引成骨后正畸治疗中

A 至 E. 牵引成骨手术后，正畸治疗解决牙列拥挤问题。F 至 J. 上颌扩弓，同时调整颌间关系。

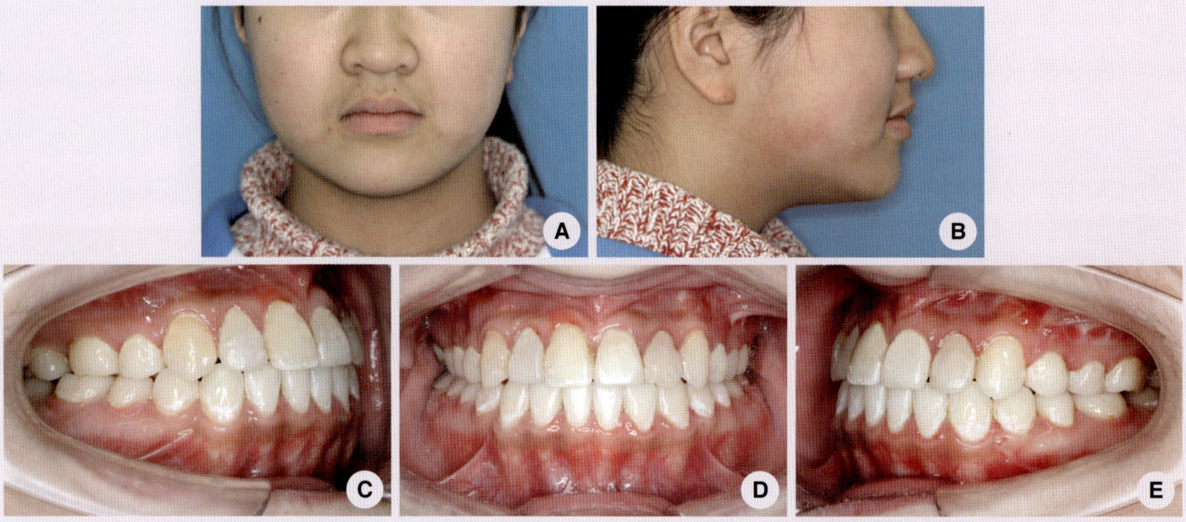

图 8-8 正畸－正颌联合治疗后面相、殆相及 X 线片

A 和 B. 治疗后面相。C 至 G. 治疗后殆相。H 至 I. 治疗后头颅侧位片及曲面体层片。

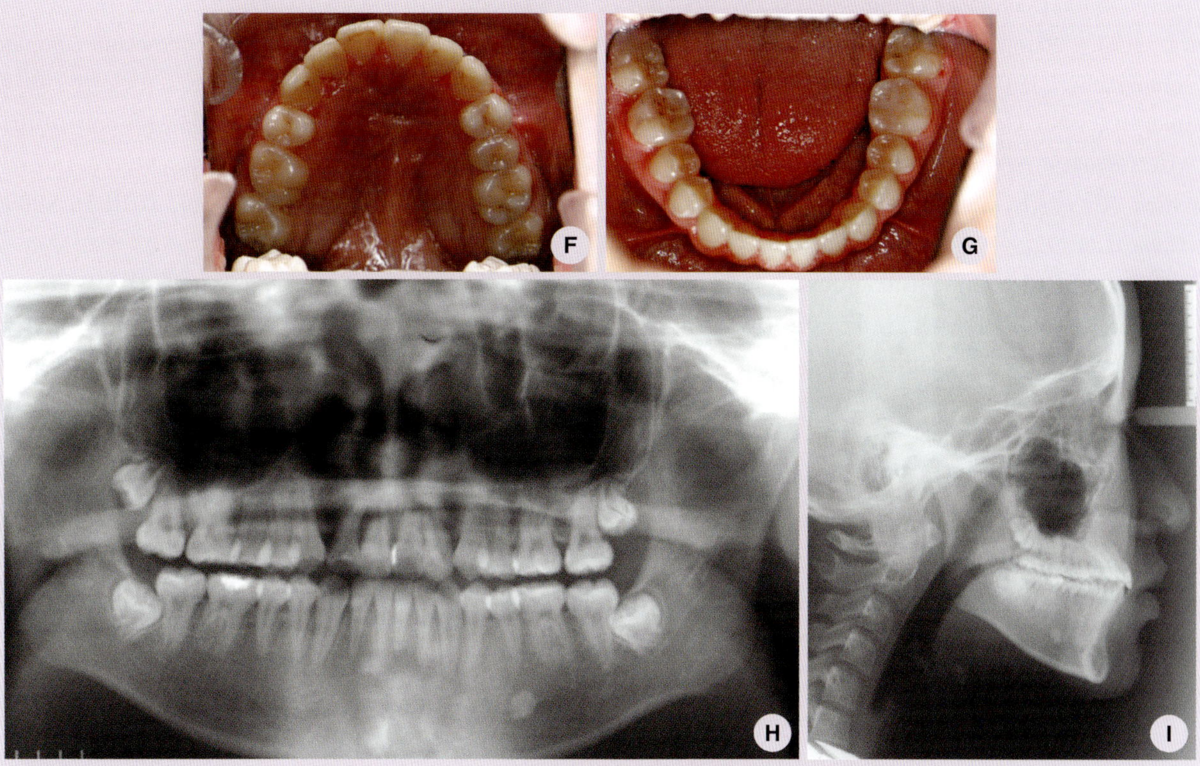

图 8-8 正畸-正颌治疗后面相、殆相及 X 线片（续）

参考文献及推荐阅读

Baik HS, 2009. Presurgical and postsurgical orthodontics in patients with cleft lip and palate. J Craniofac Surg, 20 Suppl 2:1771-1775. doi: 10.1097/SCS.0b013e3181b5d644. PMID: 19816349.

Bennett J, et al., 1995. Orthognathic surgery in the patient with cleft lip and palate. Atlas Oral Maxillofac Surg Clin North Am, 3(1):51-61. PMID: 11873687.

Brignardello-Petersen R, 2017. A high proportion of children with unilateral cleft lip and palate needed complex orthodontic treatment or orthognathic surgery. J Am Dent Assoc, 148(12):e190. doi: 10.1016/j.adaj.2017.08.044. PMID: 28962933.

Chua HD, et al., 2010. Cleft maxillary distraction versus orthognathic surgery--which one is more stable in 5 years? Oral Surg Oral Med Oral Pathol Oral Radiol Endod, 109(6):803-814. doi: 10.1016/j.tripleo.2009.10.056. PMID: 20299247.

Herber SC, et al., 1993. Orthognathic surgery in the cleft lip and palate patient. Clin Plast Surg, 20(4):755-768. PMID: 8275638.

Jamilian A, et al., 2016. Cleft sidedness and congenitally missing teeth in patients with cleft lip and palate patients. Prog Orthod, 17:14. doi: 10.1186/s40510-016-0127-z. PMID: 27135068; PMCID: PMC4864872.

Jia Y, et al., 2002. The comparison of two-dimensional and three-dimensional methods in the evaluation of the secondary alveolar bone grafting. Zhonghua Kou Qiang Yi Xue Za Zhi, 37(3):194-196. PMID: 12419142.

Kanzaki H, et al., 2017. Midfacial changes through anterior maxillary distraction osteogenesis in patients with cleft lip and palate. J Craniofac Surg, 28(4):1057-1062. doi: 10.1097/SCS.0000000000003506. PMID: 28141644.

Kim JH, et al., 2015. Distraction osteogenesis and orthognathic surgery for a patient with unilateral cleft lip and palate.

Am J Orthod Dentofacial Orthop, 147(3):381-393. doi: 10.1016/j.ajodo.2014.03.026. PMID: 25726406.

Liu L, et al., 2016. Assessing the interdental septal thickness in alveolar bone grafting using cone beam computed tomography. Cleft Palate Craniofac J, 53(6):683-689. doi: 10.1597/15-143. PMID: 26444319.

Posnick JC, 1996. Orthognathic surgery for the cleft lip and palate patient. Semin Orthod, 2(3):205-214. doi: 10.1016/s1073-8746(96)80016-8. PMID: 9161290.

Posnick JC, et al., 2004. Cleft-orthognathic surgery. Clin Plast Surg, 31(2):315-330. doi: 10.1016/S0094-1298(03)00132-9. PMID: 15145672.

Roy AA, et al.,2019. Orthognathic surgery for patients with cleft lip and palate. Clin Plast Surg, 46(2):157-171. doi: 10.1016/j.cps.2018.11.002. PMID: 30851748.

Saltaji H, et al., 2012. Maxillary advancement with conventional orthognathic surgery in patients with cleft lip and palate: is it a stable technique? J Oral Maxillofac Surg, 70(12):2859-2866. doi: 10.1016/j.joms.2012.03.009. PMID: 22677329.

Wang XX, et al., 2009. Anterior maxillary segmental distraction for correction of maxillary hypoplasia and dental crowding in cleft palate patients: a preliminary report. Int J Oral Maxillofac Surg, 38(12):1237-1243. doi: 10.1016/j.ijom.2009.06.028. PMID: 19720499.

Yen S, et al., 2020. Orthodontic considerations for cleft orthognathic surgery. Oral Maxillofac Surg Clin North Am, 32(2):249-267. doi: 10.1016/j.coms.2020.01.013. PMID: 32247439.

第九章

唇腭裂患者正畸治疗后的稳定性及保持

治疗结果的稳定性是任何治疗疗效评价的重要内容，也是医生与患者均高度期待的结果，是正畸医生不能忽视的重要治疗目标。错𬌗畸形的治疗一般包括牙齿移动、颌骨及牙弓位置调整、新的咬合关系建立等。经过改变的牙齿、牙弓及颌骨有回到原来状态的不稳定趋势，也就是复发的趋势。保持治疗效果稳定和避免治疗后复发是错𬌗畸形整个治疗过程中的重要步骤，从治疗设计开始就应将治疗的稳定性纳入考虑，减小治疗复发的可能性。

第一节　正畸治疗后复发的原因及预防

一、牙周膜的记忆性及改建

牙齿通过牙周膜固定在牙槽骨中，保持相对稳定的位置，能够抵抗牙弓内外肌肉力量实际值上的不平衡。牙周膜在牙齿位置的稳定、承受𬌗力及正畸矫治中有着重要的作用。牙齿移动后，牙周膜需要一定的改建才能使牙齿在新的位置上稳定。但是，牙周膜尤其是牙周纤维的改建需要的时间较长，胶原纤维的改建一般需要 6 个月左右，而弹力纤维的改建需要更长的时间。在牙周膜完成改建之前，牙周膜原有的记忆有使牙齿回到治疗前位置的趋势。所以，对于正畸治疗的患者，过快的牙齿移动是治疗后结果不稳定的危险因素。对于牙齿移动的治疗，一般强调牙齿完成移动后用原矫治器进行适当的保持后再去除原有矫治器，改换正畸保持器保持。

二、新的𬌗平衡尚未建立

𬌗平衡对于正常的口颌系统功能与健康十分重要。有学者强调，良好的咬合关系是保持治疗结果稳定的重要因素，正畸治疗后建立良好的咬合关系非常重要。唇腭裂患者可能存在许多因素影响理想治疗结果的获得，需要在治疗设计时考虑折中。但是，考虑到治疗结果的稳定性，矫治设计时应把错𬌗畸形矫治后建立较好的咬合关系作为首要目标。

正畸治疗通过牙齿移动及咬合关系调整建立新的咬合接触关系，尖窝关系及动态咬合关系都需要在新的关系下适应及磨合，需要一定的时间。目前，对于正畸治疗后患者的咬合关系，一般不只局限在静态的尖窝关系，而是兼顾功能运动时的𬌗关系。在平衡的𬌗关系建立之前，应进行积极的保持，尽量维持治疗后的牙齿位置，在此之上形成稳定的𬌗关系。

三、牙槽骨的改建未完成

正畸治疗中牙齿移动需要通过牙槽骨的改建来实现，牙槽骨的改建中破骨活动先启动，成骨活动滞后。牙齿移动后，在新骨形成之前，牙齿的稳定性受到不利影响。所以，从牙槽骨改建的角度来讲，正畸治疗的牙齿移动不应该过于频繁地加力，牙齿移动后应保持一定时间再拆除矫治器。矫治器拆除后，需要患者严格全天戴用保持器。

四、生长发育的影响

人的颅面生长型受遗传影响，一般情况下基本稳定。生长发育过程中的一些环境因素可能对𬌗颌面形态产生一定的影响，去除环境因素后一般影响不再持续。

早期矫治虽然解决了患者的一部分错𬌗问题，尤其是颌间关系异常的问题，但是由于患者的颌骨仍有继续生长的潜力，如下颌骨长度增加、高度增加，有可能导致前、后牙反𬌗再次出现。因为上颌宽度、长度的生长在替牙中期基本完成，下颌的继续发育极有可能导致颌间关系异常复发。随着青春加速期的到来，患者下颌的异常生长会导致颌间关系恶化及面部畸形加重（图9-1）。

唇腭裂患者由于上颌发育受限，发育中即使下颌生长量正常，也可能使患者反𬌗再次出现。治疗前对患者生长的评价、对骨骼畸形的诊断与预测是指导患者治疗的重要因素。

1. 严重的骨性畸形

上颌严重发育不足、下颌发育过度的患者应考虑正畸 - 正颌联合治疗，以增加治疗的稳定性；中度骨性畸形的患者，可以尝试早期治疗，矫治应尽早开始，以增加治疗产生的骨性效应；掩饰治疗应待患者生长发育高峰期后进行，以避免治疗开始过早造成疗程延长或疗效不稳定。

2. 牙性畸形

唇腭裂患者由于缺失牙或早失牙较高发，早期治疗后牙列的拥挤可能随着后牙萌出及近中移动而显著加重。对于早失牙及缺失牙，应考虑间隙的保持，以避免综合治疗时间隙严重不足（图 9-2）。

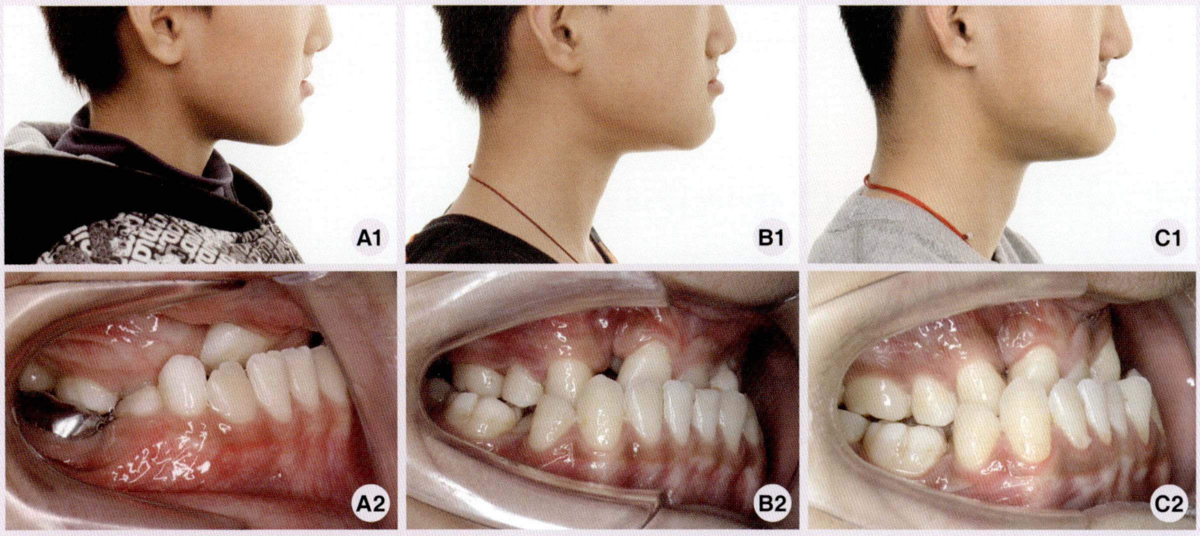

图 9-1 随着生长发育，患者的前牙反殆及颌间关系不调加重

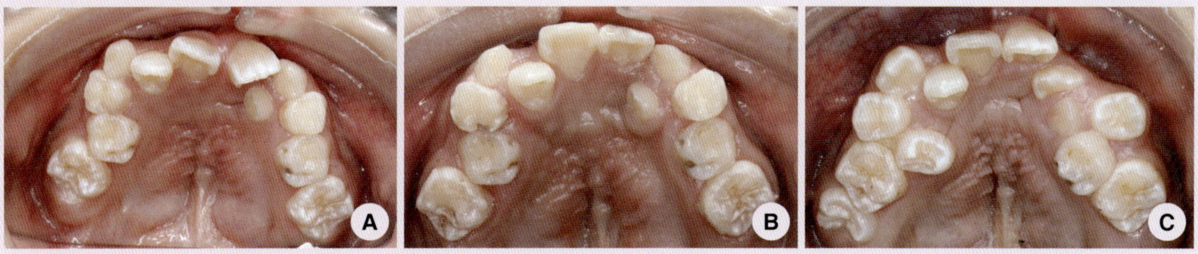

图 9-2 随着牙齿替换，患者上颌牙列拥挤程度逐渐加重

五、肌肉的平衡未建立或治疗打破了原有的肌肉平衡

牙弓形态的维持及牙齿位置的保持与牙弓内外的肌肉平衡高度相关，当然牙弓内外的肌肉力量并不是大小相等的，而是维持在一定的水平。Tweed 强调下前牙应直立于牙槽骨上，Andrews 也强调牙齿应该在牙槽骨中央，但是正畸治疗中根据不同的矢状方向及垂直向骨型，前牙的牙轴会有一定的变化与调整，以协调面型及殆关系。在治疗设计中确定前牙的目标位置时，应注意肌肉平衡的维持，平衡破坏易导致牙齿的移位（Proffit et al., 2019）。临床上常见有舌习惯的患者前牙唇向散开，口呼吸的患者牙弓前突而狭窄，唇腭裂的患者上前牙直立或舌倾。治疗中过度唇倾或颊倾牙齿易受到唇颊肌的影响而复发拥挤；另一方面，过度舌倾的牙齿因占据舌体的位置，易受到舌肌的作用而出现牙列的间隙。研究表明，与牙齿舌倾相比，过度扩弓造成的唇倾更容易导致治疗结果的不稳定。

第二节 唇腭裂患者正畸治疗后的稳定性

唇腭裂患者最常见的错𬌗畸形是牙列拥挤、前牙反𬌗、后牙反𬌗及牙弓形态异常，颌间关系协调化的调整较多，对于治疗后稳定性的考虑更多。

一、牙弓开展与宽度不调治疗后的稳定性

替牙期时一些唇腭裂患者的牙齿及颌骨异常需要尽早进行正畸治疗。但是，由于患者仍处于生长发育非常活跃的时期，治疗后疗效的稳定性值得关注。

（一）替牙期患者上颌扩弓后的稳定性

唇腭裂患者上颌牙弓狭窄及后牙反𬌗在乳牙期一般不明显。随着生长发育的继续，替牙期常会出现上颌狭窄所致的颌间宽度关系不调，表现出单侧或双侧后牙的反𬌗。这一阶段常对患者进行上颌扩弓治疗，配合牙槽突裂植骨或配合上颌的前方牵引。扩弓治疗并不需要很长时间。由于替牙阶段持续时间较长，且此阶段是患者生长发育的活跃期，一般不会进行较长时间的治疗和保持。所以，早期矫治中改善的颌间宽度关系在颌骨尤其是下颌骨的继续发育中可能再次出现不调，恒牙期时需要继续进行宽度不调的矫治。

（二）恒牙期牙弓开展的稳定性考虑

关于牙弓宽度的问题，学者们均强调正畸中应保持牙弓宽度，尤其是尖牙间的宽度，以增加正畸治疗的稳定性。但是，唇腭裂患者上颌牙弓的狭窄常较为严重，尤其是尖牙、双尖牙区狭窄更重。为了获得良好的牙弓间关系和建立良好的咬合，扩弓治疗必不可少，所以扩弓治疗之后的稳定性一直是正畸治疗关注的热点。

对非裂患者牙弓开展治疗后长期稳定性的研究较多（Schiffman, 2001; Ferris, 2005, ），一般认为正畸治疗产生的上颌宽度增加在治疗结束后会有所回缩，随着患者年龄增加，牙弓宽度的增加量逐渐减小。无论是应用活动还是固定矫治器，带环式还是粘着基托式扩弓装置（Herold et al., 1989），也无论是替牙期开始矫治还是恒牙期矫治（Mohan, 2016），都不能避免治疗后宽度减小，但是总体上，上颌扩弓治疗获得的牙弓宽度增加可以部分保留。然而，由于临床研究的实际困难，大样本 RCT 研究缺乏，未来仍需设计良好的远期疗效评价以提供更可靠的循证证据。

关于唇腭裂患者扩弓治疗后稳定性的研究相对较少。已有研究（Nicolson et al.， 1989; Ramatand et al.，1997 ）发现，唇腭裂患者快速扩弓治疗后，后牙弓宽度减小严重，但是研究并未在牙弓开展后进行固定矫治器治疗，也未描述患者是否进行牙槽突裂植骨以及治疗方案。笔者的研究（Li et al.，2007）发现，对唇腭裂患者应用四角舌弓进行上颌扩弓，同时进行固定矫治器治疗后，患者尖牙区、双尖牙区的宽度增加量最大，第一磨牙区也会有宽度的增加。患者停止戴用保持器后至少 15 个月的随访发现，上颌的宽度会有一定程度的减小，其中尖牙和第一双尖牙区的复发比较明显，尖牙区平均缩窄 1.3 mm，第一双尖牙区平均缩窄 1.5 mm，这与正畸中该区域进行了较大量的

扩弓有关（图 9-3）。但是总体来讲，保持结束后，正畸治疗中增加的上颌宽度中 70% 左右可得以保留（图 9-4）。影响唇腭裂患者扩弓治疗稳定性的因素较多（李巍然，2018），为了增加治疗的稳定性，笔者建议：

- 在唇腭裂患者恒牙期的矫治中，上颌的扩弓治疗伴随着固定矫治器的综合治疗。为了增加治疗的稳定性，一般在扩弓的同时，还要注意在固定矫治器的弓丝上进行后牙转矩的调整，使后牙尽可能直立于牙槽骨上，避免扩弓以牙齿倾斜移动变化为主，以减轻复发。
- 正畸治疗结束前应检查后牙关系，建立良好的后牙尖窝交错的咬合关系，使后牙咬合关系稳定，便于进一步稳定治疗结果，防止复发。
- 存在牙槽突裂的患者应该在恒牙期综合治疗前，或者在替牙期的扩弓治疗后，进行牙槽突裂植骨。完整的上颌骨能有效地抵御口腔周围肌肉的不良影响，有利于扩弓效果的保持。
- 考虑到正畸治疗后复发的必然性，扩弓治疗一般会进行适当的过矫正。
- 因为腭裂患者腭部瘢痕挛缩是一个始终存在的不稳定因素，治疗结果的长期保持至关重要，患者需延长戴用保持器的时间，甚至需要终生夜间戴用。
- 为了增加上颌扩弓治疗后的稳定性，对于唇腭裂患者上颌的狭窄和反𬌗，也可以通过治疗设计来实现。有些唇腭裂患者，尤其是单侧完全性唇腭裂患者，颌间的矢状方向关系不调总体上看起来并不十分严重，前牙反覆盖并不大，但是其尖牙及第一双尖牙区的反覆盖却较大。对于这种患者，考虑到治疗的长期稳定性，最好采用正畸 - 正颌联合治疗的方法，避免单纯应用正畸掩饰治疗过度进行上颌扩弓。

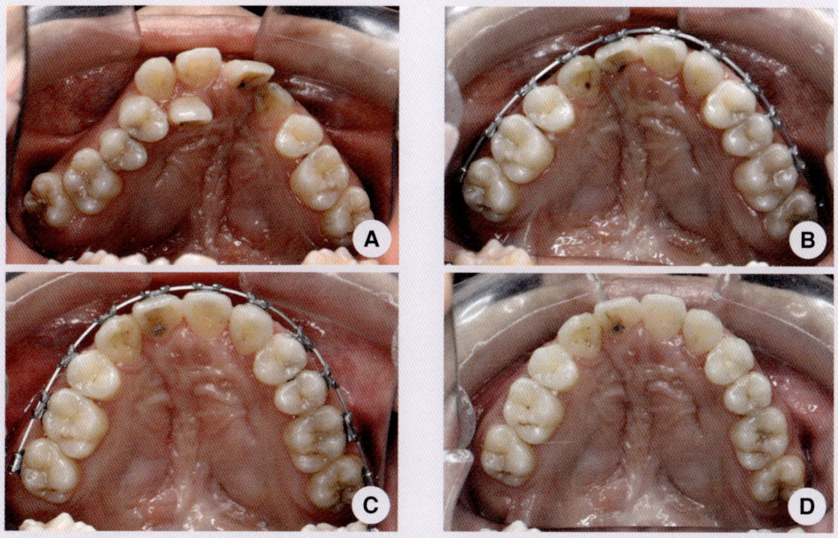

图 9-3 唇腭裂患者正畸治疗扩弓

唇腭裂患者上颌牙弓形态不佳，牙弓塌陷。正畸治疗进行适当扩弓，调整牙弓形态，牙弓前段的宽度变化较大。

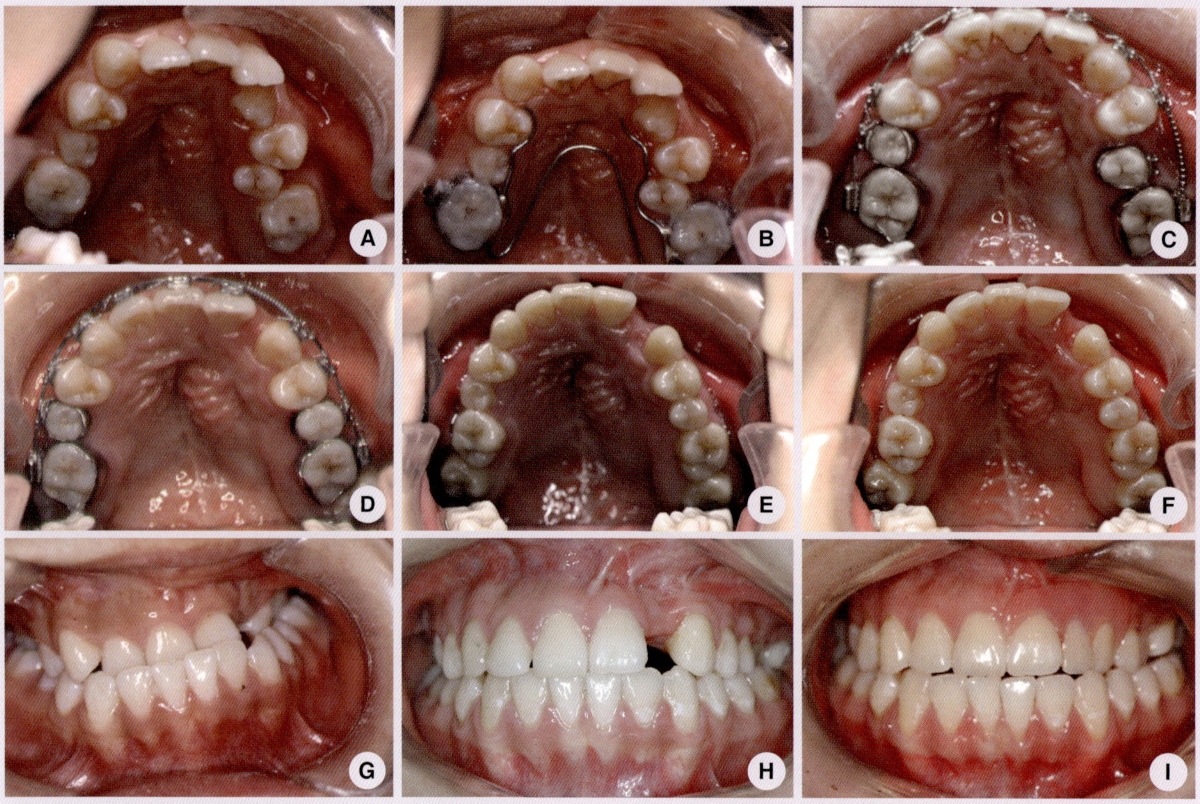

图 9-4 唇腭裂患者正畸治疗行上颌开展及治疗后随访

A 至 F. 单侧完全性唇腭裂患者上颌牙弓狭窄，正畸治疗适当进行上颌开展，治疗后牙弓形态正常。G. 治疗前前后牙反殆。H. 治疗后前后牙反殆解除。I. 治疗结束后 37 个月，治疗结果基本稳定。

（三）病例与解析

病例 9-1 单侧完全性唇腭裂，矢状方向不调伴偏斜

【一般情况】 患者，成年男性，26 岁。

【主诉】 牙列不齐，反殆，面部偏斜。

【病史】 单侧完全性唇腭裂。唇裂于 9 月龄修复，腭裂于 14 月龄修复，25 岁完成牙槽突裂植骨。既往无正畸治疗史及其他手术史。

【临床检查】

1. 面部检查： 面部不对称，颏部右偏。右侧唇腭裂，唇部见唇裂修复瘢痕。侧貌直面型，上颌发育不足，下唇外翻（图 9-5 A 至 C）。

2. 口内检查： 恒牙列，左侧磨牙近中关系，右侧磨牙远中尖对尖关系。12、14 缺失，上颌中线右偏 2 mm，11 外翻；下颌牙弓拥挤 3 mm，下颌中线右偏 4 mm（图 9-5 D 至 I）。

3. 功能检查：唇肌功能正常，存在过高鼻音。

【X 线检查】

1. 全口曲面体层片：12、14 缺失（图 9-5 J）。

2. 头颅侧位片： Ⅰ类骨型，前牙牙轴较直，下颌平面角偏高（图 9-5 K）。

3. 头影测量数据见表 9-1。

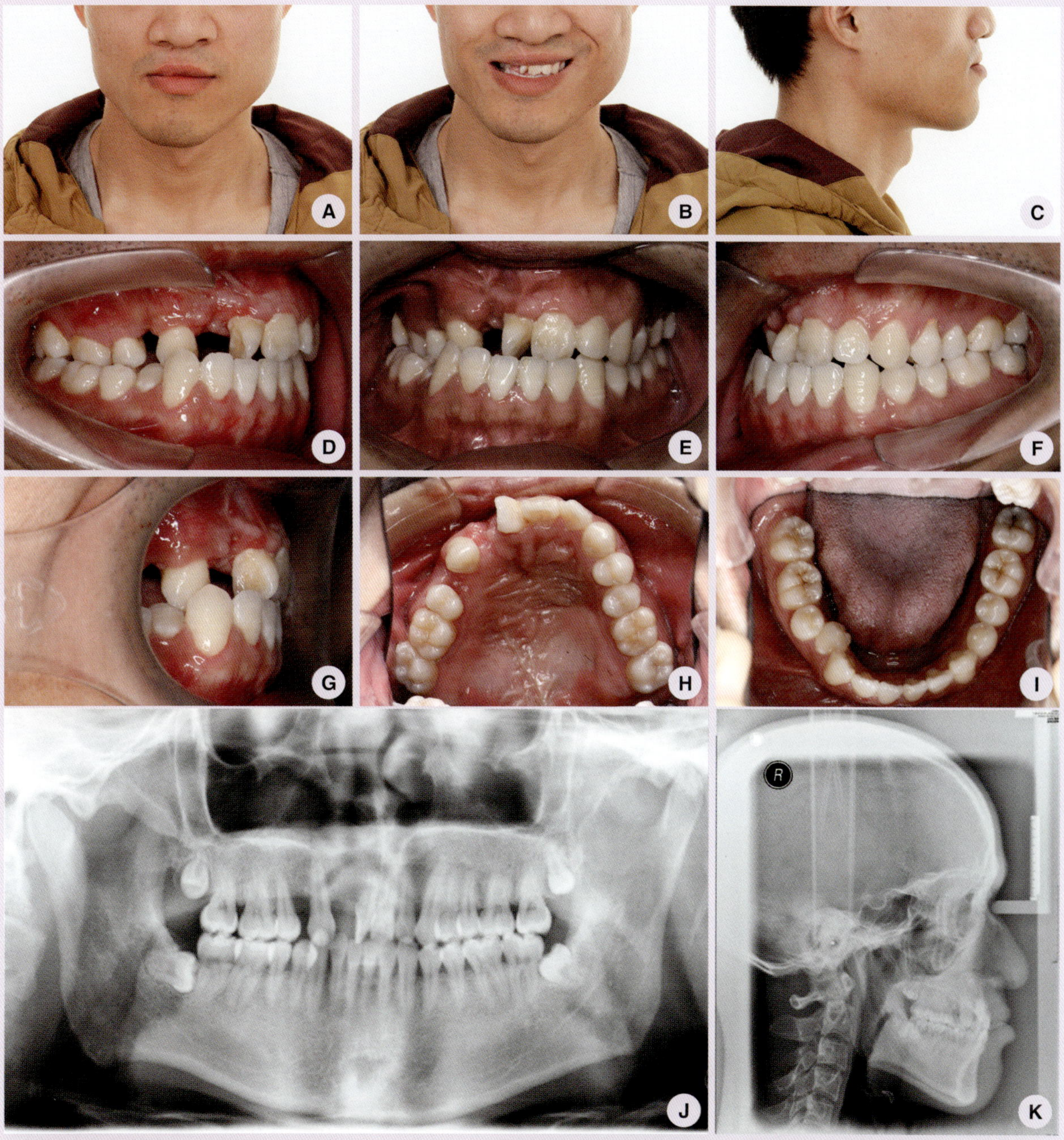

图 9-5 病例 9-1 正畸治疗前面相、验相及 X 线片

A 至 C. 治疗前面相，面部不对称，下颌右偏，下颌前突。D 至 I. 左侧磨牙近中关系，右侧磨牙远中尖对尖关系。12、14 缺失，11 外翻。右侧牙弓反验，上颌右侧牙弓塌陷。上颌中线右偏 2 mm，下颌中线右偏 4 mm。J. 12、14 缺失，18、28 未萌，38 近中阻生，48 水平阻生。K. 颌间Ⅰ类关系，前牙对刃关系，下颌平面角偏高。

【诊断】 安氏Ⅲ类，毛氏Ⅱ¹+Ⅰ¹+Ⅲ²，Ⅲ类骨型，均角。

【治疗设计】

1. 正畸 - 正颌联合治疗。

2. 拔除 24，调整上颌中线，下颌去代偿，调整 12 缺牙间隙，正畸治疗后种植修复。

本例正畸治疗中验相见图 9-6。

表 9-1 病例 9-1 治疗前后头影测量结果

测量项目	正常值		测量值	
	均值	标准差	治疗前	治疗后
SNA（度）	82.8	4.0	83.4	83.5
SNB（度）	80.1	3.9	83.3	80.0
ANB（度）	2.7	2.0	0.1	3.5
FH-NP（度）	88.6	3.0	90.3	87.4
NA/PA（度）	4.9	3.0	–0.7	3.9
U1/NA（度）	22.8	5.7	15.6	22.3
U1-NA（毫米）	3.5	6.5	4.4	4.2
L1/NB（度）	30.5	5.8	14.9	27.7
L1-NB（毫米）	6.7	2.1	3.5	7.5
U1/L1（度）	124.2	8.2	149.2	126.9
U1/SN（度）	105.7	6.3	99.2	105.5
MP/SN（度）	32.5	5.2	29.1	32.6
MP/FH（度）	31.1	5.6	22.8	26.5
L1/MP（度）	93.9	6.2	82.5	95.0
Y 轴（度）	60.3	3.4	67.8	70.5
Pg-NB（毫米）	1.0	1.5	1.4	2.8

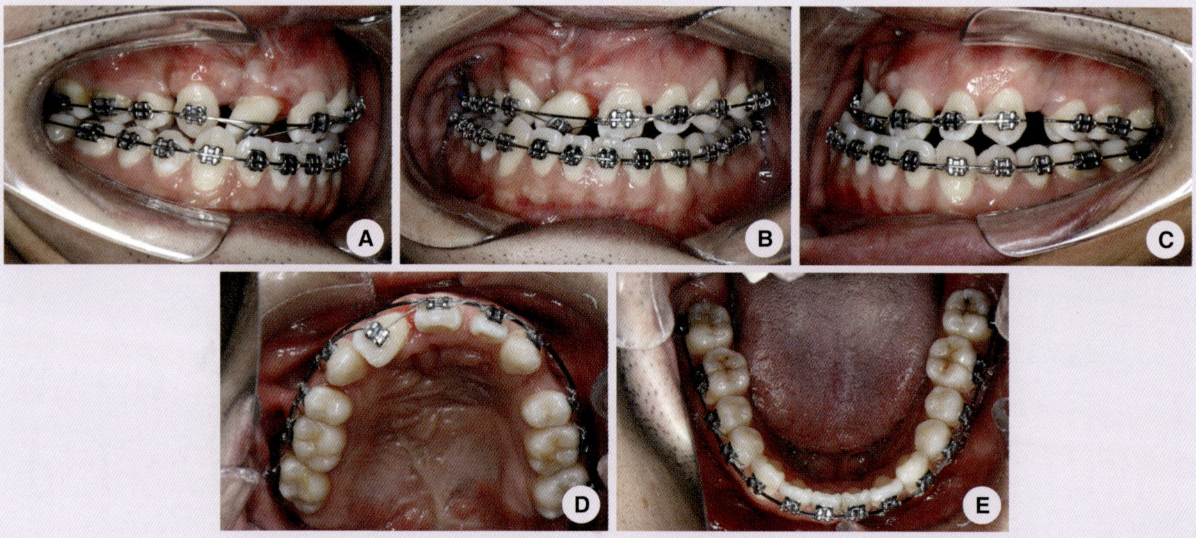

图 9-6 病例 9-1 正畸治疗中殆相

A 至 E. 正畸治疗中排齐牙列，调整牙弓中线。F 至 J. 正畸治疗中调整中线及前牙牙轴。
K 至 O. 正颌外科术前，关闭拔牙间隙，调好上颌牙弓中线。
P 至 T. 正颌外科术后，下颌偏斜及颌间关系异常得到调整。

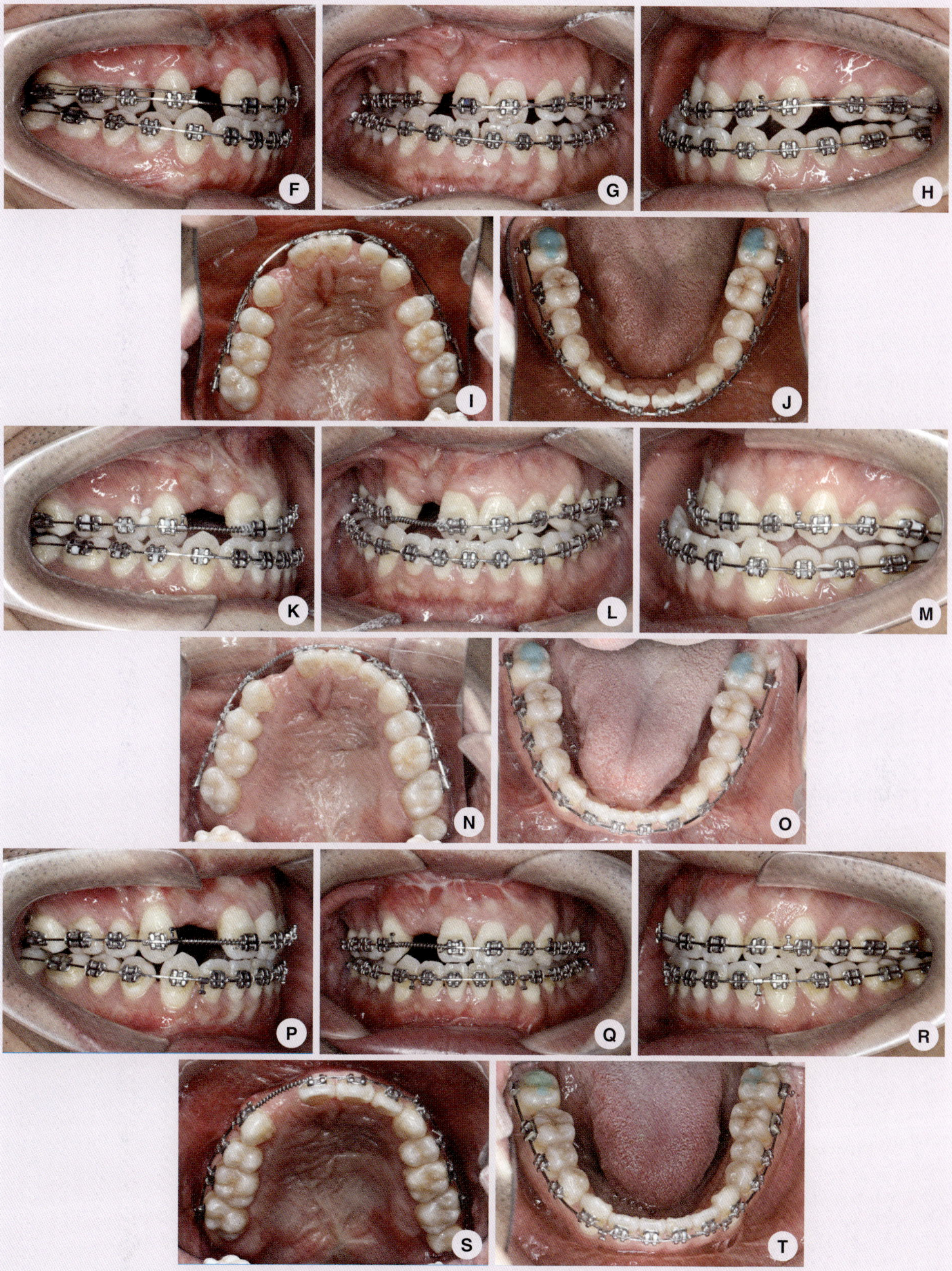

图 9-6 病例 9-1 正畸治疗中𬌗相（续）

【病例解析】

1. 患者右侧完全性唇腭裂，加之右侧的12、14先天缺失，上颌牙弓中线明显右偏，右侧牙弓向内塌陷明显。同时，下颌右偏也加重了右侧后牙段的宽度不调，所以患者表现出右侧后牙的反𬌗。虽然，患者表现出的上下颌矢状方向不调并非很严重，但是右侧前牙区段的不调明显，加之宽度不调及下颌的明显偏斜，正畸-正颌联合治疗的方案应该是首选。否则，上颌需要前牙唇倾及横向扩弓以改善前后牙的反𬌗，这会增加治疗结果的不稳定性。另外，患者的面部偏斜不能仅通过单纯的正畸治疗解决。

2. 为了调整上颌牙弓中线，解决上颌的间隙问题并为修复12创造条件，拔除24是必要的。间隙用来调整中线和一定的上前牙内收，为手术创造条件，以较好地改善颌间关系。由于11外翻时在牙弓中占用的间隙较小，排齐后需要较多间隙，在牙列排齐之初，需要先为11创造间隙。适当远中牵引11，间隙足够时再行排齐。在排列时分次加力，避免结扎时力量过大。

3. 通过正颌外科手术调整上下颌的水平高度及下颌长度位置，解决面部不对称及颌间矢状方向关系不调的问题。唇腭裂患者由于反𬌗长期存在，下唇外翻，唇肌功能欠佳，需要进行唇肌功能训练。否则，即使通过正颌外科手术治疗，前牙反𬌗得到纠正，唇间关系的改善也不理想。

本例正畸治疗后面相、𬌗相及X线片见图9-7，治疗前后头影测量重叠图见图9-8。

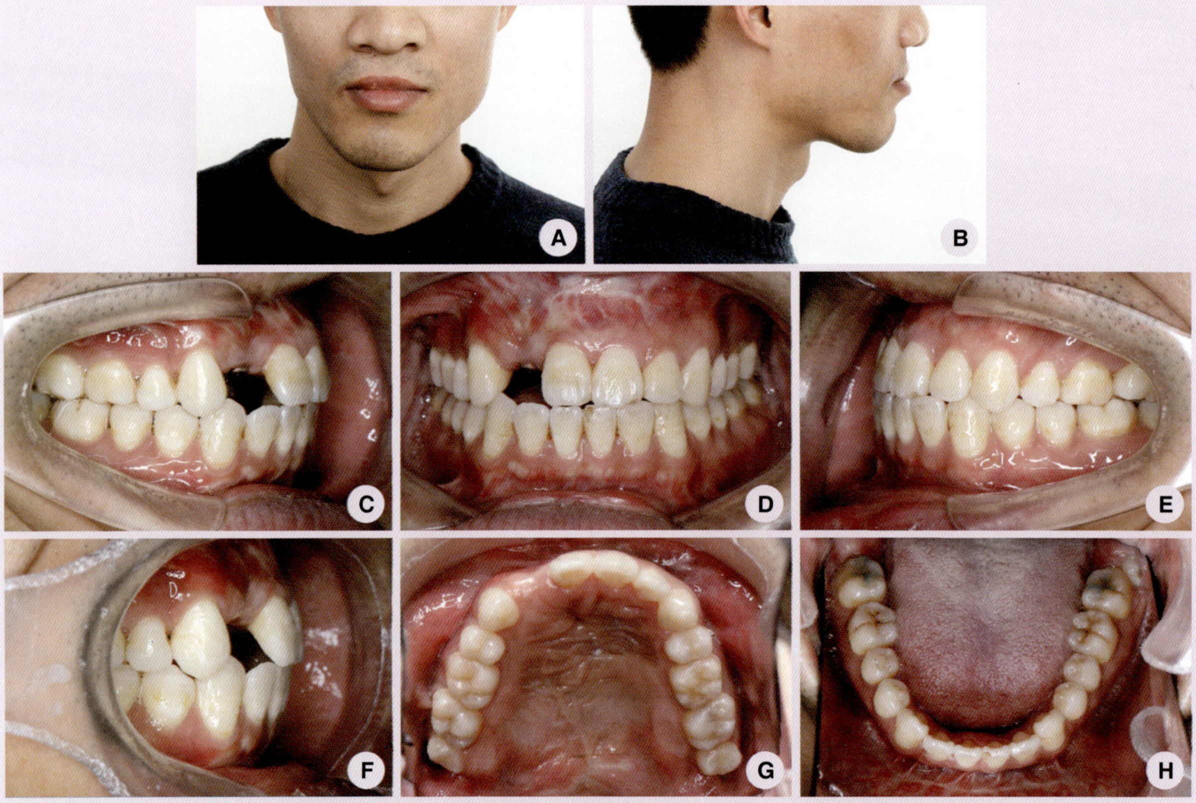

图9-7　病例9-1治疗后面相、𬌗相及X线片

A和B. 正畸治疗后，面部不对称得到矫正，颌间关系改善。
C至H. 正畸治疗结束，前牙覆𬌗、覆盖正常，12修复间隙足够，中线关系基本一致，尖牙中性关系，磨牙完全远中关系。
I和J. 正畸治疗后1年种植修复缺失牙。K. 牙列整齐，牙根平行，12缺失，修复间隙足够。
L. 前牙覆𬌗、覆盖正常，Ⅰ类骨型，前牙牙轴正常，下唇略外翻。

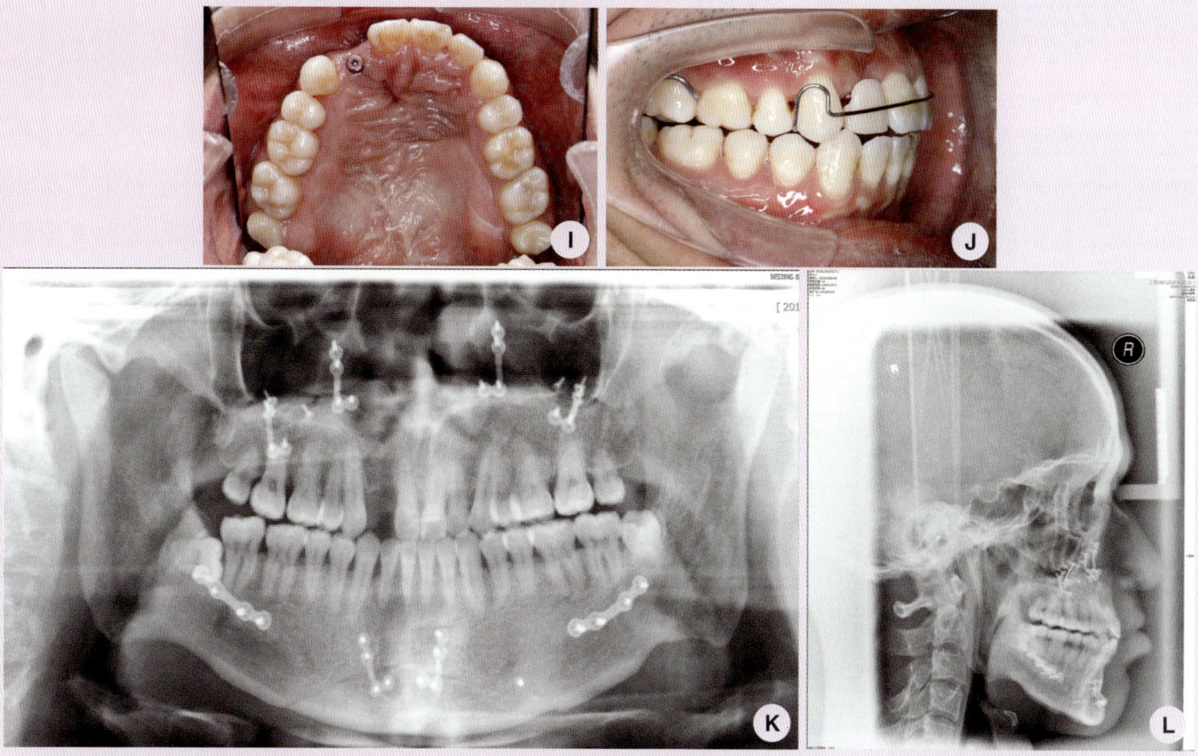

图 9-7　病例 9-1 治疗后面相、殆相及 X 线片（续）

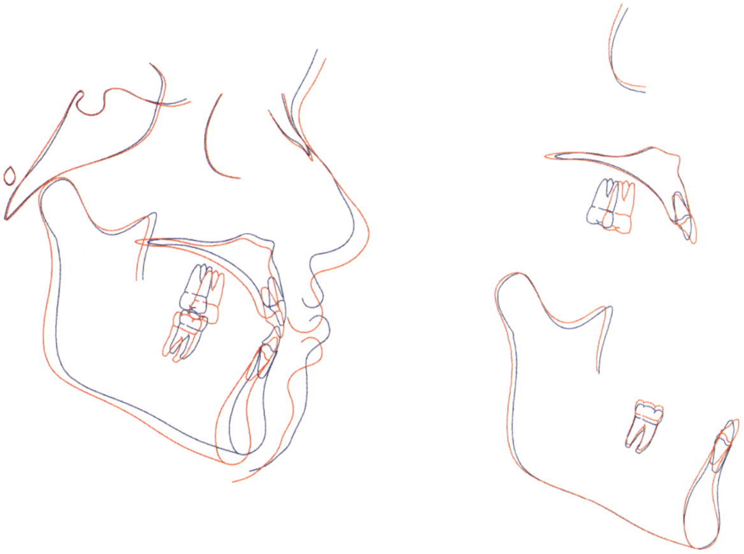

图 9-8　病例 9-1 治疗前后头影测量重叠图

蓝色为治疗前，红色为治疗后。

二、唇腭裂患者矢状方向不调的矫治与稳定性

由于唇腭裂患者上颌发育受到多种不利因素的影响，极易产生颌间矢状方向关系不调而导致前牙反殆、面中部凹陷，并随着发育逐渐加重。在各牙龄期，上颌发育不足引起的前牙反殆都是治疗的重点。

（一）乳牙期和替牙期矢状方向关系不调的矫治与稳定性

乳牙期和替牙期时，对于唇腭裂患者的轻中度骨性Ⅲ类错殆畸形，上颌前方牵引是有针对性且有效的治疗手段。治疗可前移上颌骨，促进其生长发育，改善患者的咬合关系，改善侧貌。年龄越小，上颌前方牵引的疗效越明显。

1. 上颌前方牵引治疗的稳定性

上颌前方牵引治疗结束后，患者仍处于生长发育的活跃期，随着颌骨尤其是下颌骨的发育，前牙反殆有可能复发，所以前方牵引治疗后的长期稳定性值得关注。

对非唇腭裂反殆患者前方牵引治疗的长期稳定性研究显示（Masucci, 2011; Chen, 2012; Palma, 2015），在治疗结束后 4～8.5 年的随访期间，66.7 %～76% 的患者可以保持前牙正覆盖，上颌前方牵引的疗效大多能保持；24%～33.3% 的患者会有前牙反殆复发，复发多因下颌骨矢状方向继续生长所致。一般来讲，下颌平面角为高角、颌间关系不调严重及下颌骨过度发育者，前方牵引治疗的长期稳定性不佳（Gu，2010）。Raberin 等（2007）在非裂患者的研究中也发现，前方牵引治疗前上切牙唇倾度越大，远期失败率越高。该研究提示，前方牵引治疗前就表现出上前牙明显代偿的患者以及下颌骨发育过度的患者，前方牵引的远期效果不佳。

唇腭裂修复术后患者前牙反殆的错殆机制与非裂患者不尽相同，上颌发育不足及向后错位、瘢痕挛缩等使唇腭裂患者的前方牵引治疗与非裂的Ⅲ类错殆畸形患者不同。该类患者前方牵引治疗后远期的稳定性如何，目前研究相对较少。笔者近年的研究（Zhang et al.，2018）发现，唇腭裂患者由于上颌及牙槽骨的骨缺损，其前方牵引效果与非裂反殆患者存在差异。如果牵引在牙槽突裂植骨前进行，则患者前方牵引后下颌骨的顺时针旋转较大，可能增加治疗效果的不稳定性。在牙槽突裂植骨后进行前方牵引治疗的唇腭裂患者，下颌顺时针旋转的幅度小于植骨前进行牵引的患者，上颌前牙出现的不利变化也较植骨前进行牵引者小，提示植骨后行前方牵引可能减小唇腭裂患者前方牵引的副作用。

Susami 等（2014）开展的研究对 11 名替牙期行前方牵引的唇腭裂患者进行了平均 9 年 2 个月的随访，随访结束时平均年龄为 18 岁。随访中所有患者都出现了不同程度的复发，其中 SNA、ANB 及前牙覆盖均值较前方牵引治疗后减小，但是较治疗前有改善。前方牵引治疗有效性良好，但是随着颅面生长发育，个体间存在较大差异。随访时评估发现，54.5% 的患者仅通过正畸治疗便获得了较好的效果，45.5% 的患者最终需要正颌手术治疗解决颌间关系不调问题。

前方牵引治疗后，患者一般仍在生长发育的快速期内，下颌生长加速并超越上颌易导致前牙反殆的复发。本团队近期的研究（李巍然　等，2013; Zhang et al.，2019）分别对前方牵引治疗后的 12 名及 19 名单侧完全性唇腭裂患者进行了平均 2.7 年和 3.5 年的随访，随访时的平均年龄分别是 14.0 岁及 16.1 岁。结果显示，约 67% 和 62% 的前方牵引治疗患者仍能保持基本正常的前牙覆盖和矢状方向关系；与治疗完成时相比，SNA 减小，SNB 增加，覆盖减小；与治疗前相比，患者随访时的 SNA、ANB、颌凸角（NA-PA）、上中

切牙角（U1-SN）、Wits 值、下颌平面角、覆盖均增加。唇腭裂患者随访时 SNA 的减小主要来自于鼻根点的向前生长，前方牵引产生的上颌变化（A 点位置）基本稳定；复发主要源于下颌的生长。回归分析结果显示，前方牵引后覆盖的改善量越大，治疗后前牙覆盖的复发越明显，下切牙舌倾有利于前牙覆盖的稳定，而由下颌后旋产生的颌间关系改善稳定性较差。相比于稳定组患者，不稳定组患者在前方牵引治疗前表现出更大的上切牙突距，治疗前下颌骨长度及高度较大。下颌骨发育过度和上颌骨矢状方向发育严重不足是长期稳定性差的危险因素。

总体来说，唇腭裂患者前方牵引治疗后，虽然随着下颌继续生长，前方牵引治疗的效果有所下降，但是与前方牵引治疗前相比，长期回访时，患者上颌 A 点矢状方向位置更加靠前，上颌体长度明显增加，表明前方牵引治疗促进了患者上颌在矢状方向上的生长发育。随着生长发育的继续，患者在前方牵引治疗中产生的下颌后下旋转逐渐减小，甚至可能恢复到前方牵引治疗前的原始状态。回访时下颌平面角（MP-SN）和 Y 轴角与前方牵引治疗前相同，说明前方牵引治疗中由下颌后下旋转产生的效果易消失。

2. 增加前方牵引治疗稳定性的方法

- 注意适应证的选择，患者主要是上颌发育不足所致的颌间矢状方向关系不调。
- 前方牵引开始时间应为替牙早中期，以增加上颌前移量。
- 牙槽突裂植骨后牵引可以减小下颌的后下旋转，减少治疗中牙齿的代偿移动。
- 颌间关系不调严重的患者，尤其是下颌发育过度、下颌平面角高角的患者，需要考虑进行正颌手术治疗，更好地改善患者的错𬌗症状，增加治疗的稳定性。

唇腭裂患者由于上颌发育受限，导致颌间在长、宽、高 3 个方向上关系异常，而且这种关系异常都随生长加重，因此治疗是长期的。各阶段的治疗可以减轻畸形，改善患者口颌系统功能，促进发育。对于颌骨畸形严重者，需要进行正畸-正颌联合治疗。由于手术治疗在成年后进行，所以不存在生长因素造成的不稳定。治疗的稳定性挑战主要来自瘢痕挛缩、肌肉功能以及颌骨移位后的稳定性。

（二）病例与解析

病例 9-2　单侧完全性唇腭裂伴上颌发育不足

【一般情况】　患者，女性，9 岁，单侧完全性唇腭裂术后。

【主诉】　前牙反𬌗。

【病史】　单侧完全性唇腭裂。唇裂于 6 月龄修复，腭裂于 14 月龄完成，牙槽突裂植骨两周前完成。既往无正畸治疗史及其他手术治疗史。否认家族类似疾病史。

【临床检查】

1. 面部检查：面部基本对称。左侧完全性唇腭裂，唇部可见唇裂修复术后瘢痕，下唇外翻，鼻唇角锐，面中部发育不足（图 9-9 A 至 C）。

2. 口内检查：替牙列，第一恒磨牙及上下切牙已替换，2B 滞留，牙槽突裂植骨术后（未拆线）。磨牙近中关系，前牙反𬌗，上颌牙列中度拥挤。21 远中斜轴（图 9-9 D 至 H）。

【X 线检查】

1. 全口曲面体层片：22 缺失，13、15、17、23、27、34、35、37、44、45、47 未萌。双侧髁突形态基本对称，未见明显骨质异常（图 9-9 I）。

2. 头颅侧位片：前牙反𬌗，Ⅲ类骨型，下颌平面角为均角。上前牙较直立，下前牙牙轴正常（图 9-9 J）。

3. 头影测量数据见表 9-2。

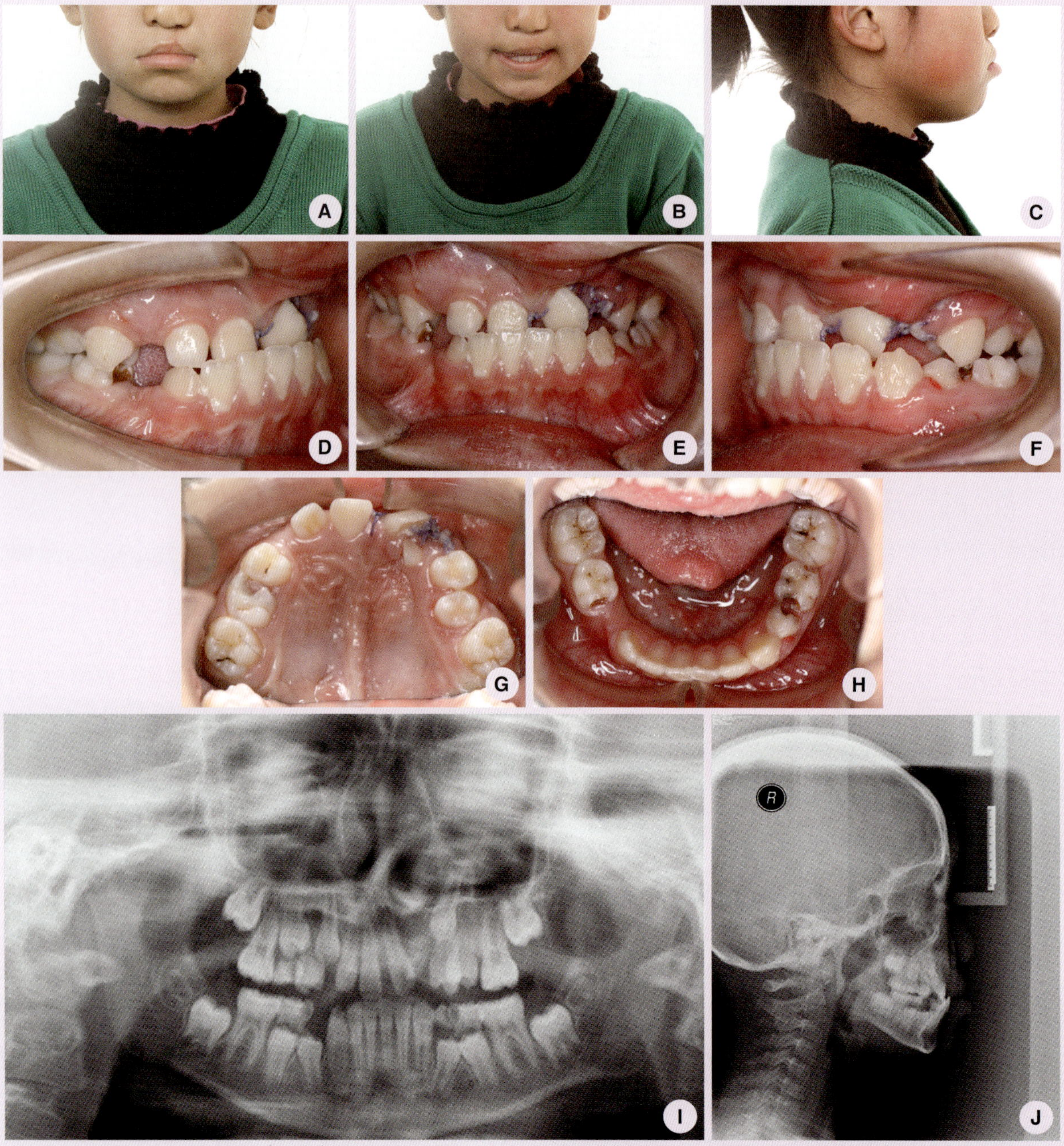

图 9-9 病例 9-2 正畸治疗前面相、𬌗相及 X 线片

A 至 C. 正畸治疗前面相，面部基本对称。唇部可见唇裂修复瘢痕，右侧鼻翼塌陷，鼻唇角小，下唇外翻。

D 至 H. 替牙𬌗，磨牙近中关系，前牙反𬌗，21 斜轴，牙槽突裂植骨术后。

I. 22 缺失，13、15、23、34、35、44、45 未萌出，17、27、37、47 发育中，双侧髁突形态基本对称。

J. 前牙反𬌗，Ⅲ类骨型，下颌平面角为均角。上前牙略直立。

表 9-2　病例 9-2 治疗前后头影测量结果

测量项目	正常值		测量值	
	均值	标准差	治疗前	治疗后
SNA（度）	82.8	4.0	69.8	74.5
SNB（度）	80.1	3.9	70.9	76.9
ANB（度）	2.7	2.0	–1.1	–2.4
FH-NP（度）	88.6	3.0	89.1	86.2
NA/PA（度）	4.9	3.0	–1.2	–7.5
U1/NA（度）	22.8	5.7	23.7	43.3
U1-NA（毫米）	3.5	6.5	3.2	11.6
L1/NB（度）	30.5	5.8	25.2	25.1
L1-NB（毫米）	6.7	2.1	5.6	6.1
U1/L1（度）	124.2	8.2	131.9	115.2
U1/SN（度）	105.7	6.3	93.7	116.6
MP/SN（度）	32.5	5.2	44.7	37.4
MP/FH（度）	31.1	5.6	26.1	26.9
L1/MP（度）	93.9	6.2	89.7	91.8
Y 轴（度）	60.3	3.4	76.8	75.1
Pg-NB（毫米）	1.0	1.5	–0.6	–0.4

【诊断】 安氏Ⅲ类，毛氏Ⅱ^1+ Ⅰ^1，Ⅲ类骨型，均角。

【治疗设计】

1. 口腔卫生宣教，治疗龋坏牙。

2. 上颌扩弓 + 前方牵引治疗 + 局部固定矫治器调整前牙斜轴。

3. 观察生长，待生长发育高峰期后进行综合治疗。可能需要拔除双尖牙调整中线，减小面下突度，不排除正畸 - 正颌联合治疗的可能。

本例正畸治疗中䝙相见图 9-10。

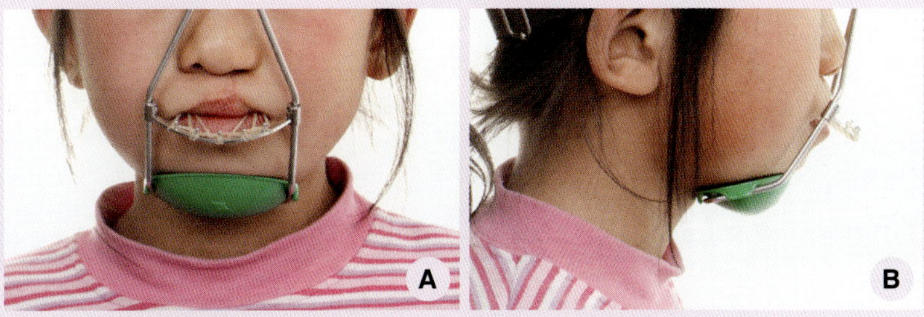

图 9–10　病例 9–2 前方牵引治疗中面相（A 和 B）与䝙相（C 至 G）

A 和 B. 应用面架行前方牵引。C 至 G. 上颌 Hyrax 矫治器、下颌䝙垫矫治器作为口内装置进行牵引治疗。

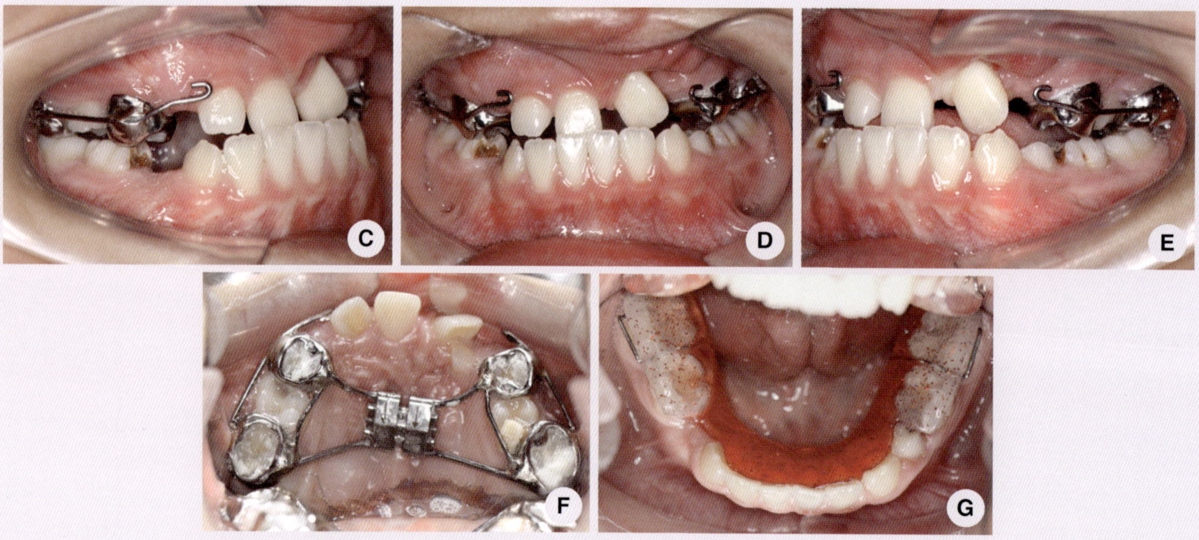

图 9-10　病例 9-2 前方牵引治疗中面相（A 和 B）与𬌗相（C 至 G）（续）

【病例解析】

1. 患者上颌发育不足，上前牙直立，由于 22 缺失，上颌中线略左偏。患者面中部凹陷，鼻唇角较锐，下唇外翻显著。患者已完成牙槽突裂植骨，具有较好的牙弓完整性，有利于上颌骨的前移并减小下颌顺时针旋转的程度。上颌牙弓狭窄不显著，所以在上颌前方牵引治疗中仅需要小量的上颌开展。

2. 唇腭裂患者存在腭裂修复手术所致的腭部及上颌后部瘢痕，使得上颌的前方牵引要对抗更多的阻力，因此应保证每侧应用 350～500g 的牵引力量。通常前方牵引的时间也应适当延长，以保证矫形力产生的骨性效应。骨的形成及改形比牙齿移动需要更长的时间，笔者团队近期的研究发现，唇腭裂患者可以通过适当延长前方牵引的时间保证骨性效应的产生。

3. 关于前方牵引治疗后的稳定性，主要取决于患者生长发育高峰期时的下颌生长方向及生长量。对于女性患者，由于青春期时间短于男性，青春期的生长量通常也小于男性，所以治疗后稳定性相对较好。青春期时身高变化较大者，下颌的生长量也较多。如果患者下颌的生长方向是向前下的，则向前生长较多者，在青春期后前牙反𬌗复发及面部矢状方向不调的表现会加重。

本例正畸治疗后即刻及 38 个月（患者 15 岁）的面相、𬌗相及 X 线片见图 9-11 和图 9-12，治疗前后头影测量重叠图见图 9-13。

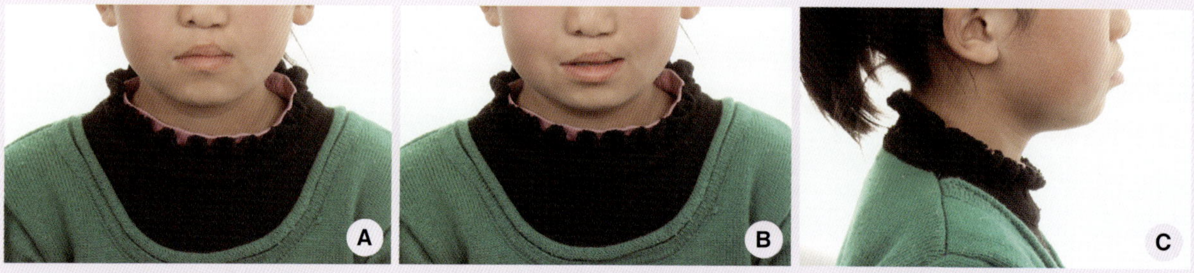

图 9-11　病例 9-2 前方牵引治疗后即刻面相、𬌗相及 X 线片

A 至 C. 治疗后面部基本对称，唇间关系改善，面中部发育不足改善。

D 至 I. 正畸治疗后前牙反𬌗解除，磨牙远中尖对尖关系，上颌中线左偏。

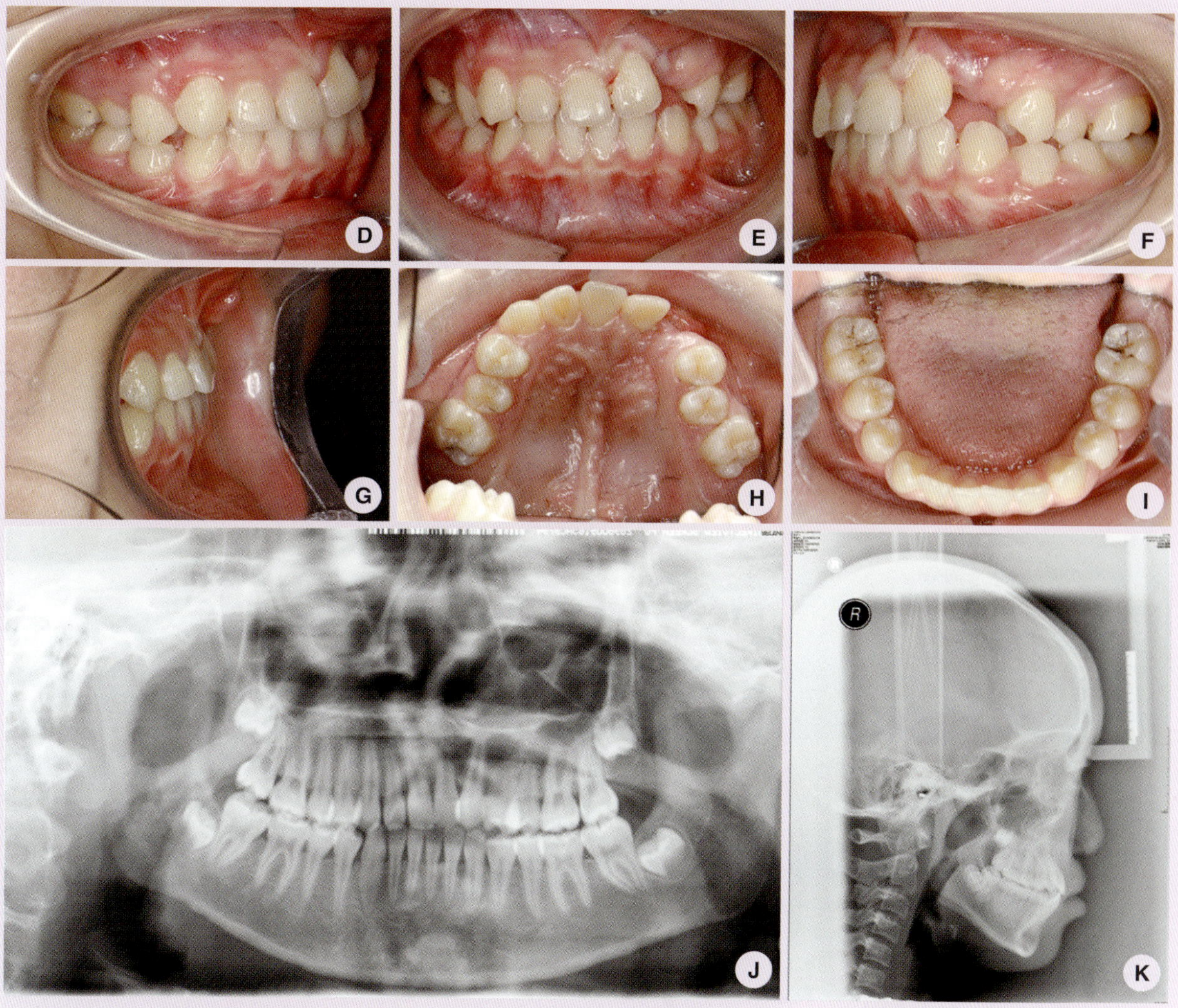

图 9-11 病例 9-2 前方牵引治疗后即刻面相、殆相及 X 线片（续）

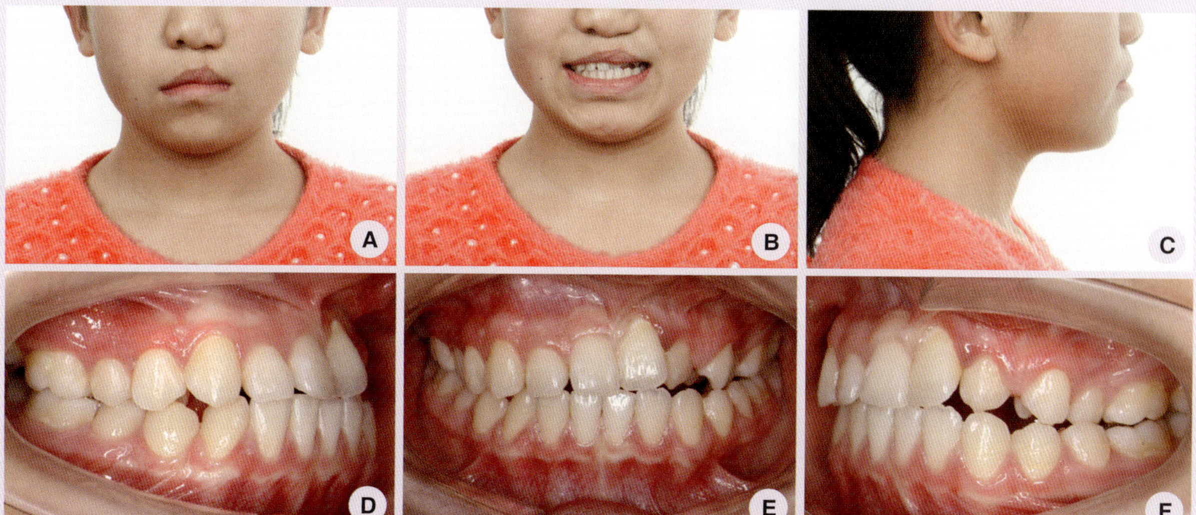

图 9-12 病例 9-2 前方牵引治疗后 38 个月（患者 15 岁）面相、殆相及 X 线片

A 至 C. 生长发育基本结束，面部基本对称。左侧见上唇手术修复瘢痕，鼻翼塌陷，唇间关系及唇齿关系基本正常。侧貌直面型，面部发育基本正常，鼻唇角略小。

D 至 I. 正畸治疗后 38 个月，前牙浅覆盖，尖牙远中关系，磨牙中性偏远中关系，上颌中线左偏 3 mm。

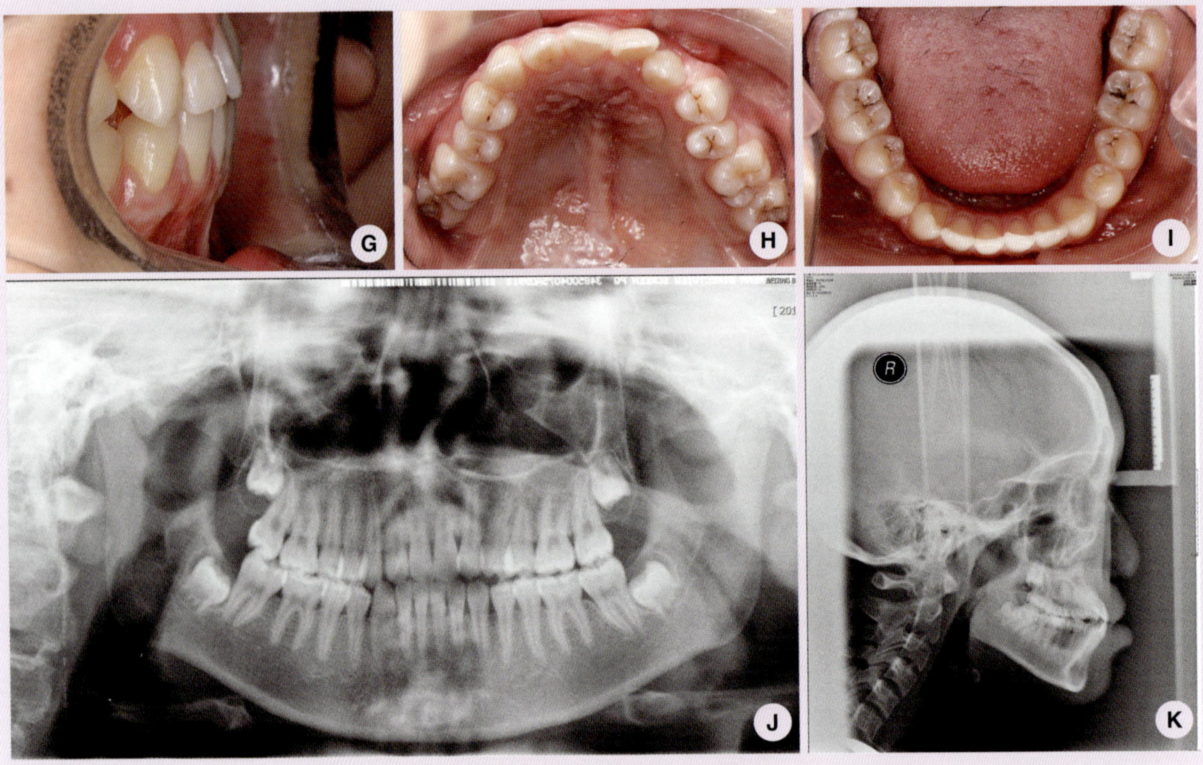

图 9-12 病例 9-2 前方牵引治疗后 38 个月（患者 15 岁）面相、𬌗相及 X 线片（续）

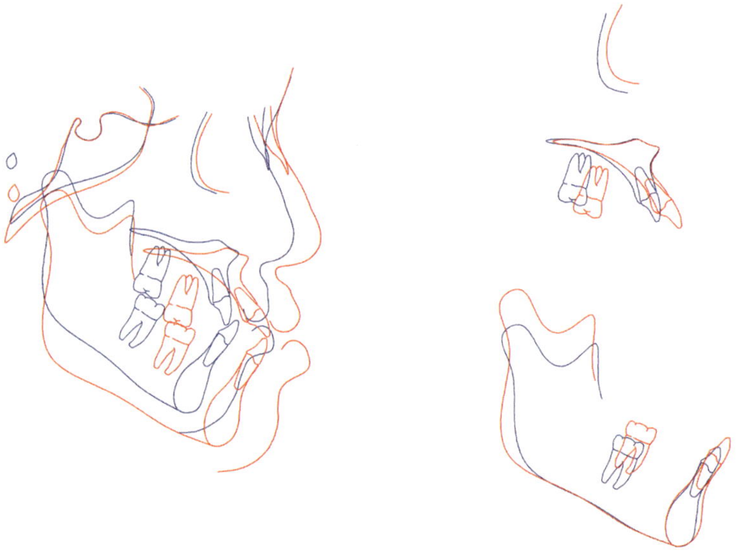

图 9-13 病例 9-2 治疗前后头影测量重叠图

蓝色为治疗前，红色为治疗后。

病例 9-3 单侧完全性唇腭裂伴下颌发育过度

【一般情况】患者，男性，12 岁，右侧完全性唇腭裂术后。

【主诉】前牙反𬌗。

【病史】单侧完全性唇腭裂。6 月龄行唇裂修复，12 月龄行腭裂修复，半年前行牙槽突裂植骨。既往无正畸史，无其他手术史。

【临床检查】

1. 面部检查：可见右侧唇裂瘢痕，颏部左偏，唇齿关系异常，笑线低。面中部发育略差，下唇前突（图 9-14 A 至 C）。

2. 口内检查：替牙殆，磨牙近中关系，前牙反殆伴右侧后牙反殆。前牙Ⅱ度深覆殆，上颌牙弓狭窄，上颌腭部见腭裂修复瘢痕，牙列拥挤（图 9-14 D 至 I）。

【X 线检查】

1. 全口曲面体层片：替牙期，12 小牙畸形，12、13、23、33、17、27、37、47 未萌。双侧髁突形态基本对称，未见明显骨质异常（图 9-14 J）。

2. 头颅侧位片：前牙反殆，Ⅲ类骨型，下颌平面角为高角，上下前牙直立（图 9-14 K）。

3. 治疗前后及生长发育完成后头影测量数据见表 9-3。

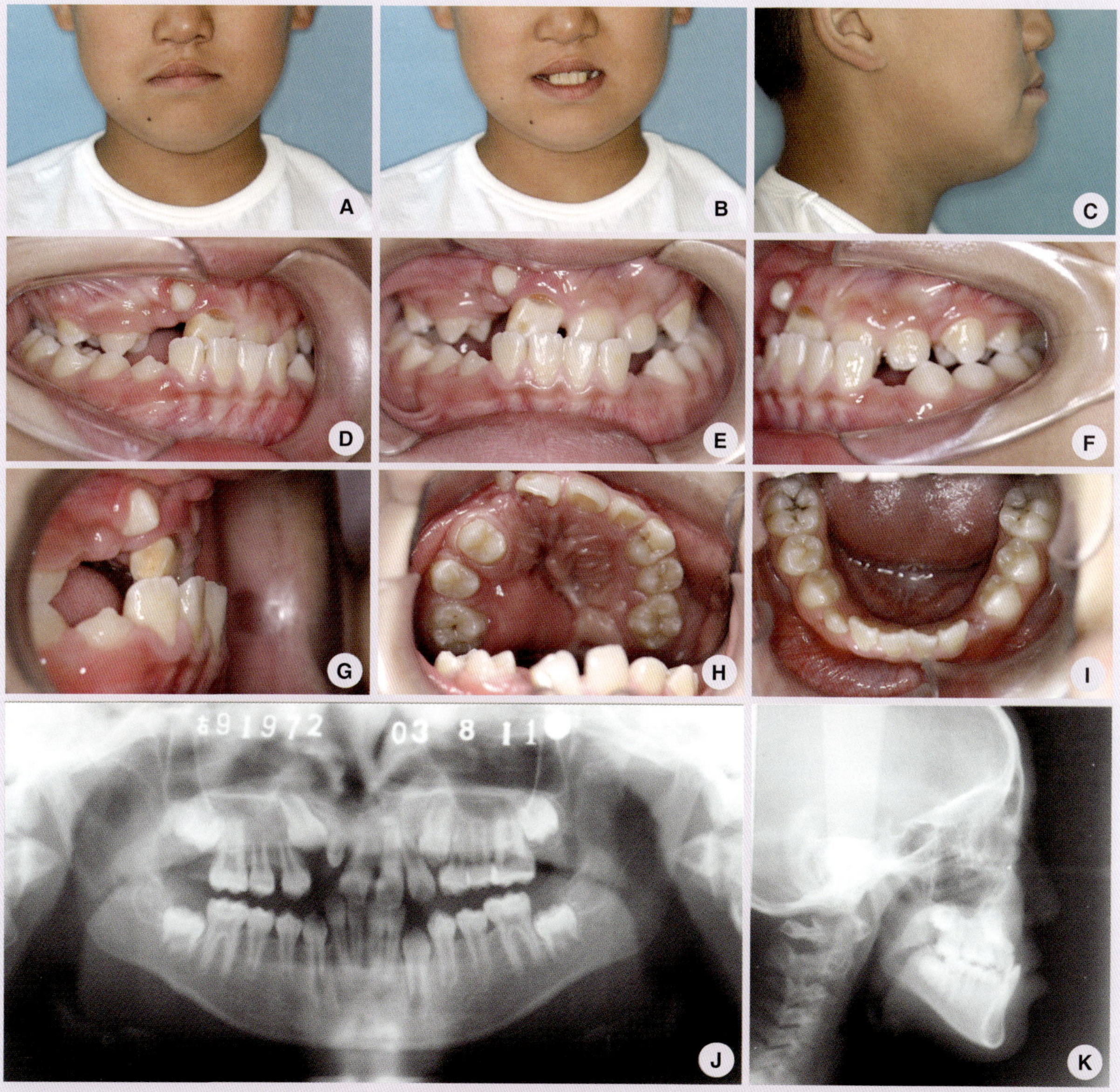

图 9-14 病例 9-3 治疗前面相、殆相及 X 线片

A 至 C. 治疗前面相。D 至 I. 替牙殆，磨牙近中关系，前牙及右侧后牙反殆，前牙覆殆Ⅱ度。上牙弓狭窄，牙列拥挤。J. 替牙期，12 小牙畸形，12、13、23、33、17、27、37、47 未萌。K. 前牙反殆，Ⅲ类骨型，下颌平面角为高角。

表 9-3 病例 9-3 治疗前后及生长发育结束后头影测量

测量项目	正常值		测量值		
	均值	标准差	治疗前	治疗后	生长发育结束
SNA（度）	82.8	4.0	76.4	78.4	77.0
SNB（度）	80.1	3.9	80.5	78.0	82.8
ANB（度）	2.7	2.0	–4.1	0.4	–5.8
FH-NP（度）	88.6	3.0	85.2	83.7	85.3
NA/PA（度）	4.9	3.0	–8.2	2.1	–12.6
U1/NA（度）	22.8	5.7	26.2	28.6	24.9
U1-NA（毫米）	3.5	6.5	5.8	8.1	6.2
L1/NB（度）	30.5	5.8	21.6	22.1	26.8
L1-NB（毫米）	6.7	2.1	5.6	5.7	7.8
U1/L1（度）	124.2	8.2	136.2	129.0	134.1
U1/SN（度）	105.7	6.3	102.6	107.0	101.9
MP/SN（度）	32.5	5.2	40.3	43.0	41.5
MP/FH（度）	31.1	5.6	35.6	37.1	39.3
L1/MP（度）	93.9	6.2	80.8	79.9	82.5
Y 轴（度）	60.3	3.4	70.9	74.0	71.7
Pg-NB（毫米）	1.0	1.5	–0.1	–1.4	0.6

【治疗设计】

1. 上颌扩弓 + 前方牵引（图 9-15 和图 9-16）。
2. 局部固定矫治器矫正前牙扭转（图 9-17）。
3. 观察生长，高峰期后进行综合治疗。

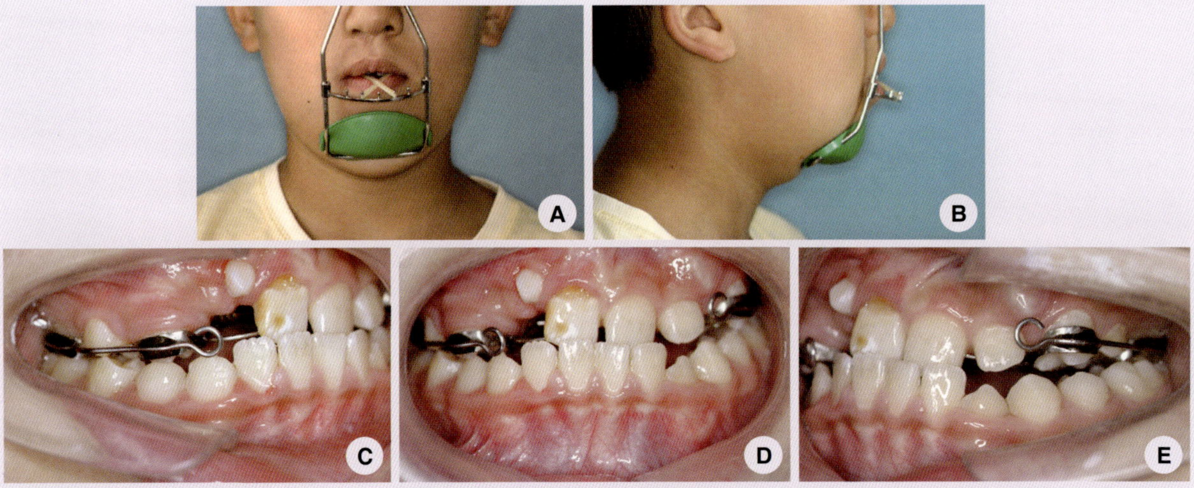

图 9–15 前方牵引治疗中面相和𬌗相

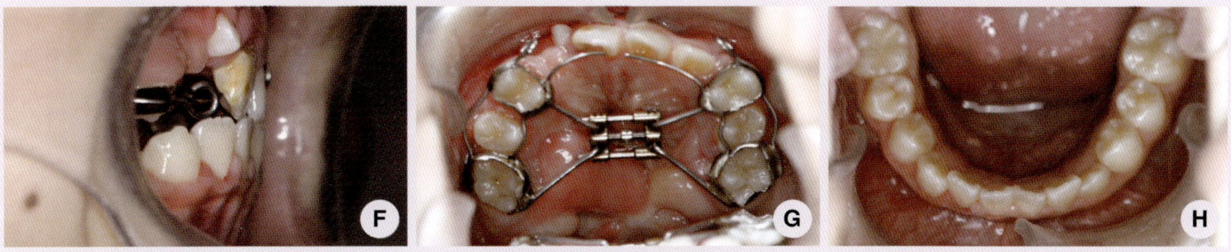

图 9-15 前方牵引治疗中面相和殆相（续）

【病例解析】

1. 患者 12 岁，上颌发育不足，同时存在下颌发育过度。患者已完成牙槽突裂植骨，虽然已接近生长发育加速期，但是患者治疗的要求迫切，所以此期也进行了上颌的前方牵引治疗，配合一定的上颌扩弓。然而，由于患者下颌生长发育过度，所以未来青春期的下颌生长可能威胁治疗的稳定性。由于上颌前移的量有限，上颌前方牵引治疗在 14 个月之后并未能完全解除前牙反殆。由于患者上前牙较直立，所以继续采用局部固定矫治器，通过调整前牙的牙轴唇倾度解除前牙反殆（图 9-18）。

2. 治疗前后的头影测量重叠图（图 9-20）显示，早期矫治后上颌前移，上前牙唇倾，下颌出现后下旋转。患者治疗前下颌平面角较高，下颌突度较大，属于下颌发育过度的骨性Ⅲ类错殆。前方牵引治疗中对下颌的生长抑制及下颌的后下旋转，有助于前牙反殆及颌间关系不调的矫治。从治疗前后及随访时的头影测量重叠图可以清楚地看出，患者在青春期时出现显著的下颌向前向下生长，同时，上颌在向下生长时也出现了显著的向后复发，导致青春期后患者出现更加显著的骨性Ⅲ类高角面型。唇腭裂患者由于手术影响，上颌发育通常不足，该患者腭部后部的瘢痕显著，可能是其上颌复发的主要原因。绝大多数唇腭裂患者下颌的发育基本正常，下颌生长量适中，早期的上颌前方牵引治疗可以使约一半上颌发育不足的唇腭裂患者避免正颌手术的治疗，但是如果唇腭裂患者同时伴有下颌发育过度或不良的颅面生长型，则需要进行正畸 - 正颌联合治疗的可能性极高。

3. 许多研究表明，为了增加上颌前方牵引治疗的骨性效应，治疗应较早开始。治疗开始越晚，上颌骨前移量越小。该患者就诊时年龄偏大，也是其前方牵引治疗后上颌前移量不大的原因之一。前方牵引治疗时，上颌前移困难的患者常会出现下颌的顺时针旋转。这类患者虽然早期治疗时前牙反殆得到矫治，但稳定性通常不佳，应向患者交代风险。该患者家住外省，早期治疗结束后，恒牙初期时在其他医院进行了上颌牙列的排齐治疗。这个治疗可以等到生长发育高峰期后的综合治疗时一并进行，可节省治疗时间及费用。

本例前方牵引治疗后 6 年的面相、殆相及 X 线片见图 9-19。

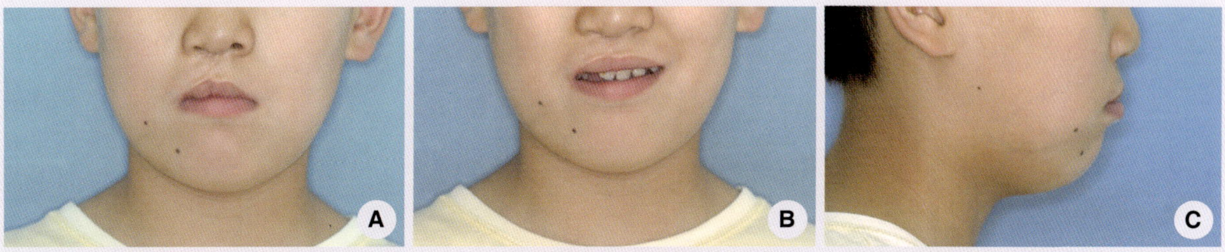

图 9-16 前方牵引治疗后面相和殆相

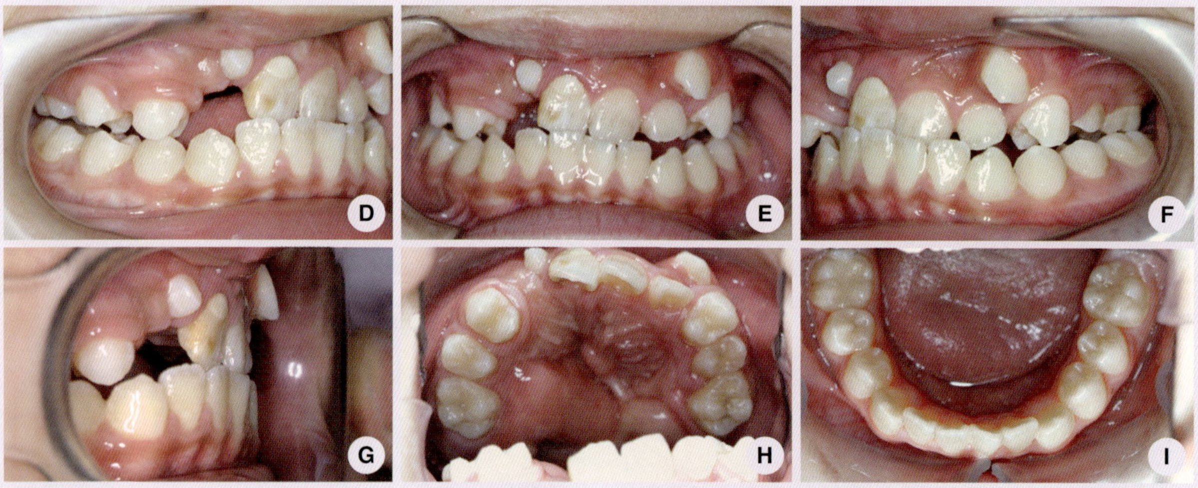

图 9-16 前方牵引治疗后面相和𬌗相（续）

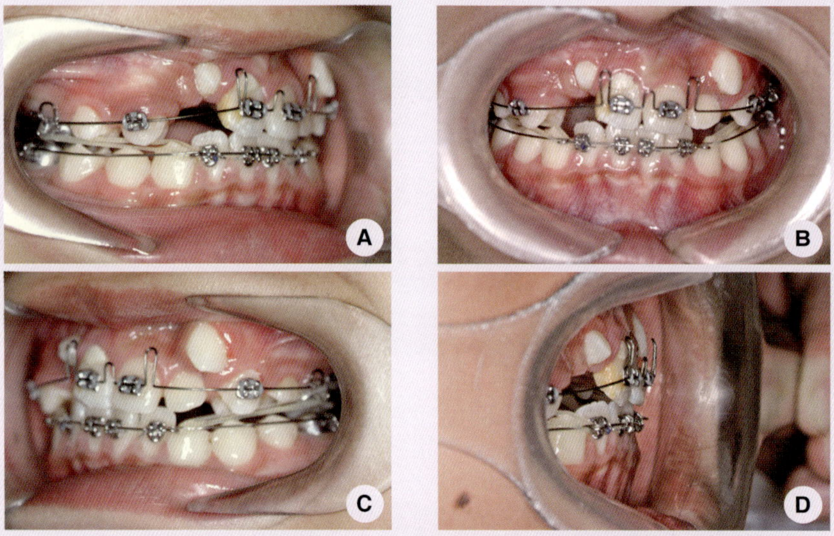

图 9-17 局部固定矫治器治疗中（2×4 矫治器）

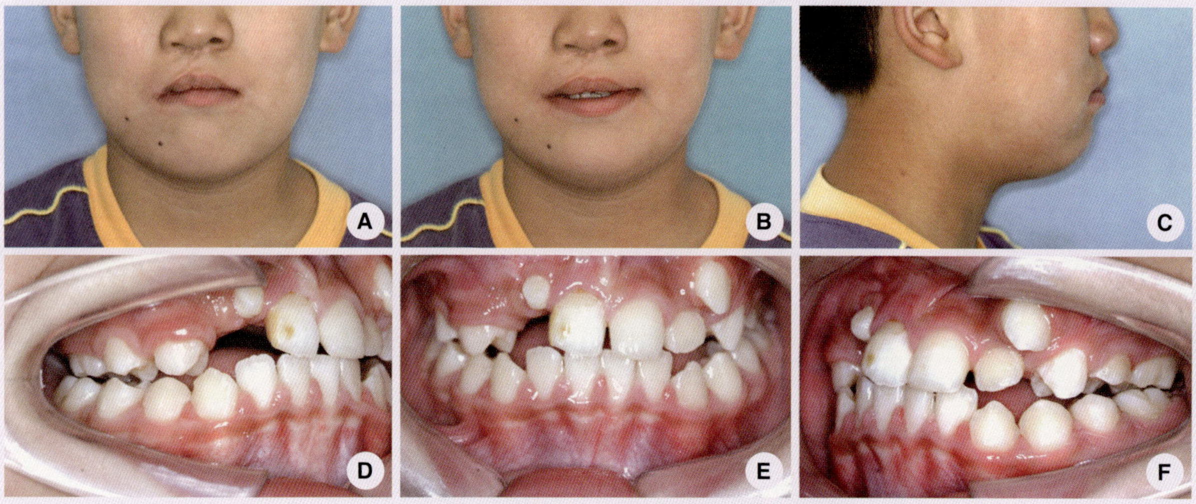

图 9-18 早期矫治后面相、𬌗相、戴 Frankel 矫治器保持及 X 线片

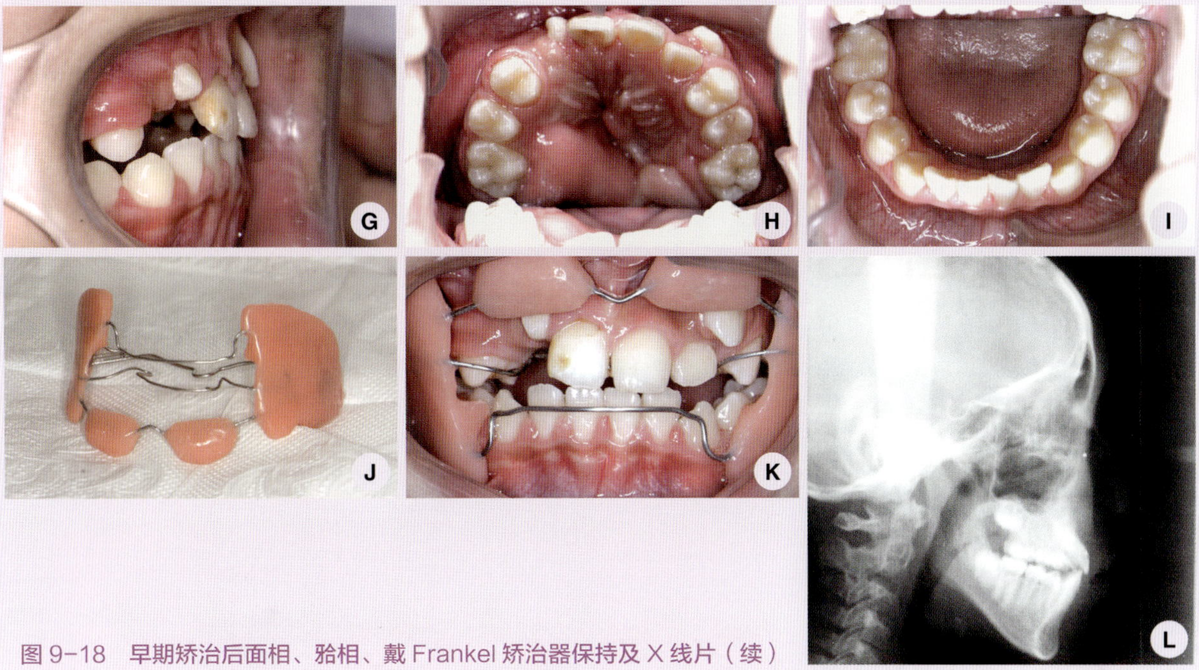

图 9-18 早期矫治后面相、殆相、戴 Frankel 矫治器保持及 X 线片（续）

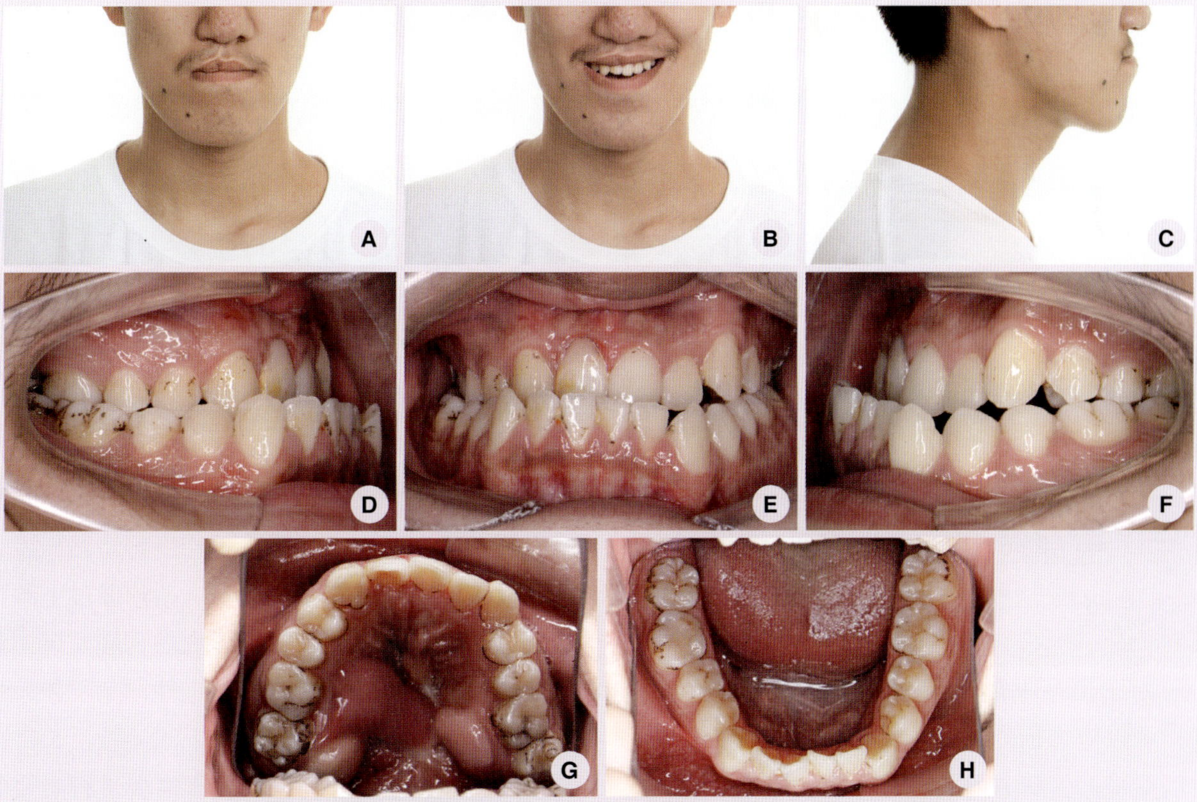

图 9-19 病例 9-3 前方牵引治疗后 6 年的面相、殆相及 X 线片

A 至 C. 前方牵引治疗结束后 6 年，面部不对称，颏部右偏，下颌前突。

D 至 H. 磨牙近中关系，全牙弓反殆，12 缺失，上颌中线右偏。

I. 曲面体层片显示 12 缺失，38、48 近中阻生，18、28 牙胚未见。

J. 头颅侧位片显示前牙反殆，反覆盖大，反覆殆Ⅱ度，Ⅲ类骨型，上前牙稍直立。

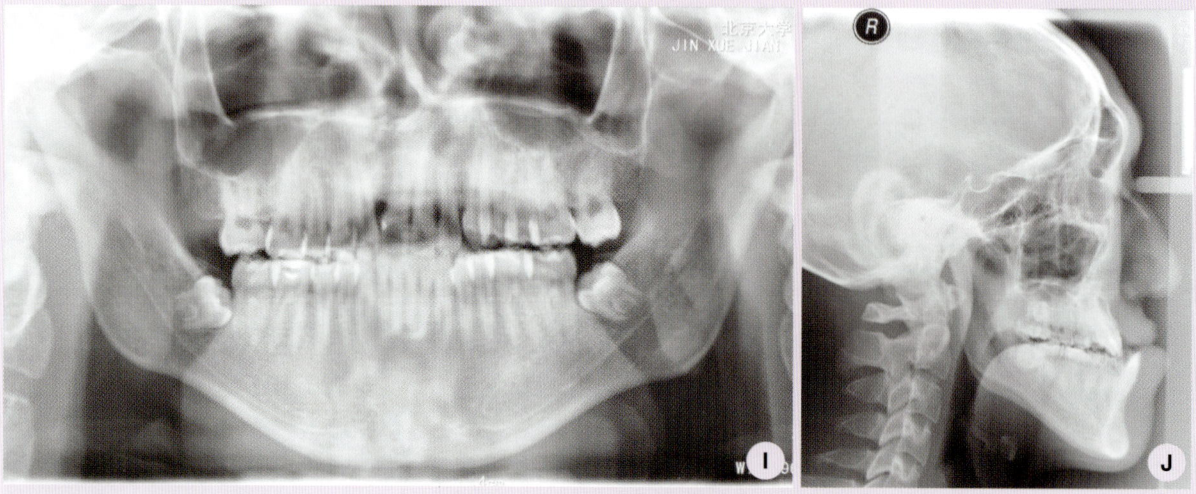

图 9-19　病例 9-3 前方牵引治疗后 6 年的面相、殆相及 X 线片（续）

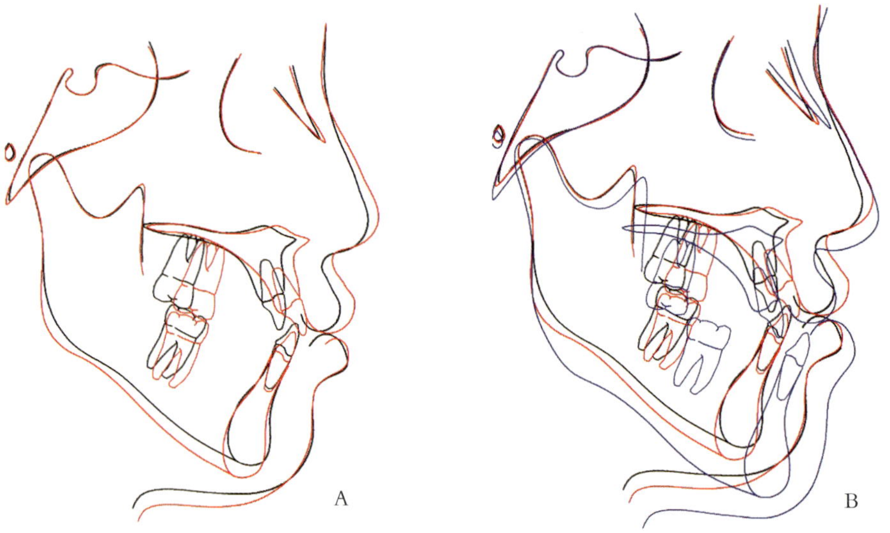

图 9-20　病例 9-3 治疗前后头影测量重叠图

A. 前方牵引治疗前后头影测量重叠图，黑色为治疗前，红色为治疗后。

B. 治疗前、治疗后及随访头影测量重叠图，黑色为治疗前，红色为治疗后，蓝色为随访时。

（二）恒牙期矢状方向关系不调治疗的稳定性

对于恒牙期唇腭裂患者的矢状方向关系不调，多以掩饰治疗或正畸 - 正颌联合治疗矫治。常需要根据矢状方向不调的程度、拥挤情况、宽度不调等选择掩饰治疗或正颌手术。

1. 掩饰治疗

唇腭裂患者恒牙期时的矢状方向关系不调，根据严重程度可以通过掩饰治疗进行矫治，患者的颌骨畸形通常在轻中度以下。治疗通过上颌牙列的近中及唇向移动和下颌牙列的舌倾及远中移动来实现。关于掩饰治疗的稳定性，除了牙齿移动后的稳定性问题之外，还有下颌继续生长带来的复发风险。任何牙齿移动后都需要进行必要的保持。同时需要注意，掩饰治疗也要避免上下前牙过度唇倾或舌倾造成的牙齿健康及功能受损所带来的不稳定。另外，恒牙期矢状方向关系不调开始治疗的时间不宜过早，需要待生长发育高峰过后再开始矫治，既可以避免过早开始综合治疗导致的治疗时间延长、治疗后不稳定，又可以避免青春期下颌大量生长可能造成的治疗计划改变。

2. 正畸－正颌联合治疗的稳定性

唇腭裂患者存在的矢状方向关系不调一般以上颌后缩及发育不足为主，正颌外科手术常需要在 LeFort Ⅰ型截骨后前移及下移上颌骨，有时需要配合适当的下颌骨后移。唇腭裂患者由于上颌后部和腭部瘢痕的存在以及黏骨膜的粘连，常会导致正颌外科手术前移上颌骨后出现复发。许多研究发现，唇腭裂患者上颌前移术后的复发或唇腭裂患侧的复发大于非裂患者或非裂侧。所以，在唇腭裂患者的手术设计时，需要考虑上颌前移的量不应过大，大于 8 mm 的前移常出现术后复发。另外，唇腭裂患者上颌前移及下移后，需要在骨段的后端进行植骨，以增加稳定性。对于上颌发育极差的患者，需要较多前移时，可以采用牵引成骨的方法，增加上颌前移后的稳定性。

病例 9-4　单侧完全性唇腭裂，上颌缺失多个牙齿伴上颌发育不足

【一般情况】患者，男性，13 岁，左侧完全性唇腭裂术后。

【主诉】 前牙反船，面部凹陷。

【病史】 左侧完全性唇腭裂。唇裂于 6 月龄修复，腭裂于 11 月龄修复，牙槽突裂植骨于 11 岁完成。无其他手术史，无既往正畸治疗史。

【临床检查】

1. 面部检查：面部基本对称，双侧口角高度不一致，左侧口角偏高。上唇可见唇裂修复瘢痕。鼻尖扁平，两侧鼻孔对称性不佳。下唇前突并外翻，微笑时上牙暴露不足。侧貌面中部凹陷，下颌略突（图 9-21 A 至 C）。

2. 口内检查：替牙晚期，45 未替换。磨牙远中关系，前牙反船，反覆船Ⅲ度，反覆盖 9 mm，Spee 氏曲线较陡。下颌牙列轻度拥挤，14、15、22、24、25、35 先天缺失（图 9-21 D 至 E）。

【X 线检查】

1. 全口曲面体层片：替牙船，34、44、45 未萌，14、15、22、24、25、35 缺失，17、27、37、38、47、48 牙胚发育中。双侧髁突形态基本对称，未见明显骨质异常（图 9-21 I）。

2. 头颅侧位片：Ⅲ类骨型，上颌发育不足，前牙反船，下颌发育基本正常，下颌平面角为均角，上下前牙均较直立（图 9-21 J）。

3. 头影测量数据见表 9-4。

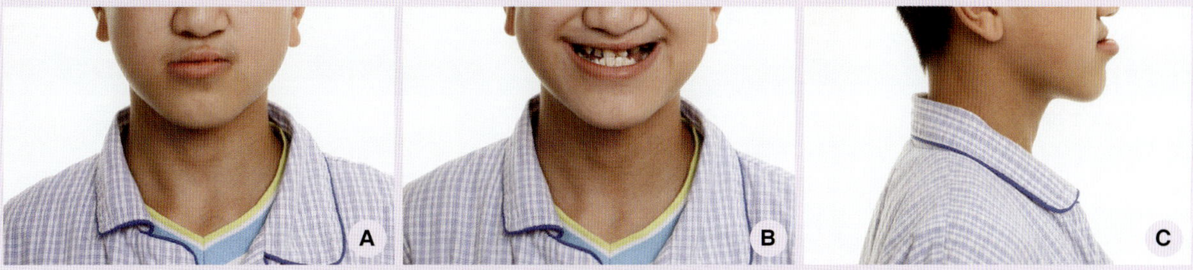

图 9-21　病例 9-4 正畸治疗前面相、船相及 X 线片

A 至 C. 面部基本对称，左侧唇部可见修复瘢痕，鼻尖低平，面中部发育不足、凹陷，下唇外翻，鼻唇角锐。D 至 H. 磨牙远中关系，前牙反船，多颗恒牙缺失，85 滞留，下颌牙列轻度拥挤。I. 替牙晚期，34、44、45 未萌，14、15、22、24、25、35 先天缺失，17、27、37、38、47、48 牙胚发育中。双侧髁突形态基本对称，未见明显骨质异常。J. 上颌发育不足，前牙反船，下颌发育基本正常，下颌平面角均角偏高。

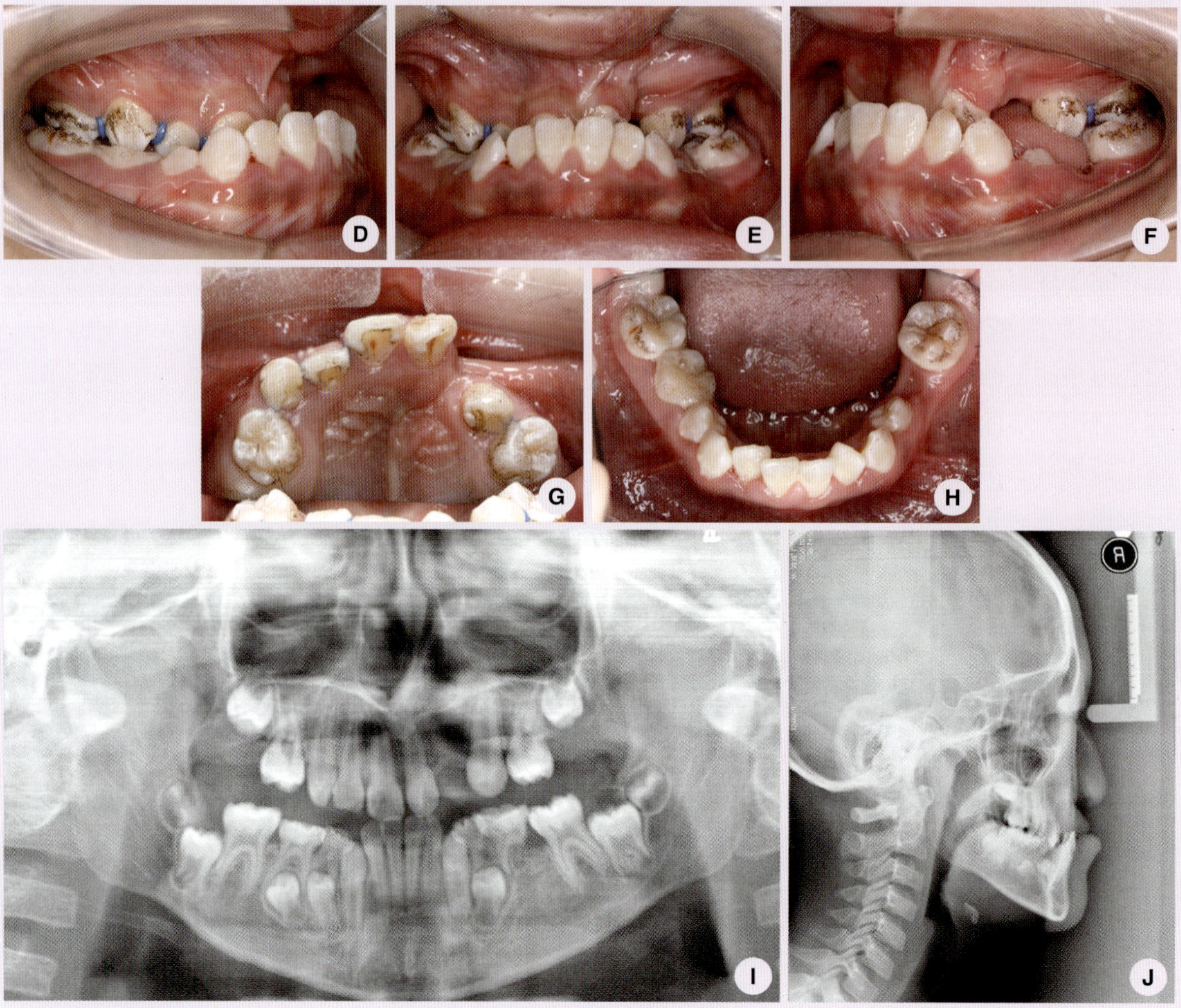

图 9-21 病例 9-4 正畸治疗前面相、𬌗相及 X 线片（续）

表 9-4 病例 9-4 治疗前后头影测量值

测量项目	正常值		测量值	
	均值	标准差	治疗前	治疗后
SNA（度）	82.8	4.0	77.4	74.5
SNB（度）	80.1	3.9	86.0	76.9
ANB（度）	2.7	2.0	–8.6	–2.4
FH-NP（度）	88.6	3.0	88.6	86.2
NA/PA（度）	4.9	3.0	–18.9	–7.5
U1/NA（度）	22.8	5.7	17.3	43.3
U1-NA（毫米）	3.5	6.5	2.0	11.6
L1/NB（度）	30.5	5.8	14.1	25.1

（续表）

测量项目	正常值		测量值	
	均值	标准差	治疗前	治疗后
L1-NB（毫米）	6.7	2.1	1.2	6.1
U1/L1（度）	124.2	8.2	157.1	115.2
U1/SN（度）	105.7	6.3	94.7	116.6
MP/SN（度）	32.5	5.2	31.9	37.4
MP/FH（度）	31.1	5.6	27.3	26.9
L1/MP（度）	93.9	6.2	76.2	91.8
Y 轴（度）	60.3	3.4	65.7	75.1
Pg-NB（毫米）	1.0	1.5	0.2	−0.4

【诊断】 安氏Ⅱ类，毛氏Ⅰ^1+Ⅳ^1，Ⅲ类骨型，均角。

【治疗设计】

1. 上颌牵引成骨（前颌骨区截骨，图 9-22 和图 9-23）。

2. 下颌牙列排齐，去代偿，尽量关闭 35 缺牙间隙，上颌正畸后修复 14、22 和 34（图 9-24）。

3. 观察生长，如果下颌过度生长，需要二次正颌手术（双侧下颌矢状劈开术）。

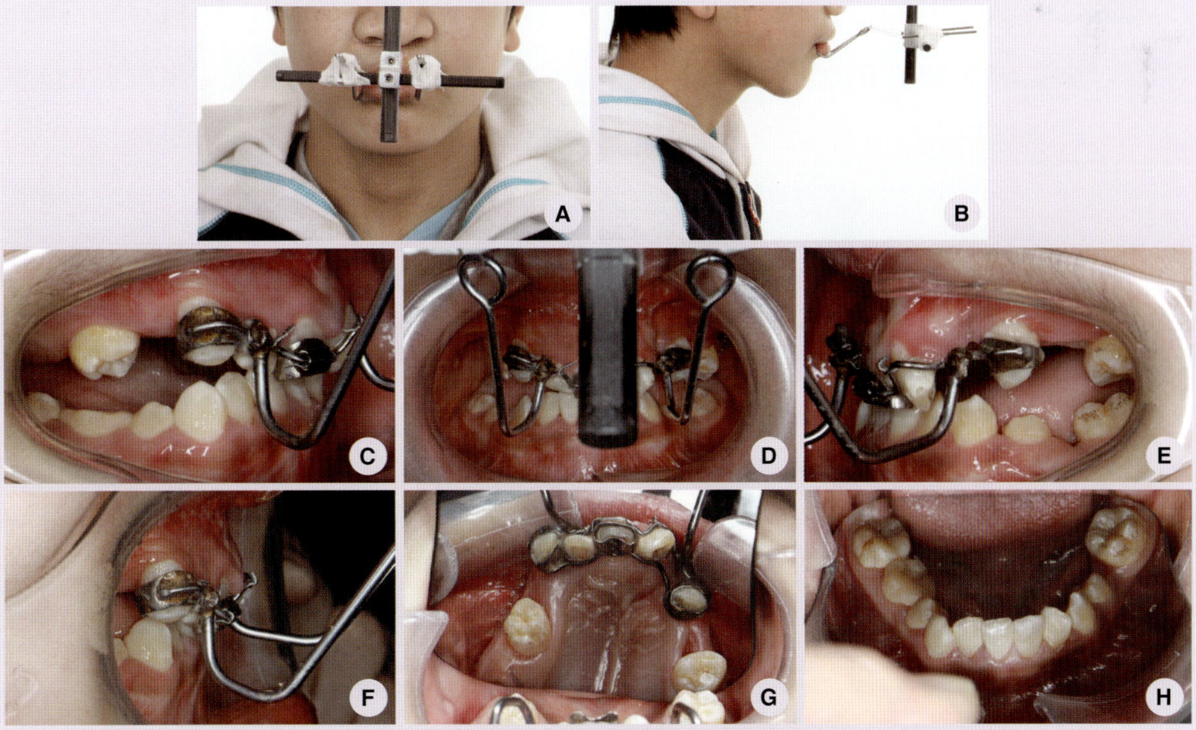

图 9-22 病例 9-4 牵引成骨治疗中面相与殆相

A 和 B. 外置式牵引成骨面架。C 至 H. 上颌于尖牙远中截骨后固定装置下前方牵引。

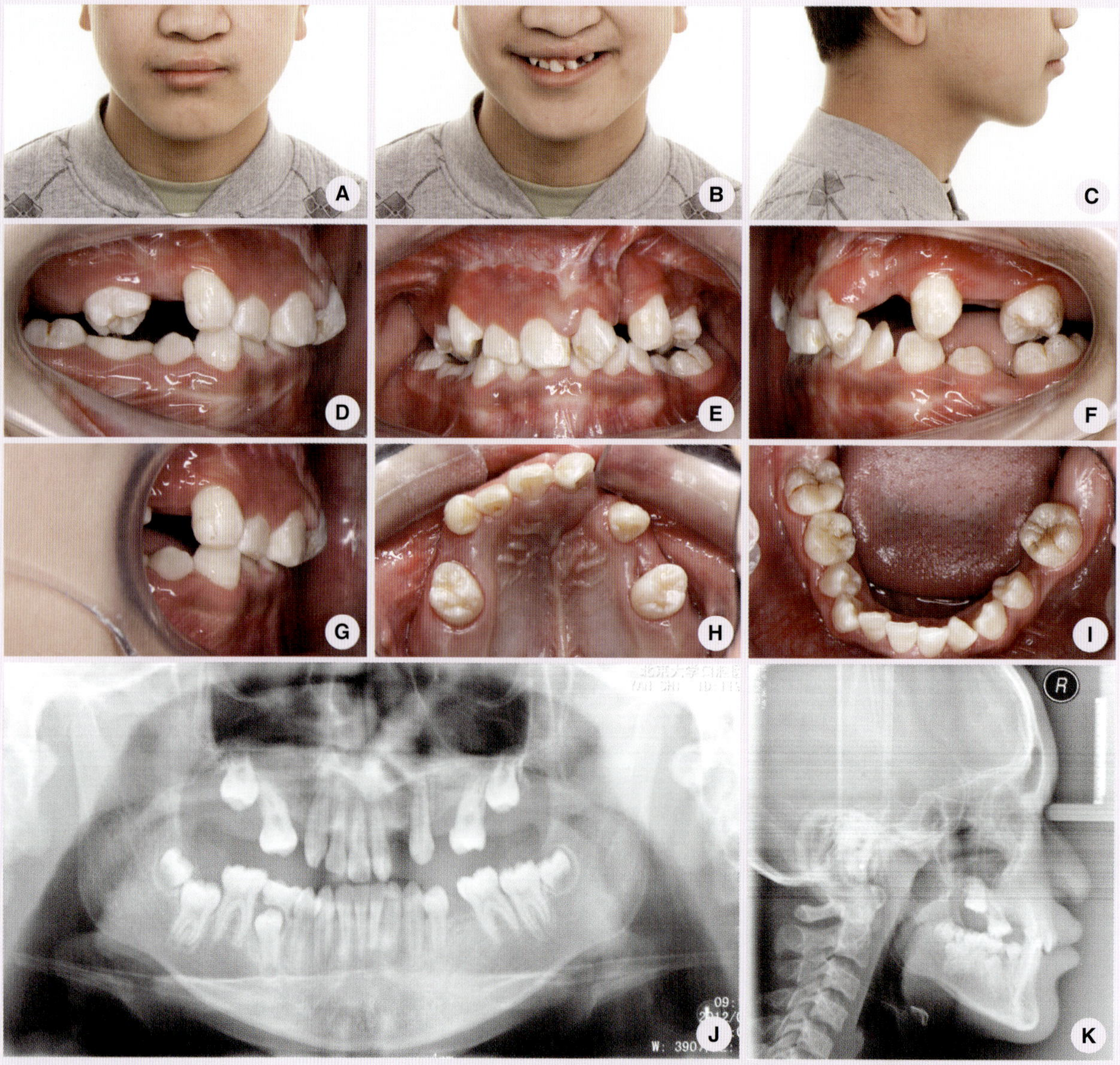

图 9-23　病例 9-4 牵引成骨后面相、𬌗相及 X 线片

A 至 C. 牵引成骨后面中部凹陷显著改善，唇部略突，唇间关系及唇齿关系改善。
D 至 I. 前牙覆盖正常，深覆𬌗Ⅲ度，磨牙远中关系，上颌尖牙与磨牙间出现间隙。
J. 牵引成骨后上颌尖牙与磨牙间出现间隙，45 未替换。
K. 牵引成骨后面中部凹陷显著改善，前牙覆盖正常，鼻唇角锐。

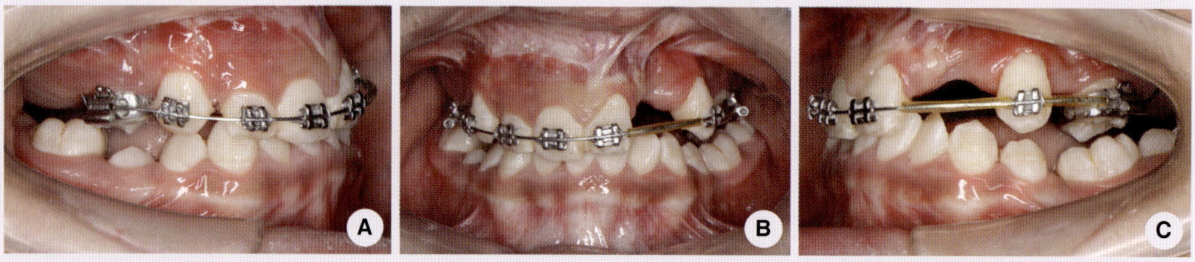

图 9-24　病例 9-4 正畸治疗中𬌗相

A 至 E. 去除牵引装置后，上颌固定矫治器排齐牙列。F 至 J. 排齐、整平上下颌牙列。
K 至 O. 整平牙列，打开咬合，并集中间隙。P 至 T. Ⅲ类牵引，调整咬合关系。

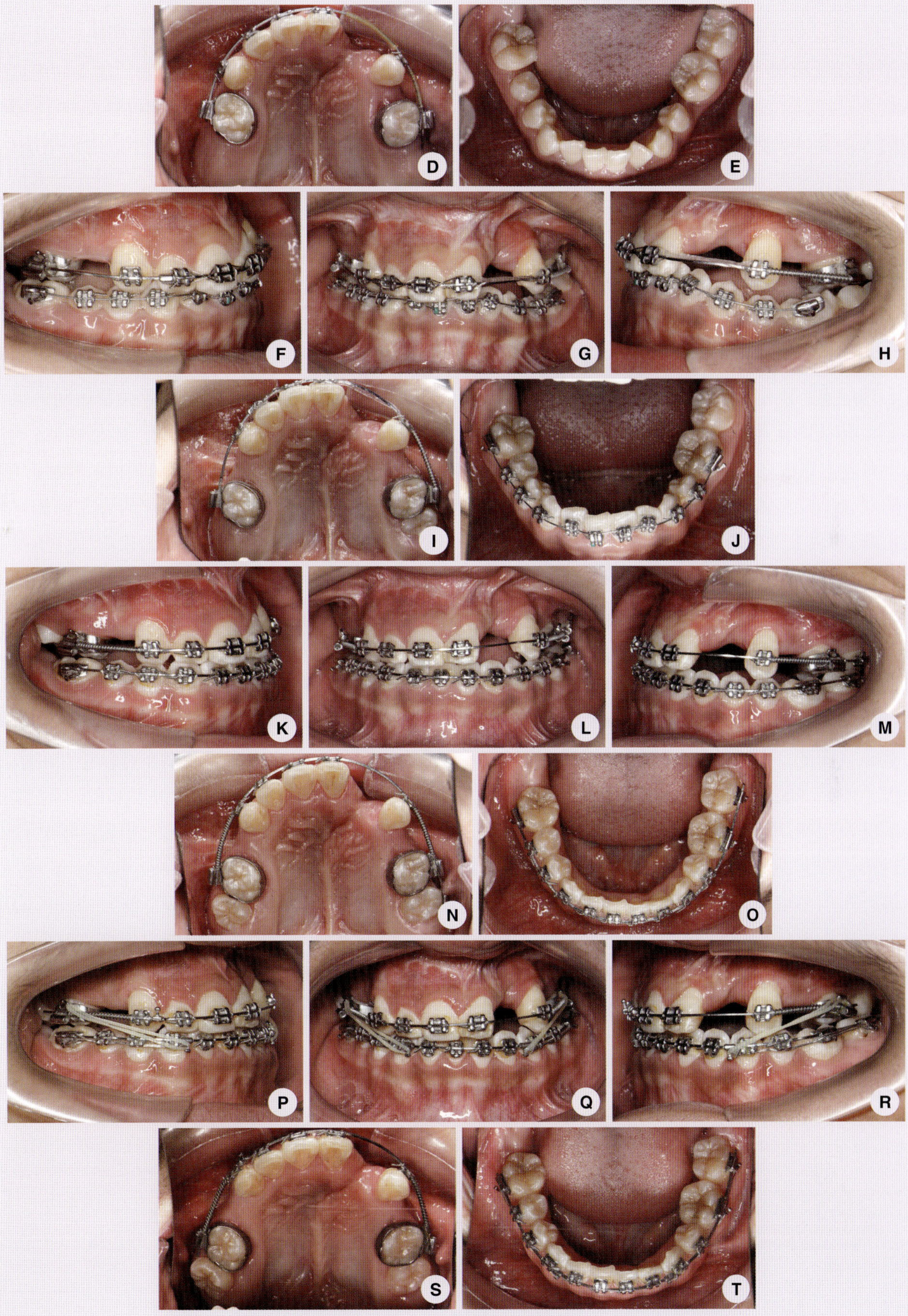

图 9-24　病例 9-4 正畸治疗中𬌗相（续）

【病例解析】

1. 患者的主诉是前牙反𬌗及面中部凹陷。由于前牙反𬌗极其严重，反覆盖达 9 mm，前牙覆𬌗为Ⅲ度，严重影响患者颜面美观和患者心理的健康发育。头影测量分析显示，患者颌间关系的不调主要来自上颌发育的严重不足，目前下颌的发育基本正常。对于严重的上颌发育不足及颌间关系不调，需要正颌外科手术解决。患者目前处在替牙晚期，生长发育加速期尚未到来，但是患者急于改善上颌发育不足对面部美观的不利影响，为了尽早改善患者的面部美观状况，促进患者心理健康，决定进行正颌外科手术治疗。

2. 传统的正颌外科治疗需要在患者颌骨的生长发育基本完成之后进行。对于唇腭裂患者，正畸-正颌联合治疗多需要在手术前进行较长时间的术前正畸，解决上颌牙列拥挤问题，调整牙轴和中线，关闭缺失牙间隙或为修复准备间隙，排齐下颌牙列，以及去代偿、整平等。但是该患者上颌发育极差，正颌外科需要进行的上颌前移量较大，会增加治疗后的不稳定性。再者，唇腭裂患者上颌的过度前移也会增加腭咽闭合不全的可能，从而加重语音问题。同时，患者牙弓中部双尖牙全部缺失，使牙弓长度显著缩短，降低了牙弓整体的美观度及咀嚼功能。所以，对于该患者的复杂问题进行综合考虑的结果是，开始在前颌骨段截骨并进行牵引，增加牙弓中段长度，在正畸治疗结束后的成人期进行缺失牙的种植修复。这样做既解决了患者面中部发育不足产生的凹陷问题，又增加了牙弓长度，改善了牙弓的美观及功能，同时避免了上颌后部过度前移造成的语音恶化问题。但是，由于患者处于生长发育活跃期，下颌的继续生长有可能导致前牙反𬌗复发，需要向患者交代。如果下颌生长量过大，有可能需要在 18 岁后进行下颌的双侧升支矢状劈开手术，后退下颌。

3. 牵引成骨的优点是能够尽早解决患者的面型问题，相当于手术优先治疗的病例。但是，由于唇腭裂患者上颌发育不足是三维的，如果患者存在显著的上颌宽度不足，扩弓治疗需要先期进行，避免牵引成骨手术后颌间关系不稳定而影响手术疗效的稳定性。另外，由于正颌外科牵引成骨手术后，患者尚有较大量的牙齿及颌间关系调整，手术后正畸治疗的时间较长，加之整个正畸治疗的过程处于患者青春期发育的过程，治疗面临较大的复发压力。为了保证治疗的稳定性和避免患者第二次正颌外科手术治疗，正畸治疗不要急于结束，在治疗的末期应用Ⅲ类颌间牵引对抗下颌向前生长带来的复发风险。正畸治疗在患者生长发育高峰期过去后才结束。当然，下颌的继续生长和Ⅲ类牵引的应用增加了上颌前牙唇倾的可能，但是患者牙齿排列整齐，咬合关系基本正常，覆𬌗、覆盖正常，治疗后面型在可以接受的范围内，患者非常满意治疗结果，而且在治疗后的观察中，患者的整体治疗结果稳定。患者正畸治疗结束时年龄为 16 岁，再等待 2～3 年生长发育完全停止后进行种植修复即可。在等待修复治疗的时间内，患者需要一直戴用保持器以保证修复间隙。

本例正畸治疗后面相、𬌗相及 X 线片见图 9-25 和图 9-26，治疗前后头影测量重叠图见图 9-27。

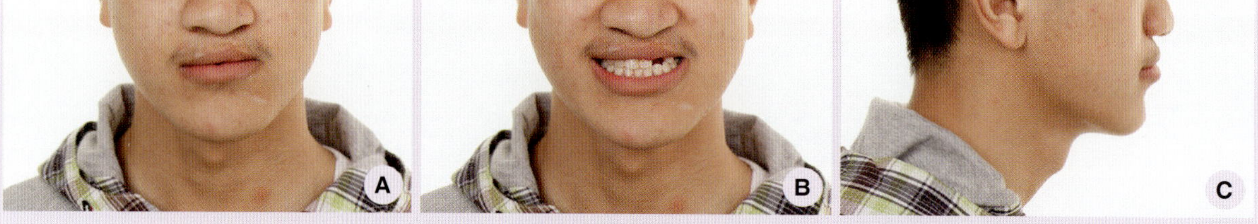

图 9-25 病例 9-4 正畸治疗后即刻面相、𬌗相及 X 线片

A 至 C. 正畸-正颌联合治疗结束后面型基本正常，唇间关系及唇齿关系正常，侧貌直面型。

D 至 I. 左侧磨牙中性偏近中关系，右侧磨牙远中关系，前牙覆𬌗、覆盖正常，下颌中线左偏。

J. 正畸治疗后牙齿排列整齐，缺牙间隙牙根平行，间隙足够修复。K. 前牙覆𬌗、覆盖正常，Ⅰ类骨型。

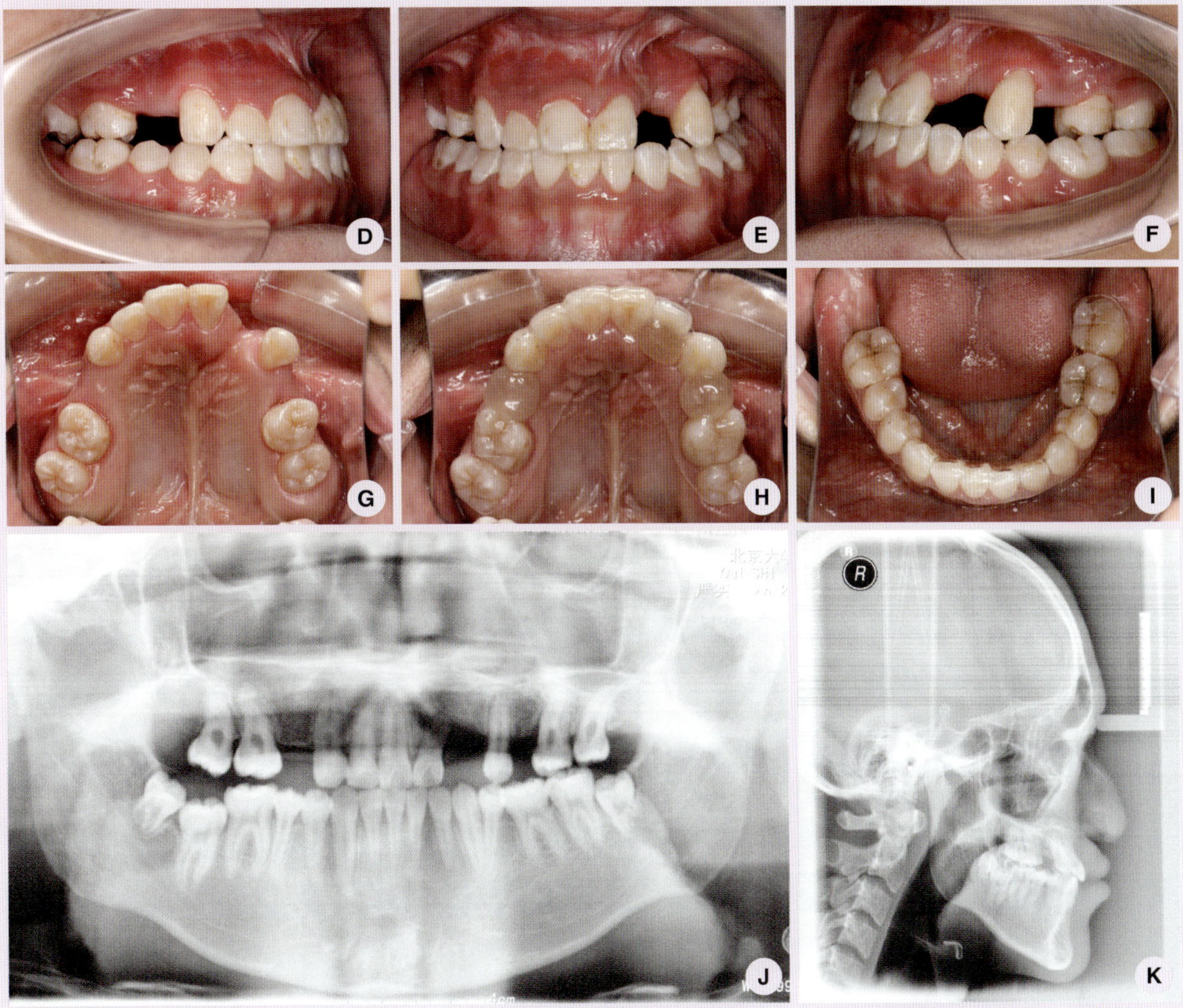

图 9-25 病例 9-4 正畸治疗后即刻面相、𬌗相及 X 线片（续）

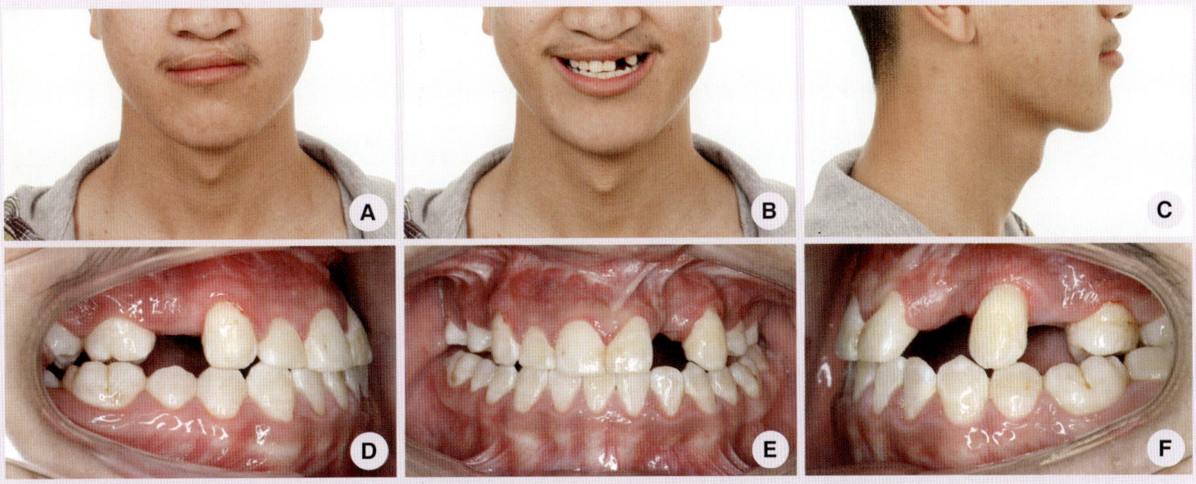

图 9-26 病例 9-4 正畸治疗后 20 个月面相与𬌗相

A 至 C. 面型维持良好，侧貌面型直，唇间关系及唇齿关系正常。

D 至 I. 牙齿排列整齐，前牙覆𬌗、覆盖正常，缺牙间隙保持稳定。

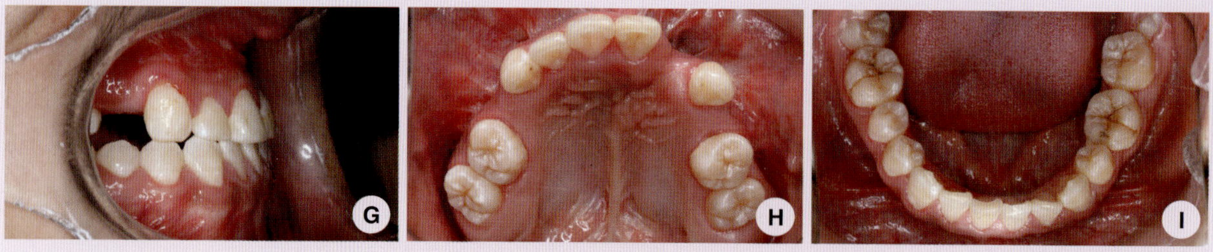

图 9-26　病例 9-4 正畸治疗后 20 个月面相与殆相（续）

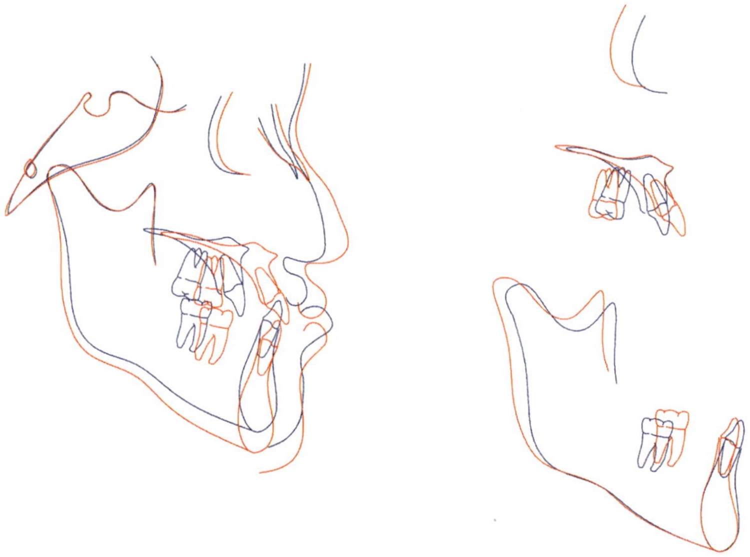

图 9-27　病例 9-4 治疗前后头影测量重叠图

蓝色为治疗前，红色为治疗后。

三、关于牙列拥挤治疗的稳定性

牙列拥挤是唇腭裂患者最常见的畸形。由于上颌发育受限，骨量减少，约一半的患者存在不同程度的牙列拥挤。牙列拥挤治疗后，一般需要进行积极的保持，在较长的时间里佩戴保持器，避免复发。为了保证治疗结果的稳定性，治疗设计时应权衡治疗方案，从增加稳定性的角度进行设计。

多数唇腭裂患者的上颌拥挤较为严重，甚至在上颌裂侧缺失侧切牙的情况下，牙列拥挤都很明显，使正畸治疗的难度显著增加。手术修复后的大部分唇腭裂患者面中部发育不足，鼻旁区及唇部凹陷，增加面中部及唇部的丰满度有利于患者面型的改善。拔牙治疗需要控制良好才能在矫治患者牙列拥挤的同时改善面型，而不是进一步使患者面中部凹陷。一些正畸医生因为担心拔牙造成患者面中部塌陷，而不敢进行拔牙矫治。此外，需要注意的是，大量研究表明，牙弓过度开展的治疗结果稳定性较差。

唇腭裂患者正畸治疗中减少牙量与增加骨量之间的抉择取决于较多的因素，如颌间宽度及矢状方向关系、下颌的拥挤度、基骨骨量、中线关系、磨牙关系、Spee 氏曲线等。由于唇腭裂患者上颌发育不足、上颌狭窄，治疗中牙弓的开展应用较多。牙弓宽度开展后能提供一定的间隙进行牙列拥挤的矫治，但是牙弓开展还需考虑与下颌的关系，下颌牙弓一般应避免开展。另外，唇腭裂患者由于唇肌的异常压力及腭部瘢痕挛缩，上前牙常直立或舌倾，前牙的唇向移动也可以为排齐牙列提供一定的间隙。对于上颌发育不足的患者，上颌拔牙一般需慎重，以保证治疗后面型不继续塌陷，但是也需要综合考虑各种因素。当需要调整中线而间隙需求较大时，还是要考虑拔牙选择，因为通过过度的牙弓开展矫治拥挤常导致治疗结果不稳定，以及牙齿健康和功能受损。

由于唇腭裂患者上颌牙弓塌陷，一般情况下正畸治疗中都会有一定的牙弓开展，加之腭部瘢痕的存在，增加了正畸治疗后的不稳定因素。为了提高正畸治疗结果的稳定性，一般需要长期保持。

第三节　保持

唇腭裂患者正畸治疗后多数都需要进行保持，尤其是矫治中进行了牙齿移动的患者，无论是早期矫治还是综合治疗，都需要一定的保持。

一、保持的方法

（一）自然保持法

维持正畸治疗结果稳定的最佳方法是使牙齿、牙列及颌间关系达到与口腔周围环境的协调和平衡，通过自然、生理的方法维持治疗结果的稳定。

- 建立良好的咬合关系：良好的咬合关系有利于牙齿正常位置的保持。正畸治疗结束时应避免存在咬合干扰。治疗结束前需要详细检查患者的正中咬合和功能运动中是否存在早接触或𬌗干扰，及时消除干扰。
- 牙弓内外肌肉平衡：牙弓内外肌肉平衡是维持牙弓位置及关系的重要因素。治疗前需关注患者舌位置、舌姿势，进行必要的唇舌肌功能训练以维持平衡。另外，不要过度开展牙弓，避免打破唇颊肌的平衡而影响治疗稳定性。
- 破除不良习惯：治疗前评价患者是否存在不良习惯并及时破除，建立良好的口颌系统功能，以利于维持治疗结果的稳定。不良习惯的持续常导致治疗后复发。
- 维护牙周健康：牙齿的稳定需要有健康的牙

周组织支撑，牙周健康的维护是正畸医生需要高度重视的问题，正畸治疗应全程维护牙周健康和进行患者教育。组织丧失严重的患者很难维持正畸治疗后牙齿排列的结果，需要固定性的永久保持。

（二）保持器保持法

绝大多数错殆畸形患者在正畸治疗后，无法直接依靠自然保持维持治疗结果的稳定，都需要佩戴保持器进行保持。需根据主要错殆问题及矫治的手段，选择不同的保持器。

二、保持器的选择

（一）固定保持器

牙齿移动后需要进行保持，尤其是通过不拔牙治疗进行牙列排齐的患者，为了减少后牙萌出及下颌继续向前生长造成的青春期后下前牙拥挤，可以考虑在下颌应用多股方丝的固定舌侧丝保持。但是，需要考虑患者的口腔卫生状况及口腔维护条件。患者需要定期复诊并进行定期的口腔卫生维护，及时发现松脱的舌侧丝并进行粘着固定，以免拥挤复发。唇腭裂患者由于上颌侧切牙缺失较多见，前牙可能存在修复体，不能用固定保持器。另外，由于多数患者可能在治疗中做了上颌的扩弓治疗，所以唇腭裂患者正畸治疗后，上颌很少应用固定舌侧丝保持。

（二）活动保持器

鉴于存在多种因素如缺失牙、扩弓治疗、口腔维护需要等的影响，活动保持器是唇腭裂患者正畸治疗后应用最多的保持器。

1. Hawley 保持器

Hawley 保持器是最常应用的保持器，由唇弓、基托及固位卡组成。由于它具有腭侧基托及唇弓，便于上颌扩弓后牙弓形态及宽度的维护，以及前牙排列的维持及调整。Hawley 保持器可以由自凝或热凝树脂制作，比较耐用。患者摘戴方便，清洁容易。对于存在缺失牙需要在正畸后修复的患者，可以在保持器上暂时制作义齿保持缺牙间隙和改善美观（图 9-27 和图 9-28）。Hawley 保持器的一大优势是可以在其上添加各种弹簧（舌簧、弓簧、指簧等）、附件、平导等，便于调整治疗后由于保持器戴用不佳出现的一些小的复发。

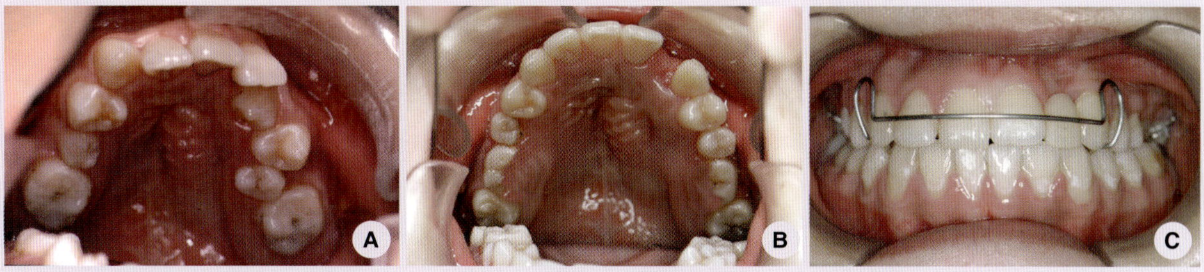

图 9-27 Hawley 保持器

单侧唇腭裂患者上颌牙弓狭窄，12 缺失，正畸治疗后使用带 12 义齿的 Hawley 保持器保持。

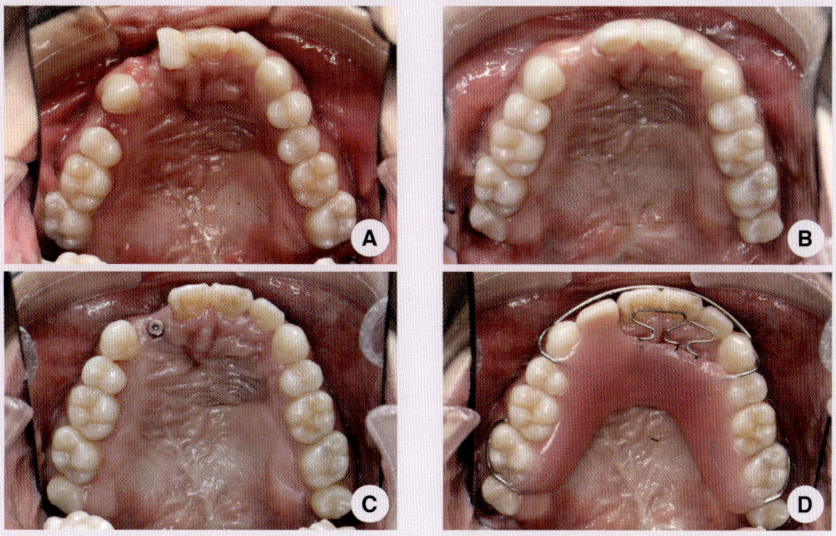

图 9-28 Hawley 保持器

单侧唇腭裂患者上颌牙弓狭窄，12 缺失，正畸治疗后使用带 12 义齿及 11、21、22 双曲舌簧的 Hawley 保持器保持。舌簧可以调整前牙的位置。

2. 热压膜保持器

因其透明轻便、美观性好，受到多数患者的青睐。热压膜保持器将整个牙列包裹，以维持牙列的整齐（图 9-29 和图 9-30）。但是对于扩弓治疗后的患者，最好先不用热压膜保持器，或者热压膜保持器与 Hawley 保持器在白天和晚间交替使用，兼顾美观及稳定性保持。热压膜保持器由于存在𬌗面的包裹，可能对咬合关系有一定的影响。

（李巍然 张云帆）

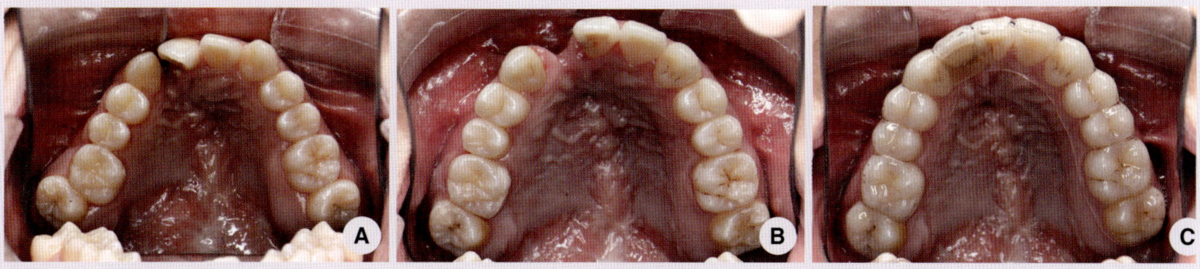

图 9-29 热压膜保持器

单侧唇腭裂患者 12 缺失，正畸治疗后热压膜保持器保持。

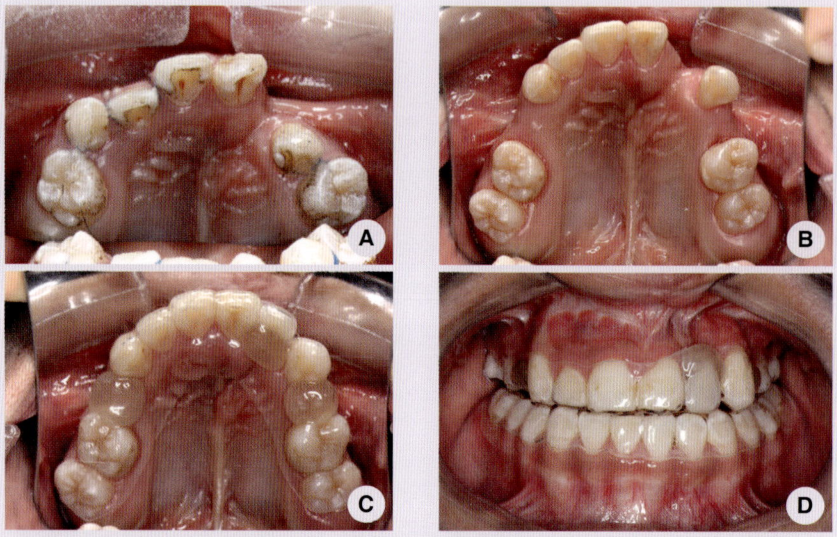

图 9-30 热压膜保持器

单侧完全性唇腭裂患者正畸治疗后，热压膜保持器加义齿及后牙空泡保持间隙。

参考文献及推荐阅读

李巍然 , 2018. 唇腭裂的正畸治疗及长期稳定性 . 中华口腔医学杂志 , 53:585-589.

李巍然 , 等 , 2013. 单侧完全性唇腭裂前方牵引治疗后的稳定性研究 . 中华口腔正畸学杂志 , 20:121-128.

Chen LL, et al., 2012. The effects of maxillary protraction and its long-term stability:a clinical trial in Chinese adolescents. Eur J Orthod, 34(1):88-95.

Ferris T, et al., 2005. Long-term stability of combined rapid palatal expansion: lip bumper therapy followed by full fixed appliances. Am J Orthod Dentofacial Orthop, 128:310-325.

Gu Y, 2010. Factors contributing to stability of protraction facemask treatment of class Ⅲ malocclusion. Aust Orthod J, 26(2):171-177.

Herold JS, 1989. Maxillary expansion: a retrospective study of treatment of three methods of expansion and their long-term sequelae. Br J Orthod, 16:195-200.

Li WR , et al., 2007. Dental arch width stability after a quad-helix followed by edgwise treatment in complete UCLP patients. Angle Orthod, 77:1067-1071.

Masucci C , et al., 2011. Stability of rapid maxillary expansion and facemask therapy: a long-term controlled study. Am J Orthod Dentofacial Orthop, 140(4):493-500.

Mohan CN , et al., 2016. Long-term stability of rapid palatal expansion in the mixed dentition vs. the permanent dentition. Am J Orthod Dentofacial Orthop, 149(6):856-862.

Nicholson PT, et al., 1989. A long-term study of rapid maxillary expansion and bone grafting in cleft lip and palate patients. Eur J Orthod, 11:186-192.

Palma JC, et al., 2015. Long-term stability of rapid maxillary expansion combined with chincup protraction followed by fixed appliances. Angle Orthod, 85(2):270-277.

Proffit WR, et al., 2019. Contemporary Orthodontics. 6th Ed. [S.L.]: Elsevier.

Raberin M, et al., 2007. Cephalometric deciding factors in the early treatment of class Ⅲ malocclusion. Orthod Fr, 78:102-112.

Ramatand J, et al., 1997. A long-term study of transverse stability of maxillary teeth in patients with unilateral cleft lip and palate. J Oral Rehabil, 24:658-665.

Schiffman PH, et al., 2001. Maxillary expansion: a meta analysis. Clin Orthod Res, 4(2):86-96.

Susami T, et al., 2014. Maxillary protraction in patients with cleft lip and palate in mixed dentition: cephalometric evaluation after completion of growth. Cleft Palate Craniofac J, 51 (5): 514-524.

Zhang Y , et al., 2018. Dentoskeletal effects of facemask therapy in skeletal class Ⅲ cleft patients with or without bone graft . Am J Orthod Dentofacial Orthop, 153:542-549.

Zhang Y, et al., 2019. Long-term stability of maxillary protraction therapy in class Ⅲ patients with complete unilateral cleft lip and palate. Angle Orthod, 89:214-220.

索 引